GUÍA MÉDICA DE
REMEDIOS
CASEROS
PARA
Niños

GUÍA MÉDICA DE
REMEDIOS
CASEROS

PARA

Niños

Cientos de métodos y tips
aprobados por los médicos
para cuidar a su hijo,
desde alergias y mordeduras de animales
hasta dolor dental y adicción a la televisión.

Por Denise Foley, Eileen Nechas, Susan Perry, Dena K. Salmon
y los Editores de **PREVENTION** Magazine Health Books

Rodale Press, Emmaus, Pennsylvania

Advertencia

Este libro está previsto sólo como referencia, no como guía médica o manual para el tratamiento de sus niños. Las ideas y sugerencias no pretenden sustituir el consejo del médico de sus hijos, ni ayudarle a hacer diagnósticos sobre la salud de sus pequeños. Si su niño tiene una afección que requiera diagnóstico y atención médica, busque por favor los cuidados competentes de un doctor. Las sugerencias de medicación son sólo eso, sugerencias: asegúrese de leer bien las indicaciones sobre la dosis correcta en cajas y frascos, y si recomiendan consultar al doctor, asegúrese de hacerlo. La información de este libro está diseñada sólo para que usted tome decisiones informadas acerca de la salud infantil.

Título del original en inglés:
THE DOCTORS BOOK OF HOME REMEDIES FOR CHILDREN

Traducción: Ma. de los Dolores Campero

Library of Congress Cataloging-In-Publication Data

Doctors book of home remedies for children. Spanish.
  Guía médica de remedios caseros para niños : cientos de métodos y tips aprobados por los médicos para cuidar a su hijo, desde alergias y mordeduras de animales hasta dolor dental y adicción a la televisión / por Denise Foley . . . [et al.] y los editores de Prevention Magazine Health Books.
    p.   cm.
  Includes index.
  ISBN 0–87596–266–1
    1. Pediatrics—Popular works. 2. Children—Diseases—Treatment.
  I. Foley, Denise. II. Prevention Magazine Health Books.
  RJ61.D61418 1995
  618.92—dc20   94–45592

Distribución comercial de St. Martin's Press

2 4 6 8 10 9 7 5 3   pasta dura

Contenido

Contenido

Contenido

x

Contenido

Introducción

Aquí está la ayuda para el cuidado de la salud de su hijo

Si usted es padre, probablemente habrá deseado tener un libro como éste en sus manos desde que su hijo llegó al mundo, con el primer llanto de alarma infantil de "dénme algo", "no sé qué es esto".

Algunas veces pareciera como si la niñez fuera una serie de crisis, interrumpidas sólo ocasionalmente por breves periodos de calma. Primero vienen los problemas con amamantarlo o darle biberón. Después el salpullido de pañal, las pequeñas toses, los estornudos y los trastornos intestinales.

A medida que su hijo crece, su salud puede parecer menos frágil, pero inevitablemente aparecen nuevos problemas. ¿Qué hacer con un "chupadedos"?, ¿y qué decir del que moja la cama? o, si su hijo no quiere ir a la escuela, ¿por qué? ¿Qué son esas zonas enrojecidas en su piel: el comienzo de una nueva urticaria o los primeros signos de la varicela? ¿Por qué estornuda mi hijo?, ¿tiene una alergia o un resfriado? ¿Qué puedo hacer con su comportamiento agresivo? y ¿cómo puedo despegar a mis hijos de la pantalla del televisor?

Desde luego, todos los padres comparan notas y, antes de que transcurra mucho tiempo, usted ya es un aficionado experto en comida, fiebre, eczema, dolor de oídos, llanto, hipo, resfriados, crup y muchos otros problemas que siempre tienen los niños. Pero los padres también necesitan *respuestas autorizadas* a las preguntas normales sobre la salud de sus hijos.

El libro que está sosteniendo en sus manos está diseñado para brindarle esas respuestas. Al igual que la *Guía médica de los remedios caseros,* publicada en 1990, y de la cual se han vendido más de 10 millones de copias en el mundo, este libro surge de miles de horas de entrevistas con cientos de profesionales de la salud. Una vez más, pedimos a los doctores que nos recomendaran consejos y métodos seguros, simples y prácticos, para curar los problemas diarios de salud. Pero en esta ocasión, les pedimos ayuda sobre la salud de los *niños.*

En la *Guía médica de los remedios caseros para niños,* encontrará más de 1,100 consejos de pediatras, investigadores, enfermeras, dietistas y psicólogos infantiles, sobre niños desde la primera infancia y aun hasta los 12 años de edad. En verdad, este libro no sustituye el cuidado médico, pero es la mejor referencia que puede tener a la mano para *complementar* los consejos de su médico.

Este libro está lleno de información muy sencilla, y fácil de encontrar, sobre los tratamientos más efectivos para docenas de las quejas menores más frecuentes que usted *puede* solucionar en casa. Aquí encontrará técnicas que realmente solucionarán el salpullido; consejos para tratar la rivalidad fraterna; sugerencias sobre la forma de tratar las picaduras de abejas e insectos y las heridas y rasguños menores; formas de ayudar a su hijo a sentirse mejor cuando tenga paperas o sarampión, y docenas de tácticas para prevenir las heridas diarias. También el libro le indicará cuándo *debería* llamar al doctor; esta información está resaltada en recuadros titulados "Alerta médica: cuándo llamar al doctor". Usted conocerá las señales que le indicarán cuándo es absolutamente necesario el cuidado médico de emergencia.

En la segunda sección encontrará "Accidentes: prevención y primeros auxilios", con consejos y técnicas basados en los procedimientos recomendados por la Cruz Roja Estadunidense y por destacados médicos especialistas en la atención de urgencias. Bajo el título de "Prevención" encontrará cómo tener una casa libre de lesiones para su bebé y el niño que empieza a andar; consejos de seguridad para montar en bicicleta, actividades de juego y muchos otros aspectos. En "Primeros auxilios" podrá buscar procedimientos de emergencia que se han de utilizar en caso de envenenamiento, o si alguien está próximo a ahogarse, fue mordido por una serpiente, tiene hemorragias severas y ante otras catástrofes que usted espera que nunca sucedan (pero para las que siempre desea estar preparado).

Sí, este es un libro de cabecera para cualquier padre, pero no es un libro para que *se quede* en la repisa. Esperamos que *éste* sea el libro que usted consulte en *cualquier* momento en que surja una duda sobre la salud de su hijo, desde acné hasta verrugas, del mal aliento a la nariz bloqueada, de las úlceras en la boca a los berrinches. Sólo tome su ejemplar de la *Guía médica de remedios caseros para niños* y busque la respuesta. Por fin, está en sus manos.

Edward Claflin
Editor Administrativo *Prevention Magazine Health Books*

Acné

Pasos para un aspecto más limpio

¿Así que usted creía que el acné sólo aparecía durante los años de la adolescencia? No es así, según afirma el doctor Sidney Hurwitz, profesor clínico de pediatría y dermatología en la Escuela de Medicina de la Universidad de Yale, en New Haven, Connecticut. "No es raro que los niños de nueve años aproximadamente comiencen a mostrar signos de acné", dice.

Aunque la mayoría de los muchachos superan el acné cuando alcanzan los 20 años, los más jóvenes se preocupan muchísimo sobre las condiciones de su piel. Sólo por esta razón, hasta un caso leve de acné debería atraer la atención y ayuda de los padres, dice el doctor Hurwitz.

Los expertos concuerdan, en primer lugar, con que no hay mucho que hacer para prevenir el acné, pero sí hay mucho que se *puede* hacer para controlar los brotes. Afortunadamente, el peróxido de benzoílo es un ingrediente muy efectivo, que se encuentra en muchos de los medicamentos antiacné. Algunos de esos medicamentos pueden comprarse sin receta médica. Por esto, lo primero que hará, si decide tratar el acné en casa, es:

Acuda a la farmacia. Busque lociones o cremas en gel que contengan peróxido de benzoílo, en cualquier farmacia, sugiere el doctor Hurwitz. Las cremas en gel son las más efectivas para llevar el medicamento hasta donde se requiere, justo bajo la superficie, dice. También hay jabones que contienen peróxido de benzoílo en el mercado, pero no son tan efectivos como las lociones o las cremas en gel.

Sin embargo, antes de que su hijo use el medicamento, asegúrese de que no sea alérgico a ese producto. "Tome un poco y frótelo en la parte interna del

1

brazo de su hijo", dice el doctor Hurwitz. "Espere un día y asegúrese de que no aparece una zona de irritación o enrojecimiento". Si hay reacción, necesitará consultar al médico de su hijo sobre otro remedio.

A L E R T A M É D I C A

Cuándo ver al doctor

El mundo puede resultar muy doloroso para un niño que sufre de granos feos. Pero no tiene por qué serlo. En la actualidad hay muchos medicamentos y tratamientos que pueden ayudarle, aun en los casos más severos y arraigados de acné, dice el doctor Sidney Hurwitz, profesor clínico de pediatría y dermatología en la Escuela de Medicina de la Universidad de Yale, en New Haven, Connecticut. Si la piel de su hijo no mejora después de dos o tres meses de tratamiento casero, es tiempo de programar una cita con un dermatólogo.

Un dermatólogo puede prescribir medicamentos más fuertes, como cremas más potentes de peróxido de benzoílo, derivados de la vitamina A, como la Retin-A, y algunos antibióticos locales o internos. Éstos pueden colaborar a limpiar la piel de su hijo, en la mayoría de los casos, y así ayudarle a tener una infancia más feliz y con menos tensiones.

Espere a la hora de dormir. Un desafortunado efecto colateral del medicamento con benzoílo es que puede blanquear el material que entre en contacto con él. Para limitar el daño potencial, asegúrese de que su hijo use sólo una pequeña cantidad y de que se lo aplique suavemente. Pídale que, cuando se lo aplique, cuide de no derramarlo o salpicar con el medicamento toallas, ropa de cama, alfombras o muebles. La aplicación del medicamento por las noches también puede ayudar a prevenir que se arruine el uniforme escolar, dice el doctor Hurwitz. Si su hijo se aplica el medicamento en la mañana, es mejor que lo haga en una capa muy delgada. ya sea *después* de vestirse o que lo aplique y espere a que seque totalmente antes de vestirse.

Empiece con una dosis baja. Encontrará que los productos con peróxido de benzoílo que no requieren receta médica vienen en concentraciones al 2.5%, 5% y 10%. Con la menor concentración, es más probable que la piel sufra menos irritación, dice el doctor Hurwitz, así que empiece con el producto al 2.5%. si la dosis más baja no funciona, trate entonces con una más fuerte.

Sea paciente. Los medicamentos contra el acné (aun los que requieren receta médica), necesitan de seis a ocho semanas, o más, para mejorar realmente el aspecto de su niño, dice el doctor Hurwitz. Desde luego, si ocurre lo opuesto y empeora la piel del niño, suspenda la medicación y consulte a su médico.

No presione los granos. La presión agrava los brotes existentes, dice el doctor Alfred Lane, profesor asociado de dermatología y pediatría en la Escuela de Medicina de la Universidad de Stanford, en California. Asegúrese de que su hijo lo sepa, e indique algunas formas de evitar que se haga presión en estas áreas. Si utiliza una banda para el sudor de la frente, o su cachucha de beisbol favorita, o si, simplemente, recarga la barba sobre las manos mientras mira el pizarrón, puede empeorar los granos que ya tiene.

Mitos sobre el acné

Hay dos mitos muy comunes sobre el acné, que todavía persisten, a pesar de que la evidencia médica señala lo contrario. Los expertos han estado tratando de hacer a un lado estos mitos, dicen:

Mito 1: El acné es causado por la suciedad excesiva y la falta de higiene. No hay verdad en esto, dice el doctor Sidney Hurwitz, profesor clínico de pediatría y dermatología en la Escuela de Medicina de la Universidad de Yale, en New Haven, Connecticut. "La suciedad y la higiene no tienen relación con el acné. Ni la suciedad sobre la cara, ni las grasas que provienen de la superficie ocasionan que brote un grano", agrega.

El problema ocurre bajo la superficie de la piel, dice el doctor Hurwitz. "Las hormonas provocan que las glándulas produzcan grasas, y como se obstruyen los conductos como a un octavo de pulgada bajo la superficie de la piel, no hay limpieza superficial que ayude", explica.

Mito 2: El chocolate y las comidas fritas causan los brotes de acné. Los doctores creían esto, dice el doctor Hurwitz, pero los estudios han probado contundentemente que, con excepción de algunos casos de personas sensibles o alérgicas a ciertos alimentos, no hay un tipo específico de alimento que cause acné. Sin embargo, es cierto que los niveles altos de yodo (muy común en la comida rápida) pueden producir granos.

Oriéntelo acerca de la comida rápida. En tanto que las hamburguesas, las papas a la francesa, las malteadas de chocolate y las tartas de manzana no *causan* por sí mismos el acné, estos alimentos pueden tener un alto contenido de yodo, debido a la forma en que se les procesa. De acuerdo con la Administración de Alimentos y Bebidas en Estados Unidos, el contenido promedio de yodo en una hamburguesa y una malteada puede exceder la recomendación de ingesta diaria en más del 50%. Cuando hay mucho yodo, es posible que empeoren los brotes, dice el dermatólogo Harvey Arbesman, de la Universidad Estatal de Nueva York, en la Escuela de Medicina de Buffalo. Si su hijo es fanático de la comida rápida, podría sugerirle que disminuya su consumo de hamburguesas y papas fritas y que quizá intente encaminarse hacia la barra de ensaladas.

Seleccione los productos para el cuidado de la piel. Quizá usted quiera asegurarse de que los jabones, los filtros solares, los humectantes o el maquillaje que compre para su hijo no le irriten o empeoren el acné, dice el doctor Hurwitz. Algunos productos aclaran específicamente que son *no acnéicos* o *no comedogénicos*, lo que significa que no fomentan el acné. Sin embargo, hay otros productos que no lo especifican.

Algunas buenas elecciones son los jabones neutros, como Dove o Neutrogena; filtros solares PreSun, Photoplex o Neutrogena Sunblock; y humectantes Purpose, Neutrogena Moisture o Moisturel, entre otros. Cualquier marca de maquillaje es adecuada, dice el doctor Hurwitz, en tanto sea no comedogénica o no acnéica. Si tiene duda, consúltelo con el dermatólogo de su hijo.

Sea cuidadoso. No pique ni exprima los granos, dice el doctor Hurwitz, y evite tallar con fuerza. El acné no es el resultado de la higiene deficiente, dice, por lo que lo único que se requiere es la limpieza cuidadosa. Recuerde que si se presionan los granos, puede empeorar el problema.

Permita que su hijo use pelo largo. Si su hijo o hija quiere usar su cabello largo para cubrir las marcas, puede dejar que lo haga, dice el doctor Lane. "El pelo largo, aun cuando sea grasoso, no causa la aparición de los granos", explica. "Esto es porque no son las grasas del exterior las que ocasionan el acné, sino los aceites bajo la piel." Su hijo se sentirá mucho mejor, si puede esconder las marcas.

Sin embargo, no debería permitir que su hijo utilice pomadas grasosas, como Dax Pomade o Ultra Sheen, en el pelo que toca la cara. Estos productos contienen muchas grasas procesadas, como vaselina, que pueden bloquear las glándulas sebáceas y empeorar el acné, dice el doctor Lane. Sin embargo, puede usar gel o crema.

Reduzca los niveles de tensión. Sí, aun los padres pueden estar tensos en estos días, y no hay duda de que la tensión puede ocasionar los brotes de acné, dice el doctor Lane. "La tensión aumenta los niveles de la hormona testosterona", dice, "lo que incrementa la actividad de las glándulas sebáceas". Eche un vistazo al estilo de vida de su hijo: ¿está él o ella luchando en la escuela?; ¿tiene problemas con sus amigos?; ¿está involucrado en muchas actividades extraescolares? Quizá usted quiera reducirle actividades y alentarlo para que hable sobre sus problemas. También puede enseñar a su hijo técnicas de relajamiento, como por ejemplo ejercicios de respiración profunda.

Adicción a juegos de video

Consejos para domar al adicto

Cada tarde a las 3:00, Chad, quien está en el quinto grado, llega corriendo a su casa y va directo a su recámara. Ahí se sienta, con los músculos de los hombros tensos, las mandíbulas apretadas y los ojos puestos fijamente en la pantalla. Sus dedos están crispados sobre un conjunto de botones. Cuando se le llama a cenar, no responde. Su tarea sigue sin ser tocada.

Chad es un adicto a los juegos de video.

La conducta de Chad no es rara. Muchos jóvenes, especialmente los preadolescentes, quisieran pasar todo su tiempo jugando al video, más que ninguna otra cosa. Sus padres se preocupan por la violencia en los juegos, la falta de contacto social en la vida de su hijo y el hecho de que las actividades en familia están pasando a ser recuerdos.

Pero, ¿dónde dibujan los expertos la línea entre el interés entusiasta y la dependencia real?

A L E R T A   M É D I C A

Cuándo ver al doctor

Algunas veces la adicción de un niño a los juegos de video puede ser el síntoma de algún problema más profundo y serio, señala la doctora Carla Pérez, psiquiatra en San Francisco, quien se especializa en comportamiento adictivo y es autora de *Getting Off the Merry-Go Round: How to Control Your Destructive Habits in Relationships, Work, Food, Money.* "Por ejemplo, un niño puede jugar al video como un escape a dificultades graves en la escuela o ante una tremenda tensión entre los miembros de la familia."

"La adicción seria que surge de problemas de relación, requiere la intervención profesional de una terapista familiar para ayudar con el sistema familiar en conjunto", dice el doctor Steven Silvern, un profesor de educación primaria en el Departamento de Enseñanza en la Universidad de Auburn, Alabama. "La familia puede estar fuera de control y no es sólo la responsabilidad del niño poder enderezarla."

Si su familia atraviesa por un cambio estresante o una transición y su hijo pasa mucho tiempo frente al monitor jugando al video, pida a su médico que lo remita con un consejero familiar o un terapista, sugiere el doctor Silvern.

"Fíjese si su hijo parece estar en estado de trance mientras juega", sugiere la doctora Carole Lieberman, psiquiatra y profesora asistente clínica de psiquiatría en la Universidad de California, en Los Ángeles. "Eso señala una adicción."

El doctor Steven Silvern, profesor de educación temprana en la Universidad de Auburn, en Alabama, utiliza otra señal. "Si ha estado tratando de limitarle a su hijo el tiempo para juegos de video y él se resiste tenazmente y causa una lucha de poder, es una adicción", dice el doctor Silvern. "Como en las adicciones de los adultos, el niño adicto encuentra toda clase de formas para evitar las reglas y hacer lo que se supone que no debe estar haciendo."

Los adictos a juegos de video necesitan ayuda. Si usted sospecha que tiene uno en casa, intente seguir las siguientes sugerencias que hacen los expertos, para que su hijo mantenga ese hábito bajo control.

Desarrolle un sistema de incentivos. Cree un sistema en el que los niños puedan ganar el privilegio de jugar video, sugiere el doctor Donald Jackson hijo, director del Centro de Servicios Psicológicos de la Universidad Widener, en Chester, Pennsylvania. No permita que su hijo piense que tiene automáticamente este privilegio.

"El uso de los videojuegos es una recompensa por hacer labores, terminar la tarea o cumplir con algo especial relacionado con la casa", dice el doctor Jackson. "Si el niño puede probar que es responsable en esa forma, *entonces* podrá tener la libertad de enfrentarse con la atracción de los juegos de video."

Fije límites al tiempo de juego. Usted puede comprar un aparato que mide el tiempo de televisión, que se llama TV Allowance, para controlar el tiempo de juego, dice el doctor Jackson. Puede programar el aparato para permitir un cierto número de horas de juego a la semana y no más. Está disponible en la Compañía TV Allowance, 5605 S.W. 74th Street, Number 21, South Miami, Florida 33143, en Estados Unidos.

Horario para "saltos a la realidad". "Después de cada hora de juego de video, se debe pedir que el niño haga un 'salto a la realidad' para discutir brevemente con un miembro de la familia o un amigo cualquier cosa que esté sucediendo en casa", sugiere el doctor Jackson. "Es una forma de enfocar su atención lejos del mundo de fantasía de los juegos, durante unos minutos."

Descanso para ojos y músculos cansados. Entre las pausas de realidad, es buena idea que su hijo interrumpa su enfoque visual cada 20 minutos para prevenir el dolor de ojos, dice el doctor Jackson. Haga que vea hacia arriba del juego y que enfoque algo a la distancia por varios segundos.

Mientras hace esto, aliéntelo a levantarse y mover los músculos durante uno o dos minutos, para aliviar la tensión. Estas interrupciones también le permitirán a su hijo recordar que hay otro mundo más allá del monitor de video, dice el doctor Jackson.

Cambio de señales. El cambio dentro del contexto en que su hijo suele jugar video puede facilitarle limitar la cantidad de juego, dice el doctor Silvern. "Por ejemplo, puede cambiar el horario en el que juega su hijo. En vez de permitirle que se siente cuando llega a casa de la escuela, no le permita jugar sino hasta después de comer. O permítale jugar sólo en fines de semana."

Conviértalo en una ocasión social. "Invite amigos de su hijo a jugar con él al video, para que no juegue consigo mismo", dice el doctor Silvern. "Cuando sea posible, escoja juegos que permitan que dos niños participen. Aun con juegos solos, pueden jugar dos niños en paralelo, tomando turnos y comentando el desempeño de cada quien."

No los combata, únase a ellos. "Juegue usted mismo, para que conozca de qué se trata cada juego y sepa de lo que le habla su hijo", sugiere la doctora Marsha Kinder, profesora de estudios críticos en la Escuela de Cinema-Televisión de la Universidad del Sur de California, en Los Ángeles, autora de *Playing with power in Movies, Television, and Video Games.* Pregúntele lo que le gusta, y así podrá ayudarle a desarrollar mejor gusto en juegos más positivos y menos violentos.

"Al jugar al video *con* su hijo, tendrá una experiencia compartida", agrega el doctor Silvern. "Mientras lo ve jugar, hágale preguntas. Cuando termine un nivel de juego, haga que ponga una pausa y pregúntele algo como 'Me fijé que recogiste la espada, ¿para qué?', lo que le dará a su hijo la oportunidad de enseñarle más sobre el juego."

Presione a favor de los juegos de computación. "Aliente a su hijo a cambiar hacia los juegos de computación de tipo educativo", sugiere la doctora Lieberman. "Aun si la coordinación ojo-mano (visomotriz) es lo más valioso en los juegos de video, hay juegos de computadora que brindan esto y más, lo que los hace más valiosos que la mayoría de los videojuegos." La doctora Lieberman sugiere que los padres verifiquen "Concentración", "Jeopardy", "Sesame Street", "ABC y 123" y otros juegos de computadora interesantes.

Cambie la fuente de poder. Los niños adquieren un sentido de poder al jugar y dominar los juegos de video, pero hay muchas otras formas positivas de ayudarle a sentirse poderoso. "Busque actividades interactivas que le den poder a su hijo mediante la participación y el aprendizaje, en vez de que sea mediante golpes a coches u hombrecitos en una pantalla de video", dice la doctora Lieberman. Si su hijo sobresale atléticamente, obtendrá el sentido de poder mediante su participación en su deporte favorito. Para un niño que obtiene mucha gratificación de los juegos, el dominio de un juego de tablero difícil, como el ajedrez, puede ser muy satisfactorio, según la doctora Lieberman.

Busque la conexión en la escuela. ¿Su hijo recurre al escapismo con los juegos de video por sus bajas calificaciones en la escuela? La doctora

Lieberman dice que "a largo plazo, sería más barato conseguirle un tutor que estar comprándole juegos de video". Los resultados harán más por su autoestima. "Lo importante es atacar el problema en su raíz, en vez de tolerar formas sustitutas de tratar con la frustración", nos dice.

Vaya a la realidad. "En vez de comprar un juego de video basado en un deporte, como beisbol o hockey, llévelo a un juego real", sugiere la doctora Lieberman. Eso no sólo lo alejará de la pantalla, sino que también dará a usted y a su hijo la camaradería de pasar un tiempo juntos, nos dice la doctora Lieberman.

Adicción a la televisión

Para reducir al mínimo el tiempo ante la pantalla

La familia de Alex, quien tiene seis años de edad, planeaba un viaje muy especial, en camioneta, por todo el país. Cuando Alex supo que no habría televisión durante tres semanas, no podía creerlo. "Pero ¿qué es lo que *haré*?", protestó.

Siempre que Tracy, de 10 años, entra en su recámara, enciende el televisor. Es tan automáticamente como encender la luz. Ya sea que esté haciendo su tarea, jugando con amigos y hablando por teléfono, su televisor siempre está encendido.

Tanto Alex como Tracy son adictos a la televisión. En cierta forma, son tan dependientes de las imágenes que aparecen en la pantalla, como muchos adultos lo son del cigarrillo o del alcohol. Y las consecuencias pueden ser serias.

Como muchos estudios han mostrado, los niños que ven mucha televisión son más gordos, su condición física no es tan buena y sus niveles de colesterol son más altos que los de los niños que la ven menos. Algunos expertos consideran que ver excesivamente el televisor puede alentar una actitud más tolerante hacia la violencia y promover el comportamiento agresivo.

Si a usted le preocupa que su hijo vea demasiada televisión, aquí hay algunos consejos para retirarlo.

Registre el número de horas. "Anote cuánta televisión ve su hijo diariamente", sugiere Nicholas A. Roes, presidente de la Asociación Educativa y autor de *Helping Children Watch TV.* Quizá se sorprenda al ver la cantidad de horas que se invierten en esto a la semana. Una vez que conozca la dimensión del problema, estará en mejor posición de instituir los cambios necesarios, dice Roes.

Reduzca a la niñera electrónica. "No inicie el hábito de usar el televisor como niñera; no importa lo ocupado que esté", dice Marie Winn, autora de *Unplugging the Plug-In Drug.* En su lugar, incorpore algunos pasatiempos *activos* que su hijo pueda realizar cuando usted no pueda estar supervisando.

Puede brindarle una amplia gama de materiales para dibujar, por ejemplo, o comprarle algunos instrumentos musicales simples de tocar por sí mismo. Si usted lee para su hijo, y lee mucho usted mismo, lo estará alentando a entretenerse tanto con los libros, como con la televisión.

Programe lo que vale la pena ver en la semana. "Revise la programación con su hijo cada fin de semana y seleccionen los programas que usted considere que el niño puede ver", dice la doctora Carole Lieberman, psiquiatra de Beverly Hills, consultora de los medios y profesora clínica asistente de psiquiatría en la Universidad de California, en Los Ángeles. "Elija programas que sean educativos y no violentos, que apoyen el tipo de valores que usted quiere que tenga su hijo."

Si el programa es parte de una serie, ella le sugiere que vea cuando menos un episodio con su hijo, para asegurarse de que, efectivamente, sea lo que usted cree. Importante: en cuanto se termine el programa seleccionado y antes de que su hijo se enganche con el siguiente, apague el televisor, dice la doctora Lieberman.

Tome un día de descanso. "Designen un solo día a la semana, como el Día Sin Televisión", sugiere Winn. "Algunas familias lo hacen en sábado o domingo, como parte de su observancia sabática." Explique que todos, incluso papá y mamá, tendrán que encontrar formas más creativas para ocupar su tiempo durante ese día.

Haga tiempo para la tarea. Trate de establecer la regla de que "no haya TV en las noches previas a la escuela", que es la más fácil de reforzar, de acuerdo con Winn. Primero discuta la regla, en una junta familiar, para que su hijo sepa por qué usted le concede tanta importancia.

"Los niños no necesariamente ven la televisión todo el fin de semana para recuperar lo que perdieron entre semana", dice Winn. De hecho, debido a que no incurrieron en ese hábito durante la semana, será más probable que busquen otras actividades en su tiempo libre una vez que llega el sábado.

Intente una Semana Sin Televisor. Ocasionalmente puede presentar a sus hijos el reto de mantener apagada la televisión durante toda una semana, sugiere Winn, quien ha organizado actividades para apagar la televisión en Estados Unidos. "Entonces es cuando se dará cuenta de cuán dependiente de la televisión en su familia." Esta instrospección puede resultarle extraña, pero podría ayudarle a definir los límites en el futuro, señala.

Cómo convertir al enemigo en aliado

Si se le usa inteligentemente, la televisión puede convertirse en una fuerza positiva y educativa en la vida de su hijo, dice Nicholas A. Roes, autor de *Helping Children Watch T.V.* Estas son algunas de sus sugerencias:

- Si su hijo disfruta al ver programas de juegos, haga de ellos una actividad familiar. Elija algunos temas que salgan frecuentemente en los programas y pasen tiempo juntos, consultando un almanaque o la enciclopedia, preparándose para la siguiente semana. Después sintonice el programa y deje que su hijo responda a cada pregunta y lleve su propio conteo.

- Para alentar el juicio crítico, pídale un informe de los programas de televisión, de la misma forma en la que preparan informes de libros en la escuela. Según la edad de su hijo, cada informe puede contener comentarios sobre factores relacionados con el argumento, la secuencia, el desarrollo de los personajes, la escenografía, la música y los efectos especiales.

- Si surge la violencia en un programa que estén viendo, discuta las alternativas, es decir, los medios no violentos que podrían haber utilizado los personajes para resolver sus problemas.

- Sugiera a su hijo que escriba cartas a los productores, patrocinadores y cadenas de televisión, para expresarles sus sentimientos sobre varios programas.

Espere síntomas de ajuste. Sus hijos quizá le rogarán el permiso para ver "sólo un" programa favorito. Pero manténgase firme.

"Asegúrese de presentarlo como un experimento o una aventura, nunca como un castigo", dice Winn. "Como estímulo adicional, piense en alguna recompensa para el fin de semana. Quizá decida hacer un viaje familiar especial, comprar un juego nuevo o algún otro equipo."

Consiga la ayuda de su videocasetera. "Al incrementar el uso de los videocasetes, obtendrá un mayor control sobre lo que ven sus hijos y cuándo lo hacen", dice la doctora Lieberman. Además, si surge algún aspecto problemático o confuso en la grabación que están viendo, puede presionar el botón de pausa y platicar sobre ello con su hijo.

"También puede adelantar la cinta, si hay comerciales ofensivos", agrega. O puede elegir ver alguno de esos comerciales con su hijo, y entonces detener la cinta para mostrarle algo de un sano escepticismo. "Quizá quieras discutir la forma en que el anuncio sugiere que si el niño obtiene este juguete, será el más popular de la cuadra", dice la doctora Lieberman. "Puede señalar lo poco realista que es."

No deje que la TV invada su tiempo de sueño. Establezca un horario regular para que su hijo se vaya a dormir, que no varíe según el final de cada programa de televisión, aconseja la doctora Bobbi Vogel, psicoterapeuta y consejera familiar en Woodland Hills, California. Y no ponga un aparato en la recámara de su hijo, a menos que desee perder totalmente el control de qué y cuándo lo ve.

Apague la tentación de un fondo. Desaliente a su hijo a dejar la televisión prendida como ruido de fondo, aconseja la doctora Vogel. "es demasiado estimulante visualmente", dice. Antes de que lo sepa, estará observándola en lugar de escucharla solamente. Si le gusta oír algo mientras dibuja o hace otras cosas, puede escuchar un disco o la radio.

Aftas

Para eliminar un problema molesto

Como muchos jóvenes frustrados, Brad Rodu no podía comprender por qué *él*, de entre toda la gente, tenía afta tras afta. "Ni siquiera recuerdo qué tan niño era cuando tuve la primera, pero fue una verdadera molestia tenerlas mientras fui creciendo", dice. "Cada vez que tenía un examen importante o, al ir creciendo, una cita grandiosa, casi podría garantizar que tendría una."

Ahora como adulto, Brad Rodu es un dentista cuya pasión es ayudar a los niños, incluidos sus dos hijos, a evitar la angustia que él sufrió por las aftas. Es una tarea ardua, porque es casi imposible prevenir la exposición al virus del herpes *símplex,* que causa las aftas (conocidas también como ampollas de fiebre). "El herpes *símplex* prevalece tanto que virtualmente todos nosotros entramos en contacto, cuando menos con una de las cepas, antes de nuestro quinto cumpleaños", dice el doctor Rodu, profesor y consejero del Departamento de Patología Oral de la Escuela de Odontología de la Universidad de Alabama, en Birmingham.

"Una abuela que tiene una afta, por ejemplo, transmite el virus a su nieto, cuando lo cubre de besos", anota. Ésta es sólo una de las formas típicas en las que el virus se contagia. También puede pasarse al estrechar las manos o al compartir artículos como toallas o utensilios para comer.

Una vez expuesto, su hijo puede enfermar con fiebre, fatiga y dolor de cabeza. Estos síntomas persisten por una o dos semanas. Después de esto, puede ocurrir una de tres cosas, según el doctor Rodu.

A L E R T A   M É D I C A

Cuándo ver al doctor

Aunque las aftas son feas e incómodas, rara vez requieren el cuidado de un médico, dice el doctor Brad Rodu, profesor y consejero del Departamento de Patología Oral en la Escuela de Odontología de la Universidad de Alabama, en Birmingham.

Sin embargo, debe notificar a su pediatra si su hijo tiene un afta y si también se queja de dificultades en la vista. Podría ser un signo de que el virus se ha propagado a los ojos, dice el doctor Rodu.

También debe recurrir al médico por una afta, si:

- Su hijo es menor de 12 meses.
- Si es la primera vez que su hijo ha tenido un brote de aftas.
- Si el brote causa numerosas heridas dolorosas en los labios, mejillas y dentro de la boca.
- Si persiste por más de una o dos semanas.

Su doctor probablemente le prescribirá una pomada que contenga aciclovir, un medicamento antiviral, que se utiliza para tratar infecciones virales severas por herpes.

Si su hijo es afortunado, el virus permanecerá latente en un nervio, quizá por toda su vida, sin causar ningún otro problema. Por otra parte, uno de cada diez niños desarrollará una serie de ampollas con picazón sobre los labios, las encías, los dedos, la nariz y hasta en los ojos, en cualquier momento, desde semanas hasta años, después de la exposición al virus. Estas pequeñas ampollas se revientan hasta formar una ampolla grande, que eventualmente se rompe, supura y forma un afta con una costra amarilla. Después de siete a diez días, desaparece. Afortunadamente, muchos niños que experimentan esto nunca tendrán otro brote. Pero algunos niños continúan teniéndolas, año tras año, por mucho tiempo.

A menudo estas aftas recurrentes aparecen durante enfermedades o por estrés, también ante la exposición a la luz solar o a un viento frío. Una vez que se forma un afta, es poco lo que se puede hacer para acortar su estancia. Pero aquí hay algunas formas de prevenirlas y de hacer que su hijo se sienta más cómodo si presenta una.

Pruebe un exterminador tánico. Los estudios dirigidos por el doctor Rodu muestran que las gotas que contienen ácido tánico, que no requieren receta médica, pueden prevenir la formación de un afta, o reducir su tamaño, cuando se aplican oportunamente. La clave está en que su hijo le diga cuando empiece a tener esa sensación especial en su labio. Esa puede ser una advertencia de que puede aparecer un afta en las próximas 4 o 12 horas, dice el doctor Rodu.

"Digo a mis pacientes que cuando sientan que les va a salir un afta se pongan las gotas oportunamente y con frecuencia", dice. "Si se aplica el medicamento en la primera señal de picazón y lo reaplica cada hora, mantendrá la afta muy pequeña".

Ponga en acción una bolsa de té. Al igual que las gotas que no requieren receta médica, el té contiene ácido tánico, una sustancia derivada de la planta que se utiliza para curtir y teñir, así como en la medicina. Los investigadores sospechan que el ácido tánico tiene propiedades antivirales. Los medicamentos que no requieren receta son más efectivos, pero quizá usted quiera intentar poner una bolsa de té sobre la lesión durante unos minutos, una vez cada hora, para recibir alivio temporal en tanto puede ir a una farmacia.

Enfríela. "Si pone hielo sobre el labio de su hijo en cuanto le avise sobre la picazón, disminuirá la tasa del metabolismo en el tejido de la piel donde está creciendo el virus del herpes. Esto puede prevenir un afta o, cuando menos, puede resultar en un brote menos severo", dice el doctor Michael A. Siegel, profesor asociado de medicina oral y ciencias diagnósticas en la Escuela de Odontología de la Universidad de Maryland, en Baltimore. Sugiere poner un cubo de hielo sobre la mancha en la zona afectada, de cinco a diez minutos, repitiéndolo cada hora, de ser posible.

Lubrique el sitio. Las pomadas humectantes, como la vaselina, ayudan a suavizar el dolor y a prevenir que la piel se reseque y sangre, dice el doctor Rodu. Aplíquelas cuando sea necesario.

Déle alimento con un popote. "Cuando un niño tiene un afta en la boca, tiende a dejar de comer y beber. Esto puede llevarlo a la deshidratación", dice el doctor Siegel. "Para asegurarse de que reciba una cantidad adecuada de líquidos, así como de vitaminas y minerales esenciales, déle bebidas para deportistas o complementos dietéticos líquidos, que son esencialmente bebidas envasadas. Puede beberlas con un popote, de tal forma que no entran en contacto con los labios lastimados." Sin embargo, si su niño tiene menos de cuatro años, asegúrese de verificar con su pediatra antes de darle una bebida de dieta.

Mantenga esas manos ocupadas. Pida a su hijo que no se toque la lesión. Si la toca, no sólo podría contagiar el virus a otros niños, sino podría causarse una infección bacteriana que se desarrollaría en ese lugar. "Es natural que los niños quieran tocarse o picar la lesión, pero usted realmente necesita hacer un esfuerzo para hacerlos entender que sólo lograrán empeorar la lesión", dice el doctor Ronald C. Hansen, profesor de pediatría y dermatología en el Colegio de Medicina de la Universidad de Arizona en Tucson.

Dígale a su hijo que le pida más medicamento, si le molesta la lesión, dice el doctor Hansen. Pero también procure mantenerlo distraído en diversas actividades, como colorear o jugar con cubos para construir.

Con lavados elimine cualquier oportunidad de difusión del virus. Si su hijo se toca accidentalmente la lesión, asegúrese de que se lave las manos con jabón y agua caliente, inmediatamente. De otra forma, podría propagar el virus a otras personas, o a otras partes de su cuerpo, como los ojos o la nariz. Además, lave sus vasos, platos y utensilios para comer, con agua bien caliente o en la lavadora de platos, para prevenir que la siguiente persona en utilizarlos quede expuesta al virus.

Regrese a las normas de la buena salud. Para ayudar a prevenir nuevas aftas, asegúrese de que su hijo consuma una dieta balanceada, haga ejercicio regularmente y duerma suficiente tiempo todas las noches. "Mientras más sano esté su niño, tiene menos probabilidades de tener aftas", dice el doctor Rodu.

Bloquee el sol. La diversión bajo el sol puede ocasionar un brote de aftas. Para prevenirlo, asegúrese de que su hijo use un filtro solar en los labios, con un factor de protección (SPF) de cuando menos 15, aconseja el doctor Hansen. Reaplíquelo cada hora si es necesario.

Abríguelo contra las ráfagas frías. El clima frío y con viento es otra de las causas para las aftas. Si su hijo es propenso a desarrollar aftas, deberá usar una máscara de esquiar o cubrir su cara con una bufanda cuando sople el viento y baje la temperatura, dice el doctor Rodu.

Sepa cuándo mantenerse a un brazo de distancia. Si *usted* tiene aftas, evite el contacto directo con su hijo, incluidos los besos, hasta que éstas desaparezcan. "Como sucede con el resfriado común, el virus de las aftas se transmite fácilmente a otros", explica el doctor Siegel. "Sólo porque su hijo pudo haber estado expuesto previamente al virus, no necesariamente está protegido de una ampolla de fiebre."

Agotamiento por calor

Cómo enfrentar el excesivo calor del verano

"Los perros enojados y los ingleses salen con el sol del mediodía." Como implica ese refrán, correr en las horas de mucho calor no es algo precisamente sabio.

Pero los niños adoran jugar, y el sol del mediodía no parece amedrentarlos. Es por esto que, si su hijo está en un equipo o le gusta jugar en el exterior durante verano, usted necesita estar preparado para una condición potencialmente peligrosa: el agotamiento por calor.

Bajo condiciones normales, el cuerpo se mantiene fresco con la transpiración e irradiación de calor al través de la piel. Sin embargo, cuando afuera está realmente caliente y su hijo está trabajando o jugando duramente, este sistema de enfriamiento empieza a fallar. Su hijo puede sudar tanto que puede deshidratarse. Puede quejarse por sentirse débil, mareado y con náusea. Pero cuando le tome la temperatura, encontrará que ésta es normal o ligeramente por encima de lo normal. Estos síntomas son, todos, señales del agotamiento por calor, lo que significa que su hijo definitivamente necesita un buen descanso del calor excesivo del exterior. Si los síntomas persisten o empeoran, puede requerir la atención de un médico.

Pero con un poco de precaución, no debería tener que tratar con esta emergencia. Aquí está cómo evitar el agotamiento por calor o, si lo requiere, cómo tratarlo en tanto consigue llamar a un médico.

Mantenga a los niños frescos y confortables. "Use el sentido común y vista ligeramente a su bebé cuando el clima sea cálido", dice el doctor Steve Sterner, médico senior asociado en el Departamento de Medicina de Emergencia en el Hennepin County Medical Center, en Minneapolis. Los bebés pueden no estar propensos a esto, pero si los cubre con ropas calientes o los envuelve con una manta gruesa en un día caluroso, pueden llegar a presentar agotamiento por calor, previene el doctor Sterner.

Aléjelos de los automóviles calientes. Si deja a un niño o un bebé en un auto caliente, aun por un breve lapso, puede llegar al agotamiento por calor. Es más, puede empeorar y tener una insolación, que puede llegar a ser fatal (véase "Alerta médica"). "Los niños se calientan mucho y fácilmente en esa situación", dice el doctor Sterner. "No es una práctica segura."

Continúe dándole líquidos. Asegúrese de que los niños reciban bebida suficiente, especialmente si dicen que no tienen sed, dice el doctor David Keller, profesor asistente de pediatría en la División de Pediatría General y Comunitaria, del Centro Médico de la Universidad de Massachusetts, en Worcester. En un día caluroso, cuando ha estado ejercitándose, un niño de siete u ocho años debe beber un vaso con 180 a 200 mililitros de agua o jugo, cada hora. Los niños mayores requieren todavía más. Procure siempre tener una botella llena, para que el niño pueda beber un poco cuando esté sediento.

Retírelos del calor. Cuando la temperatura exterior sea muy alta, aliente a los niños a jugar a la sombra, en una habitación fresca o una alberca, dice la doctora Ann DiMaio, directora de la sala de emergencias pediátricas en The New York Hospital Cornell Medical Center, en la ciudad de Nueva York. Si deben jugar en un parque soleado, asegúrese de que toman descansos frecuentes, advierte.

Empápelos. "Mójelos con la manguera del jardín o déles un rociador para jugar", dice la doctora DiMaio. "Rociar a los niños con agua les ayudará a mantener baja su temperatura".

Enfríelos. Si su hijo afirma sentirse mareado o mal del estómago, muestra signos de agotamiento por calor. Llévelo a una habitación fresca y déle

ALERTA MÉDICA

Cuándo ver al doctor

El agotamiento por calor, si no se le trata, puede aumentar y convertirse en insolación, que es una condición potencialmente fatal. Podría haber insolación si usted nota uno o más de estos síntomas.

- Dolor de cabeza.
- Debilidad.
- Desorientación, agitación o confusión.
- Letargo.
- Coma o convulsiones.
- Fiebre de 38 °C o más.

Si su hijo presenta *cualquiera* de estos síntomas, debería llamar y solicitar tratamiento médico de inmediato, de acuerdo con el doctor Steve Sterner, médico senior asociado en el Departamento de Medicina de Emergencia en el Hennepin County Medical Center, en Minneapolis.

"Mientras espera a que llegue ayuda, coloque al niño a la sombra, desvístalo para permitir que se enfríe y rocíelo con agua fría", dice el doctor Sterner.

muchos líquidos, dice el doctor Sterner. También ayudará si le da un baño frío. Si no tiene aire acondicionado, prenda un ventilador. Mientras tanto, llame a un médico para solicitar su ayuda.

Evite el baño con alcohol. Quizá recuerde que cuando niño le dieron un baño con alcohol, pero los médicos ya no recomiendan esa práctica, dice el doctor Sterner. "El alcohol puede ayudar a enfriar ligeramente el cuerpo, pero también lo absorbe la piel. Si usted cubre mucha piel con alcohol al sumergir a su niño en él, la absorción de alcohol puede tener efectos tóxicos", dice.

Agresividad

Para quitarle a Daniel lo travieso

Muchos niños pasan por una etapa, entre los dos y los cuatro años de edad, en la que los golpes, patadas y mordidas son forma de comunicación, una manera de decir "estoy enojado" o "quiero eso". Sin las habilidades del lenguaje social para obtener lo que desean, es probable que expresen sus frustraciones con patadas voladoras o con su afilada dentadura.

Aunque es una etapa normal en el desarrollo, la agresión puede convertirse en una forma de vida. Los niños que no aprenden a sustituir sus explosiones violentas con un comportamiento más civilizado, como compartir, de intercambiar, y negociar verbalmente, con frecuencia continúan hasta convertirse en grandes abusivos de tiempo completo, dice James Bozigar, trabajador social y coordinador de relaciones con la comunidad del Centro de Intervención Familiar en el Hospital Infantil de Pittsburgh, Pennsylvania. Las peleas los llevan a obtener lo que desean, pero los convierten en niños temidos e impopulares.

Si su hijo está atravesando por esta etapa, probablemente la superará en un corto tiempo. Pero para acelerar un poco este proceso, se presentan algunas técnicas que le ayudarán a superar esas tendencias agresivas.

Ame a la víctima. Si usted es testigo de la forma en que su niño en edad preescolar le pega a otro, primero diríjase a la víctima, aconseja el doctor Robert Mendelson, pediatra con práctica privada y profesor de pediatría en la Universidad de Ciencias de la Salud de Portland, Oregon. "Recoja a la víctima. Diga: 'Jaime no quiso lastimarte'. Déle a la víctima un fuerte abrazo y un beso, y retírelo de la habitación."

Lo que está haciendo es privar a su hijo de atención, de su compañero de juegos y de usted, todo al mismo tiempo. De pronto su diversión ya se fue y

20

está solo. "Generalmente, no son necesarias más de dos o tres respuestas como ésta para que el agresor comprenda que su comportamiento no va en su beneficio", dice el doctor Mendelson.

Establezca las reglas. Desde temprana edad, acostumbre a su niño a la idea de las reglas. "Sólo diga 'no golpeamos, no lastimamos'", dice Lottie Mendelson, enfermera pediátrica que ejerce en Portland, Oregon, coautora de *The Complete Book of Parenting*. Con los niños de cuatro años o más, la regla puede ser más detallada. "Puede decir: 'en nuestra casa la regla es: si quieres un juguete, pídelo; si la persona no te lo da, espera'", sugiere James Bozigar.

Sea su ángel de la guarda. Los niños que golpean físicamente con frecuencia no controlan su temperamento. Por ejemplo, cuando otro niño tiene el juguete que desea, un niño de temperamento fuerte probablemente actuará de manera impulsiva, y lo arrebatará. Quizá requiera que usted le recuerde con frecuencia las reglas que fijó.

"Sea su ego adjunto o su ángel guardián", dice el doctor William Sobesky, profesor asistente clínico en psiquiatría en el Centro de Ciencias de la Salud de la Universidad de Colorado y psicólogo investigador en el Hospital de Pediatría, ambos en Denver. "Cuando la agresividad en un niño tiende a aumentar, señálele lo que está haciendo y déle opciones. Dígale: 'En esta situación quizá tengas ganas de pelear, pero no es correcto. Puedes decirme que estás enojado, que tienes ganas de golpear, pero no es correcto que lo hagas'".

Cuidado con las vociferaciones. No subestime la agresión verbal, con frecuencia es el principio de algo más grande. "Un niño puede tener una boca que 'presiona el botón' y causa que su compañero lo golpee", dice Lottie Mendelson. Cuando eso suceda, tenga cuidado de no culpar al que golpeó y dejar libre al instigador. El chico que habla agresivamente y comienza a lanzar "golpes verbales" merece también una reprimenda, señala.

Pida un receso. Un tiempo para que los ánimos se enfríen puede ser la forma más efectiva de cambiar el mal comportamiento. Bozigar dice que los niños más jóvenes deben sentarse lejos de las distracciones durante dos o tres minutos, y los niños mayores deben ser enviados a sus recámaras.

"No lo haga en forma de castigo", dice Bozigar. "Deje en claro que usted adoptó esa acción porque quiere que las cosas funcionen y que todos estén contentos. Diga: 'No pueden dejar de golpear y quiero que tengan control sobre eso. Voy a ayudarles. Voy a darles un receso de dos o tres minutos hasta que surja el control en su interior' ".

Elogie los buenos esfuerzos. Cuando los niños respondan en forma apropiada, asegúrese de alentarlos. "Dígales: 'Me gustó la forma en que hicieron eso'", dice Bozigar. Los niños responden mejor al orgullo que reflejan sus padres sobre su comportamiento.

"Decirles 'buen niño' 'buena niña' generalmente no es importante para los niños", dice. "Es mejor decir: 'Me hizo sentir tan bien cuando vi que compartías con tu hermanito, en vez de golpearlo. Me hizo sentir que puedo confiar en tu trato con él'. Esta clase de halago es más significativo para los niños. Les hace sentir que causaron un efecto en usted."

Prepare escenarios para el éxito. Un niño que amedrenta a otros aprende muy pronto que la agresión física tiene éxito limitado. Puede conseguirle el juguete que desea o una vuelta en el columpio, pero es probable que se encuentre a sí mismo solitario y sin amigos. Quizá esté muy motivado para trabajar en otras alternativas.

"Usted desea que los niños desarrollen habilidades de pensamiento crítico", dice Bozigar. Primero, hable acerca de lo que sucede cuando el niño usa la agresión. "Si su hijo siempre está golpeando a otros en el patio, puede decirle: '¿qué te sucede cuando lo haces?'. Quizá él responda: 'Tengo un problema con el prefecto, el director me llama a su oficina y lo que obtengo es un reporte'. Entonces usted puede decir: 'Eso no es un triunfo para ti. ¿Qué podemos hacer para que triunfes?'. Los niños realmente responden a esto."

Una vez que el niño se da cuenta de que se mete en problemas, puede empezar a hacerle pensar en posibles soluciones, señala Bozigar. Por ejemplo, si está siendo agresivo en el patio, quizá usted quiera practicar diferentes formas de que se involucre en actividades. Aliéntelo a preguntar en forma amable si puede unirse al juego, o a lanzar la pelota que salió del terreno de juego hasta que los demás le pidan que juegue.

Use un álbum de recortes para recortar el mal comportamiento. Con un niño pequeño que comienza a mostrar signos de agresividad, Bozigar recomienda que le prepare un libro de historietas, en el que el niño sea el héroe. Use fotos de revistas o fotografías del mismo niño, donde se muestren situaciones en las que el niño usa habilidades verbales y otras para resolver problemas y lidiar con su frustración. Hable con él sobre estas opciones.

"Hágalo cuando el niño no esté en medio de una confusión", dice. "Cuando esas emociones están altas, es difícil hacer que bajen."

Comparta la fantasía. Una técnica que, con frecuencia, es efectiva para ayudar a los niños a ganar una nueva perspectiva en su comportamiento es la de gratificar en la fantasía lo que no puede hacer en el mundo real, dice Bozigar. "Un niño que piensa que debería tener todo el patio para él solo, puede hacerlo; claro, en la fantasía. Diga: 'Sí, por el resto de la semana Tommy será el único con permiso de estar en el patio. Nadie puede usar los columpios más que Tommy y todos tendrán que pararse a mirarlo y aplaudir'".

Una vez que Tommy ve que sus sueños más salvajes son sólo eso, además de ser divertidos, tráigalo a la tierra. "Dígale: '¡ey! eso suena bien, pero en la vida real tienes que *compartir* el patio. Así es que vamos a platicar sobre otra forma en la que podamos hacer que triunfes'", dice Bozigar.

Use la fuerza como último recurso. El recurso de la fuerza sólo debe usarse cuando el niño está poniendo a alguien más o a sí mismo en peligro, dice el doctor Sobesky: "Si usted debe usar la fuerza física, aproxímese por detrás del niño, jalando sus brazos hacia abajo. Envuelva sus piernas con las suyas y mantenga su barba lejos de su cabeza".

Debe tener presente que esta restricción física puede aumentar la ira en el niño. "Pero otros pueden encontrar reafirmante que usted pueda controlarlos", dice el psicólogo. "Sólo asegúrese de que sostiene a su hijo en una forma cómoda y no agresiva, para que no sienta que es atacado."

Ampollas

Cómo puncionarlas y prevenirlas

Es un signo seguro de que algo está frotando a su hijo en la forma equivocada: tiene un saco inflado, lleno de agua, justo debajo de la capa superior de la piel. Para su niño es un motivo de curiosidad, algo para pinchar y picar. Para usted, la ampolla es la señal de que ha habido fricción entre el pie de su hijo y el zapato, o entre la mano y la raqueta de tenis.

El mayor dilema con una ampolla es el de dejarla o drenarla. Si es pequeña y no es probable que reviente por sí misma, muchos doctores aconsejan protegerla con molesquina, la clase de gasa que tiene un adhesivo suave, disponible en las farmacias.

Pero si la ampolla es grande o dolorosa y el niño no puede evitar presionarla, es mejor drenarla, mientras al niño no le cause temor. Algunos estudios han mostrado que las ampollas se curan más rápido cuando se les drena, y es preferible hacerlo bajo condiciones estériles, en vez de dejar que se revienten por sí mismas. Es por eso que las ampollas reventadas *pueden* infectarse, previene la doctora Suzanne Levine, cirujana pediatra y profesora clínica asistente en el New York College of Pediatric Medicine, en la ciudad de Nueva York, y autora de *My Feet Are Killing Me*. (Sin embargo, nunca pique una ampolla causada por quemadura.)

Aquí está cómo proceder en caso de ampollas, grandes o pequeñas.

Tratamiento

Protéjalas con molesquina. Corte la molesquina en un círculo de 2 cm mayor, en todas las dimensiones, que la ampolla misma, dice el doctor Morris Mellion, profesor clínico asociado de medicina familiar y cirugía ortopédica (medicina del deporte), en el Centro Médico de la Universidad de Nebraska, y director médico del Centro de Medicina del Deporte, ambos en Oma-

A L E R T A   MÉDICA

Cuándo ver al doctor

Una ampolla que se infecta necesita atención de un médico inmediatamente, para recibir tratamiento. Aquí hay signos posibles de infección.

- Dolor prolongado o extenso.
- Enrojecimiento en el área inmediata junto a la ampolla.
- Supuración.
- Costra amarillenta alrededor de la ampolla.
- Líneas rojas fuera de la ampolla.
- Fiebre.

ha. "Déjela puesta por dos días, hasta que el líquido se reabsorba por la piel", dice el doctor Mellion. Sea cuidadoso al retirarla, para que la parte adhesiva no lesione la piel bajo ella.

Explique el proceso de drenado. Si su hijo tiene una ampolla grande que usted considere que debe drenarse, explíquele primero con calma por qué es una buena idea picar la ampolla y que no dolerá. "Un niño lo suficientemente grande como para tener una ampolla probablemente será capaz de comprender que el proceso será indoloro, porque la piel está muerta, de la misma forma en la que no se siente al cortar el cabello o las uñas", dice el doctor Douglas Richie, pediatra en Seal Beach, California, y profesor clínico del California College of Pediatric Medicine, en el campus del sur, en el Centro Médico del Condado de Los Ángeles-USC. Sin embargo, si su hijo está asustado, no drene, solamente proteja con la almohadilla de molesquina.

No pierda el tiempo. Si su hijo accede a que se le drene la ampolla, hágalo ya. "Una ampolla curará más rápido si la drena durante las primeras 24 horas después de que se formó", dice el doctor Richie.

Limpie el área. Antes de puncionar la ampolla, coloréela con una solución de yodo, dice el doctor Mellion. Después de desinfectar el área, espere cuando menos por 90 segundos antes de proceder, nos aconseja. (El yodo pica sobre una herida abierta.)

Esterilice la aguja. Mientras espera, esterilice la aguja o alfiler con alcohol isopropílico o solución de yodo. Sostener la aguja sobre una flama también la esteriliza, pero es probable que atemorice innecesariamente al niño, dice el doctor Richie.

Pique con cuidado. Presione el líquido en la ampolla hacia un lado y entonces inserte la aguja en el costado (no hacia arriba y abajo), en la parte llena de líquido de la ampolla. Parte del líquido saldrá de inmediato.

Presiónelo. Presione con cuidado el resto del líquido con una almohadilla estéril de gasa. "Lo más importante es dejar la cubierta de la ampolla intacta", dice el doctor Levine. Esa capa de piel muerta actúa como protectora para lo que está debajo. "Piense que es un vendaje natural", agrega el doctor Richie. Si la ampolla se vuelve a llenar después de 24 horas, vuélvala a drenar con cuidado.

Combata la infección. Una vez que la ampolla ha sido drenada, aplique una pomada antibiótica o crema, como ungüento de Neosporin o alguno que contenga bacitracina, y ponga un curita sobre el área. Aún mejor, cubra la ampolla con un producto llamado 2dn Skin, que está constituido en 96% de agua y parece gelatina, dice el doctor Richie: su presentación es en hojas grandes y puede cortarse al tamaño. Independientemente del recubrimiento que utilice, cámbielo dos veces al día.

Cubra las ampollas rasgadas con 2dn Skin. Si la ampolla ya reventó y la capa protectora de la piel se rasgó, necesitará una "piel sustituta". Primero, limpie la herida expuesta y aplique un antibiótico, dice el doctor Richie. Después, utilice el producto 2dn Skin para proteger el área expuesta.

"El 2dn Skin crea un ambiente húmedo para la curación, cubre las terminales nerviosas descubiertas, funge como almohadilla y protege la zona de la suciedad", dice. Recomienda cambiar el revestimiento cada 24 horas. El revestimiento debe utilizarse hasta que la herida empiece a sanar por sí misma y su niño la sienta mejor.

Retírelo en un instante. Antes de que cambie el revestimiento de 2dn Skin, humedézcalo si lo siente reseco. "De esa forma salvará la capa nueva de piel, no le producirá daño y prevendrá el dolor innecesario", dice el doctor Levine.

Cuidado preventivo

Compre zapatos que sí le queden. Una de las mejores formas de evitar ampollas en el tobillo, dedos y arco, en primer lugar, es comprar zapatos que le ajusten bien al pie del niño, dice el doctor Levine. Lleve a su niño a comprar zapatos cuando esté descansado, *no* cuando ha estado caminando por el centro comercial todo el día, con los pies cansados y está irritable, dice Robin Scanlon, propietario y administrador de Scanlon Stride Rite Bootery en Whitehall, Pennsylvania.

Scanlon recomienda permitir no más de 1.5 cm de espacio para el crecimiento, a partir del dedo gordo, en los modelos en que únicamente se mete el pie, y no más de 2.5 cm. en los zapatos que llevan agujeta. Verifique los talones para asegurarse de que no se deslizan arriba y abajo con facilidad. Pero si el zapato parece un poco ajustado, intente con otro par. "Nunca elija un zapato ajustado", dice Scanlon. "Debe ser confortable desde la primera vez que lo usa."

Adquiera calzado especial para los atletas. Aunque pueda ser difícil para su bolsillo, quizá quiera invertir en zapatos especiales para ciertos deportes, para ayudar a evitar las ampollas. Usted no desea que su hijo juegue tenis o frontón con zapatos para correr, por ejemplo, porque el pie gira dentro del zapato durante la acción de correr y detenerse; eso puede causar ampollas, dice el doctor Mellion.

Elija el acrílico. Si su hijo tiene pies propensos a las ampollas, elija calcetines de acrílico, en vez de los de algodón, dice el doctor Richie. Sus investigaciones muestran que los calcetines con fibra acrílica causan ampollas en sólo la mitad de los casos, en comparación con los de algodón.

"El algodón se mantiene más húmedo, no libera la humedad del pie ni le permite evaporarse a través del zapato", explica. "En su lugar, atrapa la humedad contra el pie; la humedad incrementa la fricción y el frotado, lo que favorece las ampollas."

También el algodón puede ser áspero y abrasivo después de muchas lavadas, mientras que los calcetines de acrílico no. "La lana es mejor que el algodón, pero no tan buena como las fibras hechas por el hombre para la protección contra las ampollas", dice el doctor Richie.

Prohíba los tubos. Los calcetines de tubo, que no tienen ajuste en el talón, pueden contribuir a las ampollas, dice el doctor Richie. "Pueden deslizarse hacia el zapato, se enrollan en los dedos y crean arrugas y dobleces que son una fuente de irritación", dice. Por la misma razón, no compre calcetines demasiado grandes.

Duplique los calcetines. "Cuando hay fricción adicional, como en una actividad deportiva, el uso de dos capas de calcetines puede prevenir las ampollas", dice el doctor Mellion.

"El par interior debe ser de un material refractario, como las fibras acrílicas, mientras que el par exterior puede ser de algodón."

Alivie espolvoreando. "Para los niños a los que les sudan mucho los pies, puede espolvorear talco o fécula de maíz entre los dedos y alrededor del pie para reducir la fricción que causan las ampollas", dice el doctor Levine.

O engrase esos deditos. "Unte un poco de vaselina en cualquier mancha o zona enrojecida en los pies de su niño, antes de ponerle los calcetines", dice el doctor Levine. "Eso le ayudará a reducir cualquier fricción leve que pudiera ocurrir. Esa lubricación puede ser especialmente útil en las épocas en que su hijo esté participando en un deporte, donde el sobreuso puede propiciar ampollas", dice.

Combata el sudor. Los pies sudorosos pueden contribuir a causar ampollas. Por esta razón siempre es conveniente que su hijo use calcetines y, lo ideal, es que alterne el calzado para ayudarle a reducir los problemas de sudoración, recomienda el doctor Levine.

"Si su hijo insiste en no usar calcetines, espolvoréelo con talco dentro de los zapatos y sobre los pies", sugiere. Asegúrese de que su hijo tenga un par de zapatos adicional que le queden bien y que pueda utilizar en días alternados. En esa forma, cada par puede secarse bien antes de que lo vuelva a utilizar.

Alergias a los alimentos

Cuide los comestibles

Su hijo de tres años se llena de urticaria después de comer huevos revueltos. O su bebé comienza a respirar con dificultad después de haber comido algo hecho con trigo.

La sensibilidad a los alimentos afecta a entre 2 y 5% de los niños en sus primeros años de vida, dice el doctor Hugh Sampson, pediatra alergólogo, profesor de pediatría y director de la Unidad de Investigación de Pediatría Clínica en la Escuela de Medicina de la Universidad Johns Hopkins, en Baltimore, Maryland. Afortunadamente, muchos niños superan algunos tipos de alergias como a los tres años.

Si hay sospecha de alergia a algún alimento, su médico o un alergólogo pueden ayudarle a especificar el alimento o alimentos que causan el problema y decirle qué hacer si su niño ingiere esa comida accidentalmente. En raras ocasiones se necesitará prescribir algún medicamento que deberá tener a mano para controlar la anafilaxis, una reacción severa y potencialmente fatal.

Una vez que el doctor de su hijo confirme la alergia, necesitará ayudar a su hijo a evitar ese alimento e instruirlo a él, a la familia y a quienes lo cuidan sobre cómo reconocer la reacción y qué hacer en caso de que ocurra. Aquí se muestra cómo ayudarle a mantener a su hijo a salvo del alimento causante y qué hacer en caso de que lo ingiera.

A L E R T A   M É D I C A

Cuándo ver al doctor

Para aquellos que tienen una alergia severa a algún alimento, comer o beber, aunque sea una porción muy pequeña del alergeno, puede causarle una reacción que ponga en peligro su vida, llamada anafilaxis.

"Aunque no sucede con frecuencia, los padres necesitan poder reconocer esta emergencia en sus primeras etapas", dice el doctor Hugh Sampson, pediatra alergólogo, profesor de pediatría en la Escuela de Medicina de la Universidad John Hopkins en Baltimore, Maryland. "Algunos niños tendrán signos primarios de prevención, como picazón en los labios o lengua, antes de que se inicie la reacción fuerte, que puede ocurrir tan pronto como 5 o 15 minutos después. Mientras más rápido se trate la reacción, mejor."

Esto es lo que debe buscar.

- Urticaria.
- Hinchazón, especialmente en los labios y la cara.
- Sensación de opresión en el pecho.
- Dificultad al respirar, ya sea por inflamación en la garganta o por una reacción asmática.
- Náusea o vómito.
- Diarrea.
- Calambres.

Si ocurren estos síntomas, dé a su niño de inmediato, los medicamentos prescritos, que le ayudarán a hacer más lenta la reacción, y vaya inmediatamente a la sala de urgencias más cercana. "Aun cuando resulte una falsa alarma, es mejor darse cuanta de ello en el hospital", dice el doctor Sampson.

Conviértase en un comprador sabio. "Aprenda los nombres técnicos y científicos de los alimentos a los que su hijo es alérgico", dice el doctor Sampson. Por ejemplo, la leche puede estar presente en muchos comestibles bajo nombres como caseinato o suero de leche, y los huevos pueden mencionarse como albúmina u ovomucina. Si encuentra nombres que no le son familiares en una etiqueta, consulte sobre ellos antes de permitir a su hijo que coma ese alimento, o llame al fabricante y pregunte sobre los ingredientes. Lea la etiqueta con información sobre los ingredientes cada vez que compre un producto alimenticio, pues los fabricantes a menudo cambian ingredientes sin advertirlo.

Cuidado con la contaminación cruzada. Si está cocinando un platillo libre de alergenos para un niño, asegúrese de no removerlo con la cuchara de cocina que estaba usando en la preparación de otro platillo, que pueda contener ese alergeno, dice Anne Muñoz-Furlong, fundadora y presidenta de la Food Allergy Network, una organización no lucrativa establecida para ayudar a las familias a enfrentar las alergias alimenticias.

Sea especialmente cuidadoso al lavar la batería de cocina, los utensilios y la vajilla, con agua y jabón, y asegúrese de enjuagarlos bien para que no haya residuos del alergeno. Es una buena idea colocar todos los utensilios de cocina en la lavadora de platos y ponerla a funcionar en el ciclo regular.

Involucre a su hijo. "Los niños alérgicos deben conocer a qué alimentos son alérgicos y se les debe enseñar a estar alertas ante los síntomas de su propio cuerpo", dice el doctor Gilbert Friday, profesor de pediatría y jefe de los servicios clínicos del Centro de Padecimientos Asmáticos y Alérgicos en el Hospital de Pediatría de Pittsburgh, Pennsylvania.

Explique a su hijo que ciertos alimentos hacen reaccionar su cuerpo y que debe evitarlos. Para un niño pequeño, puede resultar útil si recortan juntos fotografías de las revistas de aquellos alimentos que le causan el problema y colocarlas en un cartel. Explique los síntomas a su hijo y dígale que debe avisarle a usted o a algún adulto en cuanto sienta esos síntomas.

Ensaye algunas situaciones. "Su hijo puede estar preocupado sobre cómo evitar la tentación de comer alimentos prohibidos, o experimentar cierta presión para hacerlo", dice Muñoz-Furlong. "El ensayo de diversas situaciones le puede ayudar a aprender cómo manejar cualquier situación que surja."

Por ejemplo, pretenda que es un amigo de su hijo en una fiesta de cumpleaños, retando a su hijo a comer helado, aunque es alérgico a la leche. Haga que su niño practique cómo negarse y explicar que ese alimento le hace daño.

Refuerce lo positivo. "Elogie a su hijo cada vez que rechaza un alimento que le causa alergia", dice el doctor Sampson. "Esto fortalece su independencia y autoestima, que es muy importante, porque a medida que crezca será el responsable de su propia dieta."

Alerte a quienes lo cuidan. "Antes de que empiece el año escolar, programe una reunión con los maestros de su hijo, el administrador de la escuela, el consejero, la enfermera, el personal de la cafetería y de oficina", dice Muñoz-Furlong. "Explique a todo el equipo qué alimento es el que causa la reacción, qué precauciones deben adoptarse y los procedimientos de emergencia. Anóteles los nombres y números telefónicos de tres contactos ante una emergencia."

Si se requiere algún medicamento para controlar las reacciones alérgicas, lléveles las hojas de información médica de su doctor, con la información sobre la alergia resaltada, sugiere el doctor Sampson. Si hay cambios en la alergia o en la medicación, notifíquelo al equipo escolar.

Brinde la misma información a cualquier miembro de la familia o niñera que vaya a cuidar a su hijo.

Señal especial de alarma. "Haga que su hijo establezca una señal para que la maestra sepa que tiene una reacción", dice Muñoz-Furlong. "Dígale a su familia, amigos y al personal de la escuela cuál es la señal." Esta podría ser una palabra clave o un gesto, como señalar la garganta.

Tenga cuidado especial cuando coma fuera. Los alergenos pueden estar en alimentos donde no espera encontrarlos. Asegúrese de saber qué ingredientes hay en las comidas preparadas, dice el doctor Friday. "Tuve un paciente que comió lo que creyó que era budín de chocolate en la cafetería de la escuela", dice. "Resultó que uno de los ingredientes era mantequilla de cacahuate y él era alérgico a los cacahuates. Tuvo una reacción muy severa en cuestión de minutos."

A menos que usted pueda revisar anticipadamente el menú de la escuela con el personal, prepare el almuerzo de su hijo y explíquele claramente por qué no puede intercambiar alimentos con sus amigos.

Haga un plan antes de las fiestas. Antes que su hijo asista a una fiesta o a un acto escolar donde servirán comida, hable con el anfitrión para saber lo que servirán y así él estará prevenido sobre las alergias de su hijo, dice Muñoz-Furlong. Si su hijo es alérgico a cualquier cosa del menú, envíele golosinas especiales que él *sí pueda* comer.

Evite los alimentos horneados. "Los comestibles horneados generalmente incluyen alimentos que pueden causar problemas, como nueces,

El huevo con otro nombre

Su hijo es alérgico al huevo, así que usted le sirve avena en las mañanas y evita los productos que listan *huevo* entre sus ingredientes. Fácil, ¿verdad?

¡Ja! No es tan simple. Los huevos pueden estar en la lista de ingredientes de las etiquetas en los paquetes bajo una gran variedad de nombres, como albúmina o aun como ovomucoide, señala Anne Muñoz-Furlong, fundadora y presidenta de la Food Allergy Network, una fundación no lucrativa establecida para ayudar a las familias a tratar con las alergias alimenticias.

Para las alergias comunes, aquí hay una lista parcial de palabras sobre algunos ingredientes y comidas que se han de evitar.

Huevos: albúmina, mayonesa, ovalbúmina, ovomucina, ovomucoide, simplesse. El glaseado brillante sobre los comestibles horneados también puede indicar la presencia de huevo.

Leche: sabor artificial de mantequilla, mantequilla, grasa de mantequilla, jocoque, caseína, caseinatos, queso, crema, requesón, lactoalbúmina, lactosa, derivados de leche, proteínas de leche o sólidos de leche, caseinato, crema agria, sólidos de leche agria, suero de leche, yogurt. También puede haber leche cuando la etiqueta señala color o sabor caramelo, harina proteinada, saborizante de margarina o natural.

Trigo: salvado, harina enriquecida, harina, gluten, harina de trigo entero, harina con alto contenido de gluten, harina proteinada, salvado de trigo, germen de trigo, gluten de trigo o fécula de trigo, harina integral de trigo. El trigo también puede estar presente, cuando la etiqueta indica: fécula gelatinizada, fécula alimenticia modificada, fécula modificada, fécula, goma vegetal o fécula vegetal.

Nueces de árbol: almendra, nuez de Brasil, nuez de la India, avellana, gianduja, nuez americana, nuez macadamia, mazapán, mantequillas de nuez, aceite de nuez, pasta de nuez, de almendras, de nuez de la India y de pistaches. También evite los extractos naturales, como el de almendra, o extractos de gaulteria.

Cacahuates: aceite de cacahuates prensados, nueces mixtas, cacahuates, mantequilla de cacahuate o harina de cacahuate. Puede haber cacahuates en dulces, chile, platillos chinos y tailandeses, rollos de huevo, mazapanes o sopas.

Soya: miso, harina de soya, salsa de soya, proteínas de soya, proteína vegetal texturizada (TVP) o tofu. Puede haber soya cuando la etiqueta indica caldo vegetal, goma o fécula.

Esta lista se actualiza a medida que surgen nuevos productos, por lo que, si requiere información más completa, puede establecer contacto con Food Allergy Network, 4744 Holly Avenue, Fairfax, Virginia 22030-5647.

Si en la etiqueta encuentra nombres con los que no está familiarizado, debe consultar sobre ellos antes de permitir que su hijo consuma ese alimento. Lea las etiquetas con información sobre ingredientes cada vez que compre un producto alimenticio: en ocasiones, los fabricantes varían los ingredientes sin avisar.

huevos, leche u otros ingredientes", dice Muñoz-Furlong. Es mucho más seguro que usted mismo hornee lo que quiera, ya sea que lo prepare todo o que compre mezclas, cuyas etiquetas ya verificó previamente.

Cuidado con los alimentos de salchichonería. Si su hijo es alérgico a la leche, probablemente deberá evitar los productos de salchichonería. "Se utiliza la misma máquina para rebanar el queso y los productos de carne, esto puede ocasionar que las carnes tengan residuos de leche", dice el doctor Sampson.

Déle un antihistamínico que no requiere de receta. "Muchos niños tienen urticaria que les produce comezón cuando comen algo prohibido", dice el doctor Sampson. "Los antihistamínicos que no requieren receta, como el jarabe de Benadryl, le ayudarán a reducir los síntomas." Asegúrese de leer las instrucciones del paquete para saber si el producto está recomendado para usarse en niños. Para la dosis correcta, siga las instrucciones del paquete o consulte a su médico. Algunos doctores no aconsejan el Benadryl en crema o aerosol porque puede ocasionar una reacción.

Sin embargo, no sustituya con un producto que no requiere receta algún medicamento prescrito por su médico. Si su hijo tiene una reacción lo suficientemente severa y necesita medicamentos que requieren receta, es vital que los utilice.

Compre una identificación de emergencia médica. "Si su hijo sufre de alergias alimenticias severas, del tipo que pueden causar anafilaxis, haga que use una identificación de emergencia médica al cuello, con los datos del nombre y número telefónico de su médico, el nombre de los alimentos que causan reacción y los medicamentos que se deben utilizar", dice el doctor Sampson. Su médico puede ayudarle a ordenar la placa, o puede comprar una en una joyería o en la farmacia.

Tenga las medicinas a la mano. Si su hijo tiene una alergia severa a los alimentos, su médico probablemente le recomendará un antihistamínico. Cuando existe el riesgo de una reacción muy fuerte, el doctor puede prescribir epinefrina (adrenalina), la que viene en dos presentaciones para uso casero: Ana-Kit, en jeringa, y EpiPen, un aplicador en forma de pluma. Si se prescribe un antihistamínico o epinefrina, asegúrese de que su hijo siempre lleve consigo los medicamentos prescritos, previene Muñoz-Furlong.

El empaque diario de los medicamentos debe formar parte de la rutina, del mismo modo que se pone los zapatos o los calcetines. Quizá quiera comprar a su hijo un empaque bonito para cargar su medicamento. Prepare una lista con su médico y verifique que su hijo siempre lleve lo necesario al salir de casa. También usted debe conservar medicamentos adicionales en la casa y en su bolso o portafolios.

Comuníquese con la Food Allergy Network. Esta organización no lucrativa le brinda la información que usted necesite, además de consejos prácticos para ayudar a los niños alérgicos. Ofrece también un panfleto, *Food Allergy News,* con la última información sobre etiquetación de alimentos, consejos médicos y recetas libres de alergenos. Para información gratuita y un ejemplar del panfleto, escriba a: 4744 Holly Avenue, Fairfax, Virginia 22030-5647, Estados Unidos. También pueden darle una tarjeta con cuidados de emergencia que puede llevar con usted.

Alimentación

Cómo tratar al quisquilloso

"No tengo hambre", dice con dulce acento un niño de cuatro años, Andrew, mientras está sentado a la mesa con su comida intacta frente a él. Su madre respira profundamente y la pequeña vena de su cuello comienza a pulsar. Acaba de empezar otra batalla a la hora de comer.

Andrew ya sabe cómo hacer enloquecer a su madre: come solamente una marca de espagueti en la comida, se rehúsa a cenar y reclama bocadillos aun hasta la hora de dormir.

La alimentación es un aspecto en el que los niños pueden empezar a controlar a sus padres. Mamá y papá, preocupados porque su melindroso no está obteniendo suficientes nutrientes, recurren a las amenazas, sobornos, engatusan o sirven banquetes para su hijo, para tratar de que coma.

Una vez que se desarrolla el problema con la alimentación, se requiere paciencia y tiempo para tratarlo. Aquí hay algunos consejos de los expertos para ayudarle a vencer.

Evalúe sus expectativas. Si su hijo come pequeñas porciones, no se preocupe. Algunos niños no necesitan grandes cantidades de alimento, dice el doctor Alvin N. Eden, profesor clínico asociado de pediatría en el New York Hospital-Cornell Medical Center, en la ciudad de Nueva York, y autor de *Positive Parenting* y *Dr. Eden's Healthy Kids.* También debe estar consciente de que los niños cambian lo que comen día con día. Pueden ser melindrosos un día y comer de todo al siguiente.

Sírvale pequeñas porciones. "Ponga menos comida en el plato de su hijo de la que usted piense que comerá", dice el doctor Quentin Van Meter, pediatra con práctica privada y profesor asociado de clínica pediátrica en la Escuela de Medicina de la Universidad Emory, en Atlanta, Georgia. "Si un niño ve montañas de comida en su plato, puede perder el apetito."

El tamaño de la porción apropiada para los niños es sorprendentemente pequeña, además de que siempre puede servirle una segunda si desea más, señala el doctor Eden.

Los bocadillos están bien, pero pocos. Su hijo puede estar frunciendo la nariz ante su comida apetitosa, porque su barriguita se llenó con la bolsa de papas que se comió al salir de la escuela. No lo prive de la golosina al salir, pero deben ser pocas, si espera que su hijo coma toda su comida, dice el doctor Barton D. Schmitt, profesor de pediatría en la Escuela de Medicina de la Universidad de Colorado, director de servicios de asesoría en el Centro de Cuidado Ambulatorio del Hospital de Pediatría, en Denver, y autor de *Your Child's Health.*

Limite también las bebidas. Muchos padres subestiman qué tan llenadores pueden ser el jugo o la leche, dice el doctor Van Meter. Él recomienda limitar el jugo a 180 ml al día, y la leche, a 480 ml.

"Las grasas y azúcares en estos líquidos pueden satisfacer el apetito, justo lo necesario para mantener al niño activo y feliz, pero él no está recibiendo una dieta balanceada", dice. El refresco es todavía peor, porque llena al niño sin brindarle ningún nutriente esencial.

A L E R T A MÉDICA

Cuándo ver al doctor

Cuando un niño está delgado, con frecuencia es porque es muy activo o esbelto por naturaleza.

Pero hay algunos síntomas que deben prevenirlo de que quizá algo no está bien, dice el doctor Barton D. Schmitt, profesor de pediatría en la Escuela de Medicina de la Universidad de Colorado, en Denver. Algunas enfermedades, como la infestación con lombrices, pueden causar una extraña delgadez. Los preadolescentes, especialmente las niñas, pueden desarrollar un desorden alimenticio serio llamado anorexia nerviosa.

Llame al médico de su hijo y pida una cita, si nota que él o ella:

- Está perdiendo peso.
- No ha ganado peso en los últimos seis meses.
- Tiene síntomas asociados de enfermedad, como diarrea o fiebre.
- Ha perdido peso súbitamente.
- Vomita o se atraganta con algunos alimentos.
- Tiene el cabello más delgado.
- Desarrolla un vello muy fino, como el de los bebés, en el cuerpo.

Considere las comidas pequeñas. Algunos niños ocupados y activos funcionan mejor con alimentos menores en el transcurso del día, dice la doctora Corinne Montandon, profesora asistente de nutrición en el Colegio de Medicina Baylor y en el Centro de Investigaciones de Nutrición Infantil, en Houston, Texas. Los más pequeños, en particular, pueden requerir alimentos menores, nutritivos, a intervalos de dos a tres horas. Esto no significa que mamá deba preparar comidas sobre pedido. Mantenga disponibles y a la mano alimentos sanos como bocadillos. "Déle al niño algo de queso y fruta, o galletas de trigo con un vaso de leche chico", sugiere la doctora Montandon. No espere que su hijo coma mucho durante la cena.

Haga planes con anticipación. "Cuando los niños deben esperar por mucho tiempo entre comidas, se ponen tan hambrientos que se vuelven irritables", dice la doctora Montandon, "y los niños molestos no comen bien". Si usted sabe que su hijo se muere de hambre antes de las siete de la noche, cuando se sirve la cena en casa, prepárele una pequeña comida nutritiva más temprano, o cocine con anticipación para que pueda servirle antes.

Involucre a su hijo. Decidan juntos lo que van a comer, sugiere la doctora Montandon. Ofrezca opciones nutritivas y deje que su hijo escoja. "Los niños que pueden participar en las decisiones sobre lo que comerán generalmente comen mejor lo que eligieron", dice.

Deje que su hijo coma por sí mismo. Cuando un niño empuja la comida en el plato resulta tentador recoger la cuchara y darle de comer, dice el doctor Schmitt. No lo haga. "Una vez que su hijo tiene edad suficiente para usar una cuchara por sí mismo (generalmente, a los 15 o 16 meses de edad), jamás debe volver a darle usted", indica el doctor Schmitt. "Si su niño está hambriento, se alimentará él mismo". Antes de esa edad, ofrézcale más comida que pueda tomar con los dedos.

No lo fuerce. Los expertos concuerdan en que lo peor que usted puede hacer es forzar a un niño a comer. Esto lo frustrará, hará que esté resentido y creará una lucha de poderes en la que no hay ganador, además de que no se solucionará el problema, dice el doctor Schmitt. "La cantidad que un niño elige para comer está gobernada por el centro del apetito en el cerebro", explica. "Si usted trata de controlar cuánto come su hijo, él se rebelará. Confíe en su centro del apetito."

Mantenga agradable la hora de la comida. En esto es en lo que debe concentrarse, más que en lo que su hijo come o no, dice el doctor Schmitt. "Involucre a los niños en la conversación y no haga de este momento la hora de críticas o discusiones", aconseja.

Olvídese de forzar a los niños a quedarse en la mesa con la comida, cuando toda la familia ya se levantó. "Esto sólo desarrolla asociaciones poco agradables con el tiempo de comer", dice el doctor Schmitt.

Insista en la urbanidad. Deje que su hijo sepa que se le espera a tiempo a la mesa, a sentarse con la familia mientras comen y a evitar estar haciendo gestos y comentarios desagradables sobre la comida, sugiere el doctor Eden.

Nunca elogie ni regañe. Dentro de lo posible mantenga la alimentación como una cuestión de hechos, dice el doctor Schmitt. No regañe al melindroso por no terminar su comida, ni lo alabe cuando lo haga. Usted quiere que su hijo coma para satisfacer su apetito, no para complacer a su padre. Nunca discuta qué tanto o qué poco come su hijo cuando él esté presente.

No se preocupe: es normal

De pronto parece que su hijo está devorando una cantidad enorme de comida y usted está preocupado porque se sobrealimenta.

Pero su hijo puede estar simplemente pasando por una etapa de crecimiento, explica el doctor Alvin N. Eden, asociado en la clínica de pediatría en el New York Hospital-Cornell Medical Center de la ciudad de Nueva York y autor de *Positive Parenting* y *Dr. Eden's Healthy Kids*. Mientras están en una fase de crecimiento, los niños pueden consumir grandes cantidades de comida para mantener altas las calorías que se están consumiendo. Sólo asegúrese de que su hijo esté comiendo alimentos variados y que no se concentra, en su mayoría, en dulces o grasas.

Si está preocupado, consulte a su pediatra. Él verifica el peso de su hijo en una carta especial. Si el crecimiento del niño se desvía de los patrones usuales, evidenciaría que algo está mal.

De otra forma, relájese y conserve suficiente comida sana a la mano de su hambriento y desarrollado hijo.

No cocine sobre pedido. Nunca se levante a preparar comidas especiales para un melindroso, dice el doctor Eden. Sírvale una comida bien balanceada y deje que coma lo que quiera de lo que usted le sirvió.

Elimine las comidas "atragantadas". Algunos niños tienen una aversión natural a los alimentos con los que asocian malestar. Si un niño tiene un virus intestinal, después de comer algunos alimentos pueden revolverle el estómago. En vez de forzarlo a comer esos alimentos, los padres deberían evitar servírselos, aconseja el doctor Schmitt. "Esos alimentos podrían quedar en una categoría especial y, simplemente, ser eliminados del menú", dice.

Evite el dilema del postre. Este es el clásico talón de Aquiles. Si alguien trae un rico pastel para el postre, pero al que no comió no se le permite probarlo, está reforzando la idea de que la "buena comida" es la recompensa por haber comido "la mala". Si le da pastel al que tiene problemas para comer, le permitirá llenar su vacío de calorías, explica el doctor Van Meter.

Su mejor apuesta es servir postres nutritivos que se consideren parte de la comida: fruta, gelatina con fruta o yogurt, sugiere el doctor Van Meter.

Tranquilice su mente. Si está preocupado sobre la ingesta de ciertos nutrientes de su hijo, solicite a su pediatra que considere recetarle algún complemento de vitaminas y minerales, dice el doctor Van Meter. El complemento quizá no sea necesario, pero podrá tranquilizar la mente de usted.

Anemia

Eleve el nivel de energía

Su niño de dos años ha pasado la mañana arrastrándose del sillón a la silla una y otra vez, con apenas suficiente energía para sostener erguida su cabeza. Recoge un juguete y lo deja caer, toma un libro, lo deja caer, y después se deja caer al piso, afortunadamente sentado. Se queda así en la alfombra, mirándola con súplica muda. Está completamente exhausto, aunque tuvo una noche de sueño completa.

Los niños saludables, especialmente los de dos años, brincan por todos lados como Super Pelotas. No se detienen, a menos que sea para atacar al gato, tirar lo que está en la repisa o aventar las cacerolas y sartenes al piso. Así que, cuando un niño disminuye su ritmo hasta sólo caminar y, especialmente, si se trata de movimientos letárgicos, apáticos, sin propósito definido, es tiempo de consultar al médico.

Algunas veces el problema es anemia por deficiencia de hierro, dice el doctor Fergus Clydesdale, quien encabeza el Departamento de Ciencia de la Alimentación en la Universidad de Massachusetts, en Amherst. Es muy posible que su hijo esté experimentando el impulso del crecimiento, que ocurre entre los 9 y 18 meses o, en las niñas, cerca de la edad en la que comienza la menstruación. En esas edades los niños con frecuencia, pueden requerir más hierro del que obtienen en una dieta normal y balanceada.

A L E R T A MÉDICA

Cuándo ver al doctor

"Si su hijo está pálido, aletargado y apático, es tiempo de acudir al médico", dice el doctor Paul Fleiss, pediatra de Los Ángeles. Aunque estos síntomas en los niños posiblemente son signos de anemia por deficiencia de hierro, hay otras causas que no deben descartarse.

En muy pocos casos los niños pueden estar sufriendo de pérdida de sangre u otro problema sanguíneo, que afectaría su comportamiento. Asegúrese de consultar con el doctor, antes de suponer que su hijo solamente necesita más hierro.

El consejo Nacional de Investigación estadunidense informa que todo niño necesita de 6 a 12 miligramos de hierro diariamente, para fortalecer las células de los glóbulos rojos que llevarán comida y oxígeno a todos los órganos que trabajan mucho a través del cuerpo. Así que, si sospecha que su hijo no está obteniendo la dosis diaria de hierro, aquí hay unos cuantos consejos para aumentar su ingesta y ayudarle a combatir la anemia.

Use la C como mezclador. "Incremente la ingesta de vitamina C en su niño cuando esté comiendo algo rico en hierro, y así absorberá más de él", sugiere Lisa Licavoli, dietista en Newport Beach, California. Las frutas cítricas, el pimiento verde y el brócoli son buenas fuentes de vitamina C.

Haga un esfuerzo por variar. Otros alimentos ricos en hierro son frijoles, alubias, almendras, cereales enriquecidos y panes integrales enriquecidos. Los frijoles quizá no sean una comida favorita para muchos niños, pero procure encontrar la forma de incluirlos en sopas y ensaladas. Haga que los panes de trigo entero sean los que se consuman en su casa.

Deseche la sartén de teflón. "Cuando utiliza una sartén de hierro, en lugar de una recubierta con teflón, incrementa el contenido de hierro en los alimentos, especialmente cuando cocina alimentos ácidos, como la salsa de jitomate", dice Licavoli.

Que coman bocadillos y crezcan. "Dé a los niños frutas secas", añade. "Cuando se deshidratan las frutas y se les retira el agua, se concentran los nutrientes como el hierro. Los niños gustan especialmente de los albaricoques, orejones y pasas": todos son ricos en hierro.

Nota: Las frutas deshidratadas son dulces y pegajosas, y pueden causar problemas si los niños no se cepillan los dientes después de comerlas, de acuerdo con el doctor Clydesdale.

Evite el té. Si a su hijo le encanta el té helado, tenga cuidado con el ácido tánico, porque bloquea la absorción de hierro, dice el doctor Gregory Landry, pediatra asesor en la Clínica de Medicina del Deporte de la Universidad de Wisconsin, en Madison. Un vaso de vez en cuando no le causará daño. Pero el doctor Landry dice que no debería dejar que su hijo sustituya el agua natural con té helado en un día caluroso. Además de su interferencia con la absorción del hierro, varios vasos de té aportan una gran cantidad de cafeína a un niño.

Amamántelo. Para ayudar a prevenir la anemia por deficiencia de hierro desde el principio de la vida de un niño, los médicos deberían recomendar amamantarlo, de acuerdo con el pediatra Paul Fleiss, en Los Ángeles, profesor clínico asistente de pediatría en la Escuela de Medicina de la Universidad del Sur de California. "La leche materna brinda todos los nutrientes que el bebé necesita", dice.

Enséñelo. "Enseñe a su hijo lecciones de nutrición, especialmente cuando su hija comience a menstruar", sugiere el doctor Landry. Ayúdeles a identificar varios alimentos ricos en hierro como "buenos", "mejores que" y "los mejores" para elegir. El elogio ocasional, cuando elijan alimentos ricos en hierro, puede ser útil.

Evite los complementos. Podría suponer que el hierro adicional en forma de complemento es una forma costosa y efectiva de prevenir anemia. No lo es, de acuerdo con el doctor Landry: "Los complementos vitamínicos con hierro son, en el caso de la mayoría de los niños, como tirar el dinero", dice. A menos que el médico recomiende específicamente un complemento para su hijo, generalmente son innecesarios, dice.

Ansiedad por la separación

Cómo separarse sin demasiados lamentos

Para todos nosotros la vida está llena de despedidas, a veces con lágrimas, pero ninguna es tan conmovedora como las que experimentamos con nuestros hijos. En diversas etapas del desarrollo, los preescolares pueden presentar lo que se conoce como ansiedad por la separación, que generalmente se expresa con llanto y hasta gritos, cuando los dejamos en la guardería, la escuela o con la niñera. La ansiedad por la separación no sólo es normal, sino un signo positivo de que su hijo está apegado a usted. Pero hay algunas formas de evitar algo del dolor y las lágrimas al despedirse.

Hágale saber que siempre regresará. "Si una mamá me dice que su hijo grita cada vez que se va, yo le comento: 'No se va con la suficiente frecuencia'", dice el pediatra Robert Mendelson, profesor clínico de pediatría en la Universidad de Ciencias de la Salud, de Portland, Oregon. "Un niño que grita cada vez que su mamá lo deja, puede no estar seguro de que ella regresará." Después de varias ausencias cortas, hasta el niño más ansioso comprende el mensaje de que mamá puede irse, pero también de que regresará.

Prepare al niño. Deje que su niño sepa que usted saldrá, aunque le cause un poco de ansiedad anticipada. Es mejor que la sorpresa, dice Jay Belsky, profesor de desarrollo humano en la Universidad Estatal de Pennsylvania, en University Park. Sin embargo, previene que no debe exagerarse. "Dígalo en forma simple y casual: 'Mamá y papá van a salir y la niñera va a venir a quedarse contigo'. Si continúa hablando sobre ello, sonará como si también usted estuviera ansiosa y se lo transmitirá al niño", dice el doctor Belsky.

Sin despedidas prolongadas. "Al momento de salir, despídase en forma clara y precisa", dice el doctor Belsky. "Lo peor que puede hacer es quedarse en la puerta dando explicaciones, porque crea más ansiedad. Recuerde que la tensión visible al momento de la separación muy probablemente no continúe una vez que se haya ido."

Si es corta, que sea dulce. Si deja al niño con un "te quiero" y un beso, puede ser muy útil. El doctor Belsky sugiere que "guarde un beso" en el bolsillo del niño, como ritual de despedida.

Reconozca los sentimientos del niño. En vez de decir "no llores ahora" o "no te sientas así", lo que refleja su propia ansiedad al haber causado la angustia en el niño, reconozca cómo se está sintiendo el niño y transmítale seguridad. "Dígale: 'Sé que es difícil para ti, pero eres un niño grande y sé que puedes hacerlo'", sugiere el doctor Belsky.

"Asegúrese de decir al niño que está bien que tenga esos sentimientos."

Déjele algo de usted. Ya sea que le deje al niño algo personal, como una pieza de joyería, una prenda, o que empiece un proyecto que prometió terminar para cuando regrese, estará transmitiendo el mensaje: "regresaré", dice el doctor Belsky. "Cualquier cosa que envíe el mensaje, que preserve la continuidad y preserve la relación es algo bueno."

Planee algunas actividades. "Para los niños mayores, como de cinco años, a menudo es útil si organiza el tiempo que usted estará fuera con juegos y actividades, porque la distracción ayudará a los niños a no obsesionarse con la experiencia", dice Sheila Ribordy, psicóloga clínica especialista en niños y familias, profesora de psicología y directora de entrenamiento clínico en el Departamento de Psicología en la Universidad DePaul, de Chicago.

Déjelos con quien conozcan. Los niños se sienten mucho más seguros con una cara familiar que con una extraña. Si usa los servicios de una niñera, pídale que esté en su cada cuando menos 45 minutos antes de que salga. Asegúrese de sentarse y platicar con la niñera y sus hijos antes de salir, sugiere el doctor Belsky. "Los padres deberán tener una charla amigable, quizá reír con esa persona. Los niños generalmente sienten que cualquier amigo de mami, es amigo de ellos."

Asma

Controle el jadeo

Los casos de asma infantil están en ascenso, lo que puede ser muy atemorizante para los padres. Pero el incremento en el asma ha sido acompañado con mucha investigación sobre la materia, y hoy muchos médicos pueden reconocer los primeros síntomas del asma y ayudar a los niños en esa condición.

No siempre es fácil para los padres reconocer que un niño tiene asma. "Cerca de la mitad de quienes tienen asma nunca jadean", dice el doctor Ted Kniker, profesor de pediatría, microbiología y medicina interna en la División de Medicina Pulmonar, Alergia y Medicina Crítica en el Centro de Ciencias de la Salud de la Universidad de Texas, de San Antonio.

"La tos es el síntoma más común, especialmente la tos nocturna. Su niño también podría quejarse de opresión en el pecho y de una sensación de cansancio general, particularmente después del ejercicio."

¿Qué sucede durante un ataque de asma? El flujo de aire se reduce, a medida que las vías aéreas se inflaman e hinchan. Las contracciones musculares y un moco espeso impiden la respiración. Muchas cosas pueden ocasionar asma: polen, una infección respiratoria de origen viral, contaminación, polvo, pelo de animal, moho o aun el ejercicio.

Si usted cree que su niño tiene asma, llévelo al doctor lo antes posible. Si la diagnostican, su médico quizá les prescriba un medicamento para prevenir la inflamación de las vías respiratorias y un broncodilatador, que es un medicamento que debe ser utilizado durante los ataques para ayudar a abrir las vías respiratorias. Estos medicamentos se administran mediante equipos llamados inhaladores y nebulizadores. Su médico también podría describir el uso regular de un espirómetro, un tubo cóncavo con una escala numerada integrada que mide cuánto aire pasa a las vías respiratorias.

Aquí hay consejos de los expertos para ayudarle a manejar el asma de su hijo.

Establezca una rutina. Las lecturas diarias con el espirómetro eliminan el trabajo de adivinación, cuando usted trata de estimar qué tan bien está respirando su hijo. Haga que utilice el espirómetro a una hora específica cada día, como podría ser al levantarse. Si la lectura es más baja que lo usual, lo que indica que hay menos aire entrando por las vías respiratorias, consulte con su médico para saber si le puede dar más medicamento para evitar un ataque, dice Thomas Irons, médico, profesor de pediatría y decano asociado en la escuela de medicina de la Universidad del Este de Carolina del Norte.

Practique soplar en el espirómetro. Para producir una lectura exacta en el espirómetro, su hijo necesita aspirar aire profundamente, cerrar sus labios alrededor de la boquilla y respirar tan fuerte y rápido como pueda. Esto puede requerir práctica. Para ayudar a su hijo a desarrollar la técnica de soplado, coloque un tapón de algodón dentro de una extremo de un popote, sugiere Nancy Sander, presidenta y fundadora de Allergy and Asthma Network/Mothers of Asthmatics, de Fairfax, Virginia, y autora de *A Parent's Guide to Asthma*.

"Hágalo como un juego. Haga que su hijo aspire profundamente, después coloque el otro extremo del popote en su boca y dígale que sople tan fuerte y rápido como pueda. El objeto es hacer que el tapón de algodón salga disparado del popote y cruce la habitación. Eso dará a su hijo el sentido de la cantidad de esfuerzo requerido para usar el espirómetro", dice Sander.

Lleve un diario del asma. "Mantenga un registro de los síntomas, de qué los ocasionó, de la lectura diaria del espirómetro y de los medicamentos", dice el doctor Gary Rachelefsky, profesor clínico de pediatría y director asociado del Programa de Entrenamiento en Alergias e Inmunología en la Universidad de California, de Los Ángeles, y director de la Fundación de Investigación sobre Alergias. Esta formación podrá ayudarle a evitar las cosas que ocasionan que surjan los síntomas, y ayudará a su médico a ajustar la medicación de su hijo, según sea necesario.

A L E R T A M É D I C A

Cuándo ver al doctor

Mientras que el asma es una condición crónica que generalmente se puede manejar con éxito en casa con la ayuda del pediatra de su hijo, puede haber ataques tan agudos que ponen en peligro la vida.

Desafortunadamente, no hay un límite específico para establecer cuándo se requiere ayuda médica, dice el doctor Thomas Irons, profesor de pediatría y decano asociado de la escuela de medicina de la Universidad del Este de Carolina del Norte. "Pero hay síntomas definidos que podrían indicar que su hijo está en peligro y que requiere atención inmediata de su médico personal o de una sala de urgencias."

Debe buscar ayuda médica si su hijo:

- Lucha por obtener aire. Puede tener pegada la nariz o la piel hundida en las costillas o en la clavícula.
- Está demasiado ocupado en respirar como para poder hablar.
- Está sentado e inclinado hacia adelante en un esfuerzo para obtener aire.
- Gruñe con cada respiración.
- Se sienta silenciosamente e intenta tomar aire (no se levanta, ni camina).
- Se rehúsa a comer o beber.
- No se siente mejor dentro de los quince minutos siguientes al medicamento.

Como este padecimiento puede amenazar la vida, debe consultar inmediatamente con su médico ante cualquier duda, dice el doctor Irons.

Conozca los medicamentos que usa su hijo. "Eso incluye los beneficios y efectos secundarios", dice Sander. Pida a su farmacéutico que incluya la información en el paquete de cualquier medicamento que adquiera. Pregúntele, a él o a su médico, cualquier pregunta adicional que quiera hacer acerca de los medicamentos, y escriba la información para que no haya confusión después.

Pida una entrevista. Todos los involucrados con un niño asmático, desde los padres hasta los trabajadores de la guardería o el personal de la escuela, necesitan valorar la seriedad de esta condición y conocer los detalles del tratamiento para su hijo, dice el doctor Kniker. Organice dónde guardarán el medicamento para el asma de su niño durante las horas de clase y qué planes deben seguirse si se desarrollan los síntomas.

Fomente la práctica. Su médico puede recomendar un inhalador con dosis medida para que un niño mayor reciba el medicamento contra el asma, pero estos aparatos son difíciles de usar y requieren práctica. "Toma un poco de coordinación y tiempo para usarlos con propiedad", dice el doctor Kniker. "Los niños pueden usarlos adecuadamente ya cuando tienen siete años, pero la mayoría lo hace bien hasta que tienen diez o doce." Muchos niños encuentran que es más cómodo utilizar el inhalador con la ayuda de un "espacio". Éste recoge la nube del medicamento, lo que hace que sea más fácil inhalarlo. Si su hijo empieza a utilizar el inhalador, asegúrese de verificar que sigue las instrucciones del doctor. Después, confirme de cuando en cuando que continúa siguiendo el procedimiento correcto.

Aliente la visualización. Algunos niños respiran muy rápido el medicamento en sus inhaladores, o no lo hacen con la suficiente profundidad, por lo que la medicina se deposita en su mayoría en la boca y la garganta. Para ayudar a su hijo a usar el inhalador con propiedad, enséñelo a comprender lo que hace el medicamento y que visualice hacia dónde debe ir, dice Sander. "Explique a su hijo que sus pulmones están lastimados y que quiere que la medicina vaya hacia donde está el problema, que es muy adentro de sus pulmones. Luego, muéstrele cómo respirar lentamente mientras dice, en su mente, una frase sencilla o una rima, en tanto inhala. Después, debe mantener la respiración lo más posible para permitir que la medicina alcance los planos más profundos." Esto le ayudará a prolongar las inhalaciones.

Pida apoyo. La Allergy and Asthma Network/Mothers of Asthmatics ofrece un periódico mensual, *The MA Report,* que contiene estrategias para enfrentar la enfermedad, información médica actualizada, consejos y apoyo moral para las familias afectadas por el asma y las alergias. Para mayor información, mande un sobre tamaño oficio con las estampillas necesarias a: Allergy and Asthma Network, 35554 Chain Bridge Road, Suite 200, Fairfax, Virginia 22030-2709.

Haga su casa a prueba de alergias. Cerca del 90% de los niños menores de 16 años que han tenido asma también tienen alergias, de acuerdo con el Instituto Nacional de Alergias y Padecimientos Infecciosos, de Bethesda,

Maryland. "Esto significa que si su hijo con asma ha sido diagnosticado como alérgico a los gatos, al polvo o a cualquier otra cosa, usted necesitará hacer su casa a prueba de alergias", dice el doctor Kniker. Forre el colchón de su hijo y las almohadas con cubiertas de plástico, por ejemplo, y considere retirar la alfombra del cuarto de su hijo. Lo ideal es que también se retiren las mascotas a las que el niño sea alérgico. Si no, deberá lavar a la mascota con regularidad para reducir el alergeno y expulsarlo de la recámara de su hijo. (Véase la página 31 para más consejos sobre pruebas de alergenos.)

Haga de su casa una zona libre de humo. El humo del tabaco, de las chimeneas y de las estufas de leña pueden desencadenar un ataque de asma, dice el doctor Kniker. No se debería permitir a nadie fumar en la casa de un niño asmático. Si en su casa hay una estufa de leña, sería mejor que instale otra clase de sistema de calentamiento.

Enséñele a hacer respiraciones con el abdomen. La respiración lenta, dos ocasiones al día, 10 veces cada una, puede ayudar a que su hijo aprenda a utilizar el inhalador con medidor de dosis. También si él sabe cómo respirar profundamente, la lentitud, puede ayudarle a calmarse durante un ataque de asma, dice el doctor Irons. Pero la clase de respiración es la que marca la diferencia. Ayude a su hijo a practicar la respiración diafragmática, que significa sostener el pecho mientras se hace una respiración profunda moviendo el abdomen.

Para hacerlo, haga que su hijo se recueste en el piso, y póngale un libro sobre el abdomen, sugiere el doctor Irons. Dígale que haga que el libro se mueva hacia arriba y abajo cada vez que respire. "Que apriete los labios y aspire lo más profundamente posible. Después, muéstrele cómo aflojar los labios y dejar salir el aire muy lentamente".

Haga ejercicios de respiración divertidos. Para tener fuerza pulmonar y ejercitar las vías respiratorias, su niño puede tocar un instrumento musical o apoyarle a inflar globos, dice Sander. En ambos casos, debe alentarse al niño a hacer respiraciones diafragmáticas, más que "con el pecho".

Conserve inhaladores extras a la mano. En caso de una emergencia por asma, querrá tener la medicación disponible inmediatamente, dice Sander. "Tenga siempre un inhalador más de los que calcule necesarios. Conserve cubierto el adicional en la gaveta inferior de la cocina." Pero no guarde un inhalador cerca de la estufa o en la guantera del coche durante el verano, porque el calor puede romper las válvulas en la lata y dejar escapar pequeñas cantidades de medicamento. El calor extremo puede ocasionar que exploten los inhaladores. Estos medicamentos se mantienen bien durante casi dos años, por lo que debe revisar las fechas de caducidad, dice Sander.

Piense en dar el medicamento antes del ejercicio. "Si su hijo tiene asma inducida por el ejercicio, puede prevenir un ataque simplemente al darle una dosis de la medicina prescrita de un inhalador, unos cuantos minutos antes de que comience la actividad deportiva o el ejercicio", dice el doctor Kniker.

La determinación de la dosis correcta previa al ejercicio requerirá pruebas, pero siempre debe consultar con su doctor.

"Muchos niños requieren de 'puffs' en su inhalador para tener la protección adecuada", dice el doctor Kniker. "Algunas veces los niños deben repetir la dosis que usaron antes, en una hora o más. El clima también puede afectar la cantidad que se requiere. El clima cálido es más adecuado para el asma que los días fríos.

Mantenga la calma durante las crisis. Cuando ocurra un ataque, permanezca calmado y hable en tonos suaves. "Un ataque de asma afecta mucho a los padres", dice el doctor Irons, "pero ayudará a que el niño esté calmado, si ve que están tranquilos". Si su hijo se altera, tose o llora, su nerviosismo o pánico empeorarán el jadeo.

Hable con su hijo. Mientras dura el ataque de asma, hable con su hijo tranquilamente, dice Sander. "Dígale: 'Estoy aquí y voy a ayudarte. Primero, utilizaremos tu inhalador. Vamos a usarlo juntos. Ahora ya tienes la medicina dentro de ti y muy pronto te sentirás mejor. Así que vamos a relajarnos mientras la medicina hace su trabajo. ¿No fueron unas preciosas vacaciones las que tomamos el último verano?'" Hablar sobre temporadas divertidas que han disfrutado en familia ayuda a distraer sus sentimientos de pánico en tanto se supera el ataque, explica. Si el episodio asmático en su niño no responde a las medicinas que el doctor le prescribió, busque atención médica de inmediato.

Busque una cinta o un libro. "Un niño que empieza a asustarse durante una crisis asmática, con frecuencia se puede calmar con su cinta favorita, ya sea de audio o video", dice el doctor Rachelefsky. "Si se concentra en la música o el programa, se distraerá del ataque." También puede ayudarle con la lectura en voz alta de su libro favorito.

Astillas

Consejos para extraerlas fácilmente

Su niña de nueve años ha regresado del día de campo con algunos recuerdos indeseables. Tiene en el pulgar una astilla de la paleta de colores que usó en el proyecto de arte, otra en el muslo de cuando Tiffany la empujó en el embarcadero y unas cuantas, pequeñas, en el antebrazo, de cuando estuvo en el granero.

Parece que tendrá un maratón, con pinzas a la vista, y ninguno de los dos está entusiasmado por ello. ¡No se desesperen! Retirar una astilla no tiene por qué convertirse en tortura, si usted sigue los consejos de nuestros expertos en remover astillas.

Jale las más fáciles. Cualquier astilla que pueda sujetarse con pinzas, o hasta con sus dedos, debe salir de una vez. "Retirar una astilla es la mejor idea, cuando puede realizarse", dice Patience Williamson, una enfermera titulada en la Rand Family School de Montclair, Nueva Jersey.

Ignore las pequeñas y difíciles. Las astillas pequeñas que no pueden retirarse fácilmente acaso pueda dejarlas, de acuerdo con Williamson. "Para las astillas pequeñas no haga nada durante un día o dos", dice. "El cuerpo, naturalmente, tratará de rechazar la astilla sin su intervención." Ella recomienda que mientras usted espera que lo de las astillas se solucione por sí solo, se asegure de que su hijo se lave bien la zona afectada y la mantenga cubierta con una pizca de ungüento antibacterial, para ayudar a prevenir infecciones.

A L E R T A M É D I C A

Cuándo ver al doctor

"Si su hijo tiene una astilla a nivel muy profundo y totalmente atrapada bajo la piel, déjela y lleve al niño al médico", dice la doctora Ann DiMaio, directora de la Sala de Urgencias Pediátricas en el New York Hospital-Cornell Medical Center, de la ciudad de Nueva York. "Le causará al niño un dolor innecesario si usted trata de sacarla. Ese tipo de trabajo tan delicado realmente debe llevarse a cabo bajo condiciones estériles".

Las astillas generalmente son un problema médico menor, pero las bacterias pueden penetrar con la astilla y causar una infección. "Una pequeña hinchazón y enrojecimiento no es para preocuparse, pero si la zona afectada se está volviendo cada vez más roja, inflamada y caliente, y si su hijo tiene fiebre, eso indica una infección mucho más seria, que debe ser vista por un doctor y tratada con antibióticos", dice la doctora DiMaio.

Remójelas. Muchas astillas saldrán por sí solas si les da una buena remojada, dice la doctora Luisa Castiglia, pediatra que ejerce en forma particular de Mineola, Nueva York. "Haga que su hijo tome un baño tibio. Entonces, con un lienzo, frote la piel hacia afuera a lo largo de la línea de la astilla, para ver si sale". Si el procedimiento no sirve, inténtelo otro día, recomienda la doctora Castiglia.

Utilice una aguja estéril. Si la piel alrededor de la astilla parece irritada o roja, debe remover la astilla con una aguja extrafina esterilizada y pinzas, aconseja la doctora Castiglia. "La mejor forma de esterilizar su equipo para quitar astillas es sostener ante una flama durante varios segundos y dejarlo enfriar naturalmente", dice. "Asegúrese de que la aguja y las pinzas estén realmente frías antes de que empiece a trabajar."

Después tóquela suavemente. "Si la astilla está totalmente bajo la piel, remoje la zona durante 10 minutos aproximadamente, ya que el remojo suaviza la piel y facilita retirar la astilla. Después, seque la zona y cúbrala con solución antiséptica", advierte la doctora Castiglia. "Con la punta de la aguja esterilizada, raspe suavemente la piel sobre la astilla. ¡No escarbe! Sólo abra lo

---

Cuando se espina con cactus

Los expertos en astillas han enfrentado el reto, durante mucho tiempo, de las astillas o las espinas bajo la piel. Y son muchas las casas que tienen un cactus o dos en una repisa o en el quicio de la ventana. Estos cactus pueden parecer inocentes, pero si su planta y su hijo se encuentran accidentalmente, el resultado puede ser enfadoso. Los doctores aconsejan mantener los cactus lejos del alcance de los dedos curiosos de los niños.

---

suficiente en la piel para que pueda tirar de la astilla con las pinzas." Esto puede resultar más fácil de decir que de hacer, admite la doctora Castiglia, porque muchos niños empiezan a gritar al primer piquete de la aguja o porque simplemente a usted le falta confianza al intentar el procedimiento. (Si así sucede, quizá requiera ir al médico.)

Haga como Sherlock Holmes. Siga el consejo de la enfermera Williamson y use una lente de aumento, si se le dificulta ver la astilla. O ilumine bien la zona con luz bien dirigida.

Premie al que sufre. Una vez que extraiga la astilla, puede hacer más que lanzar un suspiro de alivio. "Los pequeños hasta de seis o siete años gustarán de que les dibuje una carita feliz sobre el curita, o les regale un sello por sus dolores", dice Williamson. Si se les da un premiecito, los dolores se van con mayor rapidez.

Atención

Un asunto de enfoque

Su hijo se sienta a hacer la tarea, pero se distrae con un árbol que se ve por la ventana. Así que lo contempla por un rato. Después, brinca para jugar con un camioncito. De camino a su escritorio, se detiene a hacerle cosquillas a su hermanito.

¿Así que por qué no puede sentarse el tiempo suficiente para terminar algo? Su poca capacidad de atención podría parecer un problema insuperable. Pero los expertos dicen que hay cosas que se pueden hacer para ayudar a que su hijo enfoque mejor su atención.

Platique con su maestro. "Si los problemas de atención de su hijo suceden sólo en la escuela, podría haber un problema con el maestro", dice Cynthia Whitham, trabajadora social clínica y terapista asesora en la Clínica de Entrenamiento para Padres en la Universidad de California, de Los Ángeles, y autora de *Win the Whining War and Other Skirmishes*. Si éste fuera el caso, haga una cita con el maestro para discutir el problema y su posible solución.

Examine los factores de tensión en casa. Si el problema sucede solamente en la casa, podría ser una reacción ante tensiones caseras. "Si nota distracción, sobreactividad, o su hijo es muy impulsivo y ustedes se están separando, divorciando o pasan por una temporada difícil, su comportamiento puede ser temporal", dice Whitham. Ella sugiere que aumente el tiempo que pasa con su hijo para darle la oportunidad de expresarle sus sentimientos.

Examine su nivel auditivo. Si su hijo no pone atención y se distrae con facilidad, pero no es sobreactivo ni impulsivo, vea la posibilidad de que le realicen un estudio de problemas auditivos o del proceso de la audición, sugiere Sam Goldstein, psicólogo infantil, quien es instructor clínico en la Escuela de

A L E R T A · M É D I C A

Cuándo ver al doctor

Muchos niños pequeños son activos por naturaleza y pueden ser incapaces de prestar atención a una simple tarea durante largo periodo. Sin embargo, algunos niños que son persistentemente hiperactivos deberían ser evaluados por un profesional de la salud mental acerca de posible desorden y déficit de atención, de acuerdo con Sam Goldstein, psicólogo infantil y codirector del Centro de Neurología, Aprendizaje y Conducta, de Salt Lake City, Utah.

Los siguientes comportamientos, si ocurren en exceso, pueden indicar los primeros signos de un desorden y déficit en la atención.

- No puede dejar de mover sus manos o pies.
- Platica con frecuencia y en voz muy alta.
- Se le dificulta estar sentado.
- Se distrae fácilmente.
- Tiene poca capacidad de atención y revolotea de una actividad a otra.
- Tiene problemas para esperar su turno.
- Se entromete y es dominante con otros niños.
- Actúa impulsivamente.

Algunas características del desorden y déficit de atención, como la impulsividad, la hiperactividad y la dificultad para atender actividades rutinarias, no siempre son inconvenientes, señala el doctor Goldstein, y se les puede manejar efectivamente por parte de los padres y maestros, con la asesoría de un profesional. En casos severos, se podría prescribir medicación estimulante.

Medicina de la Universidad de Utah y codirector del Centro de Neurología, Aprendizaje y Conducta, de Salt Lake City, Utah. "Aunque él pueda escucharlo, es posible que toda la información que él está escuchando no alcance efectivamente a su cerebro", dice.

Aumente el nivel de diversión. Incorpore los siguientes elementos en tantas actividades de su niño como le sea posible: movimiento, variedad, color, contacto con su piel y excitación. Cuando le ayude con la ortografía, por ejemplo, haga que su niño escriba las palabras con crayones, en tarjetas de 7.5 por 12.5 cm, en lugar de deletrearlas solamente. Las tarjetas pueden utilizarse después para ejercicios y repasos. Trate de mantener su atención durante las actividades, ponga música rítmica y únase a él en movimientos de danza. "Si la actividad tiene una atracción intrínseca para un niño distraído, su capacidad de atención se mantendrá por más tiempo", dice John F. Taylor, psicólogo familiar de Salem, Oregon, y autor de *Helping Your Hyperactive Child*.

Cambie de lugar el escritorio. Un niño que se distrae fácilmente podrá enfocar su atención en la tarea y otras actividades con mayor facilidad y por más tiempo, si la silla y el escritorio están frente a una pared, en vez de estarlo frente a una habitación o una ventana, dice el doctor Taylor.

Enmarque y enfoque. Corte una cartulina grande y déle la forma como de un marco para una pintura y colóquelo alrededor de la "zona de atención" sobre el escritorio de su hijo, sugiere el doctor Taylor. Dígale que vea dentro del marco para hacer su trabajo. Esto le ayudará a concentrarse, de acuerdo con el doctor Taylor.

Establezca contacto visual. Para mejorar la comunicación con su niño distraído, siempre establezca contacto visual con él antes de hablarle, sugiere Whitham.

Asegure el buen sueño nocturno

Para reducir las peleas a la hora de dormir y asegurar que su hijo obtenga suficiente sueño, John F. Taylor, un psicólogo familiar de Salem, Oregon, y autor de *Helping Your Hyperactive Child*, sugiere que media hora antes de acostarlo ofrezca a su hijo un vaso de leche o una rebanada de pavo. Ambos alimentos contienen alto nivel de proteínas, y triptofano, que puede ayudar a inducir el sueño. Después, siga la rutina o rituales diarios para ir a la cama, o similares.

- Baño.
- Contacto suave con su piel, como un masaje en la espalda.
- Un cuento.
- Arroparlo cariñosamente.
- Luz de noche.
- Historias grabadas en cintas, con cuentos propios, para la hora de dormir, que el niño pueda escuchar después de que usted deje la habitación.

Suspenda los aditivos

Varios estudios indican que hay una conexión entre los problemas de atención infantil y los aditivos químicos de la comida procesada. De acuerdo con un estudio, el comportamiento de más de la mitad de un grupo de niños hiperactivos se deterioró notablemente cuando se les expuso a saborizantes, colorantes y preservadores. Su comportamiento mejoró cuando se les suspendieron los aditivos.

Mientras que algunas autoridades no están de acuerdo sobre el papel que desempeñan los aditivos con respecto de las dificultades en la atención y en la hiperactividad, "en verdad que no puede lastimarlos, y quizá sí pueda ayudar, la eliminación de aditivos químicos en la dieta de su hijo, lo más posible", dice John F. Taylor, psicólogo familiar de Salem, Oregon, autor de *Helping Your Hyperactive Child.*

Para información sobre aditivos comunes y cómo evitarlos, puede escribir a Feingold Association, P. O. Box 6550, Alexandria, Virginia 22306, Estados Unidos.

Afirme, no pregunte. Adquiera el hábito de usar enunciados, no preguntas. "Una serie corta de instrucciones es mucho más fácil de seguir", dice Whitham. Por ejemplo, no diga: "¿Puedes encontrar tu chamarra, mi amor? "En su lugar, diga: "Ve a buscar tu chamarra ahora, regresa y me la muestras".

Sea específico. "Dé instrucciones positivas", dice el doctor Goldstein. En vez de decir a su hijo lo que no debe hacer, dígale lo que debe hacer. No le diga: "No pongas tus pies en esa silla". Mejor dígale: "Pon tus pies en el piso". De otra forma, su hijo podría quitar sus pies de la silla, pero hacer después otra cosa igualmente distraída, como poner los pies sobre la mochila.

Haga una lista. Prepare una lista o tarjeta con las tareas de su hijo y péguela donde él pueda revisarla o señalar cuando ya las realizó, dice Whitham. "De esa forma, no tendrá que repetírselas, porque la tarjeta sirve como recordativo", explica. Si no está haciendo las tareas, diga a su hijo, con calma, que vaya a revisar la lista.

Déle crédito por intentarlo. Tenga paciencia con un niño distraído. Podría estar haciendo lo mejor posible. "Muchos niños tienen problemas para iniciar una tarea y mantenerse realizándola", dice el doctor Goldstein. "Ese no es un comportamiento que ellos puedan controlar o evitar fácilmente, sólo porque usted se los esté repitiendo."

Elija sus batallas. Los expertos en desarrollo infantil recomiendan a menudo que ignore a su hijo cuando su comportamiento no sea el que a usted le guste, pero que puede tolerar. Eventualmente, su hijo desistirá de ese comportamiento problemático, porque no está recibiendo atención por ello. "El truco es siempre prestar atención cuando su hijo desiste de ese comportamiento que a usted no le gusta y comienza a comportarse como a usted sí le gusta", dice el doctor Goldstein.

Sea consistente. "Establezca algo y manténgase dentro de los horarios y las rutinas", sugiere el doctor Goldstein. "Los niños con problemas de atención con frecuencia se benefician con rutinas consistentes, incluidos los periodos específicos para ver televisión, hacer la tarea, jugar, realizar labores y comer." Reduzca las interrupciones al mínimo. Sin embargo, cuando sean inevitables, trate de prevenir al niño de que habrá un cambio de horario.

Haga una concesión. Para mantener a su hijo en una tarea durante más tiempo, el doctor Taylor sugiere que le permita algunas formas de incorporar algo de movilidad a su trabajo. Por ejemplo, le puede dar una pelota de esponja, una bola de hilo de colores o una agujeta para torcerla o moverla mientras trabaja.

Tome en cuenta la conexión con el azúcar. Mientras los descubrimientos de los investigadores no condenan totalmente el azúcar, según el doctor Taylor los padres deben pensar en reducir la ingesta de azúcar de su hijo. "Después de diagnosticar y tratar a cerca de 1,400 niños, encontré que cerca de un tercio de los padres me comentaron que los alimentos con alto contenido de azúcar causaron que el comportamiento de sus hijos se deteriorara significativamente", dice el doctor Taylor.

También agrega que algunas investigaciones han mostrado que al dar un alimento con alto contenido de proteínas, se puede bloquear el efecto del azúcar en los niños que son sensibles a ella. Así que si su hijo toma una comida muy azucarada, como pastelillos con miel, déle una fuente de proteínas como yogurt, mantequilla de cacahuate, queso o huevo.

Atragantamiento

Consejos para una deglución más suave

Cierre los ojos y pretenda que es un bebé. Durante los primeros seis meses de su vida, ha estado recibiendo toda su alimentación al succionar un chupón, y lo ha hecho bastante bien. Succionar es algo que ya había practicado en el útero, lo pudo hacer al nacer y lo ha venido haciendo desde entonces. Usted tiene conocimientos innatos y la vida, hasta ahora, ha sido una placentera procesión de líquidos expertamente extraídos.

Hoy, su padre lo puso en un asiento infantil y está agitando una cuchara de plata con gran entusiasmo. En la cuchara hay un montoncito de algo blanco, tremendamente excitante, a juzgar por la cara que tiene papá. La sustancia pegajosa se acerca, más y más, y entonces ¡plop! La deja en su boca. "Acchh", usted se atraganta. ¿Cómo se supone que debe succionar esa cosa? La escupe en la corbata nueva de papá y cierra con fuerza sus mandíbulas. Por el momento, la hora de comer difinitivamente ya terminó.

Aunque papá pueda alarmarse porque usted se atragantó con su primera comida sólida, un cierto atragantamiento es parte de la etapa cuando un bebé empieza a comer. "Comer alimentos sólidos es un proceso que se aprende", dice el doctor Robert Wyllie, jefe de la Sección de Gastroenterología Pediátrica en la Fundación Clínica de Cleveland, Ohio.

"Con el reflejo de la succión, los bebés llevan sus lenguas hacia el frente de la boca y después hacia arriba, al paladar. Pueden succionar 10 a 20 veces y después dar un gran trago. Sin embargo, con los sólidos la lengua necesita

---

A L E R T A   M É D I C A

Cuándo ver al doctor

Aunque el reflejo de atragantamiento es una reacción normal en muchas situaciones, normalmente los niños y los bebés no deberían atragantarse, según el doctor Robert Wyllie, jefe de Gastroenterología Pediátrica en la Fundación Clínica de Cleveland, Ohio. "Si su hijo se atraganta repetidamente o comienza a enrojecer en la cara o los labios se ven amoratados, vea a su médico", dice el doctor Wyllie. En algunos casos raros, el atragantamiento puede indicar un problema que requiere una intervención médica.

---

balancear la comida hacia atrás en la boca; es casi el movimiento opuesto", anota el doctor Wyllie.

El aprendizaje para tragar alimentos sólidos no es fácil para un bebé. Durante el proceso de aprendizaje podría atragantarse si la comida se encamina hacia la vía respiratoria, en vez de tomar el camino al estómago. Usted puede ayudar a que las comidas sean una experiencia libre de atragantamientos, adoptando algunas tácticas nuevas. Aquí hay algunos consejos de los expertos.

Aguarde hasta que su niño se pueda sentar. "Si su hijo se atraganta mucho cuando come, quizá no haya alcanzado la etapa en su desarrollo en la que está listo para esa experiencia", dice la doctora Flavia Marino, Instructora clínica en pediatría en el Centro Médico de la Universidad de Nueva York y en el Tisch Hospital, y pediatra que ejerce en forma particular en la ciudad de Nueva York. "Su hijo debe tener cuando menos cuatro o cinco meses antes de empezar a darle alimentos sólidos", dice la doctora Marino.

¿La clave? Introducir sólidos cuando su hijo pueda sentarse bien por sí mismo, sugiere el doctor Wyllie. "Cuando su bebé come sentado, la gravedad le ayudará a llevar el alimento de la boca hacia el esófago", dice.

Empiece la comida con líquidos. "Cuando su niño esté realmente hambriento, amamántelo o déle su biberón primero, para satisfacer su apetito", sugiere Eileen Behan, dietista y consultora en el Sea Coast Family Practice de Exeter, New Hampshire, y autora de *Microwave Cooking for Your Baby and*

Child. "Si su bebé es menos voraz, le será más fácil manejar todo el proceso de comida de alimentos sólidos", dice Behan.

Empiece con el arroz. El cereal de arroz es la primera comida ideal, porque rara vez los niños son alérgicos a él y puede diluírsele mucho al mezclarlo con leche, dice el doctor Wyllie. "Su niño tendrá mucho menos problemas al comer el cereal, si la textura es más similar al líquido que usa para tragar", anota. Una vez que su bebé pueda deglutir cereal de arroz, gradualmente usted podrá acostumbrarlo a los alimentos que son más espesos y que tienen una consistencia más áspera.

Que las primeras comidas sean en pequeña escala. "Todas las primeras comidas con sólidos son de práctica, no para nutrir", anota la doctora Marino. "Un bebé que comienza a comer necesita sólo unas cuantas cucharaditas de comida al día para practicar. La nutrición principal proviene de la leche materna o de la convencional."

Coloque una pizca en la parte delantera de la lengua. "Cuando su niño abra la boca, coloque una porción de comida del tamaño de un chícharo al frente de su lengua", dice Behan. "Es muy difícil tratar con mucha comida, y se ésta se va hacia atrás de la boca, es más posible que su hijo se atragante."

Hágalo sencillo. No trate de forzar la situación, si su bebé tiene problemas con un nuevo alimento. "Si su hijo se atraganta con un alimento en particular, como las papas o el colado de res, recomiendo que se le suprima de la dieta durante varios días, y después vuelva a intentarlo con textura más fina·", sugiere la doctora Marino.

No lo sobrealimente. Si su niño vomita o se atraganta en cada comida, quizá le da más de lo que puede manipular, dice el doctor Wyllie. "En el primer año de vida, un bebé no puede controlar muy bien su ingesta de alimentos, así que es responsabilidad de usted no sobrealimentarlo. Busque indicios de que su bebé ya está satisfecho, dice el doctor Wyllie. Él podría voltear su cabeza o cerrar los labios cuando la cuchara pasa cerca de su boca.

Berrinches

Para alejarse de la rutina del gemido

Cuando los niños se ponen berrinchudos, muchos padres lo toman como asunto personal: "Lo hace sólo para salirse con la suya", es una de las interpretaciones a los gemidos y pucheros de Johnny. Algunos niños son temperamentalmente berrinchudos, sugiere el doctor William Sobesky, profesor asistente clínico de psiquiatría en el Centro de Ciencias de la Salud en la Universidad de Colorado, de Denver. "No necesita pensar sobre ello como algo intencional ni tomarlo a título personal. Es sólo la forma en que el niño se muestra nervioso."

Pero otros niños utilizan los berrinches como forma de manipular. Aprenden rápidamente que "mamá odia cuando gimoteo y lloro en el centro comercial, así que me compra una galleta con chispas de chocolate". Aquí hay unos cuantos consejos para superar los berrinches antes de que se conviertan en un hábito.

Si hay algún problema, resuélvalo. Quizá la causa más frecuente del berrinche es la necesidad física. "El niño está cansado, hambriento o aburrido", dice el doctor Sobesky. "Déle una siesta o, si está fuera, póngalo en su hombro. Consígale qué comer o distráigalo."

No responda al gimoteo. "Si su hijo usa el gimoteo para hablarle, dígale simplemente: 'No te entiendo cuando gimoteas' " sugiere el doctor Robert Mendelson, pediatra que ejerce en forma particular y profesor clínico de pediatría en la Universidad de Ciencias de la Salud de Oregon, Portland. "Dígale: 'Cuando estés listo, ven y dime lo que te molesta; hablaremos sobre ello'. En cuanto termine de gimotear, dígale: 'Me da gusto que ya te sientas mejor'."

Ponga atención en lo bueno. Los niños que utilizan los berrinches para llamar la atención deberían obtener la atención por otras cosas mejores. "El niño al que se le carga cada vez que sonríe, se arrulla o gorgorea, aprende que cuando quiere atención, todo lo que debe hacer es sonreír, arrullar y gorgorear", dice el doctor Mendelson. "No premie el comportamiento negativo prestándole atención solamente cuando hay berrinche, si lo hace, verá mucho más de ese comportamiento".

Cultive la autosuficiencia. Los niños usan los berrinches y el gimoteo como una forma de decir *"Haz esto por mí"*, "Gimotean porque no se pueden amarrar los zapatos, su juguete se cayó, no quieren ir a la cama o no quieren comer. El gimoteo es la bandera que señala 'por favor, enséñenme algunas habilidades'," dice Edward Christophersen, psicólogo clínico en el Hospital Children's Mercy, y profesor de pediatría en la Escuela de Medicina de la Universidad de Missouri. En vez de correr a ayudarlos al primer quejido, déles un poco de tiempo para darse cuenta de qué van a hacer por sí mismos, sugiere el doctor Christophersen. Si necesita alguna instrucción, explíquela en forma simple y breve y aclare que está confiado en que pueden realizar la tarea por ellos mismos. "Mientras más quiera usted ayudarlos", previene el doctor Christophersen, "más dependientes se volverán los niños".

Explíqueles los hechos de la vida. Con los niños mayores, explíqueles que los berrinches trabajan en contra suya, sugiere Lottie Mendelson, enfermera pediátrica particular en Portland, Oregon, y coautora de *The Complete Book of Parenting*. Si le dice a su hijo cómo reacciona usted cuando hace berrinches constantes, podrá entender cómo afectan los berrinches a los demás.

Bronquitis

Alivie la congestión del pecho

Justo cuando su niño está superando un resfriado o la gripe, su temperatura comienza a subir y empieza a tener ataques de tos y escupir mucosidad. Cuando lo lleve al doctor, es posible que escuche una de esas palabras con "itis", que significa que algo esta inflamado.

En este caso, la -itis de bronquitis significa inflamación en los conductos bronquiales, los dos grandes tubos que se ramifican desde la tráquea. La bronquitis puede ser causada por una bacteria en la garganta o por el mismo virus que causó la gripe inicial o catarro. Como el forro de esos tubos se inflama, se forma el moco. La tos pesada es un signo de que su niño está tratando de aclararse la garganta para despejar ese moco de sus vías bronquiales.

Si la bronquitis es causada por bacterias, su doctor puede prescribirle un antibiótico. Si la infección es viral, un antibiótico no ayudará, pero hay mucho que puede hacer que su hijo esté cómodo y se sobreponga rápidamente. Aquí hay algunos remedios caseros que los doctores recomiendan tanto para la bronquitis bacteriana, como para la viral.

Déle muchos líquidos. El agua es lo mejor, pero cualquier líquido ayuda, dice el doctor F. T. Fitzpatrick, pediatra particular en Doylestown, Pennsylvania. Los líquidos ayudan a adelgazar la mucosidad y hacen que sea más fácil toser y quizá suavizan una garganta irritada por tanto toser. Un niño de ocho años debe beber cuando menos cuatro vasos al día con 240 ml cada uno.

Humedezca la recámara. La humedad puede contribuir a aliviar las membranas bronquiales irritadas, dice el doctor J. Owen Hendley, profesor de

64

pediatría y jefe de padecimientos infecciosos de pediatría en la Escuela de Medicina de la Universidad de Virginia de Charlottesville. Cierre la puerta de la recámara de su hijo y prenda el vaporizador aproximadamente media hora antes de que se vaya a dormir; déjelo por toda la noche, sugiere. "De esa forma puede elevar la humedad hasta en 70%."

Propicie la tos productiva. Ya que la mucosidad en los conductos bronquiales está causando la tos de su hijo, aliéntelo a limpiar sus pulmones, dice el doctor Hendley. Si un niño tiene problemas para mover el moco al toser, déle palmadas suaves en la espalda. Tenga a la mano pañuelos desechables para que su hijo los utilice de ser necesario.

A L E R T A M É D I C A

Cuándo ver al doctor

Muchos casos de bronquitis se resuelven en una o dos semanas, sin más repercusiones que la pérdida de sueño por los ataques de tos.

Sin embargo, pueden presentarse las complicaciones, como la neumonía; algunos síntomas deben alentarlo a buscar ayuda médica de inmediato, dice el doctor William Howatt, profesor de pediatría en el Departamento de Pediatría y Padecimientos Transmisibles, en el Centro Médico de la Universidad de Michigan de Ann Arbor. Si es un fin de semana o por la noche, y no puede comunicarse con su doctor, visite un servicio de tratamientos de emergencia.

Busque cuidado médico cuando el niño que tiene bronquitis:

- Es un bebé y tose a menudo.
- Tiene fiebre de 80° C o más.
- Tiene cualquier problema para respirar.
- Tiene un cambio de color. (Busque especialmente un tono azulado en los labios o la lengua.)
- Está extrañamente letárgico.
- Jadea con un resuello.
- Si tiene que mover visiblemente el pecho mientras trata de obtener aire.

Use otra almohada. Use otra almohada por la noche para ayudar a mantener más alta la cabeza de su hijo mientras duerme, sugiere la doctora Mary Meland, pediatra con Health Partners en Bloomington, Minnesota. Al hacerlo, le facilitará la respiración.

Alívielo con caldo de pollo. El caldo de pollo que hace mamá es más que reconfortante para un niño enfermo; en realidad, ayuda a aliviar la congestión. "Alguna evidencia científica muestra que el caldo de pollo ayuda a eliminar las secreciones mejor que otros líquidos", dice la doctora Meland. Si a su hijo le gusta, éste es el momento de complacerlo. Puede utilizar indistintamente el enlatado a nivel comercial, o la receta de la familia para el caldo de pollo.

Prohíba fumar. No permita que se fume en su casa, dice el doctor Fitzpatrick. Si fuma, hágalo afuera. El humo irrita los conductos bronquiales y puede empeorar la infección.

Trate con un expectorante. Los expectorantes que no requieren receta médica y que contienen guaifenesina, *pueden* ayudar a aflojar la mucosidad, para que la tos pueda realmente limpiar las vías bronquiales, dice el doctor Hendley. No hay una prueba científica fuerte de que funcionan, dice, pero no hay daño en intentarlo. Lea cuidadosamente la etiqueta y déle una dosis compatible con la edad de su hijo.

Considere un supresor de la tos durante la noche. Si su hijo está tosiendo tanto que no puede descansar, es correcto usar un supresor de la tos durante la noche, dice el doctor William Howatt, profesor de pediatría en el Departamento de Padecimientos Transmisibles Pediátricos en el Centro Médico de la Universidad de Michigan de Ann Arbor. Hay varios supresores de la tos, que no requieren receta médica, disponibles en las farmacias. Trate de evitar darle supresores durante el día, si su hijo tiene tos productiva. La tos es necesaria para limpiar los conductos bronquiales.

Cabello enmarañado

Mantenga los rizos alineados

En el baño, su hija está de pie, envuelta en su toalla, con el cabello hecho una maraña. Pero justo al acercársele con un peine, escuchará: "¡No! ¡No! ¡No me toques el pelo!"

El cabello enmarañado, esa masa retorcida llena de nudos que atrapa al peine y no lo deja ir, puede no ser el problema más serio en la vida de su hija, pero seguramente es lo más importante en cuanto a cuidado del cabello. ¿Por qué los niños pueden tener tantos nudos?, se pregunta. Se los ganan. "Los niños juegan al aire libre, ruedan con las hojas, se quitan y ponen los sombreros o gorros de invierno, nadan en la piscina, duermen con el pelo húmedo, lo retuercen y mastican; todo ello sin detenerse a tomar un peine", dice Harley Marks, propietario y administrador de Kids Cuts en la ciudad de Nueva York.

Aunque parezca imposible, no es difícil mantener a una niña libre de nudos, pero requerirá ayuda por parte de usted. Las niñas hasta los seis o siete años necesitan mucha ayuda para mantener el pelo en su lugar pero aun las mayores, que prefieren hacerse cargo de su propio cabello, pueden beneficiarse del consejo de los expertos. Siga estos consejos que dan tres profesionales del cuidado del cabello infantil, y su hija estará en el buen camino para una melena más manejable.

Diluya los champús. "Todos los champús, hasta los de bebé, deben diluirse con agua de manantial", dice Lorraine Massey, propietaria del New York Master Practitioners fo Hair (NYMPH) un salón en la ciudad de Nueva York. "Los fabricantes afirman que sus champús son realmente suaves, pero muchos tienen detergentes muy fuertes, que resecan el cabello y lo dejan más propenso a enredarse." Como un beneficio adicional, si diluye el champú, podrá distribuirlo mejor en el cabello, agrega Massey.

Goma, alquitrán, savia y otros problemas pegajosos

Si su hija llega del parque con un pegoste de goma o savia de árbol en el pelo, su primera opción defensiva no es la de las tijeras. "Encontré que el Aveda's Nourishing Clarigying Gel, disponible en salones, a veces ayuda", dice la experta en el cuidado del cabello Elena Ciervo, administradora de Kidz Kuts, un salón de Livingston, Nueva Jersey. "Deje el gel sobre el pelo y la goma cerca de cinco minutos; enjuague y pase el peine poco a poco."

La estilista infantil Lorraine Massey, propietaria del New York Master Practitioners of Hair (NYMPH), de la ciudad de Nueva York, nos dice que el hielo ayuda a que la sustancia pegajosa se endurezca. "Una vez que la goma se congela, la puede separar con sus dedos". Massey gusta de aplicar vinagre después de congelar la goma y, posteriormente aplica acondicionador. "Lo ácido del vinagre ayuda a disolver lo pegajoso, y el acondicionador, a que el peine pase entre él", dice.

Quizá también quiera trabajar la zona con un poco de mayonesa, dice Massey. "La grasa densa puede ayudar a que la goma se deslice del cabello."

A Harley Marks, propietaria y administradora de Kids Cuts, de Nueva York, le gusta utilizar el remedio de su madre, mantequilla de cacahuate suavizada. "Aplique un poco de mantequilla de cacahuate justo donde está la goma, y el pelo comenzará a separarse", dice Marks. "Siga separando el pelo con sus dedos, y después empiece a retirar la goma con un peine." Marks dice que quizá deba repetir el procedimiento unas cuantas veces antes de retirar toda la goma.

Independientemente de lo que utilice, trabaje lentamente y distraiga a su hija con música, con una historia o con su programa de televisión favorito.

Dé un trato suave. Los padres pueden crear nudos inadvertidamente, al subirles el cabello sobre la cabeza y aplicarles vigoroso champú con mucha espuma, señala Massey. "Causará menos problemas al cabello si le da un masaje suave y cuidadoso al cuero cabelludo y después va bajando hacia el resto del pelo", dice.

Acondicionamiento para peinado. Usar un acondicionador después del champú es un salvavidas, o cuando menos un salvapelo, dice Elena Ciervo, administradora de Kidz Kuts, un salón con servicio integral de corte de cabello para niños de Livingston, Nueva Jersey. Use un acondicionador rico en proteínas y que contenga aceites esenciales, como de zanahoria, cítricos, de romero o

Prepare su champú

Para tener un champú realmente suave, que no contribuya a los nudos, trate de fabricar su propio champú con su hija. Es un proyecto divertido, fácil, y el cabello de todos se beneficiará, dice la experta en el cuidado del cabello Lorraine Massey, propietaria del New York Master Practitioners of Hair (NYMPH) de la ciudad de Nueva York.

Primero, compre una barra de cuatro onzas de jabón de Castilla en la tienda de alimentos naturistas o en la farmacia. Massey recomienda que "lo ralle finamente y le agregue un cuarto de agua de manantial. Hierva la mezcla a fuego muy lento, mueva hasta que el jabón se disuelva y agréguele unas cuantas gotas de sus aceites o esencias favoritas, como camomila, cítricos, romero, eucalipto o semilla de zanahoria". Embotéllelo en un recipiente de plástico.

toronja. "Los acondicionadores añaden lubricantes al cabello y facilitan su peinado", según Ciervo.

Detenga los nudos en la tina. Massey recomienda aplicar el acondicionador mientras su hija está en la tina y después peinarla con el acondicionador hasta la punta del pelo. Termine el tratamiento para desenmarañarla con un buen enjuague y vuelva a pasar el peine, sugiere.

Exprima y seque. "Trate de secar el cabello cuidadosamente con la toalla", dice Marks. "Pasar la toalla vigorosamente provoca más nudos." Recomienda que exprima cuidadosamente el exceso de humedad en el cabello de su hijo y le dé palmaditas para secarlo.

Intente con un desenredador. Cuando una niña tiene nudos muy grandes, puede requerir crema para desenredar. En el mercado estadunidense hay muchos productos para desenredar, "pero prefiero el de Paul Mitchell, The Detangler", dice Ciervo. "Está hecho con extractos vegetales, es suave y se puede usar después de cada champú, de ser necesario. Pero sólo está disponible en salones."

Use el peine correcto. Trabaje los nudos con un peine de dientes medianos, recomienda Massey. "Peinar los nudos es lo mejor, pero no elija un peine de dientes muy anchos, porque dejará los nudos más pequeños", dice.

Trabaje hacia arriba. Si empieza por las raíces y trata de bajar, su hija no dejará que se le vuelva a acercar con un peine en la mano. En vez de eso, Marks sugiere que acomode el cabello que no está enmarañado fuera de su camino y que, con paciencia, trabaje en la zona que tiene el problema. "Nunca jale y siempre use el peine desde abajo del nudo hacia arriba", dice.

No deje que se duerma enmarañada. "Diariamente veo pelo cepillado en la superficie, pero no por debajo, donde queda enredado y enmarañado", dice Ciervo. Si su hija tiene nudos, empeorarán si se duerme sobre ellos. ¿La solución? "Cepíllele bien el pelo todas las noches, antes de dormir. Lleve el cepillo o el peine del cuero cabelludo hacia abajo, por capas", dice Ciervo.

Duerma con estilo. Después de que peinó el cabello de su hija, déjela dormir con una trenza o una cola de caballo flojas, con una banda elástica arriba y abajo, dice Harley Marks. "Mantenga la banda elástica floja y no muy cerca del cuero cabelludo, porque la tensión puede dañar al pelo." Las mejores bandas para el pelo se hacen con tela, porque no quiebran ni dañan el cabello.

Calambres y dolores musculares

Acción suave que los alivia

Para un niño, los dolores musculares ocasionales o los calambres parecen llegar con una nueva actividad. Ya sea una irritación general en la espalda y hombros de su hija por sobreejercitarse en el nado de mariposa, o un calambre doloroso en la pantorrilla que despierta a su hijo de su sueño profundo; los dolores que aquejan a los niños pueden ir de ligeros a severos.

Con frecuencia, los dolores musculares aquejan a los niños activos que gustan de ejercitarse ellos mismos. Pero los niños sedentarios también pueden estar aquejados por dolores musculares. "Cuando los niños que no están acostumbrados al ejercicio tratan de presionarse ellos mismos para destacar en la clase de gimnasia o en el juego con los amigos, con frecuencia usan demasiado sus músculos", dice el doctor George H. Durham II, pediatra de la Bryner Clinic y profesor clínico asociado de pediatría en la Escuela de Medicina de la Universidad de Utah de Salt Lake City.

Los dolores musculares pueden afectar a los niños a cualquier hora del día o la noche. Los niños que se ejercitan cuando el clima es extremadamente caluroso, a menudo tienen calambres dolorosos (pero no serios) en la pantorrilla, muslo o abdomen. Otros calambres dolorosos en la pantorrilla ocurren en la noche y despiertan a los niños, agrega el doctor Durham. "Los calambres nocturnos se presentan en niños bien nutridos, saludables y activos", dice. "Pueden ser el resultado, de acuerdo con algunos estudios, de movimientos muy activos de la pierna durante algunas partes del ciclo de sueño." No puede prevenir todos los dolores musculares ni los calambres, pero al seguir estos pasos podrá hacer que su hijo se sienta más cómodo.

A L E R T A   M É D I C A

Cuándo ver al doctor

Un dolor muscular o un calambre generalmente no es para preocuparse, según la doctora Flavia Marino, instructora clínica en pediatría en el Centro Médico de la Universidad de Nueva York, Tisch Hospital, y pediatra que ejerce en forma particular en la ciudad de Nueva York. Pero dice que debe avisar al pediatra de su hijo, si el dolor es muy agudo, recurrente o si va acompañado por fiebre, garganta irritada, urticaria, dolor abdominal, inflamación articular, pérdida de peso o pérdida de fuerza en el músculo.

Combata el calor: estire y enfríe. "Si ya tiene un calambre por calor, déle a su hijo algo de beber, estire el músculo y aplique una bolsa con hielo durante 20 minutos", aconseja el doctor Brian Halpern, instructor clínico en el Departamento de Medicina del Deporte en el Hospital para Cirugía Especial de la ciudad de Nueva York, y director de la fraternidad de Medicina del Deporte en la Universidad de Medicina y Odontología de Nueva Jersey, Robert Wood Johnson Medical School, de New Brunswick. Asegúrese de envolver el hielo en una toalla, para evitar que se congele la piel.

Combata el calor con líquidos. Los calambres por calor pueden prevenirse, dicen los doctores. Pero necesita llevar una botella de agua al partido veraniego de futbol de su hijo. "Su niño puede evitar los calambres al beber suficientes líquidos durante el ejercicio, especialmente en clima caliente", dice el doctor Halpern. Para un deporte muy activo, como el futbol soccer, tenis o futbol americano, debe beber de 60 a 90 ml cada 10 o 20 minutos, si hace mucho calor; tenga disponible una taza con agua o bebida para deportistas cada vez que haya una pausa en el juego.

Programe un ejercitamiento gradual. Un niño que presiona demasiado sus músculos seguramente tendrá dolor. "En Utah, muchos de los programas escolares alientan a los niños a correr de un kilómetro a dos diariamente, bajo la dirección del maestro", dice el doctor Durham. "Eso puede presionar demasiado a un niño con sobrepeso o que no es tan atlético como los demás. Cuando estos niños se fuerzan en exceso, sufren dolores en las piernas por hacer demasiado, demasiado pronto."

"Un mejor acercamiento es el de alentar a su hijo a fortalecerse gradualmente. El ejercicio en esa forma es menos intimidante para él y menos tensionante para sus músculos", dice el doctor Durham.

Después de un entrenamiento duro, consienta a sus músculos. Hasta los niños activos pueden tener dolor muscular como resultado de un ejercicio físico extenuante. "Cuando los músculos están tensos, algún tejido se inflama y se acumulan los productos metabólicos de desecho", explica la doctora Flavia Marino, instructora clínica en pediatría en el Centro Médico de la Universidad de Nueva York, Tisch Hospital, y pediatra particular en la ciudad de Nueva York. Esto causa una pequeña irritación, pero no hay por qué preocuparse, dice la doctora Marino.

"Algo de descanso, tal vez una compresa caliente sobre el músculo dolorido y un poco de acetaminofen (Tylenol, Tempra, Panadol infantil) pueden hacer maravillas", dice la doctora Marino. Revise instrucciones del paquete para la dosificación correcta, conforme a la edad y el peso de su hijo, o consúltelo con su médico.

Tranquilícelo sobre los calambres nocturnos. "Los calambres en la noche pueden atemorizar a los niños, especialmente cuando están en la etapa de la preadolescencia en que tienden a preocuparse mucho por sus cuerpos. Pueden estar preocupados y pensar que está sucediendo algo terrible", dice el doctor Durham. Recomienda que tranquilice a su hijo y le confirme que los calambres son normales. Si es algo que usted ya experimentó, coménteselo y hágale saber que probablemente es una fase pasajera.

Frote el nudo. "Al dar masaje al músculo acalambrado en la dirección en la que va, debe aflojarlo y hacer que se vaya el dolor", dice la doctora Marino. "Pero su hijo obtiene comodidad adicional con una botella o bolsa de agua caliente o con fomentos calientes", agrega.

Caries

Aprender a vivir sin ellas

"Mira, mamá, ¡no hay caries!", grita el niño en el comercial de la televisión, con carita angelical. Y eso es precisamente lo que todos los padres gustan escuchar.

Un informe limpio —"sin caries"— es posible en estos días, según Luke Matranga, presidente de la Academia de Odontología General y consejero del Departamento de Cuidado Dental en la Escuela de Odontología en la Universidad de Creighton de Omaha, Nebraska.

Desde luego, nada puede sustituir al buen cuidado dental, y muchos dentistas recomiendan visitarlo cada seis meses después de los dos años de edad. Pero además de la atención del dentista, hay hábitos excelentes, que se han de seguir en casa y que pueden apoyar la prevención de la caries. Aquí está cómo.

Cuidado de los dientes

Evite el biberón a la hora de dormir. Permita que su hijo se duerma con un chupón, o con un biberón de agua simple, en vez del biberón con leche o jugo, dice el doctor Matranga. Cuando su bebé se queda dormido con leche o jugo en la boca, los azúcares en esas bebidas pueden alojarse en los dientes, cuando se combinan con la placa, una "película" sobre los dientes que alienta el desarrollo bacteriano. De hecho, la mayoría de los casos de caries extensas en dientes infantiles se conocen como "síndrome del biberón", dice.

Limpie las encías de su bebé. Los buenos hábitos dentales comienzan a edad temprana, aun antes de que salgan los dientes. "Debe hacer que su bebé se acostumbre al cuidado de la boca limpiándole las encías con un lienzo suave y húmedo, después de cada comida", dice el doctor William Kuttler, dentista de Dubuque, Iowa, quien durante más de 20 años ha tratado a niños.

Guíe el cepillado. Comience a cepillar los dientes en cuanto aparezcan, y utilice un cepillo suave, con puntas redondeadas, sin pasta dental, dice Jed Best, dentista pediátrico y profesor clínico asistente en el Departamento de Odontología Pediátrica en la Escuela de Odontología, en la Universidad de Columbia de la ciudad de Nueva York. Continúe ayudando a su hijo a cepillarse durante el tiempo que lo necesite, aconseja el doctor Best. El niño probablemente no podrá realizar un cepillado de sus dientes adecuado sino hasta que tenga entre cuatro y seis años de edad.

"Una excelente regla empírica es que si su hijo es lo suficientemente diestro como para atar sus propias agujetas, probablemente lo será para cepillarse los dientes", dice el doctor Best. "Hasta entonces, deje que él lo haga lo mejor posible y, después, usted debe cepillar sobre las partes que él pasó por alto".

Permita que su hijo escoja el cepillo de dientes. Cuando su hijo es lo suficientemente grande como para cepillarse solo los dientes, es más probable que lo disfrute si tiene un cepillo que le gusta, como los que tienen la figura de un personaje de caricaturas, por ejemplo. "En tanto sea un cepillo dental apropiado para niños, con cabeza pequeña y suave, con cerdas de nylon con puntas redondeadas, su hijo puede elegir cualquiera", dice el doctor Matranga.

Busque pasta dental fluorada. Cuando su hijo tenga de seis a siete dientes, es tiempo de empezar a usar pasta dental normal, todavía no la que sirve para control de sarro", aconseja Cynthia Fong, higienista dental registrada y profesora asistente clínica en el Departamento de Odontología General y Hospital de Medicina y Odontología, de la Escuela Dental de New Jersey, en Newark. Explica que algunos productos para control de sarro pueden ser abrasivos, y éste no es un problema tan frecuente en niños pequeños. También asegúrese de que su hijo sepa cuál es el tubo de pasta exclusivo para él. Se sentirá mucho más importante al tener su propia pasta.

Cepille dos veces al día. Muchas personas, niños y adultos por igual, hacen sólo un aseo rutinario de cepillado. Toma tiempo remover la placa bacteriana y los residuos de los dientes, y hacerlo una vez al día no es suficiente. "Su hijo debe cepillarse los dientes durante dos o tres minutos, cuando menos dos veces al día", dice el doctor Best. Uno de los cepillados debe ser justo antes de ir a la cama, para que las partículas de comida y el sarro no permanezcan en los dientes del niño durante toda la noche.

Para evitar la fobia dental

Probablemente usted sepa lo que significa fobia dental, esa horrible sensación que hace querer huir por el coche al minuto de pisar el consultorio del dentista, aun cuando se va por una revisión rutinaria.

Si no desea que su hijo desarrolle ese miedo irracional hacia el dentista, necesita empezar pronto. Primero, no permita que su hijo advierta que usted espera que él tema ir al dentista, o que usted está incómodo allá. Los niños son expertos en advertir los sentimientos. "No haga mucho escándalo por la visita al dentista", dice Philip Weinstein, profesor en la Escuela de Odontología y en el Departamento de Psicología en la Universidad de Washington de Seattle. "Manténgala en el mismo nivel que una visita al supermercado."

También asegúrese de llevar a su niño al dentista antes de que surja cualquier problema dental, dice el doctor Weinstein. De esa forma, la primera visita puede ser una experiencia nueva y excitante, en vez de atemorizada y, posiblemente, dolorosa. La primera visita debe hacerse entre el primero y el segundo años de vida.

Muchos dentistas se especializan en tratar a los niños, y un dentista pediátrico puede ser mucho más experimentado en ese aspecto que su propio dentista personal. Un dentista concienzudo le explicará a su hijo lo que está haciendo y por qué; eso le dará una medida de control sobre el procedimiento. "Sugerirá, por ejemplo, que el niño levante la mano cuando algo le moleste durante el tratamiento", dice el doctor Weinstien. "Puede darle un espejo para mirarse y pedirle ayuda."

Que use pronto el hilo dental. En cuanto su niño tenga los premolares, es tiempo de usar diariamente el hilo o la seda dental, una tarea que usted deberá realizar durante un tiempo, probablemente hasta que el niño tenga siete u ocho años, dice el doctor Best. "Requiere mayor destreza manual que el cepillado", explica.

Siéntese para pasar el hilo dental. La forma más sencilla de limpiar los dientes de su hijo con hilo dental es sentarse *detrás* de él mientras está de pie o arrodillado, con su cabeza en su regazo. "Ahora, él está en posición similar a la silla del dentista", dice Fong. Esto le permitirá alcanzar mejor los dientes del niño y ver lo que está haciendo.

Pase el hilo dental frente a la TV. Para usar el hilo dental, no tiene que estar en el baño. Si su niño se impacienta mientras limpia sus dientes, cambie de lugar. "Muchos niños repelarán menos si los lleva al lugar que les gusta", dice el doctor Matranga. "Así que acomódese frente al televisor, ponga la cabeza de su niño en posición, y pásele el hilo dental".

Haga la prueba con un cepillo dental eléctrico o un irrigador. El zumbido del aparato eléctrico puede hacer más atractivo el cuidado dental diario a algunos niños y también reducirá el tiempo que se requiere para hacerlo. "Ya sea eléctrico u operado por baterías, esos cepillos dentales realizan un trabajo excelente de lavado de dientes en cerca de la mitad del tiempo del cepillo manual", dice el doctor Matranga. Los irrigadores orales que disparan un chorrito de agua a los dientes ayudan a sacar las partículas que se atoran entre ellos, pero los padres no deben suponer que la irrigación oral es un sustituto para el cepillado y el hilo dental, dice.

Prevención de la caries dental

Coma con menor frecuencia. Hay una razón por la que muchos dentistas recomiendan limitar los bocadillos entre las comidas. Cada vez que come su hijo, los dientes se bañan con partículas de comida y azúcares que pueden causar caries. "Mientras más alimentos entren en contacto con los dientes, hay mayores oportunidades de caries", explica el doctor Matranga. Sin embargo, si su hijo se cepilla después de cada bocadillo, se reduce el daño.

Seleccione los bocadillos cuidadosamente. Algunos bocadillos son peores para los dientes que otros, señala el doctor Kuttler. Los dentistas dicen

Supervise la rutina de limpieza dental

Muy bien: ya compró una pasta dental con fluoruro y un cepillo dental con colores muy brillantes para su hijo; ya le mostró cómo usar el cepillo y el hilo dental, y cada noche revisa que el cepillo esté mojado.

Su trabajo está listo, ¿cierto?

Falso. Su hijo puede estar cepillándose y usando el hilo dental diariamente y, aun así, no deja sus dientes limpios. Para examinarlos, use las tabletas testigos que puede conseguir con su dentista, dice John Brown, dentista de Claremont, California, quien fue presidente de la Academia de Odontología General.

Haga que su hijo mastique la tableta después de que se cepilló. Si el trabajo de cepillado no fue el adecuado y todavía hay placa bacteriana, esas zonas se teñirán temporalmente de rojo, así sabrá que usted (o su hijo) necesitan cepillar esos dientes con mayor cuidado.

También debe controlar cuánta pasta exprime su hijo sobre el cepillo, dice Cynthia Fong, higienista dental diplomada y profesora asistente clínica en el Departamento de Odontología, Escuela Dental de Nueva Jersey, en Newark. Una cantidad del tamaño de un chícharo es suficiente, dice.

"Si utiliza muy poca pasta, su niño no obtendrá la suficiente protección anticaries, y si utiliza demasiada, el niño estará tragando una buena dosis de pasta", previene Fong. También sugiere que conserve la pasta dental fuera del alcance de los niños, por la tentación de comerla. Aunque no sucede con frecuencia, si se ingiere mucho flúor al tragar o comer pasta dental, puede causar dientes moteados.

que las mejores opciones son el queso, las palomitas de maíz (reventadas con aire caliente) y los vegetales crudos. También la fruta fresca es aceptable, según el doctor Kuttler, pero no es lo mejor, ya que la fruta contiene azúcares naturales. Los dulces, bocadillos con altos carbohidratos, como galletas y pasteles y las frutas secas son opciones muy pobres, porque dejan un residuo muy pegajoso sobre los dientes, que facilita la caries. "La peor culpable es la bebida gaseosa, por su contenido en azúcares y ácidos", dice el doctor Kuttler y lo mismo el jugo también puede ser dañino.

Esto no quiere decir que usted tenga que negar a su hijo estos alimentos y bebidas, pero él sólo deberá beber o comer si puede cepillarse inmediatamente después.

Haga uso de los popotes. Si su hijo bebe refrescos gaseosos o jugos, puede minimizar el daño potencial a los dientes, si utiliza un popote para beber. El popote dirige la bebida después de los dientes, por lo que, así, ya no se "bañan" en azúcares. El popote reduce la duración de la bebida al entrar en contacto con los dientes", dice el doctor Kuttler. "Así se produce menos daño".

Enguaje con agua. Una vez que su hijo haya comido, o si toma un bocadillo, haga que se enguaje la boca con agua simple. "Esto remueve una parte de las partículas de comida y azúcar", dice Fong, pero señala que el cepillado es mejor; si no hay un cepillo a la mano, los buches son suficientes.

Ofrézcale goma de mascar sin azúcar. La goma de mascar es otra opción: masticar la que se fabrica sin azúcar, durante 20 minutos, puede ayudar a limpiar los dientes, dice John Brown, dentista de Claremont, California, quien fue presidente de la Academia de Odontología General. "La goma de mascar estimula el flujo de saliva, y ésta ayuda a retirar de los dientes los residuos y sustancias que forman la placa bacteriana", explica el doctor Brown.

Dé un buen ejemplo. Si su hijo ve que usted se cepilla, que usa hilo dental y elige bocadillos saludables para los dientes, es más probable que él haga lo mismo. "El buen cuidado dental es un comportamiento que se aprende", dice el doctor Kuttler. "Si los padres estiman en mucho el cuidado de su propia dentadura, es muy probable que sus hijos quieran hacer lo mismo."

Caspa

Un hechizo contra las manchas delatoras

"Tener caspa no es motivo de vergüenza", afirma el doctor Guy S. Webster, profesor asistente de dermatología en la Universidad Thomas Jefferson de Filadelfia. Si su hijo es propenso a la caspa, debe recordarle que el doctor aconseja no preocuparse.

Cuando las manchas de polvo blanco delatoras aparecen sobre el cuello de la camisa y en los hombros de los niños en edad escolar, los pueden convertir en el blanco de las burlas de los demás niños. Así, es bueno que los padres le ofrezcan una explicación y lo apoyen, además de seguir tratamientos útiles.

La caspa es, simplemente, un exceso de entusiasmo en la renovación de las células epiteliales del cuero cabelludo. El cuero cabelludo de todos se renueva, pero cuando un niño tiene caspa, la piel se renueva mucho y con mucha rapidez. El niño puede quejarse de comezón en el cuero cabelludo y es posible que usted encuentre algunas escamas blancas.

A L E R T A M É D I C A

Cuándo ver al doctor

Consulte al médico, si la caspa del niño no responde a las dos semanas de tratamiento en casa. No debe demorar en llevarlo a consulta, si el niño se queja de que le duele el cuero cabelludo o si la comezón es extrema, dice el doctor Guy S. Webster, profesor asistente de dermatología en la Universidad Thomas Jefferson de Philadelphia. También recomienda llevar a su hijo al doctor, si detecta pérdida de pelo, inflamación en el cuero cabelludo o alguna descamación o inflamación en otra parte del cuerpo.

Otras alteraciones en el cuero cabelludo que se asemejan a la caspa son las costras (muy comunes en los bebés), tiña, dermatitis seborréica y la psoriasis. Estas condiciones generalmente no son serias, pero requieren que un médico las diagnostique y les dé tratamiento, según el doctor Webster.

Aunque la caspa no es tan común en los niños como entre los adultos, pueden padecerla. Si nota un problema en el cuero cabelludo que *parece* caspa, siga adelante e intente algún tratamiento casero para ver si se alivia, recomienda la doctora Karen Wiss, profesora asistente de medicina y pediatría y directora de Dermatología Pediátrica en el Centro Médico de la Universidad de Massachusetts, en Worcester. Pero nos previene: "Si la caspa no responde en dos semanas, los síntomas de su hijo pueden estar relacionados con otras alteraciones que requieren diagnóstico y tratamiento médicos".

Aquí están los remedios caseros anticaspa que sugieren nuestros expertos:

Compre un buen champú anticaspa. "Es muy importante tener uno bueno, porque reduce la descamación del cuero cabelludo y permite que el medicamento penetre donde se requiere", dice el doctor Alvin Adler, dermatólogo, médico en servicio e instructor clínico en dermatología en el Hospital de Nueva York-Cornell Medical Center y en el Centro Médico Beth Israel, de Nueva York. Para asegurarse de que compra un producto efectivo, invierta un momento en la farmacia para leer algunas etiquetas. Busque un champú anticaspa con alquitrán o ácido salicílico entre los ingredientes, dice el doctor Adler.

Use el champú con frecuencia. Su niño deberá empezar a utilizar el champú cuando menos dos veces por semana, dice el doctor Adler. Muchos doctores sugieren que, si no se elimina la caspa, el niño debe lavarse con champú anticaspa dos veces por semana y lavarse con frecuencia con el champú regular. Si el niño todavía tiene caspa, use champú anticaspa más de dos veces por semana.

Para un niño poco dispuesto, haga juegos con la espuma. Haga del baño y el champú parte del horario del niño, para que se convierta en rutina. Si la caspa no se resuelve con el champú, podría necesitar un medicamento local con esteroides, dice el doctor Adler. Consulte con su pediatra o con el dermatólogo.

Use fijadores de pelo sin grasa. Si tiene un hijo mayor que empieza a utilizar productos para modelar el cabello, asegúrese de comprarle jaleas sin grasa o cremas (*mousses*). "Los acondicionadores y productos para modelar el cabello con grasa o aceite sólo empeorarán la caspa", dice el doctor Adler.

Esté alerta ante brotes recurrentes. "Es fácil controlar la caspa, pero no curarla", dice el doctor Adler. Una vez que la caspa infantil haya sido controlada, puede regresar al champú regular, pero esté alerta ante signos de comezón o escamas. "Cuente con que habrá otro brote", recuerda el doctor Adler. Mantenga el champú anticaspa en el gabinete y haga que lo use su hijo al primer signo de que regresó la caspa.

Cuidado con la tensión. "Nadie sabe por qué algunos tiene caspa y otros no, pero la tensión puede provocarla", dice el doctor Adler. Si su niño tiene brotes frecuentes de caspa, revise la posibilidad de que esté bajo mucha presión. Puede ayudarle a reducir el estrés al platicar acerca de la escuela y de los problemas cotidianos y dándole más tiempo libre, sin actividades programadas.

Colesterol

Cómo disminuir "al malo"

Camine por un salón de clase de una escuela primaria: verá bullicio y actividad y un lugar lleno de niños, aparentemente sanos. Es difícil creer que algunos de esos niños puedan estar ya en camino de desarrollar enfermedades del corazón, conocidas también como padecimientos de las arterias coronarias.

"Hay evidencia creciente de que los padecimientos de las arterias coronarias comienzan en la infancia", dice Rebeca Pestle, nutricionista clínica en el Hospital Crawford Long de la Universidad Emory de Atlanta, Georgia. Los estudios han mostrado que, por lo menos, 25 niños de cada 100 tienen su nivel de colesterol en sangre en el límite máximo, que a la larga formará la placa que obstruye las arterias. A menudo la causa del colesterol alto en niños es una dieta alta en grasas, aunada a la falta de ejercicio, dice Pestle.

Hasta los dos años, los niños necesitan una dieta más alta en grasas que la recomendada para los adultos. Los médicos dicen que *no debería* dar leche o alimentos bajos en grasas a un bebé. Sin embargo, una vez que cumpla los dos años, es tiempo de empezar a observar la dieta.

Usted puede pedir que se revise el nivel de colesterol en la sangre de su hijo, pero ya sea que lo conozca o no, los expertos concuerdan en que la infancia es el tiempo para comenzar a establecer los patrones de comportamiento que durarán toda la vida y que, los estudios demuestran, prolongan la vida. Si usted fomenta una dieta y un estilo de vida saludable en sus hijos, ayudará a prevenir el colesterol elevado y padecimientos futuros de corazón. Aquí está cómo.

Apague el televisor. Existe un vínculo entre el tiempo excesivo al ver la televisión con el nivel alto de colesterol en los niños, señala la doctora Saundra MacD. Hunter, profesora de investigación en el Centro Médico Tulane de Nueva Orleans, Louisiana y dirigente del Biobehavior Studies of the Bogalusa Heart Study Researches en California, donde se estudiaron a 1,100 niños, y se encontró que aquellos que ven la televisión más de dos horas al día tienen el doble de probabilidades de tener niveles altos de colesterol, frente a los que no la ven.

Para ayudarle a limitar el tiempo, asígnele a cada niño un cierto número de horas a la semana. Juntos, diseñen una tabla a colores, donde el niño registre lo que vio o, simplemente, seleccionen programas específicos que los niños puedan ver y no permitan la televisión a otras horas. También pueden adoptar esta estrategia para los niños que quieran jugar al video durante horas.

Haga que los niños se muevan. "Lo ideal es que los niños hagan algún ejercicio aeróbico por lo menos tres veces por semana", aconseja el doctor Peter Kwiterovich hijo, profesor de pediatría y director de la Clínica de Investigación de Lípidos en la Escuela de Medicina de la Universidad Johns Hopkins de Baltimore, Maryland. Para obtener el mayor beneficio, los niños deben ejercitarse durante 20 minutos o más, lo que no debe ser nada difícil para niños activos. "Cualquier deporte en el que los brazos y piernas estén en movimiento constante es bueno: ciclismo, carreras, caminatas, natación", dice el doctor Kwiterovich.

Elija los lácteos bajos en grasa. Los padres deberían limitar la cantidad de grasa en la dieta de cualquier niño de más de dos años, según el doctor Mattew W. Gillman, profesor asistente de medicina, pediatría y salud pública en la Escuela de Medicina de la Universidad de Boston. Usted puede ayudar a reducir la ingesta de grasa de su hijo al limitar mantequilla, margarina y productos lácteos altos en grasa, como la leche entera, la crema ácida y el helado. Cuando le sea posible, use sustitutos bajos en grasa o sin grasa. A muchos niños les gustan el yogurt y el queso cottage.

Vigile a los culpables, altos en grasas. En vez de comprar papas fritas y frituras de queso, consuma los pretzels bajos en grasa, galletas de trigo integral o galletas bajas en grasa. Para los almuerzos evite los embutidos, hamburguesas y hot dogs, generalmente altos en grasas. Su hijo se sentirá mejor con queso bajo en grasas, o un emparedado de pavo fresco o de pollo.

Cambie gradualmente. Su familia puede rebelarse si usted cambia de pronto la leche entera, mayonesa, helado, papas fritas y carne grasosa, por alimentos bajos en grasa. Haga los cambios gradualmente, sugiere Pestle. "Vaya de la leche entera a la del 2%, por ejemplo; después, a la de 1% y, finalmente, a la descremada", dice. "O utilice leche descremada y agréguele leche en polvo para darle mayor sabor sin agregarle grasa, aunque esto incrementará el contenido de proteínas." (La mayoría de los estadunidenses y gente de otros países no requieren agregar proteínas a su dieta.) Cuando sustituya bocadillos altos en grasa y carnes para almuerzo con opciones más saludables, hágalo gradualmente y no todo a la vez.

Opte por la mantequilla de cacahuate natural. La mantequilla de cacahuate, como todas las comidas que se producen con plantas, no tiene colesterol, pero algunas clases son más saludables que otras. La única grasa en la mantequilla de cacahuate *natural*, que contiene solamente cacahuates y a veces sal, es el aceite de cacahuate, una grasa monoinsaturada. Las grasas monoinsaturadas, cuando sustituyen a las saturadas, pueden ayudar a prevenir el colesterol "malo", dice Pestle. Pero la mayoría de las marcas de mantequilla de cacahuate que son cremosas y suaves contienen aceite vegetal hidrogenado, una grasa saturada que puede incrementar los niveles de colesterol en la sangre.

Aprovisiónelos abundantemente. Sirva a sus hijos suficientes frutas y vegetales, sugiere el doctor Gillman, aun hasta cinco raciones al día. No sólo son alimentos bajos en grasas, sino también se les considera importantes para combatir enfermedades.

Lleve a sus hijos de compras con usted, uno a la vez para prevenir alborotos, y permítales que lo ayuden a seleccionar. "Es más probable que los niños coman los alimentos que ellos eligieron", dice Pestle.

Aumente la ingesta de fibra. La fibra es otro combatiente del colesterol. "Agregue salvado, avena y fruta a los bollos o las recetas de pan", sugiere Pestle.

También busque legumbres del tipo de los frijoles y las lentejas, así como trigo integral y arroz. Todos son buenas fuentes de fibra. Aun los niños melindrosos pueden sentirse tentados por menús interesantes. Su hija podrá repudiar la sopa de lenteja, por ejemplo, pero es muy probable que disfrute un tazón de frijoles con chile u horneados.

Revise la carne. Debe darse cuenta de que no requiere servir carne en todas las comidas ni todos los días. El pescado es una excelente fuente de

Acerca de la revisión de colesterol

¿A qué edad deben revisarse los niveles de colesterol? Este es un tema controvertido, señala el doctor Mattew W. Gillman, profesor asistente de medicina, pediatría y salud pública en la Escuela de Medicina de la Universidad de Boston. "Algunos expertos recomiendan que no se realicen análisis al respecto sino hasta la madurez." En el otro extremo, la American Health Foundation recomienda que se revise el nivel de colesterol en la sangre desde los dos años de edad.

Un término medio sería considerar la revisión del nivel de colesterol después de los dos años, si en su historia clínica, tiene antecedentes familiares de padecimientos cardíacos a edad temprana, o si alguno de los padres tiene problema de lípidos en la sangre, sugiere el doctor Peter Kwiterovich hijo, profesor de pediatría y medicina y Director de la Clínica de Investigación de Lípidos en la Escuela de Medicina de la Universidad Johns Hopkins de Baltimore, Maryland. La Academia Estadunidense de Pediatría y el National Cholesterol Education Program Expert Panel (NCEP) recomiendan que se practique el análisis ante la presencia de cualquiera de los siguientes factores de riesgo:

- Si un abuelo, tío, tía o padre tuvo un problema coronario que ameritara un procedimiento de derivación (bypass) o una angioplastía antes de los 55 años.
- Si un abuelo, tía, tío o padre tuvo un ataque cardiaco, infarto, angina u otro padecimiento cardiovascular antes de los 55 años.
- Si uno de los padres tiene un nivel de colesterol superior a 240.
- Si su hijo tiene dos o más factores de riesgo para padecimientos coronarios, como presión arterial alta u obesidad, o también si su hijo está expuesto al humo del cigarro porque hay un fumador en casa.

Si usted ha llevado a sus hijos a que les practiquen análisis, se dará cuenta de que los niveles normales de colesterol en la sangre de los niños son menores que para los adultos. Para los niños la NCEP establece 170 miligramos por decilitro como aceptable, 170 a 199 como límite y más de 200 como definitivamente altos. En los límites y en los niveles altos, su doctor probablemente recomendará revisiones futuras y quizá una dieta baja en grasas y baja en colesterol, para asegurarse de que los niveles no sigan elevándose.

proteínas baja en grasas, al igual que las lentejas y los chícharos, cuando se les combina con granos o alimentos hechos con granos, como arroz o pan, dice Pestle. Incluso un emparedado con mantequilla de cacahuate, acompañado por un vaso de leche descremada, contiene muchas proteínas.

Prepare la carne al estilo bajo en grasas. Cuando prepare pollo, quítele la piel y cualquier trozo de grasa visible, dice Pestle. Sus opciones para la carne más baja en grasa son pechugas de pavo y pollo. Pero también puede consumir otras carnes que son relativamente bajas en grasa. Cuando se decida por la carne de res, compre los cortes magros, como sirloin, filete, bola y espaldilla, dice. "El lomo de cerdo y algunos jamones también son bajos en grasa", dice. Una buena elección es el jamón fresco, sin procesar.

Y cuando prepare cualquier carne, ásela u horneela, en vez de freírla, para que disminuya la cantidad de grasa sugiere el doctor Gillman. También elimine los trozos de grasa en cualquier carne.

Revise los almuerzos escolares. Muchos almuerzos escolares son muy altos en grasas y en sal. Visite la escuela de su hijo y revise los menús durante un par de semanas para determinar si la escuela de su hijo ofrece opciones bajas en grasa, dice el doctor Kwiterovich. "Si los almuerzos de su hijo en la escuela provocan que engorde usted debe prepararle su almuerzo", dice. Lo mejor para el almuerzo es: fruta, palitos de zanahoria y apio, galletas de trigo integral, roscas o bollos bajos en grasa, barras de higo o galletas de jengibre, queso bajo en grasa, jamón magro, mantequilla natural de cacahuate, emparedados de pollo o pavo.

Haga cambios en los asuntos familiares. No puede esperar que sus hijos hagan ejercicio y coman alimentos bajos en grasa, mientras que usted está rescostada en el sillón comiendo una hamburguesa con papas. "Los niños aprenden mejor con el ejemplo", dice Pestle. "Si usted es un buen ejemplo, será más probable que lo sigan." Y los alimentos que usted tenga en casa deberán ser los únicos permitidos para sus hijos, agrega.

No se extralimite. No exagere en querer retirar toda la grasa en la dieta de la familia. No sólo puede resultar contraproducente, pues sus niños pueden rebelarse y comprar con su dinero cualquier golosina en la tienda de la esquina sino también usted puede reducir la grasa y las calorías en la dieta del niño necesarias para su buena salud, dice el doctor Kwiterovich. "La clave es la moderación", dice.

Cólico

Para calmar al que siempre se lamenta

Su bebé llora para comunicarse, decir que está hambriento, mojado, con frío, solo y aburrido y si es como la mayoría de los bebés, también tendrá accesos de irritabilidad cuando llora mucho por ninguna razón aparente.

Estos periodos de irritabilidad generalmente caen dentro de un patrón. Entre las dos y las seis semanas, un niño puede llorar por dos a cuatro horas diarias. Puede llorar más en las primeras horas de la tarde. Estos accesos de llanto, que cada vez se convierten en algo más predecible, pueden parecerle interminables, pero mantenga en la mente que es una etapa normal del desarrollo, y que no durarán para siempre. Para cuando su bebé tenga tres meses de edad, el llanto debe empezar a disminuir de una a dos horas al día.

Sin embargo, si su hijo tiene cólico, el patrón es diferente. Cuando un bebé con cólico tiene un acceso de llanto, puede durarle varias horas, y suceder en cualquier momento del día o de la noche. Sin previo aviso, su bebé empieza a llorar de repente, con un patrón rítmico que a menudo alcanza el nivel del grito. Puede crispar las manos, doblar los codos y retraer las piernas hasta el abdomen. Su cara puede parecer tensa o preocupada, su abdomen parece tenso y tiene muchos gases. A veces tiene una enérgica expulsión de gas o una evacuación, justo antes o después de un ataque de cólico.

Aunque uno de cada cinco bebés tiene cólicos, hay algo que permanece en el misterio médico. El cólico ha sido achacado a muchas causas, incluyendo un sistema nervioso hipersensible, un tracto gastrointestinal inmaduro, la alergia a los alimentos o las técnicas impropias de alimentación. Aunque no hay un consenso sobre la causa y tratamiento de esta enfermedad, hay una cosa cierta: el cólico generalmente ataca a bebés sanos, a las dos o tres semanas de edad, y casi siempre cede cuando el bebé ya tiene entre 12 y 16 semanas. Aunque es terrible pasar por ello, no dañará a su bebé ni física ni psicológicamente.

No hay una cura segura para el cólico, excepto el tiempo, la paciencia y la perseverancia, pero algunos padres han encontrado alivio temporal al poner en práctica algunos de los siguientes métodos.

Realice intentos sistemáticos. Lo que ayuda a un bebé con cólico no ayudará a otro, así que tendrá que experimentar y ver qué es lo que le sirve a su bebé, dice el doctor Russell S. Asnes, profesor clínico de pediatría en el Colegio de Médicos y Cirujanos de la Universidad de Columbia, de la ciudad de Nueva York, y pediatra de Tenafly, Nueva Jersey. "Realice intentos sistemáticos para determinar la causa del llanto de su bebé", enfatiza el doctor Asnes. "Examine si está hambriento, mojado, con frío, quiere succionar el chupón o que lo carguen. Si está seco, caliente y comió recientemente, puede querer compañía, así que háblele y arrúllelo. Si está aburrido, llévelo a dar un paseo a pie o en coche."

No importa los intentos que realice, cambie de tácticas si el llanto continúa más de cinco minutos, dice el doctor Asnes. Eventualmente, podría hallar algo que sí funcionará con su bebé.

Guíese por su bebé. Si mientras más trata de confortar a su inconsolable bebé, más llora, posiblemente el cólico de su bebé fue ocasionado por una sobrecarga en el sistema nervioso, señala el doctor Peter A. Gorski, quien encabeza el área de Conducta y Desarrollo Pediátricos y es profesor asistente de pediatría y psiquiatría, en la Escuela Médica de la Universidad Noroeste de Chicago.

"Si su bebé ha tenido ya más estímulos de los que puede manejar, hasta las técnicas para calmarlo, como el arrullo, el canto o los susurros, son demasiado para él y sólo sirven para intensificar su irritabilidad", dice el doctor Gorski. El llanto es una forma del bebé para "callar al mundo", observa el doctor Gorski. Así que cuando los métodos usuales para calmar a su bebé no funcionan, déjelo llorar 10 o 15 minutos y vea si se calma por sí mismo, antes de intentar algo más. "Sosténgalo pasivamente en sus brazos o envuélvalo y recuéstelo para que descanse", dice el doctor Gorski. "Quizá se dé cuenta de que evitar el contacto visual directo ayuda a que se calme con mayor rapidez. Después del acceso de llanto, su bebé deberá parecer despierto y listo para interactuar, o descansará tranquilo. Si no, consulte a su pediatra." Podría haber una hernia o algún otro problema físico que esté causando la irritabilidad prolongada.

Pruebe un horario regular para alimentarlo. "Los estudios muestran que los bebés excesivamente sensibles son frecuentemente pequeños para la edad gestacional. Su talla es normal, pero son delgados. Estos bebés que, mediante los cólicos recurrentes, indican tener una sobrecarga sensorial a menudo se sienten mejor con un tipo de cuidados más organizados", dice el doctor Barry M. Lester, profesor de psiquiatría y conducta humana, así como profesor de pediatría en la Escuela de Medicina de la Universidad de Brown, en Providencia, Rhode Island. "Por alguna razón, organizar el ambiente de estos bebés les ayuda a organizar sus respuestas. La estructura realmente ayuda", dice el doctor Lester.

Ayude a su bebé a ganar el control. "Si su bebé parece llorar la mayor parte del tiempo, actúe para ayudarle a ganar el control sobre su sistema nervioso", dice el doctor Lester. "Cuando su bebé esté callado, en estado de alerta, ayúdele a prolongar ese tiempo de tranquilidad al proporcionarle juguetes interesantes y otros objetos, como un espejo inastillable. Al prolongar los periodos de tranquilidad, el bebé apreciará lo que es estar calmado y poder disfrutar de su mundo. Le enseña que puede aprender a controlar su propia irritabilidad."

Sea flexible. Siéntase en libertad de intentar muchas cosas por su bebé que padece cólicos, dice el doctor Lester. Cámbielo de postura y gírelo dentro de la cuna, siéntelo en un columpio automático, arrópelo o sáquelo durante un rato. "Al principio puede ser duro cargar a un niño que grita y llevarlo al parque o al centro comercial, pero puede ayudarle. A algunos niños con cólico les encanta esa clase de estímulos y a otros no. Pero nunca sabrá si le ayudará, a menos que lo intente", dice el doctor Lester.

No se precipite en cambiar de leche. Muchos padres tratan de cambiar a una fórmula a base de soya, con la esperanza de que eso facilitará que el niño supere su problema, pero el doctor Gorski señala que es muy raro que los niños con cólico tengan intolerancia a la leche. "El cambio de leche generalmente tiene el efecto clásico de un placebo. Parece funcionar por unos cuantos días, pero después no hay diferencia", dice el doctor Gorski.

Revise su sistema de alimentación. "Mamá de un niño con cólico: asegúrese de que, cuando amamante a su bebé o le dé el biberón, lo mantenga en posición erguida, más que horizontal, y que eructe", dice el doctor Asnes. "Esto ayudará a prevenir que no trague mucho aire, que es una fuente de incomodidad. También si utiliza un biberón, revise el tamaño del agujero en el chupón. Si es muy pequeño, su bebé puede estar hambriento y frustrado por no obtener la leche."

Pruebe el movimiento y la música. Algunos bebés con cólico obtienen alivio temporal si los arropan y los sostienen cerca de su pecho, o si los llevan cargados al frente. Otros se calman con el sonido de la música o de la aspiradora. "Hay muchas formas de sostener y tranquilizar a un bebé, pero no hay un método universal para calmarlo. Las técnicas que funcionen bien con su bebé no resultarán con otro niño", dice el doctor Asnes.

Pida apoyo. "No se aísle socialmente. Los padres de un bebé con cólico necesitan apoyo", dice la doctora Linda Gilkerson, consejera senior en el Programa de Cuidado Infantil, en el Hospital Evanston, y la Universidad Loyola de Chicago. La doctora Gilkerson aconseja que recurra al pediatra y a los familiares. "También haga un esfuerzo por establecer contacto con otros padres que hayan pasado por lo mismo, ya que son quierenes realmente empatizan con su experiencia." La doctora Gilkerson sugiere que busque un grupo de apoyo de los que ofrecen en los hospitales, YMCA, iglesias, sinagogas o centros de cuidado infantil.

Busque al verdadero bebé. "Trate de ver al niño detrás de las lágrimas. Este pequeño bebé tiene personalidad, y esas lágrimas son parte de su personalidad actual, pero no representan la totalidad. Enfoque las otras facetas de su personalidad y tome conciencia de que las lágrimas no durarán para siempre", dice la doctora Gilkerson.

Sea bueno con usted mismo. Los padres con un bebé con cólico se pueden sentir abrumados con sentimientos de ira, desesperación, culpa o ineficiencia. "Usted mismo debe darse cuenta de lo que puede ayudarle a tener pensamientos positivos sobre usted y su bebé y hacer lo necesario para ayudarse", dice la doctora Gilkerson. En ocasiones quizá tenga que contratar una niñera experimentada, salir de casa y hacer algo que disfrute.

Comezón anal

Estrategias para evitar rascarse

Kristie está vestida con sus mejores galas de domingo para visitar a la tía Gert. Usted se siente tan orgullosa de lo linda que luce... hasta que se da cuenta en qué parte de su anatomía se está rascando. Otra vez.

Una de las causas más frecuentes de comezón anal en preescolares es por lombrices (véase la página 254 para mayor información sobre lombrices). Otras causas comunes son rozaduras, hemorroides o infección por hongos. La comezón irritante puede surgir después de un ataque de diarrea, o, simplemente, ser el resultado de una higiene deficiente, dice el doctor Paul M. Fleiss, pediatra en la Escuela de Salud Pública, Universidad de California, en Los Ángeles, y profesor asistente clínico de pediatría en la Escuela de Medicina de la Universidad del Sur de California.

Algunas de estas causas pueden requerir la intervención de un médico, pero otras se remedian fácilmente. Una vez que el doctor ha descartado cualquier padecimiento serio, usted puede intentar algunos de estos consejos en casa para ayudar a que su hijo encuentre alivio.

Mantenga seca esa zona. "Es importante mantener esa zona seca", dice el doctor Fleiss. La humedad puede causar irritación y crear un ambiente ideal para la infección por hongos, comenta.

Haga que su hijo se cambie de ropa interior varias veces al día, sugiere el doctor Fleiss. "En caso de comezón persistente, cambie los calzones de su hijo con frecuencia (tres a cuatro veces al día) y no permita que los use para dormir", dice el doctor Fleiss.

A L E R T A · M É D I C A

Cuándo ver al doctor

Debe llevar a su hijo al médico para un diagnóstico, cuando la comezón anal está acompañada por pérdida de peso, disminución del apetito o malestar estomacal constante, dice el doctor Paul M. Fleiss, pediatra en la Escuela de Salud Pública, Universidad de California, en Los Ángeles, y profesor asistente clínico de pediatría en la Escuela de Medicina de la Universidad del sur de California. Estos pueden ser signos de un problema más serio. También necesita consultar con su médico si hay urticaria, supuración o algún otro síntoma de infección, como fiebre o náusea.

Las lombrices, las infecciones por hongos y las hemorroides son otras causas de comezón anal que pueden requerir atención médica, según el doctor Fleiss. El doctor puede prescribir medicamentos que reducirán la comezón y acelerarán la recuperación de su hijo.

Ponga (esa zona) en polvorosa. "El polvo de fécula de maíz puede ser útil para ayudar a mantener seca la zona anal", dice el doctor Fleiss. Cuando se lo aplique al niño, asegúrese de sacudir el polvo en su mano y después espolvorearlo sobre el niño. No lo sacuda, porque puede ser irritante si se inhala.

Manténgala limpia. "La comezón puede deberse a que el niño no se limpia bien a sí mismo", dice el doctor Fleiss. Así que enseñe a su hijo cómo hacerlo bien. "El papel higiénico seco no puede dejar la zona anal perfectamente limpia", señala el doctor Fleiss. Pero algunos niños pueden aprender con facilidad cómo limpiarse ellos mismos con papel higiénico húmedo.

"Muéstrele cómo humedecer el papel sanitario y cómo utilizarlo después de cada evacuación", sugiere el doctor Fleiss. "Una buena idea es bañarse después de ir al baño, o puede tener toallas húmedas desechables cerca del sanitario, para que las use el niño", dice el doctor Fleiss.

Sirva alimentos ricos en fibra. Es raro que las hemorroides sean la causa de la comezón anal en los niños. Pero, si su hijo ya fue diagnosticado con un caso de estas venas abultadas, es tiempo de un cambio en la dieta.

"Asegúrese de que su hijo come más alimentos ricos en fibra, como vegetales, frutas y granos enteros, y suprima las comestibles bajos en fibra, como pastel, dulce, galletas y papas fritas", dice el doctor Fleiss. "La dieta baja en fibra puede causar estreñimiento. Cuando un niño estreñido se esfuerza al tener una evacuación, puede resultar una hemorroide o agravarse las que ya tenga." Cuando se incremente la fibra en la dieta, también es importante vigilar que su hijo beba más agua y coma más frutas y verduras, dice el doctor Fleiss.

Déle un baño de asiento. En la tina, disuelva tres o cuatro cucharadas de polvo de hornear en un poco de agua caliente y haga que su niño se siente durante 15 minutos aproximadamente, sugiere el doctor Howard Jeffrey Reinstein, pediatra particular de Encino, California, y profesor clínico asistente de pediatría en la Escuela de Medicina de la Universidad del Sur de California, Hospital Infantil de Los Ángeles. "Los baños de asiento son un gran alivio para la comezón anal, sin importar la causa", dice.

Añada avena al baño de asiento. Para brindarle alivio adicional, ponga en el baño para el niño un paquete de Aveeno Bath Treatment, con avena coloidal, una forma de avena pulverizada. "Es especialmente eficaz", dice el doctor Reinstein.

Suavice para aliviar. Aunque fue diseñado para picaduras de insectos, el Itch-X-Gel es un medicamento que no requiere receta médica, y sirve para evitar la comezón, por lo que también puede ser útil en casos de comezón anal, dice el doctor Reinstein. Es solamente para uso externo. También sugiere intentarlo con vaselina o algún ungüento suavizante que no requiera receta, como el Desitin, que cubra y proteja la zona afectada.

Busque residuos de jabón de lavar. "Los residuos de jabón o detergente en la ropa del niño en ocasiones pueden causar comezón", dice la doctora Susan Aronson, pediatra en el Hospital Infantil de Philadelphia y profesora clínica de pediatría en la Universidad de Pennsylvania, en Philadelphia. "Para eliminar cualquier residuo de jabón, dé a la ropa de su hijo un enjuague adicional", dice.

Evite el suavizante. Algunos niños son sensibles a los suavizantes de tela, agrega la doctora Aronson. Si los ha estado utilizando, suspéndalos un tiempo y observe si disminuye la comezón.

Conjuntivitis aguda

Para eliminar el "itis"

Al llevar a su hija a la cama, nota que sus párpados están un poco rosados e hinchados. A la mañana siguiente, están enrojecidos, y la niña se queja de picazón.

Hay muchas probabilidades de que esté viendo una conjuntivitis aguda, una infección bastante común, que tiende a esparcirse entre los niños pequeños que generalmente se frotan los ojos y tocan todo lo que ven. La conjuntivitis aguda es la forma infecciosa de la conjuntivitis, la inflamación de la membrana dentro de los párpados. En los casos más severos, la membrana supura y el blanco del ojo se enrojece.

¿La causa? Puede ser una bacteria desorientada o los mismos virus que causan los resfriados, la garganta irritada o el sarampión. Con bastante frecuencia, su niño tendrá conjuntivitis al mismo tiempo que un resfriado, dice el doctor Barton D. Schmitt, profesor de pediatría en la Escuela de Medicina de la Universidad de Colorado, en Denver.

Pero también hay una forma de conjuntivitis que no es infecciosa, que puede ser causada por alergia, lesiones o hasta por un insecto que vuele hacia el ojo de su hijo. Técnicamente no es una conjuntivitis aguda, pero muchas personas le llaman así a cualquier tipo de conjuntivitis.

Posiblemente quiera describirle los síntomas a su médico para determinar si debe llevarle a su hijo, dice el doctor Schmitt. La forma viral de la conjuntivitis aguda se va por sí sola, al igual que el resfriado que probablemente la causa. La conjuntivitis no infecciosa rara vez requiere tratamiento, aunque su doctor podría prescribirlo, si la causó una lesión o una alergia. Para la infec-

```
A L E R T A    M É D I C A
```

Cuándo ver al doctor

Aunque es una buena idea discutir con su médico cualquier caso de conjuntivitis, hay algunas instancias en que la consulta con el doctor es imperativa, dice el doctor Francis Gigliotti, profesor asociado de pediatría, microbiología e inmunología en la Escuela de Medicina y Odontología de la Universidad de Rochester.

- Cualquier signo de conjuntivitis en un bebé.
- Dolor excesivo o visión borrosa, que puede estar causada por un rasguño en la córnea o por una inflamación del iris, lo que requeriría diferentes tratamientos.
- Conjuntivitis causada por bacterias, que continúe supurando después de 48 horas de haber iniciado la medicación.
- Conjuntivitis causada por virus, que no se haya aclarado en siete días.

ción bacteriana, es probable que el doctor prescriba gotas antibióticas o pomada oftálmica para apresurar la recuperación.

Pero sin importar la clase de conjuntivitis que tenga su hijo, sus ojos hinchados deben causar molestias y picazón. Aquí hay algunos consejos para ayudarle a recuperarse más rápido y estar más cómodo.

Alívielo con compresas. Una de las mejores formas para que su hijo se sienta mejor es poniéndole compresas calientes sobre los ojos. "Utilice un lienzo que haya sido calentado un poco por encima de la temperatura corporal", aconseja el doctor Robert Mendelson, pediatra practicante y profesor clínico de pediatría en la Universidad de Ciencias de la Salud en Oregon, Portland. "Coloque el lienzo sobre el ojo o los ojos afectados y, cuando se enfríe, sustitúyalo con otro que esté caliente." Hágalo durante cinco o diez minutos, tres o cuatro veces por día.

Tenga cuidado con las pestañas pegadas. Cuando un niño tiene la forma bacteriana de conjuntivitis aguda, sus ojos pueden supurar mucho durante la noche, y algunas veces se quedan pegados y necesitan que los remoje para abrirlos. Es importante que, antes de que se acueste el niño, le recuerde que esto puede suceder, para que no se sienta atemorizado a la mañana siguiente cuando no pueda abrir los ojos.

"Las compresas calientes y húmedas son la mejor forma de suavizar las costras", dice el doctor Francis Gigliotti, profesor asociado de pediatría, microbiología e inmunología en la Escuela de Medicina y Odontología de la Universidad de Rochester, en Nueva York. Moje un lienzo en agua caliente y aplíquelo sobre el ojo o los ojos infectados. Solamente asegúrese de que nadie utilice después el lienzo, o también podrían contagiarse con la conjuntivitis aguda.

A un niño reacio, léale o aliméntelo. Si un niño en edad preescolar no quiere las compresas calientes sobre los ojos, será de ayuda si usted lee su cuento favorito mientras recibe el tratamiento. Si es un bebé, trate de aplicarle las compresas mientras lo alimenta.

"La lectura o la alimentación pueden distraer al niño lo suficiente para que se complete el tratamiento", dice el doctor Mendelson. "Los niños mayores, por otra parte, advierten de inmediato que la compresa se siente bien y, entonces, suelen cooperar."

Reduzca el riesgo. Los gérmenes que causan conjuntivitis generalmente se difunden a los otros miembros de la casa, dice el doctor Gigliotti. Las toallas, sábanas, fundas para almohadas y lienzos que haya utilizado el niño infectado deben lavarse de inmediato en agua caliente. Una vez que haya colocado los artículos dentro de la lavadora, lávese muy bien las manos, para que *usted* no se contagie.

Retire los lentes de contacto. Los niños que usan lentes de contacto deben removerlos al primer signo de conjuntivitis, dice el doctor Mendelson. Después, deberán usar sus gafas hasta que la conjuntivitis pase. La combinación de conjuntivitis aguda con lentes de contacto puede causar una irritación severa de la córnea.

Piense en usar gotas de solución salina estéril. Una gota o dos de solución salina, disponible en la mayoría de las farmacias, puede aliviar mucho los ojos infectados, dice el doctor Gigliotti. "Pero, si su niño en edad preescolar no coopera, es mejor no forzarlo", agrega.

Otros niños generalmente desean la sensación extraña de las gotas, sólo para sentir el alivio que ofrecen. Para ayudar a su niño a no parpadear en el momento en que usted presiona el gotero, y que la gota no ruede hacia la mejilla, dígale que se concentre en mirar hacia arriba, en vez de enfocar el gotero en movimiento, dice el doctor Mendelson. Entonces, jale ligeramente el párpado inferior hacia abajo y coloque las gotas en el abolsamiento que se forma.

Precaución: No toque el ojo con la punta del gotero. "Si entra en contacto el gotero con el ojo y después lo inserta en la botella, llevará las bacterias hacia la solución salina", previene el doctor Gigliotti. "Esto causará una segunda infección en camino."

Control de esfínteres

Aborde el asunto sin preocupaciones

Aunque el entrenamiento para controlar esfínteres a menudo se considera como un gran acontecimiento en la vida de un niño los expertos dicen que los padres dedican mucho tiempo preocupándose por eso, y esto puede causar problemas innecesarios.

"Siempre les digo a los padres: 'Nunca he escuchado de un niño que haya ido a la universidad llevando una bolsa de pañales' ", dice el doctor Jeffrey Fogel, pediatra particular de Fort Washington, Pennsylvania. "El punto es: aunque usted no haga nada, su hijo finalmente aprenderá a utilizar el sanitario."

Muchos niños reciben entrenamiento a los tres años, pero no es raro o normal que un niño de tres años y medio o cuatro siga sin aprender, señala el doctor George Sterne, profesor clínico de pediatría en la Escuela de Medicina de la Universidad de Tulane, y pediatra particular de Nueva Orleans. Los niños aprenden después que las niñas, añade.

Si hay una palabra que usted deba tener en mente acerca del control de esfínteres, dicen los expertos, es *calma*. "Acudir al sanitario no es algo que se pueda forzar", dice el doctor Fogel.

Pero los expertos también dicen que usted puede entrenar a su hijo para que controle esfínteres con más facilidad, si sigue estas sugerencias:

Compre un inodoro pequeño. "El inodoro puede servir de la misma forma que la herramienta de plástico que los padres compran a sus hijos. Es algo que ayuda a los niños a actuar como papá", dice el doctor Thomas Bartholomew, profesor asistente de cirugía y urología en el Centro de Ciencias de la Salud de la Universidad de Texas, en San Antonio.

"Ponga el nombre del niño en el inodoro y siéntelo durante una de sus actividades favoritas, como escuchar un cuento o ver un video, por ejemplo", agrega el doctor Barton D. Schmitt, director de servicios de consulta en el Centro de Cuidado Ambulatorio, del Hospital Infantil de Denver, y profesor de pediatría en la Escuela de Medicina de la Universidad de Colorado, en Denver. "Realmente debe tener el inodoro en el lugar apropiado y que el niño lo disfrute, *antes* de que usted externe la idea de que también es ahí el lugar donde debe ir".

Cambie a un asiento pequeño. Si su hijo está dispuesto, podría comenzar con un asiento reductor que se coloca sobre el asiento normal del inodoro, sugiere Lotie Mendelson, enfermera pediátrica particular en Portland, Oregon, coautora de *The Complete Book of Parenting*. "Dé al niño un banquito para ayudarle a subir y bajar", sugiere.

O quizá ya esté listo para el gran momento. "Los niños que son lo suficientemente fuertes pueden aprender a ir directamente al sanitario sentándose de espaldas, de frente al tanque de agua para equilibrarse", dice Mendelson. Muchos niños quieren someterse a la prueba de usar asiento de los adultos lo antes posible, señala.

Sea su modelo. Dígale a su niño lo que usted quiere que él haga, pero mejor aún, muéstrele, sugiere el doctor Bartholomew. Por razones obvias, es mejor si el padre del mismo sexo realiza la actuación de este deber en particular. "Es como cualquier otra cosa: a los niños les gusta imitar a sus padres", dice el doctor Bartholomew. "Cuando ven que usted usa el baño, ellos también querrán usarlo."

Evite la transición. Aunque puede ser muy tentador el uso del pañal entrenador, el doctor Fogel no lo aconseja. "Éste manda un mensaje confuso a los niños", dice. "Les estamos diciendo a los niños '¿No les gustan esos abultados pañales? Bien, aquí hay algo delgado, ligero, parece ropa interior, pero aquí sí pueden orinarse o evacuar'. Esto elimina el gran incentivo de graduarse del pañal y pasar a la ropa de niño grande o niña grande." Si proteger su ropa y el mobiliario es una propiedad, y su niño permance seco el 95% del tiempo, puede comprarle calzones entrenadores de tela con un refuerzo. No eliminan el escurrimiento, pero lo reducen, dice el doctor Fogel.

Aguarde los signos de madurez

El mayor error que cometen los padres es querer iniciar el entrenamiento para control de esfínteres demasiado pronto, dicen los expertos. "Todo lo que eso hace es llevar a los niños a fracasar", dice el doctor Jeffrey Fogel, pediatra particular de Fort Washington Pennsylvania. "Saben que usted quiere que permanezcan secos, pero saben que se siguen mojando, por eso sienten que fracasan, y eso disminuye su autoestima".

"No empujaría a alguien fuera de un aeroplano si no estuviera preparado, ni le diría: 'Tira del paracaídas cuando te dé la gana'. Es lo mismo con el control de esfínteres, si se introduce prematuramente", dice el doctor Fogel. "No puede esperar que un niño maneje un proceso que todavía no es capaz de dominar."

En lugar de eso, sea paciente y busque la aparición de los siguientes signos, que le indicarán cuándo su niño puede estar listo para utilizar el sanitario.

- Su niño habla lo suficientemente bien como para comunicar sus necesidades. "Aunque eso generalmente sucede entre el año y medio y los dos años (cuando el niño también camina), no se fije en la edad de su hijo", previene George Sterner, médico y profesor de pediatría en la Escuela de Medicina de la Universidad de Tulane, y pediatra particular de Nueva Orleans, Luisiana.

- Es evidente que su hijo tiene la vejiga llena o necesita defecar. Por lo general puede notarlo porque el niño repentinamente suspende lo que está haciendo y corre detrás del sillón o hacia una esquina", dice el doctor Robert Mendelson, profesor clínico de pediatría en la Universidad de Ciencias de la Salud en Oregon y pediatra particular de Portland, Oregon.

"Algunos niños pueden tocar sus genitales, otros pueden hacer la 'danza del pipí', como algunos padres la llaman, ponerse en cuclillas o gruñir", agrega el doctor Barton D. Schmitt, director de servicios de consulta en el Centro de Cuidado Ambulatorio en el Hospital Infantil de Denver, Colorado.

- Su hijo se despierta seco con bastante frecuencia. Según el doctor Fogel, "puede decir a su hijo: Estamos muy orgullosos de ti porque has estado seco por varios días. ¿Quieres usar los calzones de niño grande? Si dice que sí, póngaselos y deje que la vida continúe".

Haga mucho alboroto ante el éxito. "Si su hijo tiene una eliminación exitosa en el inodoro, bríndele atención adicional o practique un juego especial", dice Cathleen Piazza, médica y profesora asistente de psiquiatría en la Escuela de Medicina de la Universidad Johns Hopkins, jefe de psicología de la Unidad de Neuroconducta del Instituto Kennedy Krieger de Baltimore. Ella sugiere que le regale a su hijo algún juguete en especial, una estampa o alguno de sus alimentos favoritos, como premio por haber controlado sus esfínteres.

Encuentre lo que estimula a su hijo. "Puede dar a sus hijos razones para usar el inodoro, pero ellos tienen las propias, que les importan". Por ejemplo, si su hijo ve la ropa interior de niños grandes en la tienda y dice: 'Mira eso... las Tortugas Ninja', puede decirle: 'Cuando estés totalmente seco durante el día también te los compraré'. De esa forma, la estimulación vendrá de él", dice el doctor Fogel.

No permita que el baño se convierta en un campo de batalla. Nunca pelee con su hijo por el uso del inodoro. "Las peleas son contraproducentes", dice el doctor Fogel. En vez de eso, piense en el control de esfínteres como en una habilidad que vendrá naturalmente, déle tiempo y paciencia. "Es como cualquier otro paso trascendental en el desarrollo", señala el doctor Fogel. "Un niño necesita querer hacerlo y poder hacerlo. Así como no puede forzar a un niño a caminar, gatear o voltearse, tampoco puede hacer que utilice el inodoro".

Los padres que tratan de forzar este aspecto se arriesgan a quedar atrapados en "la batalla intestinal" que, si no se resuelve, podría requerir la ayuda de un terapista profesional, dice el doctor Sterne.

Si él empieza a contenerse, dé marcha atrás. Cuando un niño empieza a contenerse y no puede utilizar el inodoro es porque no está listo, dice el doctor Sterne.

"Si eso sucede, dé marcha atrás. "Dígale: '¿No quieres usar el inodoro? Está bien. Si quieres seguir usando tu pañal, úsalo. Me doy cuenta de que no estás a gusto por dejar de usarlo' ".

La continencia también puede presentarse por miedo. "Algunos niños tienen miedo de caerse dentro del inodoro", dice el doctor Sterne. "Otros se pueden asustar si jala el agua cuando todavía están sentados. Quizá necesite darle más tiempo al niño para acostumbrarse del todo a la idea ."

Control de la vejiga

No más mojaduras

A media tarde recibe la llamada de la escuela de su hija; dicen que no se siente bien y que debe ir a recogerla. Preocupado, usted corre a la escuela. Sólo cuando su hija sube al coche con el rostro pálido, admite que no está enferma, acaba de mojar sus calzones.

Es una experiencia humillante para un niño que ya pasó por los años de entrenamiento para controlar esfínteres. Pero los accidentes suceden. Algunas veces el niño mojará sus calzones durante un ataque incontrolable de risa; otras, estará tan ensimismado en una actividad que pospone ir al baño hasta que es demasiado tarde. Hasta el estreñimiento puede causar accidentes de mojaduras diurnas.

Es posible que no vuelva a suceder, si su hija y usted trabajan en las formas para prevenirlo. Pero antes de intentar un remedio casero, consulte con su pediatra o al médico familiar para descartar causas físicas o problemas de salud, como infecciones del tracto urinario y anormalidades en la vejiga. Después, pruebe estos consejos:

Trate el estreñimiento. El estreñimiento puede ser causante indirecto de mojaduras diurnas, dice el doctor Joseph Hagan, profesor asistente clínico en el Colegio de Medicina de la Universidad de Vermont y pediatra particular de South Burlington, Vermont.

Un niño estreñido que ha tenido una evacuación dolorosa quiere evitar el dolor asociado con el baño, dice el doctor Hagan, así que trata de "abstenerse". Aquí es donde empieza el problema. "Algunos niños que están tapados por la evacuación desarrollan confusión de esfínteres. Piensan que están reteniendo el excremento, pero también retienen orina", explica el doctor Hagan. Cuando el niño simplemente ya no puede retener la orina por más tiempo, suceden los accidentes

Si su hijo es estreñido, aliéntelo a tomar muchos líquidos, sírvale frutas, vegetales y granos enteros. Si el problema persiste, solicite la ayuda de su pediatra.

A L E R T A M É D I C A

Cuándo ver al doctor

Cuando un niño que ya pasó por los años de entrenamiento tiene un problema de mojadura diurna, es mejor ver al médico para descartar cualquier problema serio, dice el doctor Barton D. Schmitt, director de los servicios de consulta en el Centro de Cuidado Ambulatorio en el Hospital Infantil de Denver, Colorado. Las mojaduras diurnas pueden ser un síntoma de infección del tracto urinario, diabetes o anormalidades en la vejiga.

Es imperativo visitar al doctor si su hijo:

- Tiene más de cinco años y se moja regularmente.
- Ha tenido infecciones previas del tracto urinario.
- Siente dolor o ardor al orinar.
- Tiene la ropa interior constantemente húmeda.
- Tiene un flujo de orina muy débil o por gotas.
- Se moja mientras corre al baño.
- Bebe demasiado.

Apague el televisor. Los niños pueden estar tan abstraídos en un programa de televisión o un juego de video que no lo interrumpen para ir al baño. "Cuando se mojen durante una actividad, ésta debe suspenderse de inmediato y no se debe reanudar, sino hasta en una media hora", dice el doctor Barton D. Schmitt, director de servicios de consulta en el Centro de Cuidado Ambulatorio en el Hospital Infantil de Denver, Colorado. Explique a su hijo que si no puede recordar detenerse para ir al baño, usted tendrá que limitar el tiempo de televisión o de videojuegos.

Ponga a su hijo al mando. Debe ser responsabilidad de su hijo recordar que tiene que ir al baño, dice el doctor Schmitt. Si usted se lo recuerda, el problema empeorará; si usted se hace cargo, entonces él no lo hará. "También es una intromisión decirle a un niño que vaya al baño cuando no lo necesita, o cuando su vejiga está a medio llenar", señala el doctor Schmitt. "El único que sabe cuándo está llena la vejiga es el niño."

Premie los días secos. Asegúrese de elogiar a su hijo cuando *no* esté mojado, dice el doctor Patrick Holden, profesor asociado de psiquiatría en el Centro de Ciencias de la Salud de la Universidad de Texas, en San Antonio, y evite castigarlo cuando se moje. El aliento puede darse en forma de abrazos o frases positivas, dice el doctor Holden. Ayuda mucho poner un calendario en la habitación del niño y marcar con estrellas o estampas los días secos.

Establezca metas a corto plazo. Si va a premiar a su hijo por estar seco, asegúrese de que sea una meta que el niño pueda alcanzar en un futuro cercano, dice el doctor Schmitt. No cometa el error que tuvo una mamá, quien prometió a su hijo una golosina cuando tuviera cinco días seguidos secos. "El niño rara vez había estado seco durante *un* día", dice el doctor Schmitt. "No es válido establecer una meta que el niño nunca podrá alcanzar."

Vacíe la vejiga. Las fiestas, o las ocasiones en que se desvelan, son actividades de alto riesgo para niños propensos a perder el control de la vejiga cuando ríen de manera histérica. Ayuda recordarles que vacíen sus vejigas justo antes de la fiesta, dice el doctor Schmitt.

Evite el exceso de líquidos. Nunca coarte lo que su hijo bebe para satisfacer su sed, dice el doctor Holden. Las bebidas que debe vigilar no son realmente para quitar la sed, sino que se beben por su sabor y porque son dulces. "Puede ayudar restringir su acceso a los refrescos embotellados", dice el doctor Holden. "Su hijo puede beberlos *no* por estar sediento, sino porque saben bien", dice. Puede establecer una regla sencilla, en cuanto a que el niño pueda beber una cierta cantidad de jugo o de refresco al día, pero puede beber la cantidad de agua que quiera.

Ayude a su hijo a practicar el control. El detener y reanudar mientras orina le ayuda a mejorar el control de la vejiga, dice el doctor Schmitt. Explíquele a su hijo cómo hacerlo y pídale que practique cada vez que orine.

Cuidado con las mallas. En las niñas, la ropa muy ajustada puede causar inflamación que ocasione problemas de mojaduras, dice el doctor Hagan. Las mallas calientes, en invierno, pueden causar sudor, irritación vaginal y dolor al orinar. Si su hija comienza con esos problemas, evite las mallas y, en su lugar, haga que use calzones largos y flojos.

Evite las burbujas de baño. Pueden causar una inflamación en la vulva en las niñas, lo que, a su vez, puede ocasionar incontinencia, dice el doctor Schmitt.

Cambie su postura. Cuando una niña tiene prisa para ir al baño, quizá no se tome el tiempo de bajarse bien los calzoncillos. Si termina por orinar con las rodillas juntas, esto puede empujar la orina hacia la vagina, explica el doctor Thomas Bartholomew, profesor asistente de cirugía y urología en el Centro de Ciencias de la Salud de la Universidad de Texas, en San Antonio, y urólogo pediatra que ejerce en forma privada. Y cuando ella se levante, la orina guardada escurrirá, lo que dejará a la niña apenada y con la ropa interior mojada.

Recuerde a su hija orinar con las rodillas separadas. Si no lo recuerda, pídale que se siente en el inodoro *al revés*, dice el doctor Bartholomew. Esta posición asegura que sus rodillas permanecerán separadas mientras orina.

Cortadas, raspones y arañazos

Remedios para heridas menores

Su hijo se cayó de la patineta y regresa a casa como un extra de la película *Viernes 13*. Su pierna derecha está sangrando con un raspón que abarca del muslo hasta la pantorrilla. Tiene seis o siete arañazos sobre la cara, y una cortadura grave junto a su ojo, aparentemente profunda, que está sangrando profusamente.

Antes de buscar su equipo de primeros auxilios, debe saber que no todas las cortadas, raspones y arañazos son iguales, y que pueden requerir diferentes tratamientos. Las cortadas y los arañazos abren la piel y cortan en diferentes

A L E R T A   M É D I C A

Cuándo ver al doctor

"Si la cortadura parece profunda o está muy abierta, o si hay mucho sangrado, debe ser vista por el médico para que la suture. Si está sobre la palma de la mano, debe solicitar un cirujano plástico", dice la doctora Ann DiMaio, directora de la sala de urgencias pediátricas en el Hospital New York-Cornell Medical Center de la ciudad de Nueva York.

"Si considera que la cortadura requiere algunas puntadas, no demore su visita al doctor. Si espera más de ocho horas, su médico ya no podrá cerrar la herida, porque las bacterias pueden haber entrado y al cerrar la herida se propicia una infección. Asimismo, si espera y permite que la herida sane por sí sola, la cicatriz que resultará será mucho peor que la que tendría si hubiera sido suturada", dice la doctora DiMaio.

Si su hijo recibió una cortadura importante en el brazo o la mano, asegúrese de que puede mover la mano, la muñeca y los dedos. Si no puede, es posible que haya un corte en el tendón, previene el doctor Samuel Wentworth, pediatra particular de Danville, Indiana. Llame inmediatamente al médico.

---

grados, mientras que los raspones son causados al frotarse la piel con algo abrasivo, como grava, madera o cemento.

Las heridas serias requieren la atención médica oportuna (véase "Alerta médica", en esta página). Pero la mayoría de las cortaduras, arañazos y raspones leves pueden atenderse en casa. Aquí está cómo.

Cortaduras

Aplique presión. Las cortaduras pueden sangrar mucho, y eso puede ser atemorizante pero, casi en todos los casos, la hemorragia se puede controlar con presión directa, dice el doctor Samuel Wentworth, pediatra particular de Danville, Indiana. "Tome un lienzo limpio o una almohadilla de gasa, y aplique presión directamente sobre la herida. Si no tiene un paño cerca, puede usar su mano. En cualquier caso, puede necesitar ejercer bastante presión para que se detenga la hemorragia", dice el doctor Wentworth.

Si no puede parar el sangrado, acuda al servicio médico de emergencia. No aplique un torniquete. "Los torniquetes pueden cortar la circulación hacia la extremidad y, en última instancia, causan más problemas de los que resuelven", dice el doctor Wentworth.

Limpieza y vendoletes. "Lave profusamente la herida con agua y jabón, cúbrala con crema antibacterial y, si la herida es menor, utilice un vendolete para cerrar la herida", dice la doctora Fran E. Adler, pediatra particular de Upper Montclair, Nueva Jersey. Los vendoletes, por su forma de mariposa y por tener pegamento en toda su superficie, mantienen juntas las orillas de la piel, por lo que la herida sana con una cicatriz nítida y recta.

Déjelo en paz. Una vez que se coloca un vendolete, déjelo en su lugar por varios días. Generalmente, a la piel le toma de 24 a 48 horas iniciar el proceso de sanar y unirse, y seguramente usted no quiere alterar el proceso por retirar el vendolete", dice el doctor Wentworth.

Revise la vigencia de su vacuna antitetánica. Asegúrese de que la vacuna contra el tétanos continúa vigente. Si no es así, consulte a su médico para un refuerzo, dice la doctora Adler.

Raspones

Lávelo. "Lo más importante con un raspón es lavarlo bien con agua y jabón para remover todas las partículas pequeñas de polvo y suciedad. Si no las retira, pueden causar cicatrices permanentes", dice la doctora Ann DiMaio, directora de la sala de urgencias pediátricas del Hospital New York-Cornell Medical Center, y profesora asistente de pediatría en el Colegio de Medicina de la Universidad de Cornell, Nueva York.

Remójelo. Si su hijo está realmente molesto por tener que lavar la herida, prepárele el baño y deje que se remoje en la tina durante un rato. (Adviértale que puede sentir molestia al principio.) "A muchos niños no les importa tomar un baño jabonoso, y una vez que su hijo se ha remojado, estará acostumbrado a la sensación del agua sobre la herida. En ese momento, no resultará tan malo si toma un lienzo enjabonado y lava bien la zona", dice la doctora Adler.

Tállelo. "La suciedad puede incrustarse en el raspón y quizá requiera un cepillo de uñas suave, para limpiar la herida", dice el doctor Wentworth. Él reconoce que probablemente su hijo no se sentirá feliz con el procedimien-

A L E R T A   M É D I C A

Cuándo ver al doctor

Si un raspón gotea líquido claro, no hay problema; pero, si lo que sale contiene sangre o pus, o si hay un enrojecimiento que abarca más allá de la herida, es posible que se haya infectado y que requiera antibióticos orales, dice el doctor Samuel Wentworth, pediatra particular de Danville, Indiana. Recurra a su médico, si nota cualquier signo de infección.

Las cortaduras y arañazos también pueden infectarse. Nuevamente, observe si hay hinchazón, pus o enrojecimiento. Si sospecha de infección, consulte a su médico.

to y, si el raspón es muy extenso, quizá quiera llevar a su hijo a una sala de urgencias, donde el médico puede anestesiarlo localmente antes de limpiar bien la herida.

Séquelo, déle toques curativos, cúbralo. Seque la zona con cuidado y aplíquele crema antibiótica. "El raspón sanará mejor si lo deja sin cubrir, pero a los niños les encantan las curitas, y no le hará daño usar alguna si lo hace sentir mejor", dice la doctora Adler. Sugiere que retire ésta en la noche, antes de la hora del baño. "La curita se caerá con facilidad después de remojarse en la tina y el raspón deberá quedar descubierto por la noche", dice.

Protéjalo. "Aunque mantener descubierto un raspón favorece que sane con mayor rapidez, si su hijo va a jugar en lugares sucios, cubra cualquier herida abierta con un vendaje flojo. Cuando su hijo regrese a casa, retire el vendaje y lave la herida", dice la doctora DiMaio.

Observe las secreciones. "Si el raspón gotea (si sale un líquido claro), aplique, conforme a las indicaciones de la etiqueta, una crema antibiótica que no requiera receta médica. Algunas cremas antibióticas necesitan aplicarse dos veces al día, mientras que otras necesitan de tres a cuatro aplicaciones", dice el doctor Wentworth. Él recomienda lavar la zona antes de cada aplicación, y cubrirla después con un apósito no adhesivo, como Telfa, que previene que la costra se atore con el vendaje.

Arañazos

Lávelos. Lave bien el arañazo con agua y jabón, aconseja la doctora Adler, y déjelo descubierto. "Un arañazo puede sangrar y doler, pero no será lo suficientemente profundo como para necesitar sutura o vendoletes. No nos preocupamos por los arañazos, a menos que sean profundos, estén sucios o sean numerosos."

Evalúe el origen. Si su hijo fue arañado por un animal o por un implemento sucio, como un clavo, es una buena idea revisar la vacunación antitetánica de su hijo. Es raro que se desarrolle el tétanos por un arañazo, pero no lo lastimará ser precavido, dice el doctor Wentworth.

Costras infantiles

Para enfrentarse a la corona de costras

Esa costra seca y amarillenta, que afea la perfecta belleza del cuero cabelludo de su hijo, puede parecer desagradable. Pero las costras generalmente no son peligrosas, y son una inflamación frecuente de la piel, que se presenta con mayor frecuencia en los bebés, aunque los niños de todas las edades son susceptibles.

Resulta sorprendente que un caso ligero de costras infantiles ni siquiera irritan a su bebé. Pero vale la pena tratarlas, si empiezan a difundirse o se vuelven más gruesas. Así que si observa esas costras delatoras en el cuero cabelludo, aquí tiene formas sencillas de enfrentarse a ellas.

Déjelas en paz. Si las costras son ligeras y se reducen al cuero cabelludo, puede dejarlas estar, dice la doctora Karen Wiss, profesora asistente de medicina y pediatría y directora de Dermatología Pediátrica en el Centro Médico de la Universidad de Massachusetts, en Worcester. "Puede resultar irritante estar viendo las costras, pero en su mayor parte no molestan en nada al bebé", dice la doctora Wiss.

A L E R T A M É D I C A

Cuándo ver al doctor

Si comienza a ver muchas costras amarillas, pus, enrojecimiento o zonas blandas, su niño puede haber desarrollado una infección, dice la doctora Karen Wiss, profesora asistente de medicina y pediatría y directora de Dermatología Pediátrica en el Centro Médico de la universidad de Massachusetts, en Worcester. "Una infección puede desarrollarse cuando su hijo es lo suficientemente grande como para rascarse el cuero cabelludo e introducir bacterias en la piel. Si esto sucede, es fácil tratarlo con antibióticos orales prescritos por su médico", dice la doctora Wiss.

También debe notificar al médico, si las costras en la cabeza de su hijo se resisten a los tratamientos caseros, pues esto puede representar un problema más serio, dice la doctora Wiss.

Disminuya el champú. "Lávele el cabello al bebé no más de cada tercer día, con un champú suave para bebé. Cuando lo lava demasiado, puede haber un efecto resecante, que agravará las costras", dice la doctora Luisa Castiglia, pediatra particular de Mineola, Nueva York.

Use un cepillo de dientes. Si quiere hacer algo con esas costras, el cepillado puede ayudar. "Al primer signo de costras infantiles, los padres deben usar una gota de aceite para bebé o de aceite para cocinar, para liberarlas del cuero cabelludo del bebé y, después cepillar cuidadosamente el cuero cabelludo con un cepillo de dientes muy suave. Esto afloja muchas costras que puede retirar después, al lavar el cabello de su bebé con el champú que usa regularmente", dice la doctora Fran E. Adler, pediatra particular de Upper Montclair, Nueva Jersey. Este tratamiento no es un remedio instantáneo, pero, si persevera, verá mejoría gradual con el tiempo.

Cambie de champús. Si la capa de costras se vuelve muy gruesa, puede ser molesta para el bebé e incluso puede infectarse, señala la doctora Wiss.

Ella sugiere lavar el cabello del bebé dos veces a la semana, con un champú anticaspa que no requiera receta médica, como Sebulex. "Use una cantidad muy pequeña de champú y evite que éste toque los ojos del bebé. No los lastimará, pero le arderán", dice la doctora Wiss.

La doctora Adler agrega que obtendrá los mejores resultados, si permite que la espuma del champú permanezca en el cabello durante cinco minutos, antes de enjuagarlo.

Trate con el Líquido P & S. Para una capa de costras muy gruesa, la doctora Wiss recomienda aflojar con el líquido Baker's P & S (disponible en farmacias estadunidenses), en vez de hacerlo en aceite. "Aplique el líquido por la noche, pase un peine fino por la costra y lávelo por la mañana", dice.

"La fontanela del bebé (la parte suave en el cráneo) es una zona muy delicada, pero no se dañará por pasar el peine y el cepillo con cuidado", agrega la doctora Castiglia.

Cuide que no se difunda. Si las costras empiezan a difundirse por las orejas del bebé y hacia el cuello, definitivamente se requiere tratamiento, señala la doctora Adler. Si el médico lo aprueba, trate las zonas afectadas con pomadas que contengan de 0.5% a 1% de hidrocortisona, que se venden sin receta médica. Si le aplica la pomada tres veces por día, deberá limpiarse la costra inmediatamente, dice la doctora Adler. Sin embargo, asegúrese de consultarlo primero con el pediatra, porque se trata de un medicamento fuerte, según la doctora Adler.

Crup

Para ahuyentar la alarmante tos

Por un resfriado, su hijo hizo ruidos al respirar, durante algunos días, cuando de repente se despierta a la mitad de la noche con una tos extraña, que suena como ladrido de foca. Su voz está ronca y tiene una fiebre ligera. También tiene problemas para respirar.

Después de una llamada de pánico al doctor, aprende que éstos son los síntomas del crup, una infección viral, común, de las cuerdas vocales, que afecta a los bebés y niños en edad preescolar, principalmente durante el otoño y la primavera.

Aunque se piensa que es un padecimiento sencillo, el crup es más bien un síntoma de muchos virus diferentes, dice la pediatra Marjorie Hogan, del Centro Médico del Condado de Hennepin, Minneapolis. "Puede ser muy atemorizante, tanto para los padres como para el niño, porque la inflamación de la garganta que causa la tos de ladrido también puede dificultar la respiración", dice. Algunos niños con crup también experimentan los llamados estertores, sonidos vibrantes que suceden cuando inhalan, que se notan especialmente cuando los niños lloran.

En muchos casos, los niños pueden ser tratados en casa con medidas muy simples. Sin embargo, algunas veces el crup puede ser serio, y hay dos padecimientos que amenazan la vida que se le parecen mucho. Lea "Alerta médica", en la página 111, antes de intentar alguno de estos remedios caseros.

Permanezca calmado. La razón por la que necesita estar calmado es porque quiere que su hijo se calme. "Los síntomas del crup empeoran cuando el niño se agita", dice la doctora Hogan. "Al luchar por más aire, respira más rápido. Si puede calmarlo, respirará con mayor lentitud, y así tendrá más aire entrando y saliendo".

ALERTA MÉDICA

Cuándo ver al doctor

"La mayoría de las veces, el crup es un padecimiento benigno con el que los padres pueden tratar en casa", dice la doctora Marjorie Hogan, pediatra del Centro Médico del Condado Hennepin, Minneapolis, Minnesota.

Pero un caso severo puede ocasionar problemas para respirar, que posiblemente ameriten recurrir a la sala de urgencias de un hospital. "Si los síntomas que presenta el niño realmente lo atemorizan, llame al médico o vaya a la sala de urgencias de inmediato", dice la doctora Hogan.

Hay otros dos padecimientos que se asemejan al crup, y ambos pueden poner en peligro la vida. Uno es la epiglotitis, la inflamación súbita del cartílago en la parte superior de la garganta, que puede cerrar la tráquea del niño. El otro es la traqueítis infecciosa, la inflamación de la tráquea causada por una infección por estafilococos, que requiere auxilio respiratorio y antibióticos. En ambos casos, la doctora Loraine Stern, autora de *When Do I Call the Doctor?*, sugiere llamar a los paramédicos locales, "si la sala de urgencias está retirada y el niño tiene angustia real"

Aquí hay varios signos de alarma que indican una emergencia médica:

- Los remedios caseros no funcionan.
- Fiebre superior a 38 °C.
- Síntomas similares al crup, que progresan rápidamente.
- Salivación.
- Imposibilidad de doblar el cuello hacia atrás.
- El niño se inclina y busca aire.
- Mal color (el niño está pálido, azul o gris).
- La respiración es cada vez más difícil y son visibles las costillas del niño en cada respiración.
- Las ventanas de la nariz vibran y el niño está haciendo un sonido de cacareo con cada respiración.
- El niño no puede hablar ni llorar.
- El niño se ve muy asustado.

Si sospecha epiglotitis, es imperativo que *no* abra la boca del niño para ver dentro. "Si lo hace, toda la garganta se puede cerrar, y el niño entraría en un paro respiratorio", dice la doctora Hogan.

Abra el agua caliente. Si su hijo tiene problemas para respirar, llévelo al baño y abra la llave del agua caliente, para llenar la habitación con vapor, sugiere la doctora Hogan. "El niño podrá respirar con más facilidad con el vapor. Nadie sabe con certeza por qué sucede así, pero puede disminuir la inflamación."

El aire frío. Una de las cosas curiosas acerca del crup es lo que sucede cuando los padres asustados colocan a su hijo dentro del auto para ir la hospital. "De repente el problema se suspende", dice la doctora Hogan. "Por alguna razón, el aire frío, al igual que el vapor, puede ser realmente benéfico."

Use un humidificador. "Prenda el vaporizador en frío a toda su capacidad", dice Shirley Menard, enfermera pediátrica titulada y profesora asistente de enfermería en el Centro de Ciencias de la Salud, en la Universidad de Texas, Escuela de Enfermería de San Antonio. "Puede dejar que el humidificador abarque toda la habitación, o dirigirlo hacia su hijo." Necesita mucha humedad en el aire antes de que haga efecto, dice.

Algunos expertos recomiendan el vaporizador con vapor caliente, "pero yo siempre recomiendo el frío, porque si el niño llega a levantarse de la cama y cae sobre él, no se quemará", dice la doctora Loraine Stern, profesora asistente clínica de pediatría de la Universidad de California, en Los Ángeles, y autora de varios libros, incluido *When Do I Call the Doctor?* "Sólo asegúrese de usar un humidificador con un filtro diseñado para retener impurezas, porque éstas pueden agravar las dificultades respiratorias en un niño alérgico."

Controle la fiebre. "Los niños que tienen fiebre tienden a respirar más rápido para enfriar sus cuerpos, y eso hace que su respiración sea más difícil", dice la doctora Stern. Puede darle a su hijo acetaminofén (Tylenol, Tempra, Panadol —infantiles o pediátricos) para bajar la fiebre. Revise las instrucciones del paquete para la dosis correcta, según la edad y el peso de su hijo. Si es menor de dos años, consulte al médico.

Déle muchos líquidos. "Todos perdemos algo de líquidos del cuerpo con cada respiración. Pero cuando un niño respira más fuerte y más seguido con el crup, esto se convierte en un problema real", dice Menard. "Puede darle al niño sorbos frecuentes de un líquido que reemplace electrolitos, como Pedialite o incluso, Gatorade." Pero cualquier líquido, como caldo o jugo de manzana, ayudará a restaurar los fluidos en el cuerpo de su hijo.

Duerma con el niño. El crup es atemorizante. Por su propia tranquilidad mental, sería mejor dormir en la misma habitación que su hijo, dice la doctora Stern. De esa forma, usted estará ahí si experimenta dificultades respiratorias. Por alguna razón, el crup tiende a empeorar por la noche, "acaso porque el organismo produce menos de la hormona cortisona por la noche. Hay cierta evidencia de que la cortisona puede ayudar un poquito con el crup", dice la doctora Stern. Si no puede dormir en el mismo cuarto que el niño, utilice un aparato de monitoreo para estar alerta ante cualquier problema.

Chupadedos

Consejos útiles para romper este hábito

A los 11 años, Brian seguía chupándose el dedo.

No todo el tiempo y nunca en la escuela ni en las casas de los amigos, pero al llegar a casa, en cuanto se perdía en sus pensamientos ya fuera estudiando el contenido del refrigerador o viendo la televisión, su pulgar subía hasta su boca. En la noche se quedaría dormido con el reconfortante pulgar colocado firmemente en el lugar apropiado.

"Tenía visiones de él en la universidad, chupándose el dedo", dice su madre. Pero con el tiempo dejó de hacerlo, antes de la preparatoria. Brian tomó la decisión por sí mismo y tuvo éxito con la ayuda de sus padres.

Los expertos concuerdan en que a veces chuparse el dedo no es un problema. "*No* es un signo de inseguridad, sino simplemente, es un hábito", dice la doctora Susan Heitler, psicóloga clínica de Denver, Colorado. "Es una habilidad para enfrentar, comparable con pasear o fumar un cigarrillo en un adulto", dice la doctora Heitler. "Si un niño está agitado, lo calma; si está aburrido, lo estimula".

Si el niño tiene menos de cinco años, la mejor política puede ser ignorarlo. "Si el niño se chupa el dedo ocasionalmente, y no parece dañarle los dientes o los dedos, no hay necesidad de actuar", dice el doctor Stephen Goepferd, profesor de odontología pediátrica y director de Odontología en la División de Desarrollo de Incapacidades de la Escuela del Hospital Universitario en la Universidad de Iowa, en la ciudad de Iowa.

Sin embargo, puede haber problemas si un niño mayor de cinco años continúa chupándose vigorosamente el dedo, dice Patrick Friman, profesor adjunto de psicología en la Escuela de Medicina de la Universidad de Creighton y director de la clínica de investigación en Father Flanagan's Boys' Town, en Boys' Town, Nebraska. "El niño puede estar en riesgo de desalinear los dientes, de malformar los dedos chupados o el pulgar y de infecciones por hongos bajo las uñas", dice.

Chuparse el dedo constantemente puede significar un problema social, una vez que el niño inicia la escuela. El niño que se chupe el dedo en la escuela probablemente será motivo de bromas y burlas por parte de sus compañeros de clase, según el doctor Friman.

Por eso, si su hijo todavía tiene algún apego a su pulgar, y se aproxima la edad escolar, quizá quiera realizar alguna acción positiva.

Aquí hay algunos pasos que pueden ayudar.

Evite los comentarios. No importa la edad de su hijo, no haga comentarios sobre este hábito. "Si se ha estado burlando de su hijo por ser un chupadedos, ahora es tiempo de renunciar", dice el doctor Friman. No mencione nada sobre chuparse el dedo, a menos que el niño lo comente. En particular, no jale el pulgar de su hijo para sacarlo de su boca, dice. Algunas veces, restarle importancia a esa acción ayuda a suprimirla. Si no, cuando menos ya dejó de hacer sentir miserable a su hijo sobre ese hábito.

Esté al tanto de las señales de su hijo. Si quiere retirar lentamente a su hijo del hábito de chuparse el dedo, fíjese en lo que sucede cada vez que él se lleva el dedo a la boca, dice la doctora Heitler. "Si su hijo se chupa el dedo automáticamente, cuando está cansado, hambriento o aburrido, ayúdelo a poner en palabras esos sentimientos y busque otras soluciones", sugiere. "Por ejemplo, puede decirle: 'Debes estar aburrido', e interesarlo en un libro o en un juguete para tratar de reemplazar su dedo."

Renuncia a los apoyos sentimentales. Algunas veces, chuparse el dedo y abrazar una frazada o un osito de peluche son hábitos vinculados entre sí, y su hijo hace uno mientras realiza el otro. "Cargar la frazada o el osito puede hacer innecesario que se chupe el dedo durante el día", señala la doctora Heitler. Si usted establece la regla de que la frazada o el osito deben quedarse en la recámara del niño, es muy probable que, con ello, esté eliminando el chuparse el dedo *fuera* de la recámara.

Evalúe el momento. Si usted cree que ya es tiempo de que su hijo participe activamente en dejar de chuparse el dedo, elija un momento en que la vida esté relativamente tranquila, aconseja el doctor Goepferd. Probablemente no llegue usted muy lejos, si acaba de haber un fallecimiento en la familia o una enfermedad seria, o si hay un divorcio en proceso, señala. "Posponga cualquier programa hasta que las cosas se calmen nuevamente."

Déle una razón para renunciar. Si desea que su hijo renuncie a ese hábito porque usted considera que otros niños se burlarán cuando vaya al jardín de niños, explíqueselo. "Es fácil para un niño darse cuenta de que probablemente no querrá estar chupando su dedo enfrente de los demás niños de la escuela", dice la doctora Heitler.

También puede explicar que la presión que ejerce el pulgar puede dañar sus dientes, y también ayudará el que mencionen al pediatra o al dentista. "Puede requerir una plática íntima para convencer al niño de que es importante quitarse ese hábito", dice el doctor Heitler.

Haga equipo para suspender el hábito. Una vez que su hijo se interese en renunciar, discutan juntos las posibles soluciones, dice el doctor Friman. "De esa forma, no es algo que los padres hagan *al* niño, sino algo que el niño está haciendo por él mismo." Los padres pueden apoyar y recordarle, nos dice, pero el niño sentirá que tiene el mando.

Elija la fecha para quitar el hábito. Con frecuencia es una buena idea relacionar el momento en que el niño deja de chuparse el dedo con un acto especial en su vida, como el inicio del jardín de niños, Año Nuevo o el inicio de las vacaciones de verano", dice la doctora Heitler.

Una vez que han elegido la fecha de "suspensión", siéntese con su hijo y diseñe una tarjeta en la que registren los días u horas que lleva sin chuparse el dedo, sugiere la doctora Heitler. Esto le da a su niño un sentido de control, dice, y le permite evaluar el progreso realizado.

Premie el éxito. "Incluya en el sistema de su tarjeta pequeñas golosinas o recompensas, algo por lo que su hijo se sienta más alentado para quitarse el hábito", dice William Kuttler, dentista practicante de Buguque, Iowa, quien ha tratado niños durante más de 20 años. "Es muy estimulante."

Sugiere que se le dé una estrella al niño por cada día sin chuparse el dedo. Él y usted podrán determinar con anticipación cuántas estrellas necesita para ganar un premio en particular, como un juguete nuevo.

O haga un juego de timbiriche. El juego de timbiriche personalizado, o de punto a punto, puede dar a su hijo no sólo un incentivo, sino sentido de control, dice el doctor Friman. Primero, encuentre una fotografía en una revista de algo que su hijo pudiera desear y péguela en una hoja de papel; dibuje puntos alrededor para formar una marco. Coloque el juego en un lugar visible en la habitación de su hijo.

"El niño que no se chupe el dedo todo un día completo une dos puntos. Cuando todos los puntos queden unidos, el niño obtiene lo enmarcado", explica el doctor Friman. "Si hay días en que el niño siente que puede chuparse el dedo, no se unen puntos, pero el niño no ha *perdido* nada. Todavía es él quien tiene el control."

Desarrolle un sistema de alarma. "La parte más difícil de renunciar al hábito es que el niño se dé cuenta de que el dedo está en su boca, ya que llega ahí por piloto automático", dice el doctor Heitler. Necesita una forma de alertar al niño sobre el dedo que se está moviendo hacia su boca. Discútalo con su hijo y elija algo que le recuerde lo que está haciendo. Una pequeña banda adhesiva alrededor del pulgar puede ser el truco.

"Si la banda adhesiva no es suficiente, haga la prueba con un poco de vinagre sobre el dedo", sugiere Stuart Fountain, dentista de Greensboro, Carolina del Norte. "El sabor del vinagre le recordará al niño lo que trata de evitar."

Póngale un calcetín. Si su hijo se chupa el dedo mientras duerme, aun la banda adhesiva no lo detendrá de llevárselo a la boca. En su lugar, su hijo quizá quiera ponerse guantes o un calcetín sobre las manos, mientras duerme, sugiere la doctora Heitler.

Intente pintarle el pulgar. Para un niño que trata de renunciar con poco éxito, trate con Stopzit u otro producto similar que no o requiera receta, sugiere el doctor Friman. Esos productos farmacéuticos son seguros para los niños, pero contienen ingredientes con muy mal sabor, que disgustarán a su hijo.

Pero asegúrese de que el niño no lo tome como un castigo, previene el doctor Friman. "Usted puede decirle: 'Esta es una medicina que realmente puede ayudarte a recordar cuando te olvidas y llevas tu pulgar a la boca'", sugiere. "El niño captará el mensaje de que sus padres no lo están *haciendo* renunciar, sino *ayudándolo* a renunciar."

Ofrézcale una palabra de aliento. "No subestime lo difícil que puede resultar para su hijo romper con este hábito", dice la doctora Heitler. "Chuparse el dedo es un hábito gratificante, y vivir sin él crea un sentimiento de vacío o pérdida, similar al que un adulto siente cuando deja de fumar." Sea paciente con su hijo y ofrézcale aliento constantemente.

Y aun si su hijo renuncia, le será fácil recaer durante las primeras semanas, señala la doctora Heitler. "Su hijo tendrá que trabajar más duro para estar en guardia ante una recaída. Generalmente, tarda cuando menos 30 días en sobre ponerse al impulso."

Dentición

Alivio para encías sensibles

Cuando su bebé comienza a morder todo lo que ve, y babea como las cataratas del Niágara, es muy posible que acierte al pensar que se han iniciado oficialmente los difíciles meses de la dentición.

Los dientes comienzan a abrirse paso entre las encías cuando su bebé tiene seis meses de edad aproximadamente. El proceso puede hacer que las encías estén enrojecidas y sensibles, y algunos bebés se irritarán mucho con cada diente que brote. (Sin embargo, otros viven el proceso con apenas un quejido.)

El proceso continúa hasta que los 20 dientes brotan, más o menos a los dos años y medio. Aquí está cómo ayudar a su hijo a lidiar con la incomodidad que ocasionan los dientes que están saliendo.

Frote las encías. Sólo frotar las encías de su bebé con su dedo puede hacerlo sentir mejor. Y si lo frota con cuidado con una compresa de gasa, no solamente aliviará el dolor, sino limpiará a la vez la boca del bebé y él se acostumbrará a que sus dientes estén limpios, dice John A. Bogert, director ejecutivo de la Academia Estadunidense de Odontología Pediátrica de Chicago.

Ofrézcale alivio y comodidad. Algunas veces un poco de cuidado y ternura pueden aliviar la inconformidad de un bebé en la etapa de la dentición, dice el doctor James F. Steiner, profesor de pediatría clínica y director asociado de la División de Odontología Pediátrica, en el Centro Médico y Hospital Infantil de Cincinnati, Ohio. Al arroparlo, arrullarlo o caminar con el, podrá reconfortarlo y hacer que se sienta mejor.

Déle un lienzo para morder. Morder puede hacer que las encías se sientan mejor, concuerdan los médicos. Déle a su bebé un lienzo limpio para morder, sugiere Linda Jonides, enfermera pediátrica titulada que ejerce en Ann Arbor, Michigan. Si enfría el lienzo en el refrigerador con anticipación, la sensación será todavía mejor.

El hielo es bueno. Envuelva un trozo de hielo en un pedazo de tela de algodón, dice el doctor William Kuttler, dentista en Dubuque, Iowa. "Al

---

A L E R T A M É D I C A

Cuándo ver al doctor

La dentición puede causar incomodidad a su niño, pero generalmente no requiere de cuidado médico. Los síntomas normales de la dentición incluyen:

* Morder.
* Babear.
* Llorar.
* Encías rojas e hinchadas.

La dentición normalmente no ocasiona vómito, diarrea ni pérdida del apetito, dice el doctor John A. Bogert, director ejecutivo de la Academia Estadunidense de Odontología Pediátrica de Chicago. Si su hijo tiene alguno de estos síntomas es probable que sean causados por otro problema. Consulte al pediatra.

frotar con esto las encías ayuda a entumecerlas y también la presión parece que ayuda a sentirse bien", dice. Sin embargo, asegúrese de que el hielo no toque la encía, y manténgalo envuelto y muévalo, en vez de sostenerlo sobre un solo lugar.

Déle una mordedera. Las mordederas (o chupadores) con forma de aro y con el centro líquido, que se meten al congelador, son sensacionales para aliviar las encías, dice el doctor Steiner. Pero en vez de congelar el aro enfríelo en el refrigerador. "El niño que sostiene una mordedera congelada contra sus encías puede llegar a tener encías congeladas", explica el doctor Steiner. "Refrigere los aros lo suficiente para aliviar las encías del bebé, sin el daño potencial del hielo directo."

Y aunque pueda ser tentador sujetar el aro a las ropas del bebé con un listón, para no tener que estar dándoselo, no lo haga, previene Jonides. No querrá el riesgo de que su hijo se estrangule con el listón.

Piense en darle un analgésico que no requiera receta médica. Si su bebé está muy molesto o tiene problemas para dormir debido al dolor, llame a su médico y pregúntele por un analgésico que no requiera receta. El acetaminofén (Tempra, Tylenol, Panadol infantiles) puede ayudar al bebé que parece estar muy incómodo, dice el doctor F. T. Fitzpatrick, pediatra particular de Doylestown, Pennsylvania. Asegúrese de comprar un analgésico específico para bebés y revise con el médico la dosis correcta.

Pruebe con un preparado para encías. Hay productos que adormecen las encías, como Orajel o Anbesol Baby Teething Gel, y pueden ser útiles, dice el doctor Kuttler. Sólo siga las instrucciones del paquete.

Absorba la baba. Con la dentición viene el babeo. La ropa se moja tanto con la saliva que puede causar urticaria en la parte superior del cuello y el pecho, dice el doctor Fitzpatrick. Para prevenirlo, cambie la ropa del bebé con frecuencia, o mantenga un trapo limpio o un babero en el cuello del bebé, para absorberla.

Proteja la cara de su bebé. El niño puede requerir un poco de protección adicional para evitar que tenga urticaria en su cara. "Si su bebé babea mucho, póngale una capa de jalea de petrolato alrededor de la boca y en la barba, evitando los labios", dice Jonides.

Diarrea

Cuando un menor tiene un desarreglo mayor

Un "accidente" ocasional en el camino al baño es una cosa, pero cuando su hijo tiene diarrea, el accidente es más que un terrible desastre. Las evacuaciones frecuentes, líquidas o poco formadas, más que desagradables son potencialmente peligrosas. "La diarrea disminuye los líquidos del cuerpo y, si no se recuperan, el cuerpo los obtendrá de sus reservas. Cuando esto sucede, el niño corre el riesgo de una deshidratación", dice la enfermera pediátrica titulada Shirley Menard, profesora asistente de enfermería, con la especialidad en pediatría, en el Centro de Ciencias de la Salud de la Universidad de Texas, Escuela de Enfermería, en San Antonio.

La diarrea puede ser el resultado de factores en la dieta, como puede ser demasiado jugo de frutas o fibra. Con los bebés, la sola introducción de un alimento nuevo puede causar diarrea. Pero también con frecuencia es causada por virus.

Causada o no por virus, la diarrea que la mayoría de los padres advierten es generalmente la que está en forma aguda. Aunque no dura mucho, la diarrea aguda es la más peligrosa porque está acompañada por fiebre, que incrementa la posibilidad de deshidratación. Sin embargo, algunos niños desarrollan un ataque misterioso de lo que se llama diarrea crónica no específica, sin causa conocida y, generalmente, inofensiva. No obstante, cuando hay diarrea, el doctor es quien debe indicar la diferencia.

La diarrea es uno de esos padecimientos infantiles que generalmente responden bien al cuidado en casa. Pero, como puede tener efectos fatales o ser un síntoma de una enfermedad más seria, deberá llamar al doctor antes de probar alguno de los remedios que se sugieren.

A L E R T A M É D I C A

Cuándo ver al doctor

A menudo, los padres llaman inmediatamente al pediatra de su hijo, al primer signo de diarrea", dice la doctora Marjorie Hogan, pediatra del Centro Médico en el Condado Hennepin, Minneapolis, Minnesota. Nos previene que la diarrea puede ser un síntoma de muchas otras enfermedades que sólo pueden ser diagnosticadas por un doctor.

Especialmente con los bebés hay un peligro real de deshidratación. Según el doctor Hogan, los padres deben estar alerta ante estos signos de alarma:

- No orina (no moja los pañales) por algún tiempo.
- Llora sin lágrimas.
- Perdió elasticidad en la piel.
- Boca seca.
- Fontanela hundida (la parte suave en la zona superior de la cabeza del bebé).
- Letargo o apatía.
- Diarrea acompañada por vómito (que puede incrementar la posibilidad de deshidratación).

Debe ponerse en contacto con el doctor otra vez si la diarrea persiste por más de tres semanas, si hay sangre en las evacuaciones, si hay dolor abdominal severo o vómito.

Los niños de seis meses a tres años de edad que tienen diarrea también tienen el riesgo de desarrollar una condición llamada prolapso intestinal. "Una parte del intestino se introduce en otra, como resultado de la violenta fuerza que ejercen los músculos intestinales", explica la enfermera pediátrica Shirley W. Menard, profesora asociada de enfermería con la especialidad en pediatría, en el Centro de Ciencias de la Salud de la Universidad de Texas, Escuela de Enfermería, en San Antonio. "Si su niño tiene repentinamente dolor severo y evacuaciones de color oscuro, que parezcan gelatinosas, se trata de una emergencia médica", dice. Llame inmediatamente al doctor o al servicio de urgencias.

Bebidas, bebidas, bebidas. Es uno de los consejos más importantes que los profesionales de la salud pueden ofrecerle. Para un niño con diarrea, beber mucho líquido es la única forma de prevenir la deshidratación. Las paletas heladas, hielo frapé con o sin saborizante o aun un trapo limpio mojado en agua fría para chuparlo pueden ser útiles.

La enfermera Menard también recomienda líquidos como Kool-Aid, té, ginger ale y soluciones para rehidratación oral (de venta en farmacias). Para los niños mayores, el Gatorade es conveniente, según Menard.

Los bebés de hasta 10 kg que tengan diarrea y fiebre, o vómito, deben recibir cerca de 180 ml de líquido diariamente por cada kg de peso para evitar deshidratación; los niños con más de 10 kg deben recibir al día de 60 a 90 ml por kg de peso.

Cuando el bebé esté hambriento, reanude la alimentación. Algunos expertos recomiendan todavía la dieta llamada BRAT en Estados Unidos, una vez que su hijo quiera volver a comer. Esa dieta consiste en plátanos, arroz, puré de manzana y pan tostado (bananas, rice, applesauce, toast). "Todos esos alimentos ayudan a estreñir", dice la pediatra Loraine Stern, profesora clínica adjunta de pediatría en la Universidad de California, de Los Ángeles, autora de *When Do I Call the Doctor?* y columnista de la revista *Woman's Day*. Pero según la doctora Stern, las investigaciones recientes sugieren que la dieta BRAT puede prolongar la infección viral que causa la diarrea.

En lugar de la restrictiva dieta BRAT, muchos expertos recomiendan ofrecer al bebé con diarrea una selección de varios alimentos, excepto leche, y permitirle comer lo que le apetezca.

No le ofrezca leche o productos lácteos. "Muchos niños tienen problemas para digerir la leche cuando están enfermos", dice la doctora Marjorie Hogan, pediatra en el Centro Médico del Condado Hennepin e instructora de pediatría en la Universidad de Minnesota, Minneapolis. "Eso es porque la enfermedad causa frecuentemente un daño superficial a los intestinos, que interfiere con la producción normal de lactasa, la enzima que ayuda a digerir la lactosa en la leche."

Si su bebé consume fórmula con leche de vaca, cámbiesela por una de soya o una hipoalergénica que no contenga lactosa. Puede encontrar esas fórmulas sin leche en la mayoría de las farmacias. Si todavía lo amamanta, necesitará continuar haciéndolo "todo el tiempo que pueda" para continuar fortaleciéndolo, dice la doctora Stern.

No se alarme por el color

"Los excrementos vienen en todas clases de absurdos colores", dice la pediatra Laraine Stern, profesora clínica adjunta de pediatría en la Universidad de California, de Los Ángeles, autora de *When Do I Call the Doctor?* y columnista de la revista *Woman's Day*. El color extraño en los excrementos puede resultar atemorizante para los padres, pero generalmente hay una explicación perfectamente lógica, y no hay causa de alarma.

Los excrementos rojos, por ejemplo, pueden resultar de algo tan simple como la ruptura en un pequeño vaso sanguíneo que se lastimó por un esfuerzo, o por algo tan ridículo como beber mucho Kool-aid. "Algunos laxantes pueden dar color rojizo, así como algunos colorantes en los alimentos, cereales y por la remolacha, dice la doctora Stern.

El regaliz (orozuz), los medicamentos con hierro, las espinacas y el Pepto-Bismol pueden provocar evacuaciones de color negro, dice la doctora Stern. Las peras pueden causar excrementos arenosos. Hasta los plátanos pueden provocar una apariencia rara.

Pero la doctora Stern también previene que las evacuaciones con color rojo, o los excrementos con rastros rojos, pueden significar hemorragia interna, lo cual es muy serio. Si no hay explicación para el color, llame al doctor.

Lea con cuidado las etiquetas de fórmulas para bebé. Si ha estado mezclando fórmulas en forma incorrecta, quizá usted mismo causó inadvertidamente la diarrea de su bebé, dice la doctora Hogan. Revise las etiquetas y asegúrese de que sus medidas sean exactas.

Retírele los jugos de fruta. Demasiado jugo de frutas puede causar diarrea o empeorarla, especialmente en los bebés. Algunos expertos recomiendan servirles sólo dos o tres porciones pequeñas al día. Para los menores de un año, las porciones no deben ser mayores de un tercio de taza de jugo rico en vitamina C (como jugo de naranja). Si su bebé quiere más, dilúyalo con agua.

También retírele la fruta. Los niños menores de un año con problemas de diarrea deben comer, cuando mucho de un cuarto a un tercio de taza de fruta suave cada vez que se alimentan. También esté alerta ante la "fruta escondida", como por ejemplo, las galletas de higo, contienen esa fruta.

Aumente la grasa en la dieta. Existe evidencia de que la dieta baja en grasas puede estimular la diarrea crónica no específica en los niños. Los expertos sugieren agregar margarina a los vegetales y servir pescado, aves y carnes que tengan cantidades moderadas de grasa. Además, los menores de dos años deben beber normalmente leche entera, no descremada.

Evite los edulcorantes artificiales. Los alimentos que contienen edulcorantes artificiales, como sorbitol y sacarina, pueden estimular la diarrea. Lea las etiquetas y evite los productos alimenticios con esos aditivos siempre que le sea posible.

Vigile la zona del pañal. Un niño con diarrea puede sufrir de una dolorosa irritación del ano. Esto es porque las enzimas que nos ayudan a digerir la comida también están presentes en las evacuaciones, e irritan la zona anal, dice la doctora Stern. "Cuando hay diarrea, los excrementos pasan rápidamente, y con frecuencia las enzimas empiezan a 'digerir' la piel."

Si se desarrolla una irritación, lave la zona con agua corriente y jabón para retirar las enzimas. "No use solamente toallas húmedas", dice la doctora Stern. "Enjuáguelo muy bien y también séquelo muy bien."

No utilice remedios farmacéuticos... a menos que llame al doctor. Los productos para controlar la diarrea que no requieren receta médica están disponibles para los niños, pero eso no significa que los médicos los recomienden. De hecho, no todos los pediatras ni médicos familiares están de acuerdo sobre si deben ser utilizados. "Mi sentir es que deben ser utilizados sólo por un día, si no hay otras complicaciones", dice la doctora Stern. "Sólo hacen más lenta la diarrea por un tiempo, para que el niño esté más cómodo, pero no curan nada." Antes de usar cualquier medicamento antidiarréico, la doctora Stern recomienda que se consulte con el pediatra.

Dientes golpeados

Acción rápida para salvar una sonrisa

Los niños juegan duro, a veces *muy duro*. Después de un contacto inesperado con un balón, un bat, el pasamanos o un puño, su niño puede llegar a casa con un hueco en la sonrisa, donde antes había uno o dos dientes. Generalmente son los dos dientes frontales superiores los que deciden volar.

Sin son los dientes de leche, desde luego usted no se preocupará por salvarlos. Sin embargo, lo mejor es avisar a su dentista, porque si faltan años para que aparezcan los dientes permanentes, su hijo podría requerir algo que mantenga el espacio y prevenga que el resto de los dientes se muevan de su lugar.

Pero si el diente golpeado es uno de los permanentes, usted *sí* quiere actuar rápidamente para preservarlo. Necesita llegar al dentista rápidamente para que pueda volver a colocarlo. Si actúa rápido y sigue los pasos recomendados, hay una buena oportunidad de que el diente se pueda salvar.

Aquí está lo que necesita hacer.

Manéjelo con cuidado. Una vez que encontró el preciado diente, sosténgalo por la corona, no por la raíz. "La raíz está cubierta por un tejido delicado, llamado ligamento periodontal, que requiere ser protegido para reimplantar el diente con éxito", dice el doctor Steven Vincent, profesor adjunto en el Departamento de Patología Oral, Radiología y Medicina, del Colegio de Odontología de la Universidad de Iowa, en la ciudad de Iowa. Por la misma razón, no cepille el diente.

Coloque el diente. El mejor lugar para guardarlo es el lugar de donde vino, en su agujero. Rápidamente enjuague el diente con leche o con solución salina para lentes de contacto. (Use agua corriente sólo como último recurso, ya que generalmente contiene cloro y puede dañar también al ligamento periodontal.) Si su niño está tranquilo y coopera, con cuidado acomode el diente en su lugar.

"Aun si lo inserta en la dirección equivocada, eso se puede corregir después", dice Luke Matranga, dentista y asesor del Departamento de Cuidado Dental en la Escuela de Odontología de la Universidad de Creighton, en Omaha, Nebraska. "Lo importante es que está en el mejor lugar posible, su hogar natural." Una vez que está dentro, haga que su hijo muerda con cuidado sobre una gasa para mantenerlo en su lugar y llévelo al dentista lo antes posible.

A L E R T A M É D I C A

Cuándo ver al doctor

Para contar con la mejor oportunidad de salvar un diente permanente que se cayó por un golpe, es imperativo ir con su hijo y el diente al dentista lo antes posible, dice el doctor Steven Vincent, profesor asociado de patología, radiología y medicina en el Colegio de Odontología de la Universidad de Iowa, en la ciudad de Iowa.

"Si se puede reimplantar el diente en los 30 minutos subsecuentes al golpe, las oportunidades de éxito son del 80 al 90%", dice el doctor Vicent. Las probabilidades disminuyen después, pero no se rinda, aun si le toma una hora o más encontrar el diente, siempre hay una oportunidad para reimplantarlo con éxito.

Una vez que recuperó el diente, diríjase al dentista *más cercano.* "Si el dentista de su hijo está del otro lado de la ciudad, vaya con el que ésta más cerca", dice Luke Matranga, dentista y asesor del Departamento de Cuidado Dental de la Escuela de Odontología de la Universidad de Creighton en Omaha, Nebraska. "No sé de ningún dentista que le dé la espalda ante esta clase de emergencia", agrega. Y si no hay un consultorio dental abierto, acuda a la sala de urgencias más cercana.

Si el diente no se cayó totalmente, pero está muy flojo, déjelo en su lugar. De todas formas es urgente llegar al dentista más cercano o a una sala de urgencias. El diente flojo probablemente pueda ser "entablillado" con el diente adyacente hasta que sane, pero esto debe realizarse con rapidez.

Ayuda al ratón

Si su hijo tiene un diente de leche flojo, generalmente necesitará esperar a que se caiga por sí solo. Pero si ese pequeño diente está colgando, quizá quiera ayudarle para que no se caiga en la noche y ocasione que su hijo se atragante.

Aquí hay algunas formas de remover el diente.

- Enfríe la encía con hielo para que el niño no sienta la sacada del diente, sugiere el doctor Stuart Fountain, profesor asociado de endodoncia en la Escuela de Odontología en Chapel Hill, de la Universidad de Carolina del Norte. "Sostenga un cubo de hielo sobre la encía, frente al diente flojo, durante tres o cuatro minutos", dice el doctor Fountain.
- Déle a su hijo un lienzo para que envuelva al diente y lo jale, dice el doctor John Bogert, director ejecutivo de la Academia Estadunidense de Pediatría Odontológica de Chicago.
- Si su hijo prefiere que *usted* jale el diente, hágalo con un giro rápido, aconseja Bogert.

El único momento en que hay que consultar al dentista sobre caídas de dientes de leche, según concuerdan los doctores, es cuando los dientes permanentes empiezan a salir *antes* de que se aflojen los de leche. En ese caso puede ser necesario remover el diente de leche, para que el permanente pueda salir derecho.

Por otra parte, si se pierde prematuramente un diente de leche, el dentista podrá recomendar un aparato para mantener el espacio y, con ello, conservarle para los dientes permanentes.

Use el jugo de vaca. Si no puede reinsertar el diente, póngalo en una jarra o taza de leche. Según los dentistas, la leche tiene las características químicas correctas, en cuanto a la medida de alcalinidad en pH, para ayudar a mantener el diente en buena forma durante un tiempo. "La leche es un vehículo excelente, porque tiene un pH compatible con los tejidos del ligamento periodontal", dice el doctor Vincent. "Pero eso no significa que pueda demorarse, pues la leche no preservará el diente durante mucho tiempo."

O ponga el diente dentro de su boca. ¿No hay leche a la mano? "Si la única humedad disponible es dentro de la boca de usted, ponga ahí el diente, entre sus dientes y la mejilla", aconseja el doctor Stuart Fountain, profesor adjunto de endodoncia en la Escuela de Odontología de la Universidad de Carolina del Norte, en Chapel Hill. También puede ponerlo dentro de la boca de su hijo, si está seguro de que es lo suficientemente grande y tranquilo como para no tragarlo.

Envuélvalo. Si usted teme que llevar un diente extra en su boca lo distraiga al manejar o pudiera causar que su hijo se distrajera y se ahogara, y no tiene un contenedor disponible, envuelva el diente en un lienzo húmedo o un pañuelo desechable húmedo, dice el doctor John Bogert, director ejecutivo de la Academia Estadunidense de Pediatría Odontológica de Chicago. Otra opción es la de poner el diente en una bolsa plástica con un poco de leche o agua. Esto podrá prevenir que el diente se seque, además de que lo protege.

Proporciónele un pañuelo para morder. Eso ayudará a contener el sangrado y aliviará el dolor, dice el doctor Vincent. "De hecho, sería mejor una gasa estéril, si la tiene a la mano. Pero una toalla o el pañuelo limpios servirán."

Evite pérdidas futuras. Si sabe que su hijo estará activo en los deportes, particularmente en patinaje, haga que utilice un protector bucal, dice el doctor Fountain. Puede encontrarlo en las tiendas de artículos deportivos.

Dientes que rechinan

Formas para detenerlo

La primera pista de que su hijo rechina los dientes puede ser audible a la mitad de la noche. Si escucha una clase misteriosa de ruido que proviene de la recámara de su hijo, es mejor que investigue.

Cerca del 50% de los niños rechinan los dientes en algún momento, dice el doctor Jed Best, dentista pediátrico y profesor asistente clínico de odontología en la Escuela de Odontología de la Universidad de Columbia, en la ciudad de Nueva York. Muchos niños que ocasionalmente, rechinan los dientes, llamado también bruxismo, no tienen problemas por hacerlo, y muchos superan el hábito.

Pero durante los periodos agudos, el niño puede despertar en la mañana con dolor de cabeza, de dientes o aun de cara. Éste puede ser un asunto serio. "Si el rechinar de dientes persiste durante meses y años, los dientes pueden desgastarse", dice el doctor Luke Matranga, consejero del Departamento de Cuidado Dental en la Escuela Dental de la Universidad de Creighton, en Omaha, Nebraska. También se puede dañar la articulación temporomandibular, que es la unión donde la mandíbula "se une" al costado de la cabeza.

Los expertos dicen que si el rechinar es persistente en su hijo, debe consultar a su dentista, quien podría hacerle un separador especial para mantener los dientes apartados. Sin embargo, si su hijo rechina los dientes sólo ocasionalmente, puede probar estos remedios de los expertos, o hacerlo además del separador especial.

Déle un descanso a la mandíbula. Cualquier momento en que su hijo no esté masticando, tragando o hablando, los dientes superiores e inferiores no deben tocarse, dice el doctor Steven Vincent, profesor adjunto en el Colegio de Odontología en la Universidad de Iowa, en la ciudad de Iowa. Si los dientes se encuentran, se están apretando y, por lo tanto, están a un paso de rechinar, explíquelo a su hijo y pídale que trate de mantener sus dientes ligeramente separados cuando esté relajado.

Aliente el ejercicio. El ejercicio regular puede ayudar a su hijo a aliviar la tensión nerviosa y muscular, que puede ser la causa del rechinido de dientes nocturno en individuos susceptibles, dice la doctora Bernadette Jaeger, profesora asociada adjunta en la Sección de Dolor y Oclusión Orofacial en la Escuela de Odontología en la Universidad de California, en Los Ángeles.

Baje el ritmo antes de ir a dormir. No más luchas u otras actividades rudas justo antes de dormir. "Los músculos tensos necesitan tiempo de relajamiento antes de que su hijo vaya a dormir", dice Edward Grace, director de Ciencias de la Conducta en la Escuela de Odontología de la Universidad de Maryland, en Baltimore. "Haga que el momento previo a la hora de dormir sea razonablemente tranquilo." Este es un buen momento para leer un cuento al niño o estimularlo para que lea o vea un libro con dibujos.

Pruebe con un tratamiento "a dormir temprano". "Su hijo puede estar muy cansado, y eso puede propiciar que rechine los dientes mientras duerme", dice el doctor Grace. Podría ayudar si se acuesta más temprano. "Si su hijo se va a acostar normalmente a las nueve de la noche, trate de que lo haga a las ocho."

Evite el bocadillo de antes de dormir. Si los jugos digestivos están trabajando a medianoche, podrían hacer que su hijo esté más tenso durante el sueño. "No deje que su hijo coma o beba nada, excepto agua, en la hora anterior a que se vaya a dormir", aconseja el doctor Grace.

Platique con su hijo de sus problemas. Si su hijo está preocupado por una tarea problemática que le asignaron o por una obra teatral en la escuela, eso puede estar provocando que rechine los dientes durante la noche. "Si algo lo perturba, no deje que lo lleve con él a la cama", dice el doctor Grace. "Simplemente platicarlo con frecuencia reduce la preocupación." Como parte de la rutina, platique durante cinco o diez minutos con su hijo, antes de que se vaya a dormir.

Aplique compresas húmedas y tibias. Si a su hijo le duelen las mandíbulas por la mañana, moje un lienzo en agua caliente, exprímalo y aplíquelo en su quijada hasta que se sienta mejor, dice John Bogert, director ejecutivo de la Academia Estadunidense de Odontología Pediátrica de Chicago. Eso puede ayudar a aliviar el dolor.

Dolor de caballo

Adiós a las molestias

Los dolores de caballo, o dolores de costado, no avisan. En un minuto su hijo está bien y, al siguiente, está doblado con un fuerte dolor en el costado. Estos pequeños e incómodos dolores pueden presentarse cuando su hijo corrió tras la pelota de futbol, se barrió en la tercera base o sólo caminó rápido.

¿Qué causa el dolor de caballo? Nadie lo sabe de seguro, pero aparentemente sucede cuando el diafragma, el músculo que nos ayuda a respirar, no obtiene todo el oxígeno que necesita. Cuando el diafragma o el músculo abdominal frente al diafragma comienzan a tener un espasmo, esto es, contracción y relajación en periodos cortos, espasmódicos, el niño comienza con un dolor de caballo.

Puede ayudar a prevenir o detener el dolor de caballo rápidamente, con estos consejos de los expertos.

Haga calentamiento antes del ejercicio. Su hijo puede evitar la mayoría de los dolores, si se toma el tiempo de calentarse, dice Eli Glick, terapista físico en el PhyCare Physical Therapy en Fluortown y Bala Cynwyd, Pennsylvania. "Antes de correr o de cualquier otro ejercicio activo, haga que su hijo practique calistenia, como tocar los dedos de los pies y hacer sentadillas. Debe hacer esto durante 10 ó 15 minutos, para incrementar el flujo sanguíneo y la respiración", dice Glick.

Estirarse para evitar los espamos. El niño debe también estirar sus brazos y la caja torácica, sugiere Glick. Para estirar los brazos, debe tratar de alcanzar el cielo con los brazos extendidos sobre su cabeza y girar lentamente a cada lado. Con los brazos abajo hay que impulsarlos hacia adelante haciendo un movimiento completo desde la espalda y los hombros. Para expander la caja torácica, haga que el niño practique un bostezo lento, cuidadoso, estirándose lo más posible. Repita varias veces.

Estimúlelo para que esté en forma. Los dolores de caballo se relacionan generalmente con la falta de entrenamiento. "Mientras mejor sea la condición física del niño, es menos probable que tenga dolores de caballo frecuentes", dice el doctor Gregory Landry, pediatra asesor en la Clínica Hospital de Medicina del Deporte en Madison, en la Universidad de Wisconsin, y profesor asociado en el Departamento de Pediatría en la Universidad de Wisconsin-Madison Medical School. Asegúrese de que su hijo haga ejercicio regularmente, no sólo de vez en cuando. Si acaba de empezar con un programa de carrera, deberá incrementar gradualmente las distancias y la velocidad, dice el doctor Landry. Un niño de 10 años, por ejemplo, no debe correr más de 2 a 3 km al día, o no más de 10 km a la semana cuando empiece a correr distancias, según el doctor Landry. Una vez que corra esta distancia sin dolores ni espasmos, podrá ir incrementando gradualmente la distancia en 2 o 3 km a la semana.

Evítele las comidas pesadas. Engullir una pizza con un refresco gigante justo antes de un partido de futbol podrían ocasionarle, casi a cualquiera, un dolor de caballo. El estómago lleno incrementa la posibilidad de que los músculos abdominales y el diafragma tengan un espasmo, dice el doctor John F. Duff, cirujano ortopedista, fundador y director del Centro Médico Deportivo North Shore de Danvers, Massachusetts y autor de *Youth Sports Injuries*. Su hijo no tiene que evitar por completo comer, pero es mejor si sólo come algo lígero antes del gran juego.

Disminuya la intensidad. "Si a su hijo le da un espasmo al correr, debe disminuir la intensidad y caminar", dice el doctor Landry. Si no desaparece el dolor, deberá sentarse y descansar hasta que lo haga. El dolor también puede ser un signo de que el joven se está forzando demasiado y que debería suspender sus entrenamientos.

Que haga respiraciones rápidas. Las respiraciones profundas sólo hacen que el dolor sea más intenso, dice Janet Perry, terapista física en Rehabilitation Network de Portland, Oregon. Recomienda que el niño haga

A L E R T A M É D I C A

Cuándo ver al doctor

El dolor en el costado de su hijo no siempre es de caballo. Si el dolor continúa y es muy severo, su doctor debe verificar la posibilidad de apendicitis o de un desorden intestinal, previene el doctor John F. Duff, cirujano ortopedista, fundador y director del Centro Médico Deportivo North Shore en Danvers, Massachusetts, autor de *Youth Sports Injuries.* Busque atención médica, si se presentan cualquiera de estos síntomas.

- Si el dolor continúa después de ir a evacuar.
- Si el niño tiene fiebre ligera.
- Si el dolor dura más de tres horas.
- Si el espasmo sigue presentándose después de varias semanas de entrenamiento.

Nunca dé un laxante a un niño con dolor de caballo para tratar de acelerar su movimiento intestinal. Si el problema es por apendicitis y no por gases, el laxante puede acasionar que el apéndice estalle.

---

cerca de 10 respiraciones rápidas y superficiales, y después trate de regresar a su ritmo normal de respiración.

Relájelo y después dé masaje. Cuando el dolor es muy fuerte, haga que su hijo se detenga por unos segundos, se doble balanceándose ligeramente en la caderas y rodillas con las manos sobre él, sugiere Perry. Esto hace que los músculos doloridos se relajen y su hijo se sentirá mejor en un minuto o dos. Mientras tanto, quizá él quiera un masaje en la zona que le duele, lo que también puede aliviarle, según el doctor Duff.

Aplique hielo. Ayuda mucho tener una hielera portátil, en caso de que su hijo tenga una punzada. Congele un poco de agua en un cono de papel y llévelo en la hielera cuando asistan a la competencia deportiva. "Quite un centímetro del papel en la parte superior del cono y tendrá lo que llamamos un palo de hielo", dice el doctor Duff. Haga que su hijo se frote en la zona con dolor durante uno o dos minutos, sugiere. El primer contacto con el hielo es brusco, pero al recorrer la piel, realmente puede ayudar mucho. Sólo asegúrese de que continúa moviéndolo, para evitar que la piel se congele.

Encuentre un baño. Si un dolor de caballo persiste por más de unos cuantos minutos, hay una buena posibilidad de que el dolor sea causado por gases, más que por un espasmo muscular. Hay una forma rápida de averiguarlo. Pregunte a su hijo si necesita ir al baño. Si es así, el problema puede ser dolor por gas y lo superará en cuanto vaya al baño a evacuar.

Dolor de cabeza

La forma en que los doctores lo alivian

Si usted es como muchos padres, probablemente pensará que los dolores de cabeza son algo que los niños le dan, no algo que le da a los niños. Pero las investigaciones indican que del 50 al 70% de los niños en edad escolar han experimentado un dolor de cabeza, según el doctor Francis J. DiMario hijo, profesor asistente de pediatría y neurología en la Universidad de Connecticut, en Farmington.

"Las causas de los dolores de cabeza en los niños son muy similares a las causas de los dolores de cabeza en los adultos", dice el doctor DiMario. "Tienen dolores de cabeza por tensión, jaquecas asociadas con lesiones, enfermedad o fiebre y migrañas." Cerca del 10% de los niños con dolor de cabeza tienen migrañas crónicas.

Todas las clases de jaquecas infantiles generalmente responden a los mismos tratamientos que usan para los adultos, desde analgésicos que no requieren receta médica y compresas calientes en jaquecas ocasionales, hasta fármacos que requiere receta médica y biorreacción para jaquecas crónicas. Aun si el dolor de cabeza en su hijo requiere intervención profesional, los expertos dicen que todavía quedan algunas medidas que puede adoptar en casa, para hacer más eficaz cualquier tratamiento.

Antes de intentar cualquiera de estos remedios, lea "Alerta médica", en esta página, para determinar si el dolor de cabeza en su hijo puede ser un síntoma de algo más serio.

Inténtelo con un analgésico probado. "Los analgésicos sencillos, como el acetaminofén (Tylenol, Tempra, Panadol infantiles) son perfectamente aceptables y efectivos en los dolores de cabeza infantiles, igual que sucede con los adultos", dice el doctor DiMario. Examine las instrucciones del paquete para conocer la dosis correcta, según la edad y peso de su hijo, y si es menor de dos años, consulte a su médico.

Aplique una compresa que lo alivie. "Algunos niños gustan de las compresas calientes en la cabeza y otros, de las frías. Necesita experimentar", dice el doctor William Womack, psiquiatra infantil y codirector de la Clínica para Manejo del Estrés, en el Hospital Infantil y Centro Médico, y profesor asociado de psiquiatría infantil en la Escuela de Medicina de la Universidad de Washington, ambos en Seattle. "Mantenga puesta la compresa durante 30 minutos; vuelva a humedecerla cada vez que sea necesario", dice.

A L E R T A M É D I C A

Cuándo ver al doctor

Aunque es raro, los dolores de cabeza pueden llegar a ser síntomas de problemas serios, como la meningitis, un tumor o una hemorragia cerebrales, según la doctora Loraine Stern, profesora de pediatría en la Universidad de California, en Los Ángeles. Dice que usted debe llamar al médico, si la jaqueca de su hijo:

- Está acompañada por fiebre, vómito, cuello rígido, letargo o confusión.
- Empezó después de un golpe en la cabeza.
- Sucedió en la mañana, acompañado por náusea.
- Se va intensificando a medida que pasa el día o de un día para otro.
- Se inició con una tos o estornudo.
- Interfiere con la escuela o con otras actividades.
- Se limita a un solo lado de la cabeza.

Recuéstelo. "El descanso parece ser una de las formas más efectivas para reducir un dolor de cabeza con migraña", dice el doctor DiMario. "Muchas enfermeras escolares permiten que los niños con jaqueca se recuesten durante media hora. A menudo, es todo lo que se necesita. No necesariamente tienen que dormir. El solo descanso y la tranquilidad durante media hora son suficientes para ayudar." Si su hijo es muy sensible a la luz brillante durante un episodio de migraña, oscurezca la habitación para que pueda descansar, agrega el doctor Womack.

Frote y elimine el dolor. Como en los adultos, los niños con dolores de cabeza por estrés pueden encontrar alivio al reducir el estrés. "Si su hijo está muy estresado, el masaje relajante podría ayudarle", dice el doctor Alexander Mauskop, director del Centro de Jaquecas de Nueva York, en la ciudad de Nueva York, quien también es profesor asistente de neurología en el Centro de Ciencias de la Salud de la Universidad del Estado de Nueva York, en Brooklyn.

"Si los músculos alrededor del cuero cabelludo o las sienes están tensos, frotarlos con cuidado puede ser útil", dice el doctor DiMario. "Pero a algunos niños no les gusta, porque el cuero cabelludo está muy sensible para ser tocado." Si el niño pide que se detenga, no insista, pero a muchos niños les gusta ese toque cariñoso de las puntas de los dedos de los padres.

Haga del ayuno un delito. Asegúrese de que su hijo no se salte las comidas, especialmente el desayuno, que es la más importante, previene el doctor Mauskop. "Irse por todo el día y sin comer es una buena forma de ganar una jaqueca o de agravar la que ya tenga", dice.

Observe el rollo de carne, fíjese en la pizza. Usted puede llegar a detectar un vínculo al poner atención en lo que su hijo come y cuándo empiezan los dolores de cabeza. "En algunos niños susceptibles, los dolores de cabeza surgen ante ciertos alimentos, como chocolate, cacahuates, carne procesada y queso añejo", dice el doctor DiMario. "La pizza y la comida china, si contienen glutamato monosódico, pueden ocasionar dolores de cabeza en algunos niños." Si usted cree que ha descubierto una posible conexión, haga que su hijo evite los alimentos de los que sospecha y vea lo que ocurre.

Controle la cafeína. Así como los adultos dependen de su acostumbrado café matutino, los niños pueden sufrir de jaquecas de ajuste cuando no han obtenido su "dosis" diaria de cafeína. "Las jaquecas por falta de cafeína son comunes en los niños que beben refrescos de cola y comen mucho chocolate, ya que ambos la contienen", dice el doctor Mauskop. Si su hijo es susceptible, podría necesitar limitarle estrictamente esos artículos y ofrecérselos solamente como algo ocasional.

Registre los cambios de humor. Más que relacionadas con alimentos, las jaquecas de algunos niños tienen raíces emocionales, dice el doctor Kenneth Covelman, director de servicios psicosociales para el Programa de Manejo del Dolor en Pediatría, en el Hospital Infantil de Philadelphia. "Al registrar no sólo las jaquecas de su hijo, sino sus cambios de humor y actividades durante varios días o semanas, algunas veces puede descubrir un patrón. Por ejemplo, puede tener jaquecas justo antes de los exámenes en la escuela o después de algún debate", dice el doctor Covelman.

Tenga un plan para disminuir tensiones. "Si ha identificado un factor emocional en las jaquecas de su hijo", dice el doctor Covelman, "ayúdele a formular un plan para enfrentarlo". Su hijo se sentirá mucho mejor, si tiene mayor control sobre las situaciones, sugiere el doctor Covelman.

"Por ejemplo, si las jaquecas se presentan después de peleas y disgustos con su hermana, hablen sobre lo que pueden cambiar la próxima vez que jueguen juntos. Mediante un juego, ensaye lo que él podría decirle, como: 'No me gusta que me hagas eso, así que no voy a jugar contigo sino hasta que te disculpes'." Al tener un plan de acción, podría disminuir la tensión que ocasiona los dolores de cabeza, dice el doctor Covelman.

No descarte sucesos fortuitos. Si después de observar los dolores de cabeza de su hijo durante varias semanas, no detecta factores emocionales o relacionados con la dieta, amplíe el enfoque de su búsqueda, sugiere la doctora Loraine Stern, profesora clínica asociada de pediatría en la Universidad de California, en Los Ángeles. "Escriba cómo estaba el clima, cuánto tiempo durmió su hijo la noche anterior a su jaqueca... todos los factores posibles en los que pueda pensar."

"Tuve el caso de un niño cuyas jaquecas aparentemente provenían del reflejo de la luz del sol sobre la superficie de su alberca", dice la doctora Stern. "Sus padres se dieron cuenta de que cuando iba a la alberca a cierta hora del día, la luz reflejada por el agua ocasionaba la jaqueca. Con frecuencia, las cosas disparatadas como éstas son las que se pierden de vista, a menos que lleve un registro."

Dedique algún tiempo a algo divertido. Muchos niños que sufren de jaquecas recurrentes han caído en la trampa de "todo es trabajo y no hay juego", según el doctor Womack. Necesitan programar alguna diversión.

"En mi clínica veo muchos niños bien estimulados, con grandes logros, pero demasiado intensos", dice. "Están en muchas actividades extracurriculares y se preocupan por obtener buenas calificaciones. Son perfeccionistas, personalidades tipo A, que se conducen realmente a lograr sus metas. Para ellos, las jaquecas se han convertido en el barómetro del estrés en sus vidas."

Si su hijo es así, el doctor Womack le sugiere que le ayude a decidir los logros más importantes y suspender el resto. "Eso le permitirá tener tiempo libre para relajarse y divertirse", dice el doctor Womack. "Los niños necesitan recordar que las cosas no tienen por qué ser perfectas todo el tiempo."

Neutralice la jaqueca de Nintendo. Las jaquecas por tensión muscular son el resultado frecuente del estrés mental. Pero a veces puede haber una causa meramente física, señala la doctora Stern. Por ejemplo, si su hijo juega mucho al video o trabaja en una computadora, puede propiciar un dolor de cabeza al mantener su cabeza en una sola posición durante demasiado tiempo. Aliéntelo a moverla ocasionalmente o a tomar descansos frecuentes.

Aproveche el poder curativo de la imaginación. La visualización, la biorreacción y otras técnicas especiales de relajación a menudo se emplean con los profesionales para ayudar a los pacientes a eliminar las jaquecas. Pero es posible que los padres puedan enseñar a sus hijos en casa algunas técnicas y habilidades básicas para relajarse, dice el doctor Womack.

Sugiere probar esta técnica: "Pida al niño que imagine que está tomando un baño caliente en la regadera, y que cada parte del cuerpo donde el agua cae se siente más relajada de inmediato. O haga que se imagine a sí mismo entrando lentamente en una piscina tibia, donde el agua cubre primero los dedos de sus pies, después los tobillos, y así sucesivamente. Esta es una forma de relajación muscular progresiva que puede resultar menos aburrida que los ejercicios formales para lograrla".

También participe en el asunto. Si su hijo está aprendiendo técnicas de relajamiento, usted también debería aprenderlas, dice el doctor Covelman.

"Los niños menores pueden requerir ayuda al practicar las técnicas en casa, y es muy útil que los padres puedan hacerlo también", dice.

Apóyelo sin regaños. Los niños con dolores de cabeza crónicos necesitan practicar sus habilidades de relajamiento con regularidad, dice el doctor Womack. "Desafortunadamente, muchos niños encuentran aburrida cualquier práctica de repetición, como por ejemplo tener que ensayar el piano." Pero si los regaña, dice, resulta contraproducente, pues sólo origina más estrés. Mejor, apóyelo.

"Además de buscar más tiempo y lugar disponible para que el niño practique", dice el doctor Womack, "necesita recordarle que es algo importante que él debería querer hacer por sí mismo. Si le otorga al niño la responsabilidad primaria, pero le aclara que usted quiere ayudarle a tener éxito, muchos niños lo aceptarán."

Dolor de estómago

Alivio para una barriga adolorida

Son las seis de la mañana y la débil voz que se escucha desde la litera es apologética: "Mami, me duele la barriga".

Y de pronto usted piensa: "Todas las cosas que *tengo* que hacer hoy", a medida que intenta prever cómo el dolor de barriga de una personita puede afectar su trayecto diario, su carrera, su vida. Pero la más importante entre sus preocupaciones es el pensamiento casi penoso: "¿En *realidad* le dolerá el abdomen?".

Si su hijo tiene menos de 12 años, es casi seguro que la respuesta sea sí, dice la doctora Catherine Dundon, pediatra de Goodlettsville, Tennessee, quien es madre de dos niños, de seis y nueve años. "Los niños menores de 12 años no tienen la habilidad para fingirse enfermos", dice. Si su hijo le dice que le duele, puede asumir que le duele.

Muchas veces el dolor de estómago en los niños es el resultado de indigestión, estreñimiento o alteración nerviosa, dice la doctora Dundon. Si los síntomas son severos, usted deseará llamar pronto al doctor. Si no, hay muchas cosas que puede hacer para cuidar esa barriga. Aquí está lo que recomiendan los médicos.

Aplique calor. Muchos niños sienten que el calor les proporciona un gran alivio cuando les duele la barriga, dice el doctor Bruce Taubman, profesor clínico adjunto de pediatría en la Escuela de Medicina de la Universidad de Pennsylvania, en Philadelphia, y autor de *Your Child's Symptoms*. Un bebé puede sentirse cómodo si coloca una botella de agua caliente sobre las piernas de usted y después lo coloca boca abajo sobre la botella. Los niños mayores pueden usar un cojín eléctrico, pero deberá estar graduado en temperatura baja, y usarse siempre en compañía de un adulto. (Un niño no debe acostarse sobre el cojín eléctrico, sino sobre su espalda, con el cojín sobre el abdomen, según el doctor Taubman.)

A L E R T A M É D I C A

Cuándo ver al doctor

"Muchos padres temen que sea apendicitis cada vez que su hijo se queja de dolor de estómago", dice el doctor Bruce Taubman, profesor clínico adjunto de pediatría en la Escuela de Medicina de la Universidad de Pennsylvania, en Philadelphia, y autor de *Your Child's Symptoms*. "Pero un niño con apendicitis no andará caminando por ahí y diciendo: 'Me duele la barriga'. Estará con un dolor muy severo."

"Un niño que no pueda levantarse o que se retuerce del dolor necesita que lo vea un médico de inmediato", dice el doctor Don Shifrin, pediatra de Bellevue, Washington, presidente local de la Academia Estadunidense de Pediatría en el Estado de Washington. "Lo mismo se debe hacer cuando un niño, además del dolor, tiene fiebre con náusea o vómito no asociados con las comidas. Un niño que desarrolla dolor, incomodidad significativa o vómito, después de una caída o de haber recibido un golpe en el abdomen, también debe ser examinado." Debe llamar de inmediato a su médico para solicitar una cita, si empiezan estos síntomas, o llevar al niño a una sala de urgencias lo antes posible, si el pediatra no está disponible.

Reduzca la carga de trabajo del estómago. "También es una buena idea que descanse el intestino", opina el doctor Taubman. Suspenda los alimentos sólidos durante 24 horas. "Déle al niño muchos líquidos, como agua mineral, agua, Gatorade, caldo de pollo", dice el doctor Taubman. Pero mantenga lo demás en la alacena.

Quite el dolor con medicamentos. "El acetaminofén (Tempra, Panadol o Tylenol infantiles) reducirá el dolor", dice el doctor Taubman. Revise en el paquete las indicaciones para la dosis correcta, según el peso y la edad de su hijo, y si es menor de dos años, consulte a su médico.

Nunca cubra el problema con codeína. Una cosa que *no debe* hacer en un caso de dolor abdominal es dar a su hijo medicamentos con base de codeína que hayan sobrado de una enfermedad anterior, previene el doctor Don Shifrin, pediatra particular de Bellevue, Washington y presidente local de la Academia Estadunidense de Pediatría en el Estado de Washington. Es posible que pueda aliviar el dolor temporalmente, pero también puede ocultar el progreso de algo serio, como una apendicitis, una obstrucción o una infección.

Dé tiempo a las evacuaciones. "A medida que nuestras vidas se aceleran, una de las cosas que no damos a nuestros hijos es el tiempo necesario para ir al baño", dice la doctora Dundon. De hecho, la forma en la que aceleramos a nuestros hijos, tanto en la casa como en la escuela, está causando más casos de estreñimiento, dice.

"Cuando menos atiendo a un niño a la semana en el consultorio que ha retenido la evacuación por tanto tiempo y tan a menudo que su intestino se ha dilatado y ya perdió gran parte de su habilidad para mover los desechos a través de él", dice la doctora Dundon. Como resultado, los desechos se impactan en el intestino y el líquido de la parte superior del intestino se filtra a través de lo impactado y sale hacia la ropa del niño.

"Un niño que tenga un impacto tendrá, con frecuencia, dolor abdominal después de comer", dice.

La forma de prevenir tanto el problema como el dolor es darle a su hijo de cinco a diez minutos de tiempo *ininterrumpido* en el baño durante las mañanas, sugiere la doctora Dundon. "Muchas casas son un zoológico por las mañanas, pero hágalo como parte de la rutina, como el cepillado de dientes", dice. Haga que su niño se siente en el inodoro y lea un libro o escuche un cuento. No deje

Terapia manual para una barriga que duele

Cuando un niño tiene un dolor de estómago moderado, más que uno severo, el masaje es una buena forma de aliviarlo, dice Ann Linguiti Pron, enfermera en pediatría que ejerce en forma particular en Willow Grove, Pennsylvania, especialmente si está siendo causado por exceso de gas, estreñimiento o cólico.

Aun si el niño es un bebé, sugiere Pron, debe decirle que va a dar masaje a su barriga para ayudarle a sentirse mejor. Entonces empiece a dar un masaje lento y con cuidado en el sentido de las manecillas del reloj, con movimientos circulares que imiten los movimientos de los alimentos y el gas a través del sistema digestivo, dice Pron. Si lo hace correctamente, agrega, quizá no sólo alivie el dolor de su hijo, sino alentar que lo que *causa* el dolor se mueva hacia la salida.

Aquí hay algunas formas de ayudar a aliviar el dolor.

- Haga que su hijo se recueste sobre su espalda, y frote con un trozo de vegetal o aceite para masajes entre las palmas de sus manos para entibiarlo. Con su mano engrasada, haga masajes en el abdomen en el sentido de las manecillas del reloj, en movimiento circular, iniciando justo por debajo de la caja torácica, rodeando hasta la ingle y vuelva a subir al través del abdomen, dice Pron. Continúe con el movimiento circular durante varios minutos, y después cambie de mano.

- Con el niño todavía sobre su espalda, coloque una mano horizontalmente, justo bajo la caja torácica, y deslícela hacia abajo directo hacia la ingle, como si estuviera barriendo granitos de arena del abdomen. Alterne las manos, en forma rítmica, para dar masaje al abdomen con los golpecitos de barrido. Repítalo varias veces, después vuelva a dar masaje al abdomen con un movimiento circular cuidadoso.

- Si su hijo no ha comido en la última hora, puede probar también levantarle las piernas mientras hace el movimiento de barrido, dice Pron. Sostenga sus pies con una mano y levántelos casi a un ángulo de 90 grados, mientras continúa el barrido con la otra mano. Es fácil levantar los pies de un bebé o un niño pequeño. Si el niño ya es mayor, puede pedirle que se recueste y doble las piernas con sus pies sobre el suelo.

- Para que un bebé se sienta mejor, en caso de gases o cólico, ayúdele a doblar sus rodillas, en vez de levantarle las piernas, sugiere Pron. Levante una pierna y dóblele la rodilla con cuidado hacia el abdomen, y regrésela rápidamente. Haga lo mismo con la otra pierna. Después, doble ambas piernas y regréselas juntas. Repita el ejercicio y vuelva a dar masaje a la barriga de su niño.

que nadie entre y lo presione. Sólo déle la oportunidad y deje que la naturaleza tome su curso.

Abrácelo para quitar el estrés. "Si su hijo no está estreñido o vomitando, el dolor abdominal puede ser causado por el estrés", dice la doctora Dundon. "El dolor por estrés es algo que los adultos generalmente sentimos en nuestras cabezas, y los niños, en su estómago." Algunas causas de estrés pueden ser un cambio en la familia o una defunción.

¿Cómo puede ayudar? "Lo que necesita un niño con dolor de estómago por estrés es amor", dice Ann Linguiti Pron, enfermera diplomada en pediatría que ejerce por su cuenta en Willow Grove, Pennsylvania. Los mimos, abrazos y besos con frecuencia son suficientes para aliviar un abdomen tenso y para quitar el dolor, dice.

Pregunte sobre la escuela. "Sin embargo, si un niño continúa quejándose de dolor abdominal durante la semana, podría haber un problema en la escuela que no ha podido verbalizar", dice Pron. "Él necesita hablar con usted, y quizá con su maestro o con su consejero también."

Así que no importa lo que usted haga por un lado, llegue un poco tarde al trabajo si lo requiere, pero siéntese y hable con su hijo. El problema puede ser tan sencillo como un abusón en la parada del camión, un maestro que perdió el control o que a su hijo le tocó sentarse en un pupitre cercano a alguien del (¡horroroso!) sexo opuesto.

Cualquiera de estas situaciones pueden hacer que su hijo quiera evitar la escuela, dice la doctora Dundon. "Pero aun si la 'escuelofobia' es la culpable, cuando el niño dice que le duele la barriga, es cierto. Y no necesita que usted le diga que no lo es. Eso sólo lo lastimará por segunda vez."

En su lugar, dice la doctora Dundon, cuando su hijo se queje de dolores abdominales antes de la escuela, ofrézcale abrazos y halagos amables, en tanto aprende a manejarse. Entonces, una vez que haya salido de la escuela, levante el teléfono y llame a su maestra. Si ella sabe que está teniendo dolores de estómago previos a la escuela, quizá pueda reducir el estrés en la escuela al no estarlo llamando en clase, al cambiar a Billy, el abusivo, al otro lado del salón de clases u ofreciéndole mayor apoyo y reconocimiento del que normalmente brindaría por estar ocupada en su clase.

Dolor de muelas

Ayuda para disminuir el sufrimiento molar

Su hijo se le acerca presionando un costado de su cara: le duele una muela, y quiere que usted lo cure. Sin embargo, éste es un tipo de dolor que un beso cariñoso no puede curar. Llama al dentista de inmediato y hacer una cita, pero la más próxima es hasta mañana por la tarde. ¿Ahora qué?

"Un dolor de muelas puede ser causado por muchos problemas", dice el doctor Edward Grace, director de Ciencias de la Conducta en la Escuela Dental de la Universidad de Maryland, en Baltimore. "Aunque pueda tratarse de una caries, también puede haber una fractura en el esmalte, una pieza permanente puede estar tratando de salir, la encía puede estar irritada o sólo es un diente de leche flojo que causa incomodidad."

Como es muy probable que usted no sepa con certeza lo que está causando el dolor a su hijo, los expertos sugieren que haga la prueba con todos los remedios que sean necesarios, dentro de los que se presentan a continuación, para ayudarle a controlar el dolor durante las horas que todavía faltan para ver al dentista.

Busque lo obvio. "A veces un pedazo de comida se incrusta entre dos dientes y causa irritación", dice el doctor William Kuttler, dentista de Bubuque, Iowa, quien durante 20 años ha tratado niños. Busque cuidadosamente en la zona donde su hijo tiene el dolor, utilizando una lamparita si es necesario, para ver si hay algo atorado ahí. Entonces trate de remover cualquier material con hilo dental, o haga que su hijo lo intente, si ya es lo suficientemente grande. (Los niños de siete u ocho años ya pueden manejar bien el hilo dental.)

144

Pruebe un enjuague de agua salada. Si nota que la encía está un poco hinchada o irritada, un enjuague con agua salada puede ser el boleto hacia el alivio. "Mezcle una cucharadita de sal en un vaso de 240 ml de agua caliente", aconseja el doctor Luke Matranga, dentista y consejero del Departamento de Cuidado Dental en la Escuela de Odontología en la Universidad de Creighton, en Omaha, Nebraska. "Haga que su hijo haga buches enérgicos para que el agua salada circule por toda la boca y la escupa." Repítalo cada dos o tres horas.

Pruebe con un buche de agua caliente. Si no puede ver ninguna irritación en la encía, el agua caliente sola puede ayudar. Si su hijo tiene erosionado o roto el esmalte de una pieza dental, al bañar esa pieza con agua caliente puede ayudar a aliviar el dolor", dice el doctor Matranga. Déle a su hijo un vaso lleno de agua caliente para hacer buches y enjuagar bien su boca y repítalo cuantas veces sea necesario cada vez que se vuelva a presentar el dolor. (Puede tragar el agua si lo desea, o escupirla.)

O pruebe con un buche de agua fría. Si el agua caliente no ayudó, pruebe con agua fría. "Hay algunas causas de dolor de dientes o muelas que se mejoran con un enjuague de agua fría", dice el doctor Grace. "Puede tomar una taza de agua fría de camino al dentista, para que su hijo pueda hacerla circular dentro de la boca y tragarla durante el camino."

Aplique hielo. Si el dolor es muy severo, el hielo puede brindarle alivio. Envuelva una bolsa con trozos de hielo en una toalla y sosténgala contra la parte de la mandíbula que duele, sugiere el doctor Kuttler.

Opte por alimentos suaves y líquidos tibios. Una pieza dental dolorida puede empeorar, si su niño mastica sobre ella al comer, dice el doctor Matranga. Opte por la sopa, caldo o cosas suaves, pero evite los alimentos muy calientes. Si el frío le irrita, evite también las bebidas frías y el helado.

Seleccione alimentos sencillos. Si el problema parece estar en la encía irritada, los alimentos condimentados provocarán mayor dolor, dice el doctor Matranga. "Aléjelo del vinagre, la mostaza y la sal, por ejemplo, porque pueden irritar la zona", dice. También deberá evitar alimentos dulces o jugos, porque si el problema es una caries, el azúcar empeora el dolor.

Que mantenga los labios unidos. "Diga a su hijo que mantenga unidos los labios y la mandíbula relajada, para que los dientes superiores e inferiores no se toquen", dice el doctor Grace. "Eso evitará que ejerza presión sobre cualquier pieza sensible o lastimada, así como la entrada del aire, que puede hacer doler la pieza sensible al frío."

Déle un analgésico que no requiera receta médica. Los productos que no requieren receta médica, como el acetaminofén (Panadol, Tempra, Tylenol infantiles) pueden ayudar a aliviar el dolor, dice el doctor Steven Vincent, profesor adjunto del Colegio de Odontología de la Universidad de Iowa, en la ciudad de Iowa. Revise en el paquete las instrucciones para la dosis correcta, según la edad y el peso de su hijo. Si su niño es menor de dos años, consulte a su médico. No se debe dar aspirina a los niños por el riesgo que existe del síndrome de Reye, un padecimiento neurológico que puede ser mortal.

Use un poco de eugenol. Algunos de los productos analgésicos orales que no requieren receta médica, como el Dentemp, contienen eugenol, que se hace con aceite de clavo. Es la misma especia que utiliza para cocinar el jamón horneado. "O también puede intentar con algún otro medicamento oral contra el dolor, como Num-Zit o Anbesol", dice el doctor Kuttler. Algunos de ellos contienen aceite de clavo. Siga las instrucciones del paquete para dosis y forma de aplicación.

Distraiga al niño. Hay muchas formas en las que puede ayudar a que su hijo no se concentre en el dolor mientras esperan la cita con el dentista, dice el doctor Kuttler. Deje que su hijo se recueste en un sillón confortable y léale algo o ponga su película de video favorita o el programa de televisión que le agrada. También puede distraerlo con juegos o escuchando música, en lo que llega la hora de ir al dentista.

Dolor por gases

Cómo hacer estallar las burbujas

Los niños los tienen, los bebés los tienen, los que están en edad escolar los tienen y los adolescentes también. Los padres también tienen. El tener gases es parte de la condición humana. Se los podría nombrar como un gran común denominador, si realmente quiere inflar la materia.

El gas puede ser causado por el aire que se traga, por los alimentos que lo producen o por ciertos desórdenes que interfieren con la habilidad que tiene el organismo para absorber los alimentos. Cualquiera que sea la fuente, el aire debe salir del tracto gastrointestinal, ya sea eructando o eliminándolo.

Todos los bebés son un poco gaseosos, pues tienden a succionar aire cuando están tomando su alimento, ya sea del pecho o del biberón. "Algunos bebés manejan los gases sin ningún problema. Pero otros, que pueden tener un tracto gastrointestinal espástico o inmaduro, se sienten muy incómodos al digerir sus alimentos", señala el doctor Michael J. Pettei, profesor adjunto de pediatría en la Escuela de Medicina Albert Einstein de la Universidad Yeshiva en Bronx, Nueva York, y uno de los jefes de la División de Gastroenterología y Nutrición en el Schneider Children's Hospital del Long Island Jewish Medical Center, en New Hyde Park, Nueva York.

"Un bebé debe superar su problema con el desarrollo, pero durante sus primeros meses de vida, puede estar muy molesto. Puede encoger sus piernas y llorar inconsolablemente cada vez que tenga dolor por gases", dice el doctor Pettei. "Algunas personas le llaman cólico a esta condición, aunque no todos los 'bebés con cólico' tienen problemas gastrointestinales."

ALERTA MÉDICA

Cuándo ver al doctor

Los dolores ordinarios por gas se disipan sin muchas fanfarrias, dice el doctor Abraham Jelin, consejero asistente del Departamento de Pediatría y director de Gastroenterología Pediátrica en el Centro Hospitalario de Brooklyn, en Nueva York. Sin embargo, debe comunicarse con su médico ante un dolor de estómago persistente, especialmente en la parte derecha inferior del abdomen, pues podría indicar apendicitis. "Si su hijo se ve muy enfermo, se queja de dolor agudo, persistente o crónico, o tiene dolor acompañado por fiebre, vómito, diarrea o pérdida de peso, consulte a su médico", dice el doctor Jelin.

En ocasiones, los niños mayores tienen dolor de estómago relacionado con gas, que dura por unos cuantos minutos. Si el dolor persiste o es prolongado, debe consultar a su pediatra, dice el doctor Abraham Jelin, consejero asistente del Departamento de Pediatría y director de Gastroenterología pediátrica en el Centro Hospitalario de Brooklyn, en Nueva York.

Los bebés y los niños mayores pueden obtener alivio con algunos de estos consejos para reducir los gases.

Para bebés

Trate con un biberón diferente. Hay muchos diseños diferentes de biberones y también hay gran variedad en tamaños y formas de chupones. Si el gas es un problema, trate de cambiar los biberones, los chupones o ambos. "Algunos niños pueden tragar menos aire cuando beben en una combinación de biberón y chupón que es la correcta para ellos. Por eso, experimente con unas cuantas variedades", sugiere el doctor Pettei.

Aliméntelo a un ángulo de 45 grados. Los bebés deben sostenerse semierguidos, en un ángulo de 45 grados, cuando se les da de comer, dice el doctor Jelin. "Su bebé todavía traga aire en esta posición, pero el aire tragado forma una burbuja de aire en la parte superior del estómago", explica. La ventaja de hacer esto es doble: le es más fácil hacer que su bebé saque el aire y hay menos probabilidades de que el aire pase del estómago al tracto intestinal, donde causaría mayores molestias, dice el doctor Jelin.

Haga eructar al bebé en posición vertical. El doctor Jelin recomienda que saque el aire al bebé sosteniéndolo en posición vertical. Levántelo de tal forma que el abdomen del bebé descanse contra el pecho de usted, con su cabeza en el hombro. En esta posición el gas permanece encima del líquido en el estómago y es fácil eructarlo. "Evite tratar de sacarle el aire al bebé en posición horizontal, como, por ejemplo, encima de sus rodillas", dice el doctor Jelin, "ya que facilitaría que el gas pasara del estómago al intestino delgado".

Interrumpa para que salga el aire. Un bebé que tiene problemas con los gases con frecuencia mejora al sacar el aire a la mitad de su toma de alimentos, dice el doctor Pettei. Cuando su bebé haga una pausa al estar succionando del pecho o del biberón, levántelo con cuidado en posición vertical y vea si eructa.

No lo alimente demasiado. Si alienta a su bebé a comer más de lo que quiere, pueden agravarse los problemas por los gases, "Deje que el bebé determine cuánto quiere comer", aconseja el doctor Pettei, "ya que la sobrealimentación sólo lo hará sentirse más incomodo".

Para niños mayores

Disminuya la velocidad en la mesa. Los niños mayores pueden tener dolores por gas si comen corriendo y tragan mucho aire, dice Eileen Behan, dietista y autora de *Microwave Cooking for Your Baby and Child*. "Examine también su propia velocidad", sugiere Behan. "Su hijo puede haber aprendido de usted el modo veloz para comer. En ese caso, a todos les haría un bien si deliberadamente intenta bajar la velocidad y disfrutar la comida."

Revise los vegetales. Algunos alimentos son altos en carbohidratos complejos que no son completamente digeribles en el intestino delgado. Ellos tienden a producir gas. "La coliflor, las coles de bruselas, col y brócoli con frecuencia son consideradas como ofensoras, porque ocasionan que algunas personas tengan muchos gases", dice Behan.

"Si uno o todos estos vegetales le ocasionan dolor por gases a su hijo, empezará a sentirse incómodo como dos o cuatro horas después de comer", dice Behan. Al usar este parámetro, usted y su niño podrán detectar al causante del problema y reducir el tamaño de la porción. "Esos vegetales realmente son muy nutritivos y buenos para usted. Si a su hijo le gustan, trate de reducirlos, en vez de suprimirlos", sugiere Behan.

Remoje los frijoles. Para reducir los efectos gaseosos de los frijoles secos, remójelos en agua durante varias horas, renovándola unas cuantas veces, antes de cocerlos, aconseja Behan. "El remojo y enjuague a los frijoles no reduce su contenido proteínico", agrega.

Use gotas de Beano. Una cuantas gotas del producto enzimático llamado Beano, justo antes de comer, también puede ayudar a prevenir el gas. El Beano está a la venta en tiendas de productos para la salud y farmacias estadunidenses.

Evite el sorbitol. El sorbitol es un edulcorante artificial que se encuentra en muchos alimentos libres de azúcar, incluidas algunas gomas de mascar y mentas; puede causar distensión abdominal y gas, dice el doctor Jelin. Si el dolor por gases es un problema para su hijo, trate de eliminar de su dieta los alimentos hechos con sorbitol.

Vigile si traga aire. "Cualquier cosa que cause que un niño trague aire puede contribuir a generar gases", dice el doctor Jelin. Por eso su hijo podría necesitar dejar de mascar goma, de chupar caramelos macizos y de beber refrescos carbonatados (especialmente con popote).

Examine la conexión con lácteos. En los niños mayores los gases pueden ser causados por la intolerancia a la lactosa, dice el doctor Pettei. Los niños con esta afección no producen suficiente lactasa, la enzima que se requiere para digerir el azúcar en la leche (lactosa).

Si cree haber encontrado una conexión entre los alimentos lácteos y los síntomas en su hijo, vea al médico. La intolerancia a la lactosa se puede diagnosticar con un examen muy simple. Si se detecta que ésa es la causa del dolor que le ocasionan los gases a su hijo, su doctor podría recomendarle que limite los productos lácteos y que tome un complemento de enzimas, o beber una clase especial de leche que contiene lactasa.

Dolores del crecimiento

Lo que se requiere para detener el dolor

Algunas veces, entre los cuatro y los nueve años, su hijo puede experimentar lo que frecuentemente se llama "dolores del crecimiento". Estos misteriosos dolores se presentan en las piernas, generalmente por la noche, y pueden durar desde minutos hasta horas y después desaparecer. Estos episodios con frecuencia suceden varias veces por semana y pueden continuar durante un año o más.

Usted podría sorprenderse al aprender que los dolores del crecimiento no tienen que ver con el desarrollo. "De hecho, el mejor nombre para esta condición es, sencillamente, el de dolor infantil en las extremidades", dice el doctor Bram H. Bernstein, profesor de pediatría clínica en la Universidad del Sur de California y Jefe de Reumatología en el Hospital Infantil en Los Ángeles.

Pero los doctores todavía no tienen todas las respuestas sobre los dolores del crecimiento. "En algunos niños, parecen ubicarse en los músculos, mientras que otros tienen el dolor en los huesos", señala el doctor Bernstein.

En muchos casos, los dolores del crecimiento no son más que irritaciones musculares causadas por ejercitar demasiado los músculos tensos. "Es similar a la forma en la que usted o yo nos sentiríamos mañana, si hoy escaláramos una montaña", dice el doctor Bernstein. "Muchos de esos niños son muy activos. Los músculos tensos no duelen mientras están haciendo algo, sino comienzan a doler cuando se relajan por la noche. En otros pacientes, sin embargo, realmente nunca sabemos la causa."

A L E R T A   M É D I C A

Cuándo ver al doctor

A veces el dolor de piernas en los niños puede ser un signo de condiciones serias, como la artritis reumatoide, dice el doctor Bram H. Bernstein, profesor de pediatría clínica en la Universidad de California del Sur y jefe de Reumatología en el Hospital Infantil de Los Ángeles. Aconseja establecer contacto con un médico, si cualquiera de estos síntomas acompañan al dolor.

- Fiebre.
- Hinchazón en músculo o articulaciones.
- Fatiga excepcional, pérdida del apetito y pérdida de peso.
- Cojera.
- Dolores matutinos al despertar.

Una cosa sí saben los expertos sobre los dolores del crecimiento: no son calambres musculares. Aquéllos son un conjunto específico: un dolor severo, generalmente en la pantorrilla, causado por un espasmo. "En los calambres, generalmente usted puede ver el espasmo en el músculo. Ese no es el caso de los dolores del crecimiento", dice el doctor Bernstein.

Hay algunos remedios sencillos para los dolores del crecimiento "pero es difícil predecir cuáles serán efectivos en un caso dado", dice el doctor Bernstein. "Una vez que su médico ha descartado un padecimiento serio, como artritis, posiblemente requiera probar varios remedios hasta encontrar el que sirva con su hijo."

Tranquilícelo con palabras. El dolor es atemorizante para los niños, aun si la causa es una contractura muscular. "Explique a su hijo que los dolores en las piernas probablemente son causados por demasiado ejercicio y que pasarán pronto", dice el doctor Bernstein. "Tranquilizarlo es lo más importante, pues los niños necesitan saber que lo que experimentan no es el resultado de un padecimiento terrible."

Combata el dolor con un analgésico. "Un analgésico suave, como el acetaminofén (Tylenol, Tempra, Panadol infantiles), quizá sea todo lo que el niño necesite", dice el doctor Bernstein. Revise en el paquete la dosis correcta, según la edad y el peso del niño, o consulte con su médico. Si una medicina suave no funciona, dice, pregunte a su doctor sobre el ibuprofén, un fármaco antiinflamatorio que, para uso en niños, solo se vende bajo prescripción médica. "El ibuprofén parece funcionar mejor que el acetaminofén en muchos casos, aunque no se sabe por qué", dice el doctor Bernstein.

Pruebe hacer contacto con las manos. "Los dolores del crecimiento responden muy bien al 'masaje de la mamá', dice el doctor Russell Steele, profesor y viceconsejero del Departamento de Pediatría de la Escuela de Medicina de la Universidad del Estado de Louisiana, en Nueva Orleans. "Déle un masaje suave sobre las piernas, en la zona donde se localiza el dolor, hasta que se sienta mejor."

Caliente las zonas irritadas. El calor puede aliviar, particularmente si los dolores del niño se deben a irritación muscular, dice Shirley Menard, enfermera pediátrica y profesora asistente de enfermería en el Centro de Ciencias de la Salud de la Universidad de Texas, Escuela de Enfermería, en San Antonio. "Un baño caliente, una ducha, o hasta una compresa caliente pueden proporcionar alivio", señala.

Veinte minutos en un baño caliente, con un cojín eléctrico o con una compresa caliente generalmente es todo lo que se requiere, agrega el doctor Bernstein. Sin embargo, no deje a su hijo solo con un cojín eléctrico por mucho tiempo, porque podría ponerse *demasiado* caliente, previene el doctor.

"Acampe" en la recámara. Como medida preventiva para detener futuros episodios de dolor, puede ayudar mantener caliente la pierna de su hijo durante la noche, mientras duerme. "No querrá usted que él duerma toda la noche con un cojín o una manta eléctricos, porque puede ser peligroso", dice el doctor Bernstein. Pero los niños pequeños pueden estar bien arropados en una bolsa de dormir para acampar. Esa bolsa mantendrá caliente la pierna del niño, y él probablemente lo disfrutará."

Eczema

Estrategias para detener la comezón

Este es un padecimiento que *realmente* puede hacer que un padre se sienta sin esperanza. Su hijo siente picazón y se rasca y es imposible convencerlo de que se detenga. Aun así, no parece haber una razón para este padecimiento con comezón, que puede llegar a hacer que los niños se rasquen hasta levantar la piel.

El eczema, llamado también dermatitis atópica, generalmente está asociado con la piel seca. Empieza con una zona de color rosa o roja donde hay comezón. Después de que su hijo se rasca, la piel se torna áspera y escamosa o, en los bebés, puede supurar y formar una costra.

El eczema es común en bebés entre los 2 y los 18 meses de edad, pero se puede presentar a cualquier edad. De hecho, cerca del 10% de nosotros ha tenido un brote de eczema en algún momento de la vida, según el doctor Hugh Sampson, especialista en alergología e inmunología pediátricas, y profesor de pediatría de la Escuela de Medicina de la Universidad Johns Hopkins, de Baltimore.

Definitivamente existe un vínculo entre la dermatitis y las alergias. Muchos niños con eczema provienen de familias cuyos miembros sufren de fiebre del heno, asma o catarros por cambio de estación, y es más factible que su hijo tenga eczema si usted o su esposo lo padecen. También la exposición diaria a jabones, perfumes, aire seco, calor o estrés pueden causar los brotes de eczema. Generalmente va y viene, aunque con frecuencia desaparece completamente cuando el niño crece.

Si su médico ha diagnosticado que su hijo tiene eczema, le ayudará a buscar los factores que ocasionan los brotes para que usted pueda reducir la exposición de su hijo ante ellos. Como las causas pueden ser diferentes, quizá necesite experimentar hasta encontrar lo que funciona mejor con su hijo. Pero aquí está lo que los expertos recomiendan.

A L E R T A M É D I C A

Cuándo ver al doctor

En todos los casos un doctor es quien debe diagnosticar el eczema, pero una vez diagnosticado, usted puede tratar la mayoría de las molestias en casa. Sin embargo, en la mayoría de los casos, la comezón por el eczema causa el rascado y una irritación tan severa que pueden aparecer llagas sobre la piel de su hijo. Ahí es donde los problemas empiezan a desarrollarse.

"Esas zonas abiertas pueden infectarse", dice la doctora Karen Houpt, profesora asistente de dermatología en el Centro Médico del Suroeste de la Universidad de Texas, en Dallas. "Esas zonas requieren atención médica inmediata, no sólo para curar la infección, sino también para controlar el brote de eczema."

Los signos de infección incluyen pus o franjas rojas que parten desde donde se rascó.

También notifique al médico, si su hijo tiene varias zonas abiertas donde se rascó y, particularmente, si cualquiera de ellas tienen costras de sangre o pus, dice la doctora Houpt.

Limite el baño. El baño diario no es necesario, y tiende a resecar más la piel seca, dice el doctor William Epstein, profesor de dermatología en la Escuela de Medicina de la Universidad de California, en San Francisco. "En su lugar, puede dar un baño de esponja a las partes del cuerpo que realmente lo requieran, como manos, cara, cuello, axilas y, en el caso de los bebés, la zona del pañal." Cuando bañe a su hijo en tina, hágalo rápidamente, no le dé tiempo para salpicar o jugar. "Meta y saque a su hijo con rapidez", dice el doctor Bill Halmi, profesor asistente clínico de dermatología en el Hospital de la Universidad Thomas Jefferson, de Philadelphia.

Puebe con un sustituto del jabón. Si usa un sustituto del jabón, como Neutrogena Rainbath, jalea para regadera y tina, su hijo puede bañarse diariamente, dice el doctor Robert Rietschel, consejero del Departamento de Dermatología en la Clínica Ochsner de Nueva Orleans, y profesor clínico adjunto en dermatología, en la Universidad del Estado de Louisiana y la Escuela de Medicina de la Universidad Tulane, en Nueva Orleans. "Realiza un excelente trabajo al mantener la piel relativamente libre de bacterias", explica el doctor Rietschel, "lo que ayuda a eliminar las infecciones secundarias".

Cetaphil es otro buen limpiador libre de jabón recomendado por la doctora Karen Houpt, profesora asistente de dermatología en el Centro Médico Suroeste de la Universidad de Texas, en Dallas. Sin embargo, no espere que haga espuma como el jabón normal.

Seleccione productos sin esencia. El humectante o el jabón pueden contener fragancias que pueden ocasionar un brote de eczema. "Busque productos que especifiquen que no tienen fragancia, como los de Neutrogena y el Dove sin esencia; también los humectantes como Neutrogena Norwegian Formula y Eucerin", dice la doctora Houpt.

Manténgalo tibio. El agua debe estar lo suficientemente caliente como para que su hijo esté cómodo, pero no más caliente que eso. "El agua muy caliente reseca más que la tibia y tiende a remover los aceites de la piel", dice el doctor Halmi.

Lave cuidadosamente. Trate de lavar las zonas afectadas solamente con agua y con sustituto de jabón. "Pero si necesita usar un lienzo para tallar, sea muy cuidadoso", dice la doctora Houpt. "La tendencia es tomar un estropajo y jabón y tallar la zona, pero nada podría ser peor." El tallado y el jabón irritan la piel y la resecan todavía más.

Aplique mucho humectante. El momento perfecto para aplicar humectantes es al terminar el baño, mientras la piel del niño todavía está húmeda. "La mezcla del aceite con el agua en el cuerpo ayudará a mantener dentro la humedad", dice el doctor Epstein.

El doctor Rietschel recomienda una crema como Eucerin, más que una loción: "Las cremas son lo suficientemente densas como para sellar la piel y mantener dentro la humedad", dice. La jalea de petrolato también puede servir (aunque deja al niño con la piel resbalosa). "Asegúrese de aplicar cualquier humectante sobre todo el cuerpo, no sólo sobre las zonas afectadas", dice el doctor Halmi.

Agregue compresas frías. "Después de aplicar aceites o humectantes, coloque compresas frías en las zonas donde hay comezón", dice el doctor Epstein. "Ayuda a aliviar la piel." Un lienzo empapado en agua fría forma una buena compresa.

Mantenga cortas las uñas. Para ayudar a limitar el daño que su bebé o su niño puedan hacerse sobre un brote de eczema, mantenga cortas sus uñas y cuide que las esquinas estén redondeadas, dice el doctor Epstein. Otra forma de disminuir el tiempo que se rascan los niños por la noche consiste en ponerles mitones o calcetines en las manos, a la hora de ir a dormir.

Opte por las pijamas ajustadas. "Las pijamas muy sueltas de hecho pueden causar más irritación y roce con la piel que las ajustadas", dice el doctor Halmi. Prefiera la ropa de cama de punto ajustada, en vez de la holgada con botones.

Manténgalos frescos. Evite arroparlos innecesariamente por la noche, porque si tienen demasiado calor la urticaria empeorará, dice el doctor Halmi.

Opte por el algodón. La ropa de algodón es la mejor elección para que su hijo use si tiene la piel delicada, dice el doctor Halmi. Evite la lana, que puede irritar especialmente el eczema.

Enjuague dos veces la ropa. Como los detergentes pueden irritar la piel, haga que la ropa de su hijo pase dos veces por el ciclo de enjuague en la lavadora para remover cualquier posible residuo, dice el doctor Stephen M. Purcel, asesor del Departamento de Dermatología del Colegio de Medicina Osteopática de Philadelphia y profesor asistente clínico en la Escuela de Ciencias de la Salud en la Universidad de Hanhemann de Philadelphia. También evite las hojas suavizantes para secadora, porque dejan químicos en la ropa que pueden irritar la piel.

Humidifique el entorno. El aire seco puede contribuir a la picazón, y la mayoría de las casas con calefacción central son muy secas en invierno. Mientras continúe el calor, coloque un humidificador de aire frío o bien ollas con agua cerca de las salidas del calefactor, sugiere el doctor Nelson Lee Novick, dermatólogo y profesor clínico adjunto de dermatología en la Escuela de Medicina de Monte Sinaí, en la ciudad de Nueva York, y autor de *Super Skin*.

Busque hidrocortisona. "La hidrocortisona, si se aplica sobre las zonas afectadas, puede ayudar a aliviar la comezón incesante del eczema", dice el doctor Rietschel. Hay muchos productos disponibles en las farmacias, que no requieren receta médica y que contienen hidrocortisona. Adquiera los que tengan concentración al 1% y, preferiblemente los que tienen como base ungüento, más que los de crema.

"La base de ungüento tiende a incrementar la potencia de la cortisona, porque la sella y la lleva hacia la piel en concentraciones un poco mayores", dice el doctor Rietschel. Si solamente tiene crema con hidrocortisona a la mano, esparza una capa de jalea de petrolato sobre la crema, para producir el mismo efecto.

Trate con un antihistamínico. Un antihistamínico que no requiere receta médica, como el Benadryl, puede ayudar a aliviar la comezón, dice la doctora Houp, pero sólo debe tomarla antes de acostarse, porque es muy posible que le ocasione somnolencia. Asegúrese de leer las instrucciones del paquete para comprobar que esté recomendado para la edad de su hijo. Para la dosis correcta, siga las indicaciones en la etiqueta o consulte a su médico. La doctora Houpt advierte en contra de usar un producto antihistamínico directamente sobre la piel, como el Benadryl en aerosol: la aplicación directa puede causar una reacción alérgica, según la doctora Houpt.

Registre en qué consiste la dieta de su hijo. "Hay de un 20 al 30% de posibilidades de que una alergia a los alimentos esté causando el eczema de su hijo", dice el doctor Sampson. Los niños con eczema con frecuencia son alérgicos al huevo, leche, cacahuates, trigo, soya, pescado y nueces, aunque un niño generalmente es alérgico solamente a uno o dos de esos alimentos. "Si nota un patrón inequívoco en el que un alimento ocasiona persistentemente problemas a su hijo, entonces debe suprimirlo de la dieta", dice.

Reduzca los niveles de estrés. El estrés puede ser un detonador del eczema o empeorarlo, dice el doctor Rietschel. Aliente a su hijo a que le hable sobre sus problemas, ofrézcale ayuda con las tareas y suspenda sus actividades, si piensa que tiene demasiadas. Trate de mantenerse calmado sobre la urticaria misma, dice el doctor Rietschel, para que sus propias preocupaciones no agraven la tensión que ya tiene el niño.

Enrojecimiento por el frío

Arropar y deshelar

Podría esperar que su hijo tuviera las mejillas sonrosadas después de jugar cuando el clima está frío, pero en ocasiones el enrojecimiento es más serio que un juego. Cuando las mejillas y las puntas de los dedos tienen color rosa brillante, su hijo puede estar ligeramente helado. Pero la sobreexposición a temperaturas bajas y al clima húmedo puede conducir a la congelación.

Si su hijo presenta un grado de congelación, deseará llevarlo de inmediato donde le puedan brindar atención médica, según Susan Fuchs, médico que asiste en el Departamento de Emergencias del Hospital Infantil de Pittsburgh, en Pennsylvania. La piel congelada debe ser descongelada con cuidado, para evitar el daño permanente. Como los niños son diferentes de los adultos en su radio de superficie corporal y su metabolismo, es más probable que ellos, y no un adulto, presenten congelamiento en la piel, según la doctora Fuchs.

Con frecuencia, un padre cuidadoso puede detectar los primeros signos de alarma. Cuando observe que su hijo tiene entumecidos los dedos y las mejillas, es esencial que entre en la casa y haga que se caliente, antes de que el *enrojecimiento* por frío se convierta en *congelación*.

Así que la próxima vez que afronte el clima invernal, o que un viento helado le haga temblar, aquí tiene algunos consejos para proteger a su hijo.

Tratamiento

Conozca los signos. El enrojecimiento, que es el principio de la congelación, con frecuencia se presenta en las mejillass, la punta de la nariz, las orejas y los dedos de manos y pies, dice la doctora Fuchs; después los deja blancos y algo entumidos.

Cuando sus hijos estén jugando afuera en el frío, llámelos a intervalos regulares para calentarlos con una bebida caliente, asegurarse de que usen sus mitones y revisar su nariz y mejillas. "Los niños no comprenden lo que la piel entumecida significa y quizá no quieran suspender sus juegos para calentarse", dice el doctor W. Steven Pray, farmacólogo y profesor de farmacología en la Escuela de Farmacología de la Universidad Estatal del Sudoeste de Oklahoma, en Weatherford. Ahí es donde entran papá o mamá.

Quítele la ropa. "Tan pronto como entre su hijo, retírele toda la ropa mojada", recomienda Marcia Walhout, enfermera clínica especialista, del Departamento de Emergencias del Hospital Butterworth en Grand Rapids, Michigan, quien ha tratado a muchos pacientes con hipotermia. La ropa mojada quita calor al cuerpo, señala, y mientras más pronto pueda usted retirársela, su hijo se calentará con mayor rapidez.

Caliéntelo lentamente. Una de las mejores formas de calentar las partes del cuerpo heladas es usando agua tibia. "Llene el lavamanos o la tina con agua, justo por encima de la temperatura corporal, entre 37° y 38° C", dice la doctora Karen Houpt, profesora asistente de dermatología en el Centro Médico Suroeste de la Universidad de Texas, en Dallas. Si los dedos están helados, pídale a su hijo que mantenga las manos en el lavamanos hasta que recupere totalmente la sensibilidad. Esto puede tomar de 15 a 20 minutos.

Tome la temperatura del agua. Asegúrese de que la temperatura del agua está entre los 37° y 38° C, dice la doctora Fuchs. "Puede usar un termómetro regular o hasta un termómetro de fiebre, ambos suben lo suficiente para permitirle medir la temperatura del agua", dice.

Pero no permita que su hijo controle la temperatura del agua, porque podría quemarse sin saberlo. "Las temperaturas más altas pueden causar quemaduras severas, porque las manos entumidas no sienten el calor", dice la doctora Fuchs.

Manéjelo con cuidado. Si sospecha de congelamiento serio (véase "Alerta Médica" en la página 161) puede cambiar la ropa de su hijo y secarlo, pero *no* frote sus manos o pies para ayudarlo a calentarse. "Cuando la piel está congelada, hay pequeñísimos cristales de hielo dentro", explica Walhout.

A L E R T A M É D I C A

Cuándo ver al doctor

Si su hijo tiene congelación, el tratamiento rápido es crucial para evitar infecciones o posibles pérdidas de dedos en manos o pies. También debe estar alerta ante la hipotermia, la caída de la temperatura corporal por exposición prolongada al frío.

Congelamiento. "Si la piel de su hijo se ve blanca, con apariencia de cera, se siente entumecida y dura, como de madera, llévelo a la sala de urgencias, en cuanto le ponga ropa seca", dice la doctora Karen Houpt, profesora asistente clínica de dermatología en el Centro Médico Suroeste de la Universidad de Texas, en Dallas.

Si los pies están congelados, cargue al niño, dice el doctor W. Steven Pray, farmacólogo registrado y profesor de farmacología, en la Escuela de Farmacología de la Universidad Estatal del Sudoeste de Oklahoma. Caminar sobre los pies congelados puede dañarlos, dice. No frote la piel congelada, agrega el doctor Pray, y nunca frote con nieve la piel congelada.

"No intente descongelar una zona congelada si hay la menor posibilidad de que pueda volver a congelarse", dice el doctor Pray. "Si el tejido se recongela, el daño en la piel se incrementa."

Hipotermia. Cuando la temperatura corporal baja de los 36° C, es una emergencia médica que debe tratarse rápido por un doctor, dice Marcia Walhout, enfermera clínica especialista del Departamento de Emergencias del Hospital Butterworth en Grand Rapids, Michigan, quien ha tratado a muchos pacientes con hipotermia.

¿Cómo la puede reconocer? "Un niño que tenga un comportamiento extraño después de haber estado expuesto a frío extremo durante cierto periodo, necesita atención médica", dice la doctora Susan Fuchs, del Departamento de emergencias en el Hospital Infantil de Pittsburgh. Los signos que se han de buscar incluyen confusión, desorientación, somnolencia, apatía o palidez.

"Si sospecha hipotermia, retire cualquier ropa húmeda y fría y sustitúyala por ropa seca o mantas calientes", dice la doctora Fuchs. Asegúrese de cubrir brazos, piernas y cabeza, y lleve a su hijo a la sala de emergencia del hospital más cercano lo antes posible.

"Al frotar la piel puede causar que esos cristales de hielo dañen las células, como pequeñas navajas", dice.

Cuidado Preventivo

Seleccione los materiales adecuados. Si vive en un clima frío, probablemente valdrá la pena que investigue sobre la ropa infantil especial para ese clima. Hay buenas opciones entre la ropa hecha con polipropileno u otros materiales sintéticos que alejan la humedad de la piel, guantes o mitones impermeables y calcetines de lana o de polipropileno, dice Brian Delaney, quien opera el Centro Turístico Whiteface Inn Cross-Country Ski, en Lake Placid, Nueva York. También elija botas para nieve con plantillas removibles que puedan secarse, sugiere Delaney, quien con frecuencia lleva a sus cuatro niños a excursiones en la nieve.

Vístalo por capas. "Las ropas que se visten por capas ayudan a atrapar el calor", dice la doctora Fuchs. Empiece por ropa interior larga, después agregue una playera con cuello de tortuga y un suéter bajo una chaqueta impermeable. Debido al efecto aislante de las capas de aire atrapadas, estas ropas mantendrán a su hijo mucho más caliente que con un abrigo pesado sobre una playera.

Cúbralo. Ponga especial atención a las extremidades, dice el doctor Pray. Los mitones mantienen más calientes los deditos que los guantes, y los pies estarán más calientes con calcetines de lana o de polipropileno. Para ayudar a prevenir el congelamiento alrededor del cuello, póngale un sombrero y bufanda, un collarín o un pasamontañas.

Tome en cuenta el viento helado. No suponga que su termómetro de exteriores le dice toda la verdad. "No sólo es la temperatura la que determina qué tan peligroso es el frío", dice Walhout. "El viento fuerte ocasiona que el cuerpo pierda calor con rapidez."

Pruebe el sistema del amigo. Asigne a cada niño un compañero y pídale que esté observando las orejas, nariz y mejillas del amigo, para detectar cambios de color, dice la doctora Fuchs. "Quizá su hijo no se dé cuenta cuando sus labios pierdan color, pero su amigo lo hará", dice, "un amigo puede intervenir en el momento crítico".

Eructos

Una salida fácil para el exceso de aire

Como padre novato, está destinado a recibir mucha información. Así que probablemente ya descubrió que, en materia de eructos, existe mucha controversia. Su abuela insiste en que si su bebé no eructa antes de la siesta, despertará con cólico; su vecino, que el bebé debe sacar el aire después de beber cada onza de leche, o que seguramente tendrá dolor por los gases; su hermana, que el bebé eructará por sí mismo si lo carga y camina después de comer.

Pero ¿qué pasa si su propio bebé parece seguir otra tonada y casi nunca eructa? ¿Qué hacen los padres?

En realidad eructar no es un misterio. Cada vez que su bebé come, traga algo de aire con la leche. El aire se junta en una burbuja en su estómago, lo que le puede causar cierta incomodidad. Ayudarle a sacar el aire le ayuda a sentirse más cómodo y, después de un buen eructo, continuará comiendo, si tiene hambre.

Otros niños también eructan por exceso de aire en el estómago. Pero con ellos el problema es diferente. No necesita usted ayudarles a sacar el aire; sino quisiera poder detenerlos.

No es difícil tratar con los eructos, dicen los expertos. Aquí está lo que sugieren.

Suspenda la alimentación cuando el bebé vaya a eructar. Su bebé le hará saber cuando está listo para eructar, dice el doctor Abraham Jelin, consejero asistente del Departamento de Pediatría y director de

Gastroenterología Pediátrica en el Centro Hospitalario Brooklyn, de Brooklyn, Nueva York. "Cuando el estómago del bebé está lleno y se siente incómodo, dejará de comer. Un buen eructo en este punto lo hará sentir mejor. Si usted interrumpe su comida para hacerle eructar cuando no lo necesita, tendrá un bebé lloroso y frustrado en sus manos", dice el doctor Jelin.

Escuche las señales de "necesito eructar". Algunos bebés engullen la leche y tragan mucho aire mientras comen, en tanto que otros son comelones tranquilos y eficientes, señala Richard García, médico pediatra y viceconsejero del Departamento de Medicina Pediátrica y de la Adolescencia en la Fundación Clínica de Cleveland, Ohio. "De hecho, puede escuchar la diferencia entre el estilo de comer de un bebé y el de otro", dice el doctor García. "Los bebés que tragan mucho aire, requieren muchos eructos. Los bebés que no tragan mucho aire, es difícil que eructen y, quizá, no requieran eructar."

A L E R T A M É D I C A

Cuándo ver al doctor

"Si su hijo tiende a eructar y tener gases después de comer pizza de queso o de beber un vaso de leche, puede tener intolerancia a la lactosa, un problema común. Los niños con esta condición no tienen suficiente enzima lactasa, que se requiere para romper la lactosa (azúcar en la leche) de los productos lácteos", dice la doctora Betti Hertzberg, pediatra y jefe de la Clínica de Cuidado Continuo en el Hospital Infantil de Miami, Florida. La intolerancia a la lactosa puede empezar tan pronto como la infancia. Se le diagnostica fácilmente por un médico, dice la doctora Hertzberg. Generalmente el tratamiento no requiere renunciar completamente a los alimentos que contienen lactosa. Éstos pueden ser consumidos y tolerados en cantidades pequeñas, dice. O el doctor puede recomendar complementos de enzimas para darlos al niño antes de que consuman productos lácteos.

Revise el biberón. Si su bebé parece estar succionando mucho aire al comer, vea si el problema se relaciona con el hoyo en el chupón, que sea demasiado grande o demasiado pequeño, dice el doctor García. "Quizá pueda tratar con diferentes tipos de biberón y de chupón. Uno puede ajustarse a su bebé mejor que otro", dice el doctor García.

Experimente con diferentes técnicas. "El método para eructar que funciona bien con uno, puede no funcionar bien con otro", dice el doctor García.

"Algunos bebés eructan más fácilmente si los sostiene contra su pecho y frota su espalda", señala. "Otros lo hacen cuando los sienta en su regazo y los recarga de frente contra su mano, mientras palmea la espalda y otros más lo harán bien si los recuesta en el regazo."

Si su bebé tiende a regresar bastante leche después de comer, debe sacarle el aire en posición vertical, con su estómago contra su pecho, dice la doctora Betti Hertzberg, pediatra y jefe de la Clínica de Cuidado Continuo en el Hospital Infantil de Miami, Florida. "En su primer año de vida, el esfínter muscular alrededor del esófago puede no estar desarrollado totalmente, lo que hace que sea fácil que parte de la leche se regrese junto con la burbuja de aire", dice. En tanto que esto no es para preocuparse, será menos probable que se le regrese la leche al hacer eructar al bebé en posición vertical.

Desconfíe del chicle y del refresco. Si tiene un niño mayor que eructa constantemente, investigue la conexión con la dieta. "Cualquier alimento que haga que un niño trague aire lo hará eructar", dice el doctor Jelin. Los peores culpables son el chicle y las bebidas carbonatadas, dice. Si encuentra ese vehículo, aliente a su hijo a dejar de consumir lo que le hace daño.

Ignore el eructo para llamar la atención. Algunos niños aprenden a tragar aire para eructar. "Esto puede convertirse en un hábito irritante, que puede volverlo loco", dice el doctor García. Si el eructo es intencional, le recomienda que trate de ignorarlo. "Si con ese comportamiento no recibe mucha atención, probablemente decaerá su interés", dice.

Culpe al reflujo. Si su hijo sufre de reflujo posnatal, el goteo constante y la subsecuente ingestión de aire pueden causar los eructos. "Si éste es el problema, trate el reflujo posnatal", dice el doctor Jelin.

Haga que la comida sea sin prisa. Su hijo puede eructar demasiado si tiende a engullir la comida y correr a la puerta. "Le ayudará sentarse a comer sin prisa y evitar engullir", dice la doctora Hertzberg.

Escurrimiento nasal

Cómo secar el goteo

Entre los niños, los escurrimientos nasales son tan comunes como los dedos pegajosos sobre la madera. Y cuando los niños se reúnen, las narices húmedas generalmente son más numerosas que las secas. Esto es porque el escurrimiento nasal generalmente es un signo del resfriado común. El niño promedio, dicen los expertos, puede contagiarse hasta ocho veces al año con el virus del resfriado, en promedio. Considere el hecho de que los resfriados se contagian más rápido mediante las manitas laboriosas, multiplíquelo por las veces en que los niños manejan los mismos libros y juguetes y el resultado son muchas narices que gotean.

Y no sólo los virus son la causa, los problemas de escurrimiento nasal también pueden ser causados por el aire frío o por alergenos como el polvo, el pelo de animales o el polen.

Desde luego, hay un punto de vista positivo, sobre el moco; pues es el mecanismo natural para limpiar, según el doctor Ted Kniker, profesor de pediatría, microbiología y medicina interna en el Centro de Ciencias de la Salud de la Universidad de Texas, en San Antonio. "El escurrimiento nasal tiene cierta utilidad porque ayuda a limitar bacterias, virus, irritantes y tejido residual asociado con la inflamación", dice.

Pero hasta las cosas buenas pueden ser demasiado. Una nariz que escurre demasiado o con mucha frecuencia puede hacer que ambos, su hijo y usted, se sientan incómodos. Si es el caso, aquí está lo que sugieren los expertos.

166

A L E R T A M É D I C A

Cuándo ver al doctor

Si tiene un bebé, debe ponerse en contacto con su médico si el escurrimiento nasal va acompañado por fiebre o si le impide comer o beber, dice la doctora Lee D. Eisenberg, profesora asistente de otorrinolaringología en el colegio de Medicina y Cirugía de la Universidad de Columbia, en Nueva York.

En el caso de un niño mayor, examine con el doctor si el escurrimiento nasal va acompañado por tos o fiebre de 38 °C o más. Si el goteo de la nariz persiste durante dos semanas, si el moco es amarillento o tiene un fuerte olor, también necesita consultar con el médico. "El color, olor y la tos pueden indicar una infección que debe tratarse con antibióticos", dice la doctora Eisenberg.

Si su hijo desarrolla repentinamente escurrimiento nasal y también tiene urticaria, tos seca o respira con dificultad, la doctora Eisenberg recomienda que consulte inmediatamente al médico. Su hijo podría tener una reacción alérgica severa, que puede requerir atención médica urgente.

Convénzalo de que se suene con pañuelos desechables. "El único truco para sonarle la nariz es que su hijo quiera hacerlo", dice el doctor Bob Lanier, pediatra particular en Fort Worth, Texas, y anfitrión del programa de televisión y radio "60 Second House Call". Una forma de alentar a un niño a sonarse con mayor frecuencia consiste en darle su propio paquete con pañuelos desechables. Agréguele algunas estampas con su personaje de caricaturas favorito, como La Sirenita, por ejemplo.

Enséñele a tirarlos a la basura. Los pañuelos desechables usados deben ir directamente al bote de basura, o su hijo contagiará con el virus de su resfriado a otros niños, dice el doctor Lanier. Asegúrese que el niño tenga un bote cerca y recálquele lo importante que es utilizarlo.

También enséñele a lavarse las manos después. Los estudios muestran que las manos contaminadas esparcen los virus con mayor rapidez que los estornudos. Recuérdele a su hijo que se lave las manos después de sonarse, y en poco tiempo adquirirá el hábito.

Compre un tubo de crema para labios. "El niño puede resistirse a sonar su nariz porque el labio superior puede estar muy irritado de tanto limpiar el moco", dice la doctora Helen Baker, profesora clínica de pediatría en la Universidad de Washington, en Seattle. Un niño mayor puede llevar un tubo de crema para los labios y usarlo sobre la zona irritada cuando lo requiera. Los niños en edad preescolar son muy pequeños para llevar crema, pero una capa delgada de jalea de petrolato puede ayudarles. "Trate de esparcir una capa de Vaseline sobre el labio superior de su niño cada vez que tenga oportunidad", dice la doctora Baker.

Aplíquele una solución salina. Las gotas y aerosoles salinos (agua salada) que no requieren receta médica, como Ocean, pueden ayudar a lim-

---

El "saludo catarral" puede ser una alergia

"Si el escurrimiento nasal en su niño dura más de dos semanas, hay una buena posibilidad de que lo cause una condición alérgica", dice el doctor Ted Kniker, profesor de pediatría, microbiología y medicina interna en el Centro de Ciencias de la Salud de la Universidad de Texas, en San Antonio. Una clave obvia es si constantemente frota la punta de la nariz con la palma de su mano de un modo ascendente, a lo que algunos doctores se refieren como saludo alérgico. Otros signos incluyen estornudos, ardor, ojos llorosos y con comezón, y círculos azulosos bajo los ojos (conocidos como ojeras alérgicas).

Un doctor puede realizar pruebas en la piel para ayudar a identificar el causante del catarro. Para los síntomas de la fiebre de heno, su médico puede sugerir también un antihistamínico que no requiere receta para ayudar al niño durante la época de los estornudos. Para síntomas más persistentes, puede necesitar la prescripción de disparos de un esteroide nasal o, para alergias, en aerosol.

Otra causa posible del escurrimiento nasal en los niños menores de dos años es una alergia a algún alimento, como la leche de vaca. "El 5% de todos los bebés tienen sensibilidad a la leche de vaca, que puede causar alergia nasal, asma, cólico, vómito, diarrea y erupciones cutáneas", dice el doctor Kniker. Cuando se retira la leche de su dieta y se sustituye con una fórmula con bajo potencial alergénico, dice, con frecuencia desaparecen el escurrimiento nasal y otros síntomas. Pero este cambio en la dieta sólo debe hacerse por recomendación médica.

piar los irritantes causantes del escurrimiento nasal, dice el doctor Kniker. Para poner las gotas en la nariz de su hijo, recuéstelo sobre su espalda en la cama, con la cabeza sobre el borde, aconseja la doctora Baker. Coloque dos gotas en cada fosa nasal y déjelas penetrar durante dos a tres minutos.

Eleve la cabecera. Coloque una caja de cartón bajo la cabecera de la cama de su hijo para elevarla, sugiere la doctora Baker. La caja deberá ser de 50 cm de alto, aproximadamente. De esa forma, aprovecha la gravedad para que el moco pueda drenar mejor. También le ayuda a prevenir filtración hacia atrás de la garganta, que podría ocasionar ataques de tos.

Protéjalo del aire frío con una bufanda. Si la nariz de su hijo gotea cuando está en el aire frío, o hace viento, probablemente tiene rinitis no alérgica, dice la doctora Lee D. Eisenberg, profesora asistente de otorrinolaringología en el Colegio de Médicos y Cirujanos de la Universidad de Columbia, en la ciudad de Nueva York. Ésta es una condición inofensiva y común, que se puede remediar usando una bufanda sobre la nariz para calentar el aire que entra, dice.

Succione esas secreciones. Un bebé puede tener exceso de moco que interfiera con su respiración y que le permita beber o comer cómodamente. "Armará un alboroto hasta que le limpie la nariz", dice la doctora Baker. La forma más rápida de hacerlo es con una pera de hule que se vende en las farmacias. (Ella prefiere un aspirador nasal, porque tiene una punta más larga y fácil de usar.)

Coloque al bebé sobre su espalda. Apriete la pera, inserte la punta larga en una fosa nasal y suavemente vaya soltando la pera para succionar todo el moco. Retire la punta y exprima las secreciones sobre un pañuelo desechable. Repita con la otra fosa nasal. Cuando termine de usar la pera, debe lavarla con agua caliente y jabonosa, antes de volverla a utilizar.

Estreñimiento

La ruta hacia la regularidad

Kara, de cuatro años de edad, con frecuencia pasa tres o cuatro días sin evacuar. Eso le preocupa a su madre, quien teme que Kara esté estreñida, pero cuando lo hace, Kara nunca tiene problemas. Así que, aunque su madre se preocupa, Kara no tiene quejas. ¿Está estreñida o no?

"Algunos padres piensan que, si el niño no tiene una evacuación diaria al menos, algo está mal", dice el doctor Kevin Ferentz, profesor asistente de medicina familiar en la Escuela de Medicina de la Universidad de Maryland, y médico familiar que ejerce de manera particular en Baltimore. "Pero la regularidad es altamente variable y algo muy personal. Aun si la niña tiene una evacuación sólo dos veces por semana, en tanto no haya incomodidad asociada con ello y el excremento sea relativamente suave, entonces es regular. No está estreñida."

En la mayoría de los niños con estreñimiento real, la causa es la dieta, dice el doctor Ferentz. El tracto digestivo está diseñado para funcionar mejor con una dieta alta en fibras, con volumen, es decir, con granos enteros, frijoles, frutas y vegetales. Para muchos niños, ésos no son precisamente los alimentos por elegir (cuando menos, no son *su* elección).

Otros niños, especialmente los que están siendo entrenados para ir al inodoro, se estriñen por los cambios que están pasando y no por sus hábitos alimenticios. Como parte de su resistencia al proceso de entrenamiento, estos niños se involucran en lo que se ha llamado "la batalla de los intestinos" con los padres: literalmente, se rehúsan a ir y, como resultado, su excremento se impacta.

A pesar de todos los caminos potenciales hacia la regularidad, el estreñimiento en los niños se puede corregir y prevenir fácilmente. ("Ningún niño *alguna vez* tiene que estar estreñido", dice el doctor Ferentz.) Aquí está lo que puede hacer.

A L E R T A M É D I C A

Cuándo ver al doctor

El estreñimiento puede ser una bandera roja sobre varias afecciones físicas o emocionales, previene la doctora Marjorie Hogan, pediatra del Centro Médico en el Condado Hennepin en Minneapolis, Minnesota. Cuando se presenta en las criaturas, el estreñimiento *siempre* requiere una revisión médica, dice, porque puede ser síntoma de un bloqueo intestinal.

Asímismo, si el bebé al que amamanta no tiene una evacuación en dos o más días definitivamente debe comunicarse con su médico, según el doctor Kevin Ferentz, profesor asistente de medicina familiar en la Escuela de Medicina de la Universidad de Maryland y médico familiar que ejerce en forma particular en Baltimore. Para niños mayores, debe llamar al médico si:

- Su hijo tiene mucho dolor, su estómago está distendido y no está comiendo bien. (Esto podría ser un bloqueo u otro problema intestinal.)
- Hay sangre en la evacuación.
- Su hijo parece evitar la evacuación con un fin de tipo emocional, especialmente durante el entrenamiento para ir al sanitario.
- Su hijo tiene evacuaciones accidentales cuando no está en el baño. Retener las heces puede ocasionar encopresis con el tiempo, una afección en la que el niño está tan impactado que pierde el control del esfínter y las heces se salen.

Para niños pequeños

Pruebe una solución aceitosa. A los niños pequeños y a los bebés puede aplicarles supositorios de glicerina. "Son muy delgados, en forma de bala, con sustancias que se derriten en cuanto se insertan en el recto", dice el doctor Ferentz. "Alivian el estreñimiento en dos formas: estimulan el recto y 'engrasan las paredes' para la eliminación de los desechos. Pero utilícelos sólo ocasionalmente, porque si el niño se vuelve dependiente de ellos no será capaz de evacuar sin su ayuda."

Los supositorios de glicerina para bebés y niños los puede adquirir en cualquier farmacia y las instrucciones para usarlos están impresas en el paquete.

Pruebe usar el termómetro. Una vez que el médico diagnostica el estreñimiento infantil, puede usar un termómetro rectal aprobado para uso infantil, para ayudarle a defecar. "Lubrique bien el termómetro con jalea de petrolato", dice el doctor Ferentz. "Insértelo en el recto del bebé no más de 3 cm y sáquelo. Algunas veces tendrá un 'premio' junto con el termómetro."

Intente aliviarlo con esta dulce fórmula. "Para los bebés, una cucharadita de miel Karo en un biberón de 180 a 240 ml de leche, o media cucharadita en un biberón de 120 ml, puede suavizar muy bien las heces", dice la enfermera pediátrica Shirley Menard, profesora asistente en el Centro de Ciencias de la Salud de la Universidad de Texas, Escuela de Enfermería de San Antonio. La miel lleva agua al intestino y mantiene las heces suaves, dice.

Para niños

Déle un laxante suave... pero que sea poco. Si un niño de 10 años o más ya está estreñido, hay varios medicamentos, que no requieren receta médica, que le pueden dar alivio temporal. "Para un niño mayor, está bien utilizar laxantes que no requieren receta, como leche de magnesia o aceite mineral", dice el doctor Ferentz. "Pero sólo úselos cuando los recomiende el médico. En particular, el aceite mineral no debe usarse regularmente, porque interfiere con la absorción de las vitaminas solubles en grasa." Otros laxantes también pueden causar problemas, si los toma con regularidad, pues un niño puede volverse tan dependiente que perderá el estímulo para evacuar.

Lleve un registro diario de alimentación. Anote todo lo que su hijo come y bebe cada día, aconseja la doctora Marjorie Hogan, instructora en pediatría en la Universidad de Minnesota y pediatra en el Centro Médico

Cuándo el bebé gruñe, puja y va, todo está bien

El bebé de tres semanas parece realizar más esfuerzo en sus evacuaciones que un levantador de pesas que lucha por un récord mundial. Gruñe, puja y dobla las piernas, como si tuviera dolor. Su madre preocupada por el estreñimiento de su hijo, llama al pediatra.

"No creo haber tenido una nueva mamá que no me hubiese llamado para decirme que ella pensaba que su recién nacido estaba estreñido, por todo lo que pujaba el bebé", dice el doctor Kevin Ferentz, profesor asistente de medicina familiar en la Escuela de Medicina de la Universidad de Maryland y médico familiar que ejerce en forma particular en Baltimore. "Entonces, cuando les pregunto si las heces son suaves, la respuesta típica es, 'Sí, suaves y húmedas'. Cuando esa es la respuesta, sé que el niño no está estreñido."

"*Todos* los recién nacidos gruñen", señala el doctor Ferentz. "No tiene nada que ver con la dificultad para mover las heces. Los bebés gruñen porque no tienen tanta fuerza abdominal como los adultos, así que deben trabajar pujando para empujar las heces, lo cual es perfectamente normal y no requieren ninguna ayuda."

del Condado Hennepin, en Minneapolis. Esto puede permitirle señalar con precisión qué es lo que causa el estreñimiento en su hijo.

"Si su hijo bebe un litro de leche al día, por ejemplo, quizá ahí esté la conexión", dice la doctora Hogan. Consumir muchos productos lácteos puede estreñir, dice. Otros alimentos que pueden estreñir, y que se incluyen con frecuencia en la dieta de los niños, son puré de manzanas, plátanos y arroz blanco.

Haga unos panquecitos altos en fibra. "La fibra en la dieta ayuda a mantener suaves las heces", dice el doctor Ferentz. "Desafortunadamente, en nuestra sociedad consumimos muy pocos alimentos ricos en fibra, como frutas, vegetales, panes de trigo entero y cereal de salvado."

Puede introducir a su hijo al consumo de alimentos con fibra que son divertidos de comer. "Por ejemplo, no hay razón por la que un niño no pueda comer un panqué de salvado diariamente", dice el doctor Ferentz. Para que los panqués sean más apetitosos, agrégueles muchas pasitas. "Muchos niños las *adoran*", dice el doctor Ferentz.

Sirva bocadillos para un conejo. "Cuando su hijo esté hambriento entre comidas, trate de darle algunos vegetales crudos, como zanahoria o apio. A muchos niños les gustan porque son crujientes", dice el doctor Ferentz. Para que los bocadillos sean todavía más apetitosos, póngales algún adorno. "Una pieza de apio untada con un poco de mantequilla de maní es grandiosa para prevenir el estreñimiento."

Disfrace los odiosos vegetales. Quizá quiera forzar a su hijo a comer coliflor o brócoli, vegetales altos en fibra que pueden ayudarle con la situación del estreñimiento. Pero puede disfrazarlos para hacerlos más paladeables, dice la doctora Hogan. "Sea creativo. Trate de cortarlos en diferentes formas, dígale a su hijo que los flósculos de brócoli son árboles pequeños y, si tiene que hacerlo, pique los vegetales y escóndalos en un pastel de carne, donde no puedan encontrarlos."

Aproveche la preferencia por la fruta. Los niños que generalmente no comen vegetales sí comerán la fruta. Hay muchas clases de fruta efectivas para que las cosas se muevan. "Ofrézcales muchas manzanas, peras y duraznos", sugiere Menard. "Pero evite los plátanos y el puré de manzana, que tienden a estreñir", previene.

Ofrézcale muchos líquidos. "Asegúrese de que su hijo beba gran cantidad de líquidos, incluidos los jugos de fruta para ayudarle a prevenir el estreñimiento", dice Menard. Esto es especialmente importante si está introduciendo más salvado y otros alimentos altos en fibra en la dieta de su hijo. Los líquidos ayudan a dar volumen a la fibra, para que las heces sean suaves y fáciles de pasar.

No inicie el entrenamiento para ir al sanitario demasiado pronto. Los niños que no están listos para usar el inodoro pueden retener las heces como una forma de ganar control sobre sus cuerpos, dice el doctor Ferentz. "Un niño de dos años quiere controlarlo desesperadamente, y si usted le dice: 'Tienes que ir al sanitario', él *tratará* de no ir, sólo para mostrarle quién manda."

Afloje un poco. Los niños que están comprometidos en una lucha de poder por retener las heces pueden requerir cierta libertad para tomar decisiones por ellos mismos, dice el doctor Ferentz.

"Puede enfocar su atención en otros aspectos de control sobre la vida del niño, por ejemplo sobre la ropa que usa o la clase de emparedado que llevará para almorzar. Si le permite participar más en esas decisiones, sentirá que *usted* está aflojando un poco, y eso es importante para él", sugiere el doctor Ferentz. "El niño puede sentirse más relajado y las heces pasarán con mayor libertad."

Fatiga

Consejos para recargar la batería

¡Mami, estoy cansada! Seguramente usted espera escuchar esto por la tarde, después de que su hija de ocho años ha pasado el día jugando con las amigas y corriendo en una fiesta de cumpleaños.

Pero ¿qué sucede si su hija le dice: "¡Estoy cansada!", como su primera expresión en la mañana, o cuando apenas va a la fiesta? Es entonces cuando la fatiga y el desánimo causan desconcierto.

Los niños pequeños no se quejan de fatiga en la misma forma que los que ya tienen ocho años, pero también se cansan. La diferencia está que en los pequeños se muestra como berrinches o gimoteos, dice el doctor William Womack, profesor adjunto en el Departamento de Psiquiatría Infantil, en la Escuela de Medicina de la Universidad de Washington, en Seattle.

Una vez que ha descartado las posibles causas físicas de la fatiga, intente poner en práctica las sugerencias de nuestros expertos para reanimarla. Las probabilidades son que su hija estará corriendo alrededor suyo cuanto antes.

Modere su desarrollo. Si su hijo es relativamente sedentario y de repente se une a un grupo de amigos muy activos, participa en un nuevo deporte o se une a un grupo de juegos, es muy posible que se fatigue al principio, dice el doctor Robert Butterworth, psicólogo clínico en Los Ángeles, especialista en niños y adolescentes. Explíquele a su hijo que le tomará un poco "aumentar la velocidad". Aliéntelo a tomar las cosas con calma y a descansar un poco más, en tanto se acostumbra a su nueva actividad.

A L E R T A M É D I C A

Cuándo ver al doctor

No es normal que un niño esté cansado todo el tiempo, dice el doctor Ray C. Wunderlich hijo, quien practica la medicina nutricional en Saint Petersburg, Florida. La causa puede ser un problema médico: una infección por hongos o por levadura, abscesos dentales, infección en los senos nasales, gripe o resfriado, congestión nasal crónica, alergias, tiroides hipoactiva, anemia o parásitos, como lombrices, todos pueden ocasionar fatiga excesiva.

Estos son algunos síntomas que le dirán que ya es tiempo de una revisión médica.

- Quejas frecuentes de fatiga.
- Dormir más tiempo de lo habitual o tomar siestas con más frecuencia.
- Ojeras.
- Mal aliento.

La fatiga también puede ser causada por depresión. "La depresión infantil no es rara, pero muchos padres no toman en cuenta los signos", dice el doctor William Womack, profesor adjunto en el Departamento de Psiquiatría Infantil, en la Escuela de Medicina de la Universidad de Washington, en Seattle.

Esto es lo que debe observar: tristeza persistente, llanto, problemas de sueño y dificultad para mostrar placer. "Si su niño tiene estos síntomas durante tres meses, combinados con un nivel de energía disminuido, busque ayuda profesional, preferiblemente la de un psiquiatra infantil", dice el doctor Womack.

Finalmente, el cansancio excesivo también puede ser causado por el síndrome de fatiga crónica, una enfermedad que afecta con mayor frecuencia a los adultos, dice el doctor David S. Bell, profesor de pediatría en la Escuela Médica de Harvard, en Boston, y del Departamento de Pediatría en The Cambridge Hospital, en Cambridge, Massachusetts. Si todas las demás causas han sido descartadas, pregunte a su médico si su hijo podría estar sufriendo de esta enfermedad.

Agregue una hora de relajación. Si su hijo está en una escuela o guardería todo el día, eso puede resultar en un día largo y cansado, dice la doctora Frances Willson, psicóloga clínica de Sherman Oaks, California.

Si puede, haga que ocasionalmente su hijo pase un tiempo con un amigo, un familiar o una cuidadora después de la escuela, en vez de estar siempre dentro de un grupo numeroso. Algunos niños, sin importar la edad, se benefician de una siesta durante el día. Si ninguna de estas opciones es factible, déle entre media hora y una hora de tiempo de quietud cuando llegue a casa. Sírvale un bocadillo en la mesa de la cocina mientras usted prepara la cena o haga que descanse tranquilo en su recámara, con un libro.

Disminuya el ritmo. Los niños mayores pueden fatigarse simplemente porque están haciendo demasiadas cosas, dice el doctor Womack. Si su hijo participa en actividades extraescolares casi todos los días, en más deportes o con los exploradores en fines de semana, quizá requiera suspender una o dos actividades.

Déle variedad. Por otra parte, una niña sin muchas actividades o amigos puede no estar cansada, sino simplemente aburrida por la rutina diaria. Trate de agregar una actividad que realmente le atraiga a la niña, dice la doctora Willson: "Si a su hija le gusta llamar la atención, por ejemplo, puede motivarla a inscribirse en una clase de actuación", dice.

Puede romper la rutina, pedirle ayuda a su hija para hacer la cena, ir juntos a la biblioteca, invitar a un amigo diferente una vez por semana o entretenerse con juegos de mesa por la tarde, en vez de encender el televisor.

Fije una hora para ir a dormir. Los niños necesitan que se defina la hora en que deben irse a dormir para asegurarles suficiente descanso, dice el doctor Womack. Para evitar alteraciones en el patrón de sueño, la hora de acostarse en los fines de semana no debe tener más de una hora de diferencia con el horario establecido entre semana.

En promedio, un niño de 2 a 6 años requiere 12 horas de sueño, más una siesta; entre los 6 y 9 años, la mayoría requieren 11 horas y, para los 12, cerca de 10 horas. Sin embargo, varía en cada niño; unos necesitan más, otros menos.

Bríndeles un buen desayuno y almuerzo. Un niño que llega corriendo a la escuela sin desayunar, o sólo con un pan dulce, es muy posible que vaya decayendo durante el día, dice el doctor Butterworth. El joven que no almuerza muy probablemente esté muy cansando por la tarde.

Si no hay tiempo para preparar el desayuno, sirva cereales sin azúcar, pan tostado, frutas, yogur o panquecitos con harina integral. Si su hijo no come los almuerzos escolares, empáquele su propio almuerzo la noche anterior, o vigile que él lo haga.

Sirva bocadillos saludables. Si le da al niño refrescos, dulces o galletas como bocadillos, puede brindarle energía rápida, pero su nivel de energía va a decaer poco después, dice Donna Oberg, dietista titulada y nutricionista en salud pública en el Departamento de Salud Pública del Condado de Seattle-King, en Kent, Washington. "Su nivel de azúcar en la sangre bajará más del nivel que tenía antes de comer la fuente de 'energia rápida'", dice.

Las mejores opciones son fruta, vegetales, elote sin mantequilla o galletas bajas en grasa. Algunos niños mayores gustan de comer zanahoria o flósculos de brócoli, agrega.

Bríndele suficientes vitaminas. "Todo el tiempo atiendo a niños con deficiencias en nutrientes, como B6 y zinc", dice el doctor Ray C. Wunderlich hijo, quien practica la medicina nutricional en San Petersburgo, Florida. La mejor forma de obtener esos nutrientes es con una dieta balanceada, que incluya cuando menos cinco raciones de frutas y vegetales diariamente. Si también contiene granos enteros y dos raciones de carne, pescado u otros alimentos ricos en proteínas, le estará dando a su hijo todos los nutrientes que necesita. (La carne de res, las aves, los productos de granos enteros y la levadura de cerveza son buenas fuentes tanto de zinc, como de vitamina B6.)

Sin embargo, si está planeado darle un complemento, el doctor Wunderlich sugiere que primero revise la dieta de su hijo con su médico o con un nutricionista.

Tenga cuidado con las dietas. Muchos jóvenes, especialmente las niñas, comienzan a hacer dieta a temprana edad; la falta de calorías puede hacer que un niño se sienta exhausto, dice el doctor Butterworth. Si su hija se "salta" los postres o prefiere ensaladas en lugar de papas fritas, probablemente no tenga de qué preocuparse. Pero debe explicarle que necesita suficientes nutrientes, y hacer notar cuáles son las buenas elecciones. Si su hija parece demasiado preocupada por su peso o persiste en hacer dieta, solicite una consulta con su médico.

Busque una conexión alérgica. Las alergias a ciertos alimentos pueden hacer que un niño se canse, señala el doctor Wunderlich. "Procure llevar un registro diario de alimentos, para determinar si algunos de ellos parecen propiciar mayor cansancio", sugiere. Escriba lo que su hijo come, a qué hora y cómo se sintió durante el día. Si un alimento parece propiciar el cansancio, procure suprimirlo. Los alimentos que se consumen en grandes cantidades y con mayor frecuencia son los que con mayor probabilidad ocasionan la reacción, dice el doctor Wunderlich.

Haga que ventile sus problemas. Si sospecha que el malestar de su hijo es el resultado de una pelea con su mejor amigo, de problemas en la escuela o acontecimientos traumáticos en la familia, aliéntelo para que los platique, dice la doctora Willson.

Las historias alusivas pueden ayudar a los niños a tratar con algunas de las cosas desagradables que pueden estar sucediéndole. Por ejemplo, las historias acerca de hacer amigos, empezar en una nueva escuela o cómo tratar con una pérdida pueden ser de mucha utilidad, dice la doctora Willson.

Sea un buen ejemplo. Si parece que su hijo es el eco del "estoy tan cansado" o "quedé exhausta" de usted, todavía puede corregir eso, dice el doctor Wunderlich. Algo en la fatiga puede ser aprendido. "Si un niño tiene una madre cansada, un padre cansado o abuelos cansados, puede asumirlo y realizar una mímica sobre esos síntomas y comportamientos", dice. Trate de obtener mayor descanso, si es posible. Y aun cuando usted esté cansado la mayor parte del tiempo, trate de no quejarse frente a su hijo.

Fiebre

Qué hacer cuando su hijo tiene temperatura elevada

Su pijama está arrugada; su cara, enrojecida, y el pelo en la frente, empapado en sudor.

Cuando su hijo parece febril, la primera reacción instintiva en usted es, probablemente, la de intentar enfriarlo. Pero un niño caliente puede no tener elevada la temperatura y, aunque la tenga, bajar la fiebre no siempre es la mejor solución, dice el doctor A. Gayden Robert, pediatra y jefe de pediatría general en la Clínica Ochsner, en Nueva Orleans, Louisiana.

Cualquier padre preocupado llamará al doctor en cuanto la fiebre comience a subir, y con razón (vea "Alerta médica" en la página181). Es importante descubrir qué es lo que está causando la fiebre, lo cual no significa que deba hacer bajar la fiebre de inmediato.

"La fiebre es un síntoma, no una enfermedad", dice el doctor Robert y señala que la fiebre generalmente es causada por una infección, viral o bacteriana, como el sarampión o la gripe. "Es un mecanismo de defensa que le ayuda al niño a combatir la infección." Las fiebres hasta de 38.5° C en los niños generalmente no son dañinas, dice.

Muchos doctores concuerdan, sim embargo, en que quizá se requiera tratar la fiebre para que el niño pueda descansar con mayor facilidad. Si él está llorando, o muy irritable por la fiebre, definitivamente deseará bajarla para que esté más cómodo, dice Carol Kilmon, enfermera pediátrica diplomada y profesora asistente en la Escuela de Enfermería de la Universidad de Texas, en Galveston.

Así que aquí está cómo tratar con la temperatura elevada, para que su hijo regrese a una situación más cómoda.

Tome la temperatura

El momento es importante. La temperatura corporal fluctúa durante el día, señala el doctor Sanford Kimmel, profesor asociado de medicina familiar clínica en el Colegio Médico de Ohio, en Toledo. Generalmente, es más alta al terminar la tarde o empezar la noche, y más baja por la mañana, y también puede variar por el ejercicio o por alimentos muy calientes. Para hacer una lectura precisa, debe tomarle la temperatura a su hijo 30 minutos después de que ya ha estado tranquilo o 30 minutos después de haber consumido una comida o bebida caliente, aconseja el doctor Kimmel.

A L E R T A M É D I C A

Cuándo ver al doctor

Generalmente, la fiebre no requiere cuidado médico, pero hay algunas señales de alerta que indican la necesidad de consultar al doctor, según A. Gayden Robert, médico jefe de pediatría general en la Clínica Ochsner, en Nueva Orleans, Louisiana.

Si está preocupado por la fiebre de su hijo, desde luego que puede consultar con su médico, pero siempre llame cuando su hijo esté febril y:

- Llore inconsolablemente.
- Esté confuso o delire.
- Tenga un ataque o acabe de tenerlo.
- Tenga el cuello rígido.
- Tenga dificultad para respirar, aunque la nariz esté limpia.
- Tenga vómito persistente o diarrea.
- Haya tenido fiebre por más de 72 horas.

Tome la temperatura en la forma correcta. La temperatura del bebé se mide con mayor precisión con un termómetro rectal, que es más corto y cuyo bulbo es más grueso que el del termómetro oral, dice el doctor Kimmel. Engráselo con jalea de petrolato, después inserte el termómetro lentamente, no más de 3.5 cm, manténgalo con cuidado en posición, cuando menos durante tres minutos. Para hacer esto, ponga al bebé sobre la mesa del vestidor o sobre su regazo, en posición de cambio de pañal, y levante las piernas del bebé para facilitar el acceso. Quizá prefiera recostar al niño sobre su estómago, atravesado en su regazo: separe las nalgas e inserte el termómetro.

Póngalo bajo la lengua cuando esté listo. Cuando el niño tiene cuatro o cinco años, generalmente ya puede cooperar en sostener un termómetro oral bajo la lengua, cuando menos durante cuatro minutos, dice el doctor Kimmel. Los termómetros digitales son rápidos, precisos y un poco más seguros que los tradicionales de vidrio con mercurio, pero también son muy caros. Sólo asegúrese de que se siente tranquilamente, ya que cualquier actividad elevaría la temperatura.

Evalúe el resultado. Aunque tradicionalmente se ha considerado que 36.5° C es la clásica temperatura oral "normal", algunas personas tienen la

---

Una clase de fiebre diferente

La fiebre de su hijo ha permanecido elevada durante tres días, pero su pediatra le ha dicho que no se preocupe. De pronto, en el cuarto día, la fiebre baja y aparece una urticaria en su tronco, cuello, cara, brazos y piernas.

Llame al doctor, pero no se angustie. No es el brote de una nueva enfermedad, sino un signo de que lo que ocasionó la fiebre en su niño fue un padecimiento inofensivo llamado roseola, dice el doctor Daniel Bronfin, pediatra asesor en la Clínica Ochsner y profesor clínico asistente de pediatría en la Escuela de Medicina de la Universidad de Tulane, Nueva Orleans.

"No siempre se puede diagnosticar antes de que aparezca la urticaria, pero cuando vemos a un niño juguetón con fiebre de 38° a 38.5° C por uno o dos días, sin síntomas, sospechamos que es roseola", dice el doctor Bronfin.

Un virus causa la roseola, y se presenta con mayor frecuencia entre los niños de seis meses a dos años de edad. No se requieren medicamentos y debe tratar de bajar la temperatura de su hijo sólo si está incómodo, dice el doctor Bronfin. Sin embargo, debe darse cuenta de que solamente podrá bajar el fiebre unas décimas.

Aunque parezca que su hijo está más irritable, la urticaria no le provoca comezón o incomodidad y no requiere tratamiento. Desaparecerá en unas cuantas horas o, cuando mucho, unos días. Una vez que aparece la urticaria, el padecimiento deja de ser contagioso.

temperatura un poco más alta, de tal forma que su hijo puede tener una lectura ligeramente elevada y ser perfectamente normal. Su hijo tiene fiebre si su temperatura es de más de 38.3° C medida por vía rectal, 37.2° C bajo la axila o 37.4° C medida oralmente, dice el doctor Robert.

Baje la fiebre

Déle acetaminofén. El acetaminofén pediátrico (Tylenol, Tempra, Panadol infantiles) le ayudará a disminuir la fiebre, dice la doctora Beth W. Hapke, pediatra que ejerce en forma particular en Fairfield, Connecticut. Estos productos vienen en líquidos para bebés y preescolares, y en tabletas masticables para niños mayores. Verifique las instrucciones del paquete para determinar la dosis correcta, según la edad y peso de su hijo. Si el niño es menor de dos años, consulte a su médico.

Los doctores previenen que nunca debe dar aspirina a un niño febril, ya que se le ha vinculado con un padecimiento serio, llamado síndrome de Reye.

Trate con un baño de esponja. Déle a su hijo un baño tibio de esponja durante 15 o 20 minutos, dice la doctora Lynn Sugarman, pediatra con Tenafly Pediatrics, en Tenafly, Nueva Jersey, asociada en pediatría clínica en el Babies Hospital, Columbia Presbyterian Medical Center en la cuidad de Nueva York y médica del Hospital Englewood, en Englewood, Nueva Jersey.

Ponga a su niño en una tina con agua tibia, pásele la esponja mojada sobres sus brazos, piernas y cuerpo. "A medida que el agua se evapora, enfría al cuerpo, lo que ayuda a que disminuya la fiebre", explica la doctora Sugarman. No utilice agua lo suficientemente fría como para que el niño tirite. Tiritar, de hecho, hará que aumente la temperatura corporal, lo que va en contra del propósito del baño de esponja.

Si no quiere sacar al niño de la cama para bañarlo, puede aflojarle la ropa y pasarle la esponja con ayuda de una bandeja.

Deje el alcohol en el botiquín. Antes, los padres frotaban a los niños febriles con alcohol para friegas, pero los no doctores recomiendan esa práctica en la actualidad. "Además de que causa escalofríos, el alcohol puede absorberse por la piel y causar una reacción tóxica en su niño", dice el doctor Robert. Asimismo respirar los vapores puede irritar a su hijo.

Ofrézcale muchos líquidos. Un niño con fiebre respira con más rapidez que lo normal, por lo que pierde muchos fluidos. Si tiene diarrea, la pérdida es todavía mayor. "Asegúrese de que su hijo sorba líquidos, lo que sea que su estómago tolere", aconseja el doctor Kimmel. "Prepare bebidas frías, no calientes, y déle pequeñas cantidades con frecuencia, en vez de que tome mucho de una sola vez."

Cualquier bebida para niños está bien, en tanto evite los refrescos de cola, té negro o café (porque son diuréticos y favorecen la pérdida de fluidos). Puede darle variedad, si le prepara sopa, una paleta helada o gelatina. Para los lactantes, su comida regular le brinda suficientes líquidos. Si su bebé tiene diarrea durante más de 24 horas, pregunte a su médico sobre la posibilidad de darle Pedialite, una solución de electrolitos por vía oral, disponible en las farmacias, sugiere el doctor Kimmel.

Ataque febril: una experiencia atemorizante

Si su hijo ha tenido alguna vez un ataque febril, no lo olvidará pronto. Comienza con un rápido incremento en la temperatura, generalmente proveniente de un padecimiento infeccioso como amigdalitis, lo que en apariencia causa un cambio en los patrones eléctricos del cerebro.

Los ataques febriles se presentan en un niño de cada veinticinco y, en algunos casos, el niño febril queda en la inconsciencia. Otros ataques pueden emular un ataque epiléptico, en que los brazos y piernas se contorsionan sin control. Algunos ataques se notan solamente por la falta de atención del niño. (Independientemente, siempre debe notificar a su médico sobre cualquier ataque febril).

Cuando el ataque comienza, siga estas recomendaciones, aconseja el doctor John Freeman, neuropediatra, profesor de neurología y de pediatría en el Hospital Johns Hopkins en Baltimore, Maryland.

- "Simplemente voltee al niño sobre su costado y asegúrese de que pueda respirar libremente", dice el doctor Freeman. De esta forma, la saliva o el vómito no bloquearán la tráquea.
- Quite del camino los objetos peligrosos.
- No trate de mantener la boca de su hijo abierta; no se va a tragar la lengua.
- Si el ataque dura sólo de cinco a diez minutos, llame a su médico tan pronto termine.
- Si el ataque dura más de diez minutos o su hijo tiene dificultades para respirar, llévelo a un hospital donde pueda recibir medicamentos antiataque.

Manténgalo ligero de ropa. Un niño con pijama de franela o que está enfundado en una colcha hará que la fiebre empeore. "Mantenga a su niño con ropa ligera y que duerma cubierto por una sábana o una manta ligera", aconseja la doctora Sugarman.

Deje que las comidas sean a voluntad. Si su hija tiene fiebre y no quiere comer, no la force, dice el doctor Kimmel. Por otra parte, si pide pizza, no hay problema. "Si el niño tiene antojo de algún alimento, es probable que lo correcto sea dárselo", dice.

Sin embargo, un niño con malestar o virus estomacal probablemente preferirá algo simple, como pan tostado o galletas con un poco de mermelada. Otros "alimentos reconfortantes", como avena y puré de manzana, plátanos y budín, también son buenas elecciones, dice el doctor Kimmel. Sin embargo, evite los jugos de frutas, pues pueden contribuir a la diarrea.

No espere la normalidad. Ni el acetaminofén ni el baño de esponja regresarán la temperatura del niño a la normalidad, dice el doctor Daniel Bronfin, pediatra asesor de la Clínica Ochsner y profesor asistente clínico en pediatría en la Escuela de Medicina de la Universidad Tulane, en Nueva Orleans. "Si la fiebre estaba en 39° C", dice, "posiblemente la bajará a 37.5 ° C".

Mantenga al niño en casa. En tanto el niño tenga fiebre, lo mejor es mantenerlo en casa. " La regla que se aplica aquí es que el niño puede regresar a la escuela una vez que la temperatura ha sido normal durante 24 horas", dice el doctor Robert. "Aunque no lo sepamos con certeza, creemos que si la fiebre se ha ido, también lo hizo el agente infeccioso."

Fiebre de heno y alergias

Gánele a los ataques violentos

Su hijo tiene comezón en la nariz, que está escurriendo como llave. No tiene fiebre, pero está estornudando, con una serie de "aa-chuuus" continuos. Sus ojos están llorosos, rojos e hinchados. Con todo, se siente miserable.

"Fiebre de heno", está pensando usted y quizá esté en lo cierto (aunque generalmente los niños menores de cinco años no son alérgicos al polen). ¿Pero qué es lo que ocurre si es el final del invierno y no hay capullos a la vista?

En vez de tener fiebre de heno, su hijo puede ser alérgico a algo además del polen que flota en al ambiente durante el año: ácaros del polvo, moho, pelusa de animal. Cuando un niño es alérgico a algo que inhala, su cuerpo reacciona demasiado y libera químicos como la histamina, que causa efectos secundarios desagradables, como congestión, comezón, escurrimiento y estornudos.

¿Usted qué puede hacer? Muchos especialistas en alergias concuerdan en que la prevención a las alergias comienza en casa. "Ponemos gran énfasis en evitar el contacto con el alergeno, lo que es una forma efectiva y barata de tratamiento de alergias", dice el doctor Peter LoGalbo, profesor asistente de pediatría en el Colegio de Medicina Albert Einstein, en la Universidad Yeshiva en el Bronx, y director del Centro de Asma y Alergias del Hospital Infantil Schneider del Long Island Jewish Medical Center en New Hyde Park, Nueva York.

El primer paso es ir al consultorio del alergólogo, donde se puede realizar pruebas a su hijo para determinar qué alergenos son los que están causando el problema. Una vez que se han diagnosticado las alergias de su hijo, aquí está lo que puede hacer para ayudar a resolver el problema.

Para alergias a los ácaros del polvo

Prepárese a realizar cambios. "Muchos niños son alérgicos a los residuos de los ácaros caseros del polvo, unos insectos microscópicos que viven donde se junta el polvo, como en la tapicería, almohadas, animales de felpa y alfombras", dice el doctor David Tinkelman, profesor de pediatría en el Departamento de Alergia e Inmunología en el Colegio Médico de Georgia, en Augusta, y alergólogo particular en Atlanta. Para disminuir el contacto con los ácaros, deberá realizar algunas modificaciones en su mobiliario y, posiblemente, modificar la forma en la que limpia la casa.

Forre el colchón con plástico. Aísle el colchón, la base y la almohada del niño con cubiertas forradas con vinil, de las que están disponibles en tiendas departamentales y de descuento. "Las compañías proveedoras de artículos para alergias tienen algunas fundas muy elegantes, pero las cubiertas de vinil son adecuadas para los niños", dice la doctora Gail G. Shapiro, profesora clínica de pediatría en la Escuela de Medicina de la Universidad de Washington, y que ejerce en el Centro de Asma y Alergias del Noroeste, en Seattle.

Pegue cinta adhesiva sobre los cierres. El doctor Tinkelman recomienda terminar el tratamiento con vinil, pegando cinta adhesiva sobre los cierres de todas las fundas. De esa forma, los ácaros que están dentro de la cama y la almohada no pueden salir. No importa el tipo de cinta que sea, en tanto sea plástica para trabajo pesado.

Deshágase de las plumas y borra. "Las almohadas y edredones de pluma y borra son un paraíso para los ácaros", dice la doctora Rebecca Gruchalla, profesora asistente de medicina interna en la División de Alergia del Centro Médico del Sudoeste de la Universidad de Texas, en Dallas. "En su lugar, cambie a mantas de algodón y a almohadas de hule espuma o poliéster, que son lavables."

Use agua caliente. Lave toda la ropa de la cama de su bebé con mucha frecuencia y en agua muy caliente, dice la doctora Shapiro. El agua caliente mata a los ácaros y elimina los residuos. Use agua caliente y enjuague; asegúrese de hacer toda la cama, incluyendo la cubierta del colchón y los cobertores, al igual que las sábanas. Lo mejor es hacerlo cada una o dos semanas.

A L E R T A M É D I C A

Cuándo ver al doctor

Si mantener a su hijo alejado de lo que le ocasiona la alergia no es lo adecuado para aliviar los síntomas, su médico recomendará otras medidas. "La segunda línea de defensa es la medicación, que puede ser efectiva, pero tener efectos colaterales. Finalmente nos enfocamos sobre las inyecciones para la alergia, cuando las primeras dos fallan", dice el doctor Peter LoGalbo, profesor asistente de pediatría y director del Centro de Asma y Alergias, Hospital Infantil Schneider del Long Island Jewish Medical Center en New Hyde Park, Nueva York.

También puede tratar a su hijo con productos que no requieren receta médica, pero debe preguntarle primero a su médico sobre la cantidad y tipo de medicamentos a utilizar.

"Los antihistamínicos funcionan mejor cuando su hijo tiene síntomas como estornudos, comezón y ojos llorosos", dice el doctor David Tinkelman, profesor clínico de pediatría en el Departamento de Alergia e Inmunología en el Colegio Médico de Georgia, en Augusta, Georgia, quien también es alergólogo particular en Atlanta. Pero los antihistamínicos pueden hacer que su hijo esté somnoliento, disminuya su capacidad de concentración u ocasionar que su boca esté reseca.

"Por otra parte, los descongestionantes le ayudarán a abrir la nariz tapada, pero no ayudarán al escurrimiento nasal ni con los estornudos. Pueden suprimir el apetito o causar insomnio, nerviosismo o irritabilidad", dice el doctor Tinkelman.

Muchas preparaciones que no requieren de receta médica son combinaciones de antihistamínicos —descongestionantes, para brindarle mayor alivio, pero quizá también más efectos secundarios. Su médico le dirá qué intentar o le prescribirá otro tratamiento, si los productos que no requieren receta no funcionan.

Pero nunca permita que su hijo utilice gotas nasales que no requieren receta médica, advierte la doctora Gail G. Shapiro, profesora clínica de pediatría en la Escuela de Medicina de la Universidad de Washington, en Seattle. Estas gotas pueden causar que se repliegue el recubrimiento nasal. Pueden proporcionar alivio temporal, pero la inflamación volverá a aparecer, y a menudo será peor que como había empezado. Hay gotas que requieren de prescripción médica y funcionan bien, señala la doctora Shapiro, así que consulte con su médico, si el niño requiere de alivio adicional.

Cuidado con las cubiertas del piso. Las alfombras y tapetes son el escondite favorito de los ácaros. "Retire la alfombra de la habitación de su hijo", dice la doctora Gruchalla. "En su lugar, use tapete de algodón, que pueda ser lavado regularmente con agua caliente."

Déle tratamiento al resto de las alfombras. Quizá no sea práctico retirar todas las alfombras del resto de la casa, pero puede mantenerlas libres de alergenos. Trátelas con Allergy Control Solution, una solución de ácido tánico al 3%, recomienda la doctora Shapiro. A menudo se le utiliza con Acarosan, un producto que reduce la población de esos insectos en la alfombra, según la doctora Shapiro. Ambos productos deben aplicarse cada tres meses para ser efectivos, conforme a las indicaciones del paquete. Los dos productos están disponibles para remitirse por correo, en Estados Unidos, solicitándolos a: Allergy Control Products, 96 Danbury Road, Richfield, Connecticut 06874, U.S.A.

Cambie las bolsas de la aspiradora. Así como es importante que pase la aspiradora con frecuencia, lo primero que necesita hacer es un cambio importante. "Sustituya las bolsas de la aspiradora por unas fabricadas con papel especial, que atrapan las partículas de ácaros", dice el doctor Paul Williams, profesor clínico asociado de pediatría y alergología en la Escuela de Medicina de la Universidad de Washington, en Seattle. "Cuando utiliza una bolsa convencional para aspirar, de hecho está recogiendo las partículas alergénicas y aventándolas nuevamente hacia el aire, lo que empeora la situación." Las bolsas especiales para atrapar alergenos (una marca es Hysurf), pueden comprarse en muy pocas tiendas estadunidenses o en National Allergy Supply, 4400 Georgia Highway, Duluth, Georgia, 30136, U.S.A.

Elimine las cortinas drapeadas. "Las cortinas drapeadas y las persianas venecianas son grandes colectores de polvo", dice el doctor LoGalbo. Está bien reemplazarlas con cortinas lavables, pero todavía es mejor si instala unas del tipo pantalla, que se jalan hacia abajo y se pueden retirar, dice la doctora Gruchalla.

Elimine los ácaros de los animales de felpa. Como los ácaros del polvo pueden abundar en la borra de los animales de juguete rellenos, lo mejor es retirarlos de la recámara del niño. Pero si su hijo está muy apegado a un juguete especial, puede quitarle los ácaros ya sea con el tratamiento de calor, o con el de frío, según el doctor Tinkelman. "Los ácaros del polvo no pueden vivir en las temperaturas extremas", dice. "Ponga el animal a remojar en el ciclo de agua caliente de su lavadora de ropa, o póngalo en una bolsa plástica y déjelo toda la noche en el congelador."

Tal vez quiera permitirle a su hijo elegir otro animal ocasionalmente, para intercambiar favoritos. Si le compra más, facilite las cosas y elija los que se pueden meter a la lavadora y la secadora.

Cambie los arreglos para dormir. Dormir en la parte baja de una litera, o bajo un dosel es un no-no, dice el doctor Tinkelman. "Los niños adoran las literas y las camas con dosel, pero también los ácaros del polvo", señala. Los ácaros viven tanto en el colchón superior de la litera como en el polvo que se acumula sobre el dosel.

Preste atención a los armarios. "Rara vez se limpian y ventilan los armarios y tienden a ser minas de polvo", señala el doctor LoGalbo. Cualquier armario que utilice el niño debe aspirarse cada vez que lo hace con el resto de la habitación. Si tiene armarios que utiliza muy poco, con papeles o juguetes viejos, manténgalos con la puerta cerrada todo el tiempo.

Seque. "Los ácaros aman la humedad", dice el doctor Williams. "Si puede mantener el nivel de humedad por debajo del 50%, tiene resuelta una gran parte de sus problemas con los ácaros. Invierta en un deshumidificador para la recámara de su hijo."

Para alergias al moho

Compre un medidor de humedad. El moho también florece donde hay alto nivel de humedad, según el doctor Williams. Para detener los alergenos del moho, mida la humedad en su casa y utilice un deshumidificador, dice el doctor LoGalbo.

Ventile. "Deje que el aire fresco circule por la casa, especialmente en los baños y la cocina, donde tiende a desarrollarse el moho", dice el doctor LoGalbo. Los ventiladores de ventana o de techo ayudan a que circule el aire.

Saque los libros de la recámara. "Las esporas de moho son conocidas por habitar en los libros", dice el doctor Gilbert Friday, profesor de pediatría y jefe de servicios clínicos del Centro de Padecimientos de Asma y Alergias en el Hospital Infantil de Pittsburgh, en Pennsylvania. "Para los niños alérgicos al moho, lo mejor es mantener los libros en un librero con puertas de vidrio, o bien todos juntos fuera de la recámara. En el último de los casos, sacuda los libros frecuentemente."

Use limpiadores que maten el moho. "Elija limpiadores como el Lysol, que inhiben el desarrollo del moho", sugiere el doctor LoGalbo. También puede hacer una mezcla para combatirlo, al añadir unas cucharadas de cloro comercial en una cubeta con agua. Pase la escobetilla mojada en esta solución por las zonas con moho, para controlarlo. (Use guantes de plástico para proteger sus manos de la mezcla con cloro.)

Aléjelos de las hojas. Hay mucho moho en los montones de hojas caídas. Pídale al niño alérgico que no juegue ni se revuelque cerca de las hojas apiladas, aconseja la doctora Shapiro.

Para alergias a mascotas

Saque a las mascotas. Los niños pueden ser alérgicos a la descamación de la piel muerta de los animales. En particular, los gatos son los causantes de los peores problemas, porque se lamen tan a menudo, dice el doctor Friday, que cuando la saliva se seca los alergenos de la saliva pasan al aire.

"Lo ideal es que las mascotas de la familia, como los perros o los gatos, vivan afuera", dice el doctor Williams. Si su mascota no puede vivir afuera, debe considerar buscarle otra casa.

Retire a las mascotas de la recámara. Si echar fuera a la mascota no resulta práctico y su familia no puede afrontar regalar al animal, ponga algunos límites sobre su territorio. Lo más importante es que se mantenga alejada de la recámara del niño, dice el doctor Jonathan Becker, pediatra e investigador en la Universidad de Washington, en Seattle.

"Las mascotas como los hamsters y cobayos también deben ser retiradas de la recámara, porque sus residuos pueden favorecer el desarrollo de hongos o moho, al cual algunos niños también son alérgicos", dice el doctor Friday. "Hasta los pájaros pueden representar un problema para los niños alérgicos, porque al batir sus alas liberan hacia el aire un polvo fino con alergeno de pájaro."

Mantenga al gato fuera del sótano. No reubique a su gato en el sótano, si tiene calefacción central, dice el doctor Friday. "En una casa que tiene calefacción, el alergeno del gato, que es muy ligero, puede ir hacia arriba a través del sistema de calefacción y esparcirse por toda la casa."

Bañe al gato. "Las investigaciones preliminares sugieren que si baña a su gato cada semana con agua sola o champú y agua, cuando menos por ocho semanas, removerá de la superficie los alergenos que provienen de su saliva. Desafortunadamente, debe continuar bañando al animal cada semana, de ahí en adelante, para continuar con el beneficio del tratamiento", dice la doctora Shapiro.

El problema es que es difícil que los gatos adultos toleren el baño, no digamos uno a la semana. Usted tendrá más éxito con el lavado de gatos, si empieza desde que son pequeños.

Para alergias al polen

Aire acondicionado. Su hijo no será capaz de evitar todo contacto con el polen, que prevalece durante la primavera y fines del verano. Pero sus noches pueden ser más descansadas si tiene aire acondicionado en su recámara, según el doctor LoGalbo. "Es duro resistir la tentación de mantener abiertas las ventanas cuando el aire de la noche está frío y fresco", admite, "pero eso permitiría que el polen entrara en su recámara y se despertaría sintiéndose atroz".

Programe el horario de juegos en el exterior. El medio día es el mejor momento para que los niños propensos a la fiebre del heno puedan jugar afuera. "Por la mañana hay una concentración de polen muy elevada", dice el doctor Friday. "A medida que el aire se calienta, se eleva y se lleva al polen. Por la tarde, cuando el aire se enfría, el polen vuelve a descender. Así que el mejor momento para dejar jugar a los niños en el exterior, es justamente, entre la mañana y la tarde."

Cierre las ventanas del auto. "Obtendrá una mayor concentración de polen si maneja con las ventanas abiertas", dice el doctor Friday. "Si su hijo alérgico está en el coche, lo mejor es utilizar el aire acondicionado durante la estación del polen.

Flatulencia

Cómo disminuir los gases

Deshacerse del exceso de gas que se forma en el estómago y los intestinos puede ser una fuente de turbación para los adultos. Sin embargo, para los niños la flatulencia es, frecuentemente, motivo de entretenimiento. "Cuando estaba en la escuela primaria, recuerdo a un niño que podía hacer que, al pasar sus gases, sonaran como palabras", señala el doctor Jeffrey Fogel, pediatra particular en Fort Washington, Pennsylvania. "Lo considerábamos como un talento extraordinario. Era el éxito de la clase."

Sin embargo, es probable que no haya sido un éxito sentado a la mesa, o cuando el sacerdote estuviera de visita. La eliminación de gas puede convertirse rápidamente en un problema social, tanto para los niños como para los adultos.

Cuando quiera ayudar a su hijo a manejar y controlar cualquier brote gaseoso, es importante que recuerde que la flatulencia es completamente normal.

"Los padres preocupados llegan al médico y dicen: 'Mi hijo tiene muchos gases y siempre está arrojándolos'. Pero eso no es necesariamente algo malo. Podría parecerlo para las personas que rodean al niño, pero es absolutamente normal tener gases", dice Kevin Ferentz, profesor asistente de medicina familiar en la Escuela de Medicina de la Universidad de Maryland y médico familiar con práctica privada en Baltimore.

De hecho, *no* es la salida del gas la que ocasiona la mayoría de los problemas, porque el gas atrapado en el cuerpo puede ser doloroso, dice el doctor Ferentz.

Si su hijo tiene muchos gases, pueden estar relacionados con su comida, o con las bacterias que viven en el tracto gastrointestinal. "El tracto grastrointestinal de cada quien es ligeramente diferente", dice el doctor Ferentz. "Tenemos colonias de diferentes bacterias y alguna produce más gas que las otras."

Afortunadamente, el problema responde bien a los remedios simples.

Sírvale algo caliente para beber. Trate de darle a su hijo una taza de té, o de otro líquido caliente, sugiere el doctor Ferentz. "Definitivamente, parece ayudar a los dolores por gas, aunque no hay una poderosa base científica investigada que determine por qué sí funciona", dice. "Mi propia teoría es que es porque el calor expande los gases. Esto puede hacer de hecho que empeore el problema en un tiempo corto. Pero después, el calor permite al gas escapar, al ayudar a expandirse alrededor de la zona en la que está atrapado."

Si tiene un bebé con problemas por gases, puede intentar obtener el mismo efecto al ponerle una botella de agua caliente envuelta en un lienzo sobre su abdomen, por no más de 10 a 15 minutos a la vez, dice el doctor Ferentz. Y es importante que la botella no esté tan caliente como para quemar al niño, previene.

Busque la simeticona. "Utilice un medicamento contra los gases, que no requiera receta médica, a base de simeticona", dice el doctor Ferentz. "Ese ingrediente es muy efectivo, porque rompe el gas en burbujas más pequeñas, que son mucho menos incómodas y más fáciles de pasar." Asegúrese de leer las instrucciones en el paquete, o verificarlo con su médico, para darlo a su hijo en la dosis correcta.

Cuidado con la reacción al brócoli. "Los alimentos altos en fibra, como los frijoles, brócoli y col, causan mayor flatulencia que otros alimentos", dice el doctor Ferentz. Estos alimentos no son típicamente los favoritos de los niños, pero sí parte de una dieta saludable. Si parecen desencadenar una crisis de gas en su hijo, suspéndalos temporalmente o experimente con otras alternativas.

Use una enzima para domar los frijoles. "Hay un producto antigás, llamado Beano, que aparentemente funciona", dice el doctor George Sterne, profesor clínico de pediatría en el Centro Médico de la Universidad de Tulane y pediatra particular, en Nueva Orleans, Louisiana. Está disponible en tiendas de salud y algunos supermercados estadunidenses, y contiene una enzima que neutraliza los efectos que se generan al comer frijoles. Sólo salpique unas cuantas gotas sobre la enfrijolada de su hijo y vea qué sucede.

Elimine el gas con ejercicio. Un estilo de vida activo es lo natural para muchos niños, pero en caso de que el suyo sea un atleta de sillón, anímelo a levantarse y moverse más, especialmente después de comer. El ejercicio ayuda a que el cuerpo elimine el gas, dice el doctor Sterne.

Al bebé, déle una palmada y levántelo. Los bebés pueden pasar momentos difíciles con los gases, porque se les quedan atrapados y son dolorosos, dice el doctor Sterne. "Generalmente se puede saber cuando un bebé necesita eliminar gas, porque parece inflado, como si estuviera lleno. Si usted simplemente mueve un poco al bebé, lo levanta hacia una posición erguida y lo palmea, le ayudará a liberar el gas. También puede ayudar elevar la cabecera de la cuna, para que la cabeza del bebé esté hacia arriba", dice el doctor Sterne.

Establezca zonas libres de gas. No espere que ningún remedio casero elimine los problemas con el gas completamente. "La flatulencia es una función normal del cuerpo", dice el doctor Fogel. "Debe decir a su hijo que está bien sacar gas ocasionalmente. Pero él debe manejarlo en forma socialmente aceptable. ¿Qué es aceptable? En el baño, en su recámara, pero no en la mesa del comedor o en otra situación social similar."

Si duda de que su niño realmente *pueda* controlar la salida de gases, el doctor Fogel le recomienda que intente esta prueba: "Diga a su hijo: 'Si eliminas gases en público, no podrás jugar con el video (o lo que sea su pasatiempo favorito)'. Se dará cuenta de que es realmente bueno para controlarlo".

Forúnculos

Cómo desinflamarlos

Ahí está. Justo a la mitad del cuello de su hijo, en la curva entre el frágil cuello y el hombro firme. Hace unos cuantos días la piel estaba suave y tersa. Entonces, notó un pequeño enrojecimiento, una ligera hinchazón, y hoy, está mirando a un gran, gordo, horrible y rojo forúnculo. ¡Uf!

Los forúnculos son una infección desagradable, causada por unas bacterias altamente infecciosas, los estafilicocos, que invaden una glándula sebácea o un folículo piloso, y causan inflamación con pus. El resultado es una bola roja, hinchada y dolorosa, sobre la superficie de la piel, que puede aparecer sin previo aviso sobre cualquier parte del cuerpo de su hijo. Los forúnculos no respetan nada privado, si no están en un lugar en que los padres puedan notarlos oportunamente para tomar los pasos necesarios para curarlos, pueden llegar a asumir proporciones terribles.

Afortunadamente un forúnculo es tan doloroso que un niño preocupado e incómodo atraerá la atención de los padres un poco después de su debut, y es de esperar que él le diga sobre el forúnculo, antes de que se esparza la infección por apretarlo a picarlo.

"Los niños están más propensos a los forúnculos que los adultos, porque su estilo de vida tan activo a menudo los pone en contacto con el medio en una forma que constantemente se arañan", dice el doctor Rodney S. W. Basler, profesor asistente de medicina interna, que enseña dermatología en el Centro Médico de la Universidad de Nebraska, en Omaha. Aun si tuvo una caída sin importancia en el patio de juegos, se *puede* introducir el estafilococo en la herida y bajo la piel.

A L E R T A   M É D I C A

Cuándo ver al doctor

Si su hijo tiene un forúnculo en la cara, especialmente alrededor de la nariz o la boca, las bacterias que contiene pueden esparcirse hacia la sangre, los senos o posiblemente ocasionar hasta meningitis, advierte el doctor Paul Rehder, dermatólogo pediatra que ejerce en forma particular en Oxnard, California. Es por esto que cualquier forúnculo facial debe ser examinado por un médico.

También debe acudir con su médico cuando al forúnculo tenga un color rojo muy intenso alrededor o haya rayas que parten de él hacia otras partes del cuerpo, ya que pueden ser señales de infección.

Si su hijo tiene problemas al mover la parte del cuerpo donde se localiza el forúnculo, o se queja de que éste "realmente duele", también es conveniente que se comunique con el médico.

Por fortuna, a menos que el forúnculo aparezca sobre la cara de su hijo, generalmente puede tratarlo usted mismo, dice el doctor Basler. "Hipócrates reportó cómo tratar un forúnculo hace 5,000 años y no ha habido muchas cosas nuevas desde entonces".

Aquí están algunos de los métodos de Hipócrates, actualizados por médicos modernos, junto con algunos consejos más, que sí son nuevos.

Caliéntelo. "Aplique compresas húmedas y calientes con una toalla húmeda sobre el forúnculo del niño durante tres minutos cada vez, diez veces al día", sugiere el doctor Paul Rehder, dermatólogo pediatra que ejerce en forma particular en Oxnard, California. La idea es que el forúnculo madure y forme una cabeza, para que pueda drenar la supuración. Continúe con las compresas durante tres días más, una vez que haya empezado a drenar.

El agua en que moje la toalla deberá estar ligeramente más caliente que la temperatura corporal, pero no mucho más.

No lo pique, ni lo exprima. "Generalmente, la idea principal es no exprimir ni picar el forúnculo", dice el doctor Rehder. Si lo hace, puede esparcir la infección y dejar cicatrices.

Use una aguja. "Si puede ver claramente pus a través de la fina capa de piel sobre el forúnculo, ése es el momento en el que puede ponerle, con mucho cuidado, una aguja esterilizada con una flama", dice el doctor Basler.

Sólo asegúrese de que no haya signo de enrojecimiento o hinchazón en cualquier lugar alrededor del forúnculo, antes de que lo pique con cuidado.

Lave las bacterias. Una vez que drenó el forúnculo, "lávelo muy bien con jabón y también la zona alrededor", dice la doctora Jane S. Wada, dermatóloga particular en Montrose, California. Con esto va a prevenir cualquier infección futura.

Evite el aceite. A medida que sane la piel, "evite los productos grasosos que puedan obstruir la piel", sugiere la doctora Wada. Si su hijo está propenso a los forúnculos, tome en cuenta la posibilidad de que utilice regularmente un jabón antibacterial.

Ganglios inflamados
Cuando la infección envía señales

Los ganglios linfáticos son como pequeños centros para manejo de crisis, que se localizan a través del cuerpo. De ordinario, estos ganglios del tamaño de un chícharo están llenos con células llamadas linfocitos, que producen los anticuerpos necesarios para combatir los organismos invasores, como bacterias o virus. Cuando su niño tiene una infección viral, como un resfriado o una infección bacteriana, como el impétigo, los linfocitos se multiplican rápidamente en el ganglio linfático más cercano a la fuente de infección, lo que hace que el ganglio se inflame.

Los ganglios inflamados no son una enfermedad, sino un signo de que el sistema inmunitario de su hijo está trabajando. Cuando los ganglios de su hijo están inflamados, usted de hecho puede ver y sentir la inflamación, y los ganglios pueden ser sensibles a la palpación. Si examina a su hijo con cuidado, quizá pueda descubrir la infección o la herida que ha causado que el ganglio se inflame, dice el doctor Jack H. Hutto hijo, jefe de Padecimientos Pediátricos Infecciosos en All Children's Hospital en Saint Petersburg, Florida.

A L E R T A   M É D I C A

Cuándo ver al doctor

Si su hijo tiene un ganglio inflamado, que está de color rojo y es doloroso o mayor de 5 cm; si su hijo se siente mal o tiene fiebre, consulte al pediatra, dice el doctor Blair M. Eig, pediatra particular de Silver Spring, Maryland. Los ganglios inflamados pueden estar respondiendo a una infección bacteriana, que requiere tratarse con antibióticos.

El doctor Lorry Rubin, jefe de la División de Padecimientos Pediátricos Infecciosos en el Schneider Children's Hospital del Long Island Jewish Medical Center en New Hyde Park, Nueva York, dice que la regla es: si el ganglio es lo suficientemente grande como para verse, lleve a su hijo al pediatra. Asimismo, si el niño tiene un ganglio que se mantiene grande durante cierto tiempo y no es blando o móvil, haga que lo evalúe un médico. Aunque no es frecuente, puede indicar una condición médica más seria.

Por ejemplo, dice el doctor Hutto, un ganglio inflamado en la ingle puede deberse a una uña del pie enterrada o a una infección en la rodilla, mientras que un ganglio inflamado en el cuello puede indicar un resfriado o amigdalitis. Un ganglio inflamado bajo la axila puede deberse a una reacción del sistema inmunitario a un dedo infectado.

Puede esperar que su hijo tenga muchos ganglios inflamados a medida que confronta las numerosas cortadas y resfriados de la infancia y, en su mayor parte, no debe preocuparse, especialmente si mantiene en mente los siguientes consejos.

Déjelo por sí solo. A menos que el ganglio tenga una infección bacteriana, no lo toque, dice el doctor Lorry Rubin, jefe de la División de Padecimientos Pediátricos Infecciosos en el Schneider Children's Hospital del Long Island Jewish Medical Center en New Hyde Park, Nueva York, y profesor adjunto de pediatría en la Escuela de Medicina Albert Einstein, en la ciudad de Nueva York. Con los ganglios inflamados, es más importante diagnosticar y tratar la fuente de la infección. Los ganglios, por sí mismos, no requieren tratamiento.

Examine si se mueve. Un ganglio linfático que trabaja en una infección menor debe sentirse relativamente suave, puede estar un poco blando y debe poder moverlo un poco, dice el doctor Blair M. Eig, pediatra particular de Silver Spring, Maryland. Para asegurarse de que la infección es menor, debe tratar de mover el ganglio con sus dedos, sugiere el doctor Eig. (Si no se mueve, véase "Alerta médica" en la página 199.)

Esté alerta ante el calor y el dolor. En ocasiones, los ganglios pueden estar abrumados por bacterias, lo que ocasiona que se esparza la infección y crezca en el ganglio linfático. Si el propio ganglio se infecta, la piel que lo circunda se pone roja y caliente, y estará blanda e irritada, dice el doctor Rubin. Para aliviar el dolor puede dar a su hijo una dosis de acetaminofén (Tempra, Tylenol, Panadol infantiles). Examine las instrucciones del paquete para la dosis correcta, según el peso y la edad de su hijo. Si es menor de dos años, consulte al médico. Esta clase de infección puede requerir terapia de antibióticos y, quizá, de drenaje quirúrgico, dice el doctor Rubin.

Garganta irritada

Cómo suavizarla

Es raro el niño que logra pasar por la época de la gripe y el catarro, sin cuando menos una irritación de garganta. Así que cuando su hijo se dirija a usted para quejarse de dolor o sensación de aspereza en la garganta cuando traga, no se alarme. Como muchas gargantas irritadas son el resultado de infecciones virales, es típico que duren sólo unos días y después desaparezcan por sí solas, dice la doctora Lucinda Halstead, otorrinolaringóloga (especialista en oído, nariz y garganta) pediatra en la Universidad Médica de Carolina del Sur, en Charleston.

"Los remedios para las gargantas irritadas por virus consisten simplemente en aliviar los síntomas temporales", dice la doctora Halstead, quien es profesora asistente en el Departamento de Otorrinolaringología y Ciencias de la Comunicación y del Departamento de Pediatría en la universidad. "Pero si la garganta irritada de su hijo es debido a una infección bacteriana, será necesario prescribir antibióticos."

Es por esto que debe llamar al doctor cuando su hijo tenga la garganta irritada. Siempre existe el riesgo de que sea causada por la bacteria llamada estreptococo, el germen responsable de la amigdalitis y de las infecciones de garganta. Su médico necesitará tomar un cultivo de la garganta para descartar los padecimientos más serios.

Si resulta que la irritación de la garganta de su hijo sólo es el resultado de una infección viral, puede intentar poner en práctica estos remedios caseros para darle alivio.

Pruebe un remedio apetitoso. "Usted quiere inducir salivación, lo que se puede hacer con pastillas para la tos, caramelos o, en el caso de algunos niños, con tabletas medicadas", dice el doctor Russell Steele, profesor y viceconsejero del Departamento de Pediatría en la Escuela de Medicina de la Universidad Estatal de Louisiana, en Nueva Orleans. Esto le ayudará a reducir el dolor, y también lavará el material de desecho generado por el proceso de la inflamación, dice.

Sírvale una bebida grande y fría. "Ofrézcale al niño algo frío para beber", sugiere la doctora Halstead. "Con frecuencia, lo mejor es algún refresco o ginger ale, pero deje que se le vaya el gas antes de servirlo. Si burbujea demasiado, puede 'quemar' la garganta del niño. La carbonatación puede ser muy irritante."

Suspenda el jugo de naranja. "No querrá darle a un niño con la garganta irritada las bebidas que son muy ácidas, pues se pueden sentir como lija", dice la doctora Halstead. No ofrezca jugos de naranja, piña, toronja o tomate sino hasta que el niño se sienta mejor. "Por otra parte, el jugo de manzana es excelente", dice.

Regrese al biberón. Aun si el bebé es lo suficientemente grande como para beber en taza, quizá quiera regresar al biberón en tanto dura la garganta irritada. "El biberón es ideal porque lava la parte posterior de la garganta y la mantiene húmeda", dice el doctor Steele. "La puede llenar con cualquier cosa que el niño beba."

Sírvale un consuelo frío. Esta es una "medicina" que a su hijo no le importará tomar. "El helado funciona mejor que cualquier otra cosa para aliviar una garganta irritada", dice el doctor Steele.

A L E R T A   M É D I C A

Cuándo ver al doctor

Aunque en los niños la mayoría de las gargantas irritadas suelen causar dolor leve que mejora muy pronto, los expertos recomiendan que llame usted a su médico en cuanto su hijo comience a quejarse. "Su doctor puede determinar si hay algo serio, como una infección por estreptococos, que esté causando los síntomas", dice el doctor Russell Steele, profesor y viceconsejero de pediatría en la Escuela de Medicina de la Universidad Estatal de Louisiana, en Nueva Orleans. "Una vez que se descarte, puede recomendar los tratamientos caseros."

Sin embargo, aun entonces debe revisar estrecha y constantemente la condición de su hijo y volver a llamar al doctor si:

- El dolor dura más de dos o tres días.
- El niño se rehúsa a beber.
- El niño tiene fiebre superior a los 38° C.
- Nota manchas blancas en la parte posterior de la garganta del niño.
- Se afecta la voz del niño.
- El niño está experimentando dificultad para respirar o para tragar.

Pero debe dejarlo a temperatura ambiente por unos minutos antes de servirlo. "Cualquier cosa *demasiado* fría puede ser molesta de tragar", dice la doctora Halstead. Sin embargo, si su hijo le pide algo helado y puede tolerarlo, déselo. "Algunos niños gustan de cosas congeladas, como paletas heladas, cuando tienen la garganta irritada", dice. "Todo depende del niño."

Combata el aire seco. "Algunas gargantas pueden irritarse por respirar por la boca, especialmente al dormir", dice el doctor David N. F. Fairbanks, vocero de la Academia Estadunidense de Cirugía Otorrinolaringológica, de Cabeza y Cuello y otorrinolaringólogo particular de Washington, D. C. Con frecuencia el problema lo causa el aire interior excesivamente seco.

Puede ayudar si coloca un humidificador o un vaporizador en la habitación de su hijo. "Sólo asegúrese de que esté lo suficientemente cerca como para que el niño respire la humedad", dice el doctor Fairbanks. "De otra forma, no estará elevando la humedad en forma significativa." (Pero asegúrese de limpiar cualquier humidificador o vaporizador con frecuencia, siguiendo las instrucciones que vienen con el aparato.)

Ponga a trabajar a un analgésico. "El acetaminofén (Panadol, Tempra, Tylenol infantiles) puede ayudar a aliviar la irritación leve de garganta", dice la doctora Halstead. Revise las indicaciones del paquete para la dosis correcta, conforme a la edad y el peso de su hijo. Si es menor de dos años, consulte al médico. El doctor Steele dice que los niños mayores también se pueden beneficiar con el atomizador formulado para aliviar la garganta irritada, como el Vick Chloraseptic infantil, que no requiere receta médica.

Gripe

Formas de aliviar los síntomas

Si se compara con un resfriado, la gripe puede traer más padecimientos a su hijo. La influenza, nombre médico para la gripe, es causada por un virus, al igual que el resfriado común. Muchos de los síntomas son similares, como la tos, el escurrimiento nasal, la garganta irritada y la fiebre, pero si su hijo tiene gripe, estará aún más enfermo.

Hay tres tipos diferentes de virus de influenza: A, B y C, pero, cualquiera que sea el que tenga su hijo, pasará tiempos difíciles. La fiebre podrá atacarlo y puede durar una semana entera. Además de los síntomas en el tracto respiratorio, tendrá escalofríos y sacudidas, una sensación de "estar destruido", dolores musculares y ojos enrojecidos. Algunos niños, especialmente los bebés, también presentan vómito o diarrea.

La infección del oído, sinusitis o neumonía pueden seguir al inicio de la influenza, pero estas infecciones secundarias se pueden tratar con antibióticos. Desafortunadamente, la gripe no puede detenerse en esta forma. (Los antibióticos son inútiles en contra de los virus.) La prescripción con medicamentos antivirales, como amantadina, parece haber sido útil para acortar la duración de la influenza A, pero su uso es limitado. Para ser efectiva, debe administrarse dentro de las primeras 20 horas en que aparecen los síntomas.

En muchos casos, todo lo que puede hacer por su propio hijo golpeado por la gripe es tratar de hacer la vida más llevadera. No podrá quitarle los síntomas, pero puede aliviar algunos. Aquí se explica cómo.

Atienda la fiebre, sólo si es alta. Si su hijo realmente sufre por los dolores y la fiebre, el tratamiento que se ha de elegir es con acetaminofén (Tempra, Panadol, Tylenol infantiles). Revise las instrucciones del paquete para la dosis correcta, conforme a la edad y el peso de su hijo, y si es menor de dos años, consulte al médico. Sin embargo, si la temperatura de su hijo es de 38° C o menor, no haga nada por la fiebre, advierte la doctora Naomi Grobstein, médica familiar que ejerce por su cuenta en Montclair, Nueva Jersey.

"La fiebre moviliza al sistema inmunológico, y la reacción que crea ayuda a asegurar que su hijo se recueste y permanezca en reposo por un tiempo, que es justamente lo que se debería hacer", dice la doctora Grobstein.

A L E R T A M É D I C A

Cuándo ver al doctor

Si su hijo está enfermo, con temperatura muy elevada y con otros signos de gripe, debe llamar al pediatra de inmediato, dice el doctor Michael Macknin, jefe de la Sección de Pediatría General en la Fundación Clínica de Cleveland, en Cleveland, Ohio; asegúrese de notificar si su hijo ha sufrido de vómito excesivo o diarrea, si tiene dificultad para respirar, si delira, si tiene dolor de oídos o si no orina con regularidad, dice el doctor Macknin.

La gripe hará que su hijo se sienta muy enfermo, dice el doctor Macknin, pero ocasionalmente deberá sentirse animado durante 15 o 20 minutos, quizá después de darle acetaminofén. "Si deja de tener buenos momentos alternados con los malos, llame al médico", señala el doctor Macknin.

Precaución: Nunca dé aspirina a su hijo si tiene gripe, dice la doctora Grobstein. "Los estudios señalan que hay un vínculo entre la toma de aspirina y el síndrome de Reye, un padecimiento muy severo en los niños que les afecta el cerebro y el hígado", dice.

Eleve el nivel de humedad. Un humidificador en frío colocado cerca de la cama de su hijo puede favorecer la fluidez de las secreciones nasales, para que su hijo respire con mayor comodidad, dice el doctor Jack H. Hutto hijo, jefe de Padecimientos Pediátricos Infecciosos en el All Children's Hospital en Saint Petersburg, Florida. "Su hijo se beneficiará con la humedad extra, pero asegúrese de limpiar el vaporizador diariamente. Estas máquinas tienden a recolectar moho y bacterias, las que después se esparcen por el aire", dice el doctor Hutto.

Calme la tos nocturna. Si la tos de su hijo es muy fuerte y molesta, déle un jarabe supresor de la tos que contenga dextrometorfán, un supresor de la tos, dice el doctor Michael Macknin, jefe de la Sección de Pediatría General en la Fundación Clínica de Cleveland, en Cleveland, Ohio. "No trate de suprimir la tos por todo el día", señala el doctor Macknin. "Ésta cumple con una función útil, al ayudar a limpiar los pulmones de bacterias y desechos. Así que trátela sólo cuando esté ayudando a que su hijo pueda dormir", dice el doctor Macknin. El dextrometorfán está incluido en muchas marcas de jarabes infantiles para la tos.

Remplace los líquidos perdidos. Los niños tienden a perder muchos fluidos con la fiebre y, aún más, cuando vomitan. Por eso debe apoyar la ingesta de líquidos al ofrecer a su hijo varias opciones para beber. "Los adultos tendemos a ofrecer cosas que *nos* hacen sentir mejor. Pero lo que parece bueno para usted, puede no serlo para su hijo", dice el doctor Hutto. "Las papilas gustativas de los niños son más sensibles que las nuestras. Así que, cuando se enferman, ellos tienden a querer cosas realmente ligeras, sin mucho sabor u olor."

Trate con refresco solo o diluido, en vez del jugo de manzana, sugiere el doctor Hutto. "Una bebida caliente, como limonada con miel, puede aliviar la garganta, pero la mayoría de los niños prefieren las bebidas frías", dice.

Si su hijo está vomitando, tenga en mente que lo peor sucede, generalmente dentro de las primeras seis horas y que los niños casi siempre dejan de arrojar alimentos después de 24 horas, dice la doctora Grobstein. "Su hijo se sentirá terriblemente mal por un tiempo, pero es poco probable que se deshidrate en tan corto lapso", dice.

En tanto el estómago del niño esté inestable, una cucharadita de líquido o dos a intervalos, puede ser todo lo que usted pueda esperar que trague, dice

Para tratar con los escalofríos y la sudoración

La gripe se acompaña por ataques de fiebre alta, por lo que es probable que su hijo experimente algunos escalofríos, a medida que aumenta la temperatura, y sudoración, cuando la temperatura regresa a lo normal, dice el doctor Michael Macknin, jefe de la sección de Pediatría General en la Fundación Clínica de Cleveland, en Ohio.

Los escalofríos ligeros preceden a cualquier fiebre, dice el doctor Macknin, pero cuando viene en camino una fiebre muy intensa, los escalofríos pueden acompañarse de violentas sacudidas que duren unos minutos. "Cuando su hijo tiene escalofríos, el cerebro le está diciendo al cuerpo que aumente su temperatura", explica el doctor Macknin. "Para elevar la temperatura, el cuerpo tiene los escalofríos con sacudidas, una especie de ejercicio forzado que genera el calor necesario para aumentar la temperatura hasta el punto establecido por el cerebro."

Cuando la fiebre de su hijo baje, puede sudar profusamente. La evaporación del sudor ayuda a enfriar al cuerpo. El ciclo de escalofríos y sudoración es normal y no requiere tratamiento, según el doctor Macknin. "No cubra demasiado al niño cuando tenga escalofríos, porque en corto tiempo estará muy caliente por la fiebre. Generalmente, una manta ligera es todo lo que se necesita", afirma el doctor Macknin.

la doctora Grobstein. Si su niño vomita esa pequeña cantidad de líquido, espere 20 minutos e inténtelo otra vez.

No se requiere el Pedialite. Generalmente no es necesario darle a un niño Pedialite, un líquido que no requiere receta médica y que se recomienda cuando un niño está vomitando mucho, señala la doctora Grobstein. En tanto que esta bebida está formulada para mantener electrolitos, los minerales claves que ayudan a mantener balanceada la carga eléctrica del organismo, muchos de los niños aborrecen su sabor, dice.

"A menos que su hijo sea pequeño o presente otros problemas de salud, usted puede mantener el balance normal de electrolitos al ofrecerle una variedad de líquidos", dice la doctora Grobstein. "Además del agua, ofrézcale bebidas azucaradas, como jugo o una paleta helada, que es, básicamente, agua azucarada congelada. Una pequeña cantidad de caldo de pollo caliente es muy recomendable, porque le brinda sodio (un importante electrolito) y además ayuda a aliviar la garganta", dice.

Sírvale pequeños bocadillos. Su hijo no tendrá mucho apetito, pero es importante mantener alto su nivel de glucosa, para que se sienta menos cansado, haya menos vómito, dolor de cabeza y menores molestias, dice el doctor Hutto. "Piense en términos de pequeños bocadillos con carbohidratos: malvaviscos en miniatura, galletas, pan tostado, pan blanco. Los bocadillos deben ser libres de grasa, para que se digieran con facilidad", dice.

Alivie la garganta irritada. El doctor Macknin recomienda aliviar el dolor de garganta con atomizaciones de Chloraseptic, un medicamento que no requiere receta médica. También puede pedir a su hijo que haga gárgaras con agua salada. Disuelva ½ cucharadita de sal en una taza de agua caliente. "También puede ofrecerle pastillas para la garganta, que aparentemente los niños disfrutan porque son como dulces", dice el doctor Macknin.

El doctor Hutto advierte que los niños muy pequeños pueden masticar y atragantarse con las pastillas, pero una paleta de dulce es un sustituto aceptable.

Cuidado con las recaídas. "Es típico que un niño permanezca enfermo con gripe durante tres o cuatro días, parezca mejorar por un día o dos y después se enferme durante otros cuantos días", dice la doctora Grobstein.

Tenga cuidado de las tomas de temperatura por la mañana, pues son confusas. "La temperatura corporal tiende a bajar por la mañana. Por eso un niño que registra 36.8° C por la mañana puede tener 37.8° C por la tarde", explica la doctora Grobstein. Su hijo debe mantener una temperatura normal por 24 horas, antes de permitirle regresar a la escuela, dice.

¿Quién necesita de la vacuna contra la gripe?

Los Centros Federales para la Prevención y Control de Padecimientos, en Atlanta, recomiendan que los niños con enfermedades crónicas del corazón o pulmones, asma, diabetes u otros padecimientos crónicos deben recibir la vacuna contra la influenza cada año. Consulte con su médico si considera que su hijo debe ser vacunado.

Bríndele atención adicional. Cuando se siente mal, su hijo apreciará si recibe atención especial de usted. "Siéntese y jueguen algo tranquilo juntos, lean un libro, canten o acurrúquelo, si eso le parece reconfortante", dice la doctora Grobstein.

"Haga que la cama de su hijo sea tan suave y cómoda como sea posible", agrega el doctor Hutto. Algunos niños también pueden apreciar un masaje cuidadoso que les alivie los dolores musculares, dice.

Golpes

Tratamientos desde la escuela de los trancazos

"Estaba casi temerosa de llevar a mi hijo de tres años a su revisión médica", dice la madre de un preescolar muy activo. "Tenía tantos moretones por arriba y abajo de sus espinillas, que parecía como si lo hubiéramos golpeado."

Para los niños, los golpes son un riesgo ocupacional. Los niños corren, brincan, trepan, patinan, montan en bicicleta... se caen, chocan y robotan. Los golpes son tan normales, dice el doctor Jeffrey Fogel, pediatra particular de Fort Washington, Pennsylvania, que cuando ve a un niño *sin* golpes en las piernas, se pregunta si los padres son sobreprotectores.

La mayoría de los golpes no requieren atención médica y pueden tratarse con éxito en el hogar, con estas simples técnicas.

Ponga hielo en la zona lastimada. "Si la piel está intacta, aplique hielo durante cinco minutos, cuando menos", dice la doctora Grace Caputo, jefa asociada de la División de Medicina de Emergencia en el Hospital Infantil y profesora asistente de pediatría en la Escuela Médica de Harvard, en Boston. Sin embargo, nunca debe aplicar el hielo directamente sobre la piel, y si está rasgada, primero límpiela, aplíquele un recubrimiento limpio y después el hielo, sobre la piel *cubierta*. Envuelva el hielo en una toalla o lienzo limpio, o aplique un paquete de hielo. Pase el hielo continuamente por la zona donde

A L E R T A   M É D I C A

Cuándo ver al doctor

Algunos golpes ameritan, cuando menos, una evaluación médica antes de iniciar los remedios caseros. En raros casos, los moretones que aparecen espontáneamente indican padecimientos serios, como leucemia.

Busque ayuda profesional si:

* Se golpean el ojo o la cabeza.
* El golpe es en un lado de la cabeza, sobre la oreja, que es una zona con alto riesgo de fractura.
* Su hijo tiene problemas para caminar, hablar o ver, está somnoliento, no responde o tiene una pupila más grande que la otra, después de recibir el golpe.
* Si hay hinchazón al recibir el golpe en una articulación, particularmente en el codo.
* Si hay moretones en lugares anormales, como la espalda, pantorrillas o detrás de los brazos.
* Si, por un golpe ligero, hay un moretón grande.
* Si un objeto puntiagudo o duro, como el manubrio de la bicicleta, golpeó el abdomen del niño con bastante fuerza.
* Si se presenta fiebre con el moretón.
* Si hay moretones sin causa aparente.

ocurrió el golpe para minimizar la hinchazón. "La mayoría de los niños tolerarán sólo 20 minutos de esto", dice la doctora Caputo. Reaplique el hielo hasta que la inflamación disminuya.

O aplique compresas frías. Si la herida parece menor y su niño se rebela ante la sensación del hielo, entonces use una compresa fría en su lugar, dice el doctor Fogel. Sólo moje un lienzo en agua bien fría, exprímalo y aplique sobre la zona lesionada. Si su hijo tampoco acepta eso, no lo presione. No vale la pena tener un problema.

Eleve el miembro lastimado. Si un brazo o pierna lastimado se está hinchando, aplique hielo y elévelo con ayuda de almohadas, dice la doctora Caputo. "Esto reducirá la hinchazón", explica.

Cambie al calor. Después de 24 ó 48 horas, es tiempo de empezar con compresas calientes, en vez de frías o de hielo. "El frío constriñe los vasos sanguíneos y eso ayuda a que el sangrado se detenga más pronto", explica el doctor Fogel. "Después de que sanan los vasos sanguíneos entonces quiere que desaparezca el moretón: el calor dilata los vasos sanguíneos, estimula la circulación de la sangre y el moretón se alivia con mayor rapidez."

Moje un lienzo en agua caliente y aplíquelo durante cinco o diez minutos, dos o tres veces por día. Hágalo durante dos o tres días, o hasta que el moretón empiece a desaparecer. Explíquele al niño que el cambio de color en el moretón, de rojo-morado a verde-amarillento, es el resultado de la curación.

Béselo para que mejore. "No lo digo con frivolidad", dice el doctor Joseph Hagan, profesor asistente clínico de pediatría del Colegio de Medicina en la Universidad de Vermont, y pediatra particular de South Burlington, Vermont. "Un poco de simpatía y comprensión pueden ayudar. Algunos moretones, aunque no parezcan serios, pueden doler realmente."

Déle un analgésico. Si un niño se queja de dolor, puede darle una dosis apropiada de acetaminofén infantil, dice la doctora Caputo. (Revise las instrucciones del paquete para la dosis que corresponde a su hijo, según su peso y su edad, y si es menor de dos años, consulte con el médico.) "Pero en el caso de golpes en la cabeza y el estómago, usted preferirá no darle medicamento sino hasta que el doctor lo revise", advierte.

Hemorragias nasales

Técnicas eficaces para detenerlas

Puede ser una experiencia horrible para un niño pequeño y para un padre. Las naricitas pueden producir cantidades alarmantes de sangre, y todo ese sangrado inexplicable puede asustar al más valiente de los niños.

"Una vez mi hijo de cinco años despertó a medianoche para encontrar su almohada, su pijama y su cara cubiertas de sangre", recuerda Cynthia Sloan, una madre de tres niños que vive en un suburbio de Filadelfia. "Sus gritos me hicieron correr. Sólo me tomó un segundo saber por qué estaba aterrorizado: parecía que hubiera ocurrido una masacre en su cama."

Pero las hemorragias nasales rara vez son para preocupar. "Casi todas se ven peor de lo que parecen", dice el doctor Orvae Brown, profesor adjunto de otorrinolaringología y consejero de la División de Otorrinolaringología Pediátrica en el Centro Médico del Suroeste de la Universidad de Texas, en Dallas.

La mayoría de las hemorragias nasales en los niños son el resultado de sonarse con demasiado vigor, de un golpe accidental en la nariz durante un juego de luchas o por hurgarse la nariz cuando hay una uña afilada. "El rasguño que ocasiona todo ese sangrado generalmente es pequeño", dice el doctor Jonas Johnson, profesor de otorrinolaringología y viceconsejero del Departamento de Otorrinolaringología en la Escuela de Medicina de la Universidad de Pittsburgh, y la mayoría de los sangrados nasales pueden controlarse fácilmente en casa.

Pero una vez que se ha detenido el sangrado, no ha concluido su trabajo. "La curación completa requiere entre siete y diez días", dice el doctor Johnson. Durante ese tiempo, usted necesitará adoptar medidas preventivas para mantener la nariz de su hijo intacta y evitar otra hemorragia.

Aquí está lo que los expertos recomiendan para detener el flujo y ayudar a prevenir su recurrencia.

A L E R T A M É D I C A

Cuándo ver al doctor

Aun cuando rara vez son serias las hemorragias nasales, hay momentos en los que sí se requiere el cuidado de un doctor, dice la doctora Susan Fuchs, profesora asistente de pediatría en la Escuela de Medicina de la Universidad de Pittsburgh.

Si su hijo se hace moretones fácilmente o hay antecedentes familiares con problemas de coagulación, notifique a su médico acerca de las hemorragias nasales en su niño. (Podrían ser un signo de un problema en la sangre).

Algunos sangrados nasales requieren atención médica inmediata. Acuda a la sala de emergencias o llame a su médico si:

- No puede detener el sangrado.
- Los sangrados son frecuentes y duran más de 15 minutos.
- Su hijo tiene problemas para respirar.
- Su hijo ha estado sangrando en otros lugares, como las encías.
- La hemorragia comienza después de un golpe en la cabeza.

Tratamiento

Tranquilice a su hijo. Primero, *usted* asegúrese de conservar la calma. "Si su hijo ve que usted está molesto y asustado, él también lo estará", dice el doctor Johnson. Explique a su hijo, con tono de voz calmado, que el sangrado nasal no es serio y que puede detenerlo rápidamente, con su ayuda.

Pruebe con un descongestionante nasal. Si tiene uno a la mano, puede tratar con productos que no requieren receta médica, como Neo-Sinefrina o Afrin. Estos son vasoconstrictores que contraen los vasos sanguíneos y ayudan a formar la costra, dice el doctor Johnson. "Esto puede ayudar a hacer más rápido el proceso", dice.

Presione la nariz. Con el niño sentado en una silla o en su regazo, frente a usted, presione cuidadosamente la parte suave de la nariz y ciérrela con un pañuelo desechable o con un lienzo limpio, dice el doctor Johnson, u obligue a que si hijo lo haga. "Al sostener la nariz cerrada con firmeza, durante 10 minutos, casi siempre se detendrá el sangrado", dice. "El objetivo es formar una costra sobre la lesión."

Asegúrese de que su hijo no se recueste, porque podría ocasionar que la sangre fluya por detrás de la garganta. Esto no sólo sabe mal y puede iniciar un ataque de tos, sino que la sangre también puede irritar al estómago y causar vómito, dice el doctor Brown.

Observe el reloj. Cuando está sosteniendo a un niño y presionando su nariz, 10 minutos pueden parecer mucho tiempo, admite el doctor Johnson, pero no se rinda demasiado pronto. "Para estar seguro de que presionó la nariz de su hijo lo suficiente, ponga una alarma de tiempo o un reloj cerca de usted", sugiere. Si no sostiene la nariz el tiempo suficiente, la hemorragia se iniciará un poco después de que la haya soltado.

Enfríela. Además de presionar la nariz cerrada, un lienzo frío contra la parte posterior del cuello o sobre el puente de la nariz pueden constreñir los vasos sanguíneos y ayudar a detener el flujo, dice la doctora Susan Fuchs, profesora asistente de pediatría en la Escuela de Medicina de la Universidad de Pittsburgh y pediatra en el Departamento de Emergencia del Hospital Infantil de Pittsburgh.

Distraiga a su hijo. "Para ayudar a su hijo a mantenerse sentado mientras le presiona la nariz, háblele sobre lo que está haciendo y por qué lo está haciendo", sugiere el doctor Johnson. Otra forma de distraerlo: lea una de sus historias favoritas en voz alta, vean juntos la televisión o una película en video.

Medidas preventivas

No lo suene. Después de que su hijo tuvo un sangrado nasal, "no permita que se suene, no importa cuán tapada sienta la nariz", dice la doctora Fuchs. "La simple acción de sonarlo puede desalojar la frágil costra y volver a iniciar el sangrado."

Suspenda la actividad física. Por varias horas después de que se detuvo la hemorragia nasal, mantenga a su hijo quieto e inactivo. Pídale al niño que *no* corra fuerte y que no haga cosas como colgar boca abajo desde las barras del pasamanos, en tanto su nariz dañada no haya sanado completamente, cuando menos una semana después. "La actividad vigorosa incrementa la presión en los vasos sanguíneos y puede causar que la hemorragia nasal vuelva a iniciar", dice el doctor Johnson.

Evite que se pique o se frote. "Probablemente lo que inició todo el problema fue que se picó", dice la doctora Fuchs, quien admite que mantener a un niño sin que se esté picando la nariz no es una tarea fácil. "Aun frotar la nariz, que provoca comezón cuando está sanando, puede reiniciar la hemorragia", agrega. Usted *puede* cortar las uñas del niño para disminuir el daño. Si su hijo tiende a picarse mientras duerme, póngale calcetines en las manos, o guantes a la hora de dormir, para ayudarle a prevenir otro episodio de sangrado.

Tapónelo. "Si las manos de su hijo gravitan naturalmente hacia su nariz, trate de impregnar un pedazo de algodón absorbente con jalea de petrolato e insertarlo como un tapón al frente de la nariz", dice el doctor Johnson. "La jalea de petrolato lubrica, humedece y suaviza la parte que causa la comezón, y el algodón crea una barrera contra los pequeños deditos."

Engrásela. Durante los meses de frío o en climas con poca humedad natural, es fácil que la nariz de su hijo se reseque, lo que incrementa las posibilidades de una hemorragia nasal. "Con cuidado, ponga un poco de jalea de petrolato dentro de la nariz de su hijo, dos o tres veces al día y especialmente durante la semana siguiente a una hemorragia", dice el doctor Brown.

Humidifique su casa. Las casas con calor seco también pueden dañar las vías nasales y aumentan las probabilidades de hemorragia nasal. "Un vaporizador puede ayudar en esos casos", dice la doctora Fuchs.

Manténgala húmeda. Para humidificar la nariz de su hijo directamente, use una solución salina, sugiere el doctor Brown. "Agregue ¼ de cucharadita de sal a una taza de agua caliente y póngala en una botella para atomizador nasal que haya sido lavada", dice. Caliente la botella bajo el chorro de agua hasta que esté a temperatura corporal, después haga tres o cuatro atomizaciones dentro de la nariz de su hijo. Puede comprar atomizador nasal salino en la farmacia, dice el doctor Brown, pero es más barato hacer el suyo. El único problema de la solución casera es que no debe guardarla durante más de tres días.

Hiedra venenosa, ortigas y zumaque venenoso

Detenga la comezón antes de que empiece

Sus niños, cansados de jugar toda la tarde en el parque, se van a la cama. A la mañana siguiente, escucha llantos lastimeros desde sus recámaras; cuando va a investigar, descubre que sus pobres hijos tienen, en los brazos y piernas, zonas que les causan picazón.

Parece una hiedra venenosa. Independientemente de la que se hayan encontrado sus hijos, la causa del problema es la misma: un aceite llamado urusiol. "Lo secreta la planta cuando se troza cualquiera de sus partes, la raíz, las hojas o las flores", explica el doctor William Epstein, profesor de dermatología en la Escuela de Medicina de la Universidad de California, en San Francisco.

Si un niño escapa a la furia de la planta, eso no implica inmunidad vitalicia. Los niños menores de siete años son poco sensibles a ese aceite, dicen los expertos; se requiere cuando menos una exposición para desarrollar sensibilidad. (Algunas personas no se vuelven sensibles sino hasta después de varias exposiciones, y cerca del 30% de la población nunca lo hace.)

Usted sabrá si su hijo es sensible entre las 12 y las 48 horas después de que estuvo en contacto con las hojas, raíces o el tallo. "Primero, la zona se pone de color rojo y hay picazón, aparecen ámpulas unos días después, hay secreciones y luego, la costra", explica el doctor Epstein. Puede suponer que habrá entre una semana y diez días de picazón e incomodidad, dice.

A L E R T A   M É D I C A

Cuándo ver al doctor

La hiedra venenosa, las ortigas y el zumaque venenoso, son casi inofensivas para la mayoría de los niños. Pero algunos, cerca del 10 al 15% de quienes son sensibles, tienen reacciones tan severas que es imperativo realizar un viaje al médico, dice el doctor William Epstein, profesor de dermatología de la Escuela de Medicina en la Universidad de California, en San Francisco. "Esta es una de las pocas emergencias reales en dermatología", dice, y puede requerir tratamiento inmediato con corticoesteroides.

Éstos son indicios de que debe ir a la sala de emergencias o llamar a su médico de inmediato:

- Su niño está enrojecido, siente picazón y comienza a hincharse dentro de las 4 y las 12 horas después de la exposición. (Normalmente la reacción no se presenta después de 12 o 48 horas.)
- Los ojos del niño están cerrados por la hinchazón.
- La incomodidad del niño es tan intensa que no puede realizar sus rutinas diarias.
- La picazón y la secreción son tan intensas que la ropa se adhiere a la piel.

¿Qué es lo que un padre puede hacer? Aquí están algunas cosas para ayudarle a aliviar las molestias y las formas de evitar la exposición a estas plantas en un futuro.

Tratamiento

Trate con hielo. Si en la zona donde hay picazón aplica un cubo de hielo envuelto en una bolsa plástica durante un minuto, puede ayudar a aliviarla. Si no tiene un cubo a la mano, use agua fría corriente.

Cúbralo con calamina. Sí, lo mismo que usted usaba cuando era niño. "Esta antigua loción, que no requiere receta médica, todavía es una buena opción", dice el doctor Epstein. "Ayuda a la picazón y a secar las ámpulas." Asegúrese de revisar la fecha de caducidad en cualquier botella de calamina de su botiquín, porque no es efectiva después de la fecha de caducidad.

Prepare un baño calmante. Un baño aunque no muy caliente, ya sea con polvo de hornear o con avena, puede dar alivio a un niño con picazón. Llene la tina con agua caliente y vierta ½ taza de polvo de hornear. Deje que su niño se recueste y se remoje por un rato, dice el doctor Epstein. Para un baño con avena, use avena coloidal molida, como Aveeno, aconseja el doctor Robert Rietschel, consejero del Departamento de Dermatología en la Clínica Ochsner de Nueva Orleans. Este producto está disponible en la mayoría de las farmacias estadunidenses; las instrucciones están impresas en el paquete.

Enfríe el ardor con un ventilador. Siente a su hijo frente a un ventilador, cubra la zona afectada con un lienzo mojado y encienda el ventilador, sugiere el doctor Rietschel. "Esto tiende a secar la secreción al causar la evaporación en frío", explica. "A medida que la piel se enfría, los vasos sanguíneos se comprimen, lo que a su vez ayuda a disminuir la secreción." Inténtelo cuatro veces al día durante los dos o tres días en que las ampollas están peor.

Los mitos de las ampollas

Las ampollas que causan la ortiga y la hiedra venenosa en ocasiones tienen secreciones con apariencia infecciosa. Pero en realidad es una secreción inofensiva y *no* difunde la urticaria, según el doctor Robert Rietschel, consejero del Departamento de Dermatología en la Clínica Ochsner de Nueva Orleans.

"Dentro de esas ampollas se encuentra, simplemente, su propio suero, un líquido claro que viene de su sangre", dice el doctor Rietschel. "Una vez que se han formado las ampollas, los aceites venenosos que causaron la urticaria hace mucho que se fueron."

Sin embargo, como las ampollas pueden seguir apareciendo durante una semana, muchas personas suponen que al rascarlas se ha ocasionado que la secreción cause más urticaria, dice el doctor Rietschel. De hecho, la piel sólo se revienta en la zona que inicialmente estuvo en contacto con el aceite venenoso de la planta.

Toma mucho más tiempo reaccionar ante una pequeña cantidad de veneno que ante una grande. El doctor Rietschel explica que "donde el veneno estaba más concentrado es donde sale la primera erupción, y en los lugares donde sólo tocó un poco de aceite, la erupción aparece días después".

Busque antihistamínicos en su botiquín. Un antihistamínico que no requiere receta médica, como Benadryl, puede ayudar a suprimir la picazón, dice el doctor Rietschel. "Lo que es más, como tiende a ocasionar somnolencia en los niños, puede ser particularmente útil si su problema principal es hacer que el niño duerma por las noches", dice. Asegúrese de leer las indicaciones en el paquete para comprobar si es recomendable para la edad de su hijo. Para la dosis correcta, siga las instrucciones o consulte a su médico. Algunos doctores no recomiendan el Benadryl en crema o atomizador, porque podría ocasionar una reacción.

Úntele hidrocortisona. "Esa crema tópica puede disminuir un poco la picazón", dice el doctor Rietschel. Encontrará hidrocortisona en crema en la farmacia; el doctor Rietschel recomienda la dosis al 1%.

Evite estos dos tópicos. *No debe* usar un antihistamínico tópico, como Caladryl, ni un anestésico tópico que contenga benzocaína, como Solarcaine Medicated First Aid Spray, según la doctora Dedee Murrell, dermatóloga y miembro de la facultad en la Escuela de Medicina de la Universidad de Nueva York, en la ciudad de Nueva York. Su hijo puede quedar sensibilizado a estos fármacos y causaría el desarrollo de una nueva urticaria, del todo diferente.

Medidas preventivas

Aprenda sobre el enemigo. En lo que se refiere a plantas venenosas, como la ortiga o la hiedra venenosa, un gramo de prevención es mucho más valioso que uno de curación. Haga notar esas plantas a sus hijos, para que puedan identificarlas, sugiere la doctora Murrell. Las bibliotecas, los centros sobre la naturaleza y las escuelas tienen libros y folletos para ayudar a los niños a identificar las plantas venenosas de la región.

Pruebe con una barrera de crema. Antes de salir a un paseo o excursión, donde exista la posibilidad de entrar en contacto con plantas venenosas, cubra las zonas expuestas en la piel de su hijo con una barrera de crema. Hay tres buenas opciones: Stoko Gard, Hydropel o Hollister Moisture Barrier Skin Ointment, que probaron ser las más efectivas entre las preparaciones para crear barreras, según los estudios en el Centro Médico de la Universidad Duke en Durham, Carolina del Norte.

"La dificultad es que necesita cubrir todas las partes expuestas del cuerpo", dice la doctora Murrell. "Si un centímetro cuadrado queda sin protección, su hijo podría tener ahí la lesión." Ella recomienda aplicar la crema una hora antes de que salga su hijo. Si vive en una zona donde hay muchas plantas venenosas, es aconsejable que reaplique la crema cada hora.

Limite la excursión de su mascota. Usted puede ser muy cuidadosa con sus hijos para evitarles todo contacto con plantas venenosas, mientras que su perro corre felizmente por los bosques y, si juega sobre un conjunto de plantas venenosas, es muy posible que regrese con su piel cubierta por aceite, dice el doctor Epstein. El aceite no afectará al perro, pero lo transferirá a usted o a los niños cuando lo acaricien o cuando él se acerque a ustedes. Si su perro *sí* se alejó de ustedes y sospecha que pudo estar en contacto con esas plantas, báñelo con la manguera para ayudar a retirar el aceite.

Lave la piel. Si su hijo acaba de brincar sobre ortigas para atrapar un balón durante el juego, la intervención rápida puede prevenir una reacción. "Tiene cerca de 10 minutos para lavarlo, antes de que sea demasiado tarde", dice el doctor Rietschel.

El agua simple hará el trabajo, pero es mejor usar jabón, dice el doctor Halmi. Cualquier clase de jabón ayudará, pero debe *evitar* usar una esponja o un estropajo, ya que contribuirían a esparcir el aceite.

Lave todo. El aceite de las plantas venenosas puede adherirse a *cualquier* cosa, y permanecer activo durante meses. Si el niño estuvo expuesto, lave rápidamente sus ropas y toallas en agua caliente, dice el doctor Epstein. También lave las botas de paseo, los juguetes y las herramientas. Desafortunadamente, los guantes de hule no le protegerán las manos durante el lavado, pues el aceite traspasa el hule, pero los guantes de algodón le ofrecen algo de protección. Después de usar la manguera o de haber lavado los artículos contaminados, eche los guantes en la lavadora y, de inmediato, lave *sus* manos, dice el doctor Halmi.

Use alcohol. Mientras que el agua y jabón son lo mejor para eliminar el aceite, cuando hubo un arañazo es mejor usar alcohol para frotar. "Si lo usa de inmediato, el alcohol para frotar disolverá los aceites venenosos de las plantas", dice el doctor Epstein. Éste puede irritar las pieles sensibles, pero aun así es mejor que vivir con un brote de picazón.

Nunca las queme. Si quema los desechos de su patio, asegúrese de no tener ninguna planta venenosa mezclada ahí. Estar cerca del humo o del fuego mientras las plantas se queman puede tener efectos desastrosos, dice el doctor Epstein. "No sólo el aceite brinca como grasa en una sartén caliente, sino se vuelve volátil", dice. El resultado puede ser un brote en el que parezca que usted rodó sobre un seto de ortigas. Lo que es peor, si inhala el humo, puede tener un brote en su nariz o garganta.

Hipo

Ayuda para detenerlo

El hipo puede no ser una calamidad importante para la salud, pero puede resultar abrumador. En ciertos momentos, y por una gran variedad de razones, el músculo del diafragma que separa la cavidad torácica del abdomen tiene un pequeño espasmo cuando su hijo inhala, y las cuerdas vocales se cierran y hacen el sonido de "¡hic!". El hipo puede ser causado por indigestión, por comer o beber demasiado aprisa, por reír con el estómago vacío y por fatiga, por nombrar sólo algunos de los culpables.

"Hay muchas opiniones, pero muy pocas son científicas, sobre por qué ocurre el hipo", dice el doctor Richard García, pediatra y consejero del Departamento de Pediatría y Medicina de la Adolescencia en la Fundación Clínica de Cleveland, en Cleveland, Ohio. Dada esa incertidumbre, no es de sorprender que la comunidad científica no haya encontrado una cura segura para el hipo. Pero todos tienen sugerencias, y algunas de ellas sí funcionan, cuando menos parcialmente. Así que los expertos médicos admiten con modestia que la cura de su abuelita puede ser igual o mejor que la de ellos. Puede añadir las siguientes recomendaciones a su propia lista de las favoritas de la familia.

A L E R T A M É D I C A

Cuándo ver al doctor

El hipo generalmente termina en un lapso de cinco a diez minutos, pero algunas personas desafortunadas han sufrido de hipo por horas, semanas y, en casos raros, hasta años. "Si el niño persiste con hipo más de un día consulte a su médico", dice el doctor Michael J. Pettei, profesor adjunto de pediatría en la Escuela de Medicina Albert Einstein, de la Universidad Yeshiva en Bronx, Nueva York y codirector de la División de Gastroenterología y Nutrición en el Schneider Children's Hospital del Long Island Jewish Medical Center en New Hyde Park, Nueva York. En raros casos, el hipo puede ser un signo de otro padecimiento oculto, aunque generalmente va acompañado de otros síntomas.

Para bebés

Palmeelo en la espalda. Si su bebé tiene hipo, sosténgalo erguido contra su hombro y déle palmaditas en la espalda, sugiere el doctor García. "Algunos bebés propenden a tragar mucho aire cuando maman o beben leche", dice. "Demasiado aire distiende el estómago, lo que puede ocasionar el hipo. Algunas palmadas pueden ayudar a sacar el aire y detener el hipo."

Revise el chupón. "Un bebé puede tragar demasiado aire y tener hipo cuando el hoyo en el chupón del biberón no es del tamaño adecuado", dice el doctor García. ¿Cómo puede elegirlo? "Si voltea el biberón hacia abajo, debe tener un goteo de leche que se detenga gradualmente, en vez de un chorrito o que no salga nada", asegura el doctor García. Recomienda experimentar con diferentes tipos de biberones y chupones, para ver cuál es el mejor para su bebé.

Continúe alimentándolo. No se demore en alimentar al bebé sólo porque tiene hipo. "El hipo no interfiere con su digestión. Comer puede ayudar a que el hipo se vaya", dice el doctor Michael J. Pettei, profesor adjunto de pediatría en la Escuela de Medicina Albert Einstein de la Universidad Yeshiva, en Bronx, Nueva York y codirector de la División de Gastroenterología y Nutrición en el Schneider Children's Hospital del Long Island Jewish Medical Center, en New Hyde Park, Nueva York.

No lo sobrealimente. Durante los primeros meses de vida, si su bebé siempre tiene hipo *después* de comer, la culpable puede ser la sobrealimentación. "Trate de alimentar al niño con porciones más pequeñas, con mayor frecuencia", aconseja el doctor Robert Wyllie, jefe de la Sección de Gastroenterología Pediátrica en la Fundación Clínica de Cleveland, en Cleveland, Ohio. "Si sospecha que está sobrealimentando a su bebé, trate de alimentarlo según lo demande, en vez de usar un horario creado por usted, y nunca lo presione para que coma más de lo que él quiera", agrega el doctor Wyllie.

Para niños mayores

Rompa el ciclo con un gran trago. "Si su hijo puede tragar el tiempo suficiente para evitar dos o tres hipos, eso puede romper el ciclo y terminar con el hipo", dice el doctor Pettei.

El doctor García sugiere una variación sobre esta cura: "Haga que su hijo tome 10 sorbitos de agua, sin detenerse para respirar".

Trate con un poco de azúcar en una cuchara. "Si su hijo es mayor de dos años, una pequeña cantidad de azúcar o miel en una cucharita puede ayudarle", sugiere Patience Williamson, enfermera escolar titulada en la Rand

---

Algunos bebés tienen hipo anticipado

Un acertijo: alguien, en un tren muy concurrido, tiene hipo durante media hora y sólo una señora lo nota, pero ella no lo tiene. ¿Quién tiene hipo? Respuesta: el feto en la mujer. ¿Suena poco probable? No lo es.

En la segunda mitad del embarazo, muchos bebés tienen hipo varias veces al día, y la que será su madre siente cómo el bebé hace hic, hic, durante 20 minutos o más, señala Michael J. Pettei, profesor adjunto de pediatría en la Escuela de Medicina Albert Einstein de la Universidad Yeshiva en Bronx, Nueva York y codirector de la División de Gastroenterología y Nutrición en el Schneider Children's Hospital del Long Island Jewish Medical Center en New Hyde Park, Nueva York. El patrón puede continuar una vez que nació el bebé. "En la mayoría de los casos, el hipo es perfectamente normal e inofensivo", dice el doctor Pettei.

Family School en Montclair, Nueva Jersey. "Este remedio puede no funcionar siempre, pero ¡seguro que los niños lo disfrutan!", agrega.

Pruebe el reto de contener la respiración. Mida cuántos segundos puede retener la respiración su hijo y convierta ese ejercicio en un juego. "Si él puede contener la respiración el tiempo suficiente, el aumento en el nivel de dióxido de carbono en sus pulmones puede llegar a eliminar el hipo", dice el doctor Wyllie.

Impétigo
Cómo evitar que se difunda

Si su hijo tiene una cortada, una rodilla raspada o se rascó una roncha por picadura de mosquito, puede estar poniendo un tapete de bienvenida a un visitante decididamente indeseable: el impétigo. Esta infección bacteriana y contagiosa en la piel sucede cuando bacterias de estreptococo o estafilococo entran por el piel de su hijo. Un lugar frecuente para el impétigo es alrededor de la nariz y la boca, pero puede aparecer en cualquier lugar del cuerpo.

Si el impétigo es causado por bacterias de estafilococo, verá pequeñas ampollas, llenas de líquido, que se rompen con facilidad y causan una costra del color de la miel. Si el culpable es el estreptococo (sí, es el mismo responsable por las infecciones de la garganta), puede no haber ampollas, pero verá las costras.

El impétigo permanece contagioso, se esparce a otras partes del cuerpo y aun a otros miembros de la familia, hasta que se le trata con antibióticos. Se puede limpiar algunas pequeñas zonas al aplicar un ungüento antibiótico disponible con receta médica, pero un brote grande de impétigo requiere tratamiento con antibióticos por vía oral. Los antibióticos hacen un gran trabajo al detener la infección, pero su hijo todavía puede ser contagioso durante los primeros dos o tres días de tratamiento. En ese periodo, él debe evitar el contacto estrecho con otros niños, y usted, un esfuerzo especial por mantener su toalla y esponja separadas de las de los demás.

El impétigo puede causar cicatrices que duren hasta meses, pero eventualmente se desvanecen, dice el doctor Daniel Bronfin, pediatra consejero en la Clínica Ochsner y profesor asistente clínico de pediatría en la Escuela de Medicina en la Universidad Tulane, en Nueva Orleans. "En muchos casos, la peor parte del impétigo es que da comezón y tiene apariencia fea pero, si se le trata apropiadamente, se terminará en una o dos semanas", dice el doctor Bronfin.

A L E R T A   M É D I C A

Cuándo ver al doctor

"Lleve al niño al médico si desarrolla fiebre simultánea al impétigo o si tiene una ampolla con diámetro mayor a 2.5 cm", dice el doctor Daniel Bronfin, pediatra de la Clínica Ochsner y profesor asistente clínico de pediatría en la Escuela de Medicina de la Universidad Tulane, en Nueva Orleans. La fiebre puede indicar la presencia de una infección profunda en la piel, como la celulitis, que es más seria y debe tratarse con antibióticos intravenosos. Una ampolla mayor puede indicar un absceso que requiere ser drenado, dice el doctor Bronfin.

También el impétigo ocasionado por estreptococos puede llevar a una enfermedad rara y potencialmente seria en el riñón. Avise a su médico de inmediato si la orina de su hijo es de color rojo o castaño, dice el doctor Bronfin.

Para ayudar a acelerar la recuperación de su hijo y prevenir que se repita la infección, pruebe estas sencillas sugerencias.

Tratamiento

Manténgalo limpio. "Lave la zona afectada con jabón antibacterial tres veces al día", dice la doctora Luisa Castiglia, pediatra particular de Mineola, Nueva York.

Manténgalo descubierto. "Si mantiene la zona cubierta con un apósito o con ropa, puede alentar el desarrollo de más bacterias. Es mejor idea dejar el área afectada expuesta al aire. Si su hijo va a salir a jugar, puede cubrirlo temporalmente", dice la doctora Castiglia.

Fomente la buena higiene. "El impétigo se esparce frecuentemente al rascarse, así que enseñe a sus hijos a lavar sus manos con jabón y a mantener las uñas limpias y cortas", dice la doctora Fran E. Adler, pediatra particular de Upper Montclair, Nueva Jersey.

Manténgalo fresco. "Los estudios muestran que el calor tiende a incrementar la picazón, así que mantenga cómodo a su hijo, con baños de agua tibia", dice el doctor Bronfin. El baño debe ser justo a la temperatura del cuerpo, no más caliente. "En el verano, también le ayudará si enciende el aire acondicionado", agrega el doctor Bronfin.

Use un poco de Benadryl. Si su hijo tiene mucha comezón, el elíxir de Benadryl, un líquido antihistamínico para niños, puede ser de gran ayuda, dice el doctor Bronfin. Lea las indicaciones del paquete para asegurarse de que el producto es recomendable para la edad de su hijo. Para la dosis correcta, siga las instrucciones o consulte a su médico. Algunos doctores no aconsejan el Benadryl en crema o atomizador, porque podría causar una reacción.

Medidas Preventivas

Detéctela pronto. "Generalmente una infección no llegará al impétigo, si la detecta oportunamente. Al primer indicio de una infección, lave bien la zona y aplique ungüento antibacterial, del tipo que no requiere receta médica. Si la infección no mejora o si empieza a esparcirse, vea a su doctor", dice la doctora Adler.

Trate con seriedad la dermatitis de pañal. "El impétigo puede desarrollarse en la zona del pañal, si no se limpia y protege cuando hay exantema de pañal", dice la doctora Castiglia. Una de las mejores formas de prevenir el impétigo en bebés es protegiéndolos contra el eczema de pañal. (Véase la página 388 para consultar remedios en caso de salpullido de pañal.)

Lubrique la nariz irritada. El impétigo es muy común cuando el niño tiene escurrimiento nasal, especialmente durante el invierno, dice la doctora Adler. "La nariz del niño se irrita y se abre por la humedad y el roce constante, así que mantenga lubricada la zona, con Vaseline, para que la piel no se abra. También asegúrese de que su hijo mantenga las manos y la cara limpias", dice la doctora Adler.

Infecciones del lóbulo de la oreja

Ayuda para un problema perforante

Su hija ha estado insistiendo mucho en tener aretes. Después de todo, es la única entre sus amigas cuyas orejas no están adornadas con picaportes, plumeros o aros lo suficientemente grandes como para poder practicar el hula-hula. Usted duda ante la idea de que se cuelgue todo ese metal de las orejas, ¿y qué hay sobre la posibilidad de una infección?

Independientemente de la moda, las infecciones en el lóbulo de la oreja ocurren de tiempo en tiempo. "Siempre que inserte un arete en la oreja, está invitando a las bacterias que viven sobre la piel a subirse al arete y causar una infección dentro del lóbulo de la oreja", dice el doctor Sam Solís, pediatra particular de Metairie, Louisiana, quien es jefe del Departamento de Pediatría en el Hospital Infantil y profesor asistente de Pediatría en la Escuela de Medicina de la Universidad Tulane, en Nueva Orleans. "Si la piel alrededor del arete está roja, hinchada, con costras por secreción, ahí hay una infección", dice el doctor Solís.

La primera forma de evitar infección es que la persona indicada perfore las orejas en la forma correcta. Encuentre un dermatólogo que perfore las orejas con una "pistola" especial, que utiliza aretes esterilizados, sugiere el doctor Alvin L. Adler, dermatólogo, médico asistente e instructor clínico en dermatología en The New York Hospital-Cornell Medical Center y el Beth Israel Medical Center, en la ciudad de Nueva York. "Como el médico utiliza equipo y técnicas estériles, el riesgo de infección se reduce", dice el doctor Adler.

226

ALERTA MÉDICA

Cuándo ver al doctor

"Si la infección en el lóbulo de la oreja no desaparece por sí sola después de unos cuantos días, definitivamente debe ver a su médico", dice la doctora Katherine Karlsrud, instructora clínica en pediatría en el Colegio Médico de la Universidad Cornell en Ithaca, Nueva York, quien también ejerce en forma particular en la ciudad de Nueva York. Es poco probable que una infección en el lóbulo de la oreja pueda desarrollar algo serio pero, si se ignora la infección, puede convertirse en celulitis, una atemorizante infección bajo la piel.

La celulitis comienza con un pequeño enrojecimiento justo donde se inserta el arete. Después de eso puede esparcirse a todo el lóbulo, hacia el cuero cabelludo, detrás del cuello y hacia el canal auditivo, según la doctora Karlsrud. La celulitis requiere tratamiento con antibióticos.

Después de todo, aquí está lo que los expertos recomiendan para prevenir la infección.

Mantenga las orejas limpias. Lave las orejas recién perforadas con peróxido de hidrógeno dos veces al día, y prosiga con la aplicación de un ungüento antibiótico. Mantenga estos cuidados durante los primeros dos o tres días después de la perforación, y después lave la zona con agua y jabón, dice el doctor Adler.

Conviértase en un buscador de oro. Haga que su hija use aretes hechos con un metal puro, como plata u oro, dice la doctora Katherine Karlsrud, instructora clínica en pediatría en el Colegio Médico de la Universidad Cornell en Ithaca, Nueva York, que además ejerce por su cuenta en la ciudad de Nueva York. "Muchas personas son sensibles al níquel, que es el metal que se usa con mayor frecuencia en los aretes baratos", dice la doctora Karlsrud. La reacción alérgica al metal puede llevar a una infección.

El doctor Adler sugiere que los aretes de oro de 24 kilates valen lo que cuestan por la protección que ofrecen a la infección. "El oro de 10 o 14 kilates contiene una cierta cantidad de níquel, pero 24 kilates es lo más puro que se encuentra en joyería", dice.

Retírelos. Retire los aretes al primer indicio de infección. Su hija podrá querer tenerlos puestos, pero no es aconsejable. "El cuerpo tiene momentos muy difíciles al combatir una infección en la oreja mientras está colocado el arete", dice el doctor Solís. "Retire los aretes, lave la zona con agua y jabón y el enrojecimiento y la hinchazón deberán desaparecer en unos cuantos días".

Sea persistente. "Al primer signo de infección vuelva a aplicar peróxido de hidrógeno (agua oxigenada), seguido por ungüento antibiótico, dos veces al día", dice el doctor Adler.

Intolerancia a la lactosa

El manejo del dilema lácteo

La diarrea frecuente de su hijo, la inflazón y los gases han sido una prueba para ustedes dos. Pero, finalmente, han encontrado la causa: es por su intolerancia a la lactosa, explica su médico.

Esto puede sonar a enfermedad, pero no lo es. Solamente significa que su hijo tiene problemas para digerir la lactosa, el azúcar en la leche y los productos lácteos. Normalmente, el azúcar en la leche la rompe una enzima llamada lactasa, producida por el intestino delgado, pero algunas personas no producen la *suficiente* para hacer el trabajo. Por eso cuando su hijo, deficiente en lactasa bebe leche o come productos lácteos, no hay suficiente lactasa para digerir la lactosa, y el intestino parece convertirse en un campo de batalla.

"Casi todos nacen con la habilidad de digerir leche", explica el doctor Jay A. Perman, profesor de pediatría y director de Gastroenterología y Nutrición Pediátricas en la Escuela de Medicina de la Universidad Johns Hopkins, en Baltimore. "Pero para algunos, la habilidad de producir lactasa declina una vez que dejan de ser bebés". Algunas veces esa declinación es tan gradual que los síntomas no surgen sino hasta la vida adulta, pero otros tienen problemas desde jóvenes.

La buena noticia es que, una vez diagnosticada, la intolerancia a la lactosa, puede manejarse con facilidad y éxito en casa, dice el doctor Perman. De hecho, si se maneja bien, los niños no tienen por qué volver a decir que no ante la leche y galletas o al pastel de cumpleaños y el helado. Aquí esta cómo manejar la intolerancia a la lactosa en su hijo para asegurarle un tránsito intestinal suave.

Lea las etiquetas. Si su hijo tiene severa intolerancia a la lactosa, convierta el escrutinio de etiquetas en un hábito. Hay otros alimentos que pueden contener lactosa, además de la leche, el queso, el helado y similares. "Hay niños que son tan sensibles que aun un poco de lactosa de la carne procesada puede enfermarlos", dice el doctor Perman.

Estudie las etiquetas y busque ingredientes que contengan lactosa, como caseína, suero, lactosa, sólidos de leche o leche. En los restaurantes pregunte al chef sobre los ingredientes del platillo que el niño quiera ordenar.

Mantenga un registro de alimentos. Use un diario para registrar los alimentos y los síntomas, para detectar lo que altera a su hijo y lo que no, dice Ana Abad Sinden, nutricionista pediátrica especialista del Departamento de Servicios de Nutrición en el Centro de Ciencias de la Salud de la Universidad de Virginia, en Charlottesville. "Esto le permite a los padres un mejor manejo de los alimentos específicos que causan síntomas particulares", dice.

En el diario, escriba la cantidad de alimentos que contienen lactosa, la hora a la que se comieron y los síntomas subsecuentes. Esto le puede indicar, con una mirada, si un tazón de helado causó flatulencia, por ejemplo, o si una taza de leche produjo diarrea.

Experimente con cautela. "El nivel de intolerancia en cada persona es diferente, y antes de que pueda usted manejar un problema de mala absorción de lactosa, se requiere identificar su severidad", dice el doctor Perman. Empiece con pequeñas cantidades de alimentos que contengan lactosa y auméntelos progresivamente, sugiere Sinden. Una vez que ha establecido en su diario de lácteos que su hijo puede consumir la mitad de una rebanada de queso, por ejemplo, sin tener síntomas, haga la prueba con una rebanada completa. Cuando haya encontrado qué cantidad de cada alimento que contenga lactosa puede tolerar su hijo sin problemas, prueba con otro más.

Revise los medicamentos. La lactosa puede acechar desde lugares inesperados. Casi un cuarto de los medicamentos están hechos con lactosa, tanto

Esa intolerancia podría ser temporal

Muchas personas que descubren su intolerancia a la lactosa *siempre* serán intolerantes a la lactosa. Sus cuerpos nunca producirán suficiente enzima de lactasa para romper los azúcares en los productos lácteos. Pero, ocasionalmente, la intolerancia a la lactosa en bebés y niños pequeños puede ser una condición temporal, dice el doctor Jay A. Perman, profesor de pediatría y director de Gastroenterología y Nutrición Pediátricas en la Escuela de Medicina de la Universidad Johns Hopkins, en Baltimore.

La intolerancia temporal es conocida como intolerancia secundaria a la lactosa. "Ésta es causada por un daño al sistema intestinal del niño, ya sea por un virus o la alergia a un alimento", explica el doctor Perman. Algunos niños tienen problemas digiriendo lactosa por un periodo que puede durar varios meses, pero el problema puede cesar una vez que el virus o la alergia siguen su curso. Sin embargo, la deficiencia de lactasa también puede ser el resultado de una enfermedad intestinal, y los bebés prematuros a veces son intolerantes, temporalmente, hasta que sus enzimas de lactasa maduran.

Cualquier niño pequeño al que se le diagnostique intolerancia a la lactosa debe ser vigilado por un médico, dice el doctor Perman. El médico tratará de determinar cuándo termina la intolerancia a la lactosa, ya que no hay por qué evitar la lactosa si no tiene que hacerlo, y se asegurará de que no exista un problema intestinal que requiera tratamiento.

los que requieren receta médica para su venta como los que no. "Debe leer las etiquetas de los medicamentos que su hijo requiere tomar, o preguntar al farmacéutico si un fármaco en particular tiene lactosa", dice el doctor Perman.

No deje que vaya sola. Aliente a su hijo a comer alimentos que contienen lactosa junto con otros productos, dice Dennis Savaiano, profesor de Ciencias de la Alimentación y Nutrición de la Universidad de Minnesota, en Saint Paul. "La leche con cereal o galletas, por ejemplo, es mejor tolerada que la leche sola", dice. "De hecho, *cualquier* cosa con leche es mejor que la leche sola." Los otros alimentos no permiten que la lactosa llegue al intestino al mismo tiempo y refuerzan las pocas enzimas de lactasa que tiene su hijo.

Elija alimentos bajos en lactosa. Un vaso de leche, con 12 g de lactosa, sobrepasará a muchos niños, dice el doctor Perman. "Pero los quesos duros sólo tienen rastros de lactosa, mientras que el helado y el queso cottage tienen cantidades moderadas", dice. El yogur con cultivos vivos (revise el recipiente) generalmente es aceptado por los jóvenes con intolerancia a la lactosa, porque las bacterias en el yogur han predigerido mucho de la lactosa.

Trate con enzimas de lactasa. Muchas farmacias tienen un complemento de lactasa que apoya a la deficiencia de esa enzima en los intestinos de su hijo. Este producto se vende en líquido, píldoras y cápsulas. Mézclelo con leche regular 24 horas antes de usarlo, para romper con el 70% de la lactosa, dice Sinden. "Esto es generalmente todo lo que se requiere para que pueda tolerar la leche", añade.

Puede dar a su hijo la píldora de lactasa antes de que coma el helado o queso, dice el doctor Savaiano. También sugiere abrir una cápsula de la enzima y espolvorear su contenido sobre el cereal y la leche. "La cantidad que su hijo requerirá dependerá de la severidad de su intolerancia, y esto lo determinará la experimentación", dice.

Tome en cuenta la ingesta de calcio. Si su hijo tiene intolerancia severa a la lactosa, existe la posibilidad de que no esté obteniendo suficiente calcio, crucial para los huesos jóvenes y en desarrollo. Su hijo puede obtener suficiente cantidad de ese nutriente esencial comiendo mucho yogur, queso y vegetales verdes, dice el doctor Perman.

"Pero si su hijo es quisquilloso para comer y no acepta productos lácteos, entonces usted puede tomar en cuenta otras fuentes de calcio", añade el doctor Perman. Él sugiere galletas enriquecidas con calcio, que venden en las tiendas de comida naturista, o Tums, que contienen calcio. Verifique la dosis con su doctor. Otra opción es la bebida de naranja fortificada con calcio.

Labios resecos

Alívielos para que besen

Una cosa es observar a su hija lamer sus labios al saborear anticipadamente un cono de helado, y otra, observarla lamiendo sus labios constantemente, al tratar sin éxito de aliviar la irritación originada por los labios resecos.

Afortunadamente, su hija no necesita sufrir si sigue estos consejos de nuestros expertos.

Extiéndales jalea de petrolato. "Moje los labios resecos de su hijo de 10 a 20 veces por día con agua fría, por cerca de 30 segundos, y después extienda sobre ellos una capa gruesa de jalea de petrolato Vaseline", dice el doctor Paul Rehder, dermatólogo pediatra que ejerce por su cuenta en Oxnard, California. "La Vaseline no sabe muy bien, pero aun en los que están habituados a lamer sus labios, la saliva no pasará a través de la Vaseline."

Mantenga un protector de labios en el bolsillo de su hijo. Cualquier protector de labios comercial, como Chap Stick, puede utilizarse en niños con labios resecos, dice el doctor Rodney S. W. Basler, profesor asistente de medicina interna, que enseña dermatología en el Centro Médico de la Universidad de Nebraska, en Omaha, pero debe reaplicarlo cada vez que el niño come o bebe cualquier cosa. De otra forma, no funcionará.

Desdeñe los protectores labiales con sabor. Ignore las súplicas de su hijo para comprar protectores labiales con sabores exóticos, como Mucho Mocha o Torrid Tangelo, sugiere el doctor Rehder. "Algunos niños gustan de probar los diferentes sabores directamente de sus labios, lo que ocasiona que la resequedad empeore. Compre los protectores labiales sin saborizantes. Es más probable que permanezcan donde se están necesitando."

Busque los que tienen filtro solar. "Una buena idea es la de proteger los labios de su hijo del cáncer así como de la resequedad", dice el doctor Basler. Aplique regularmente un protector que contenga filtro solar, cuando su hijo salga al exterior.

Pida prestado a las abejas. Carmex es un producto que no requiere receta médica, viene en una tina pequeña y está hecho a base de cera de abejas y fenol y es mejor que cualquier medicina prescrita para labios resecos, dice el doctor Basler. Si el protector labial no es lo suficientemente fuerte como para ayudar a su hijo, Carmex puede ayudarle.

Alivie con hidrocortisona. Para la resequedad que se rehúsa a tratar con los protectores labiales o con Carmex, pruebe con ungüento de hidrocortisona al 1%, dice el doctor Basler.

Contenga la lengua. La resequedad labial es causada por la deshidratación. Por eso, si sus labios están resecos, automáticamente pasará la lengua para restaurar la humedad. Desafortunadamente, tan pronto se evapore la humedad que dejó la lengua, sus labios estarán más resecos que nunca.

Con niños mayores puede discutir lo que ocasiona que sus labios estén resecos, sugiere el doctor Basler. Podrían no entender cómo es que la evaporación causa el problema, pero en verdad pueden comprender que lamer constantemente los labios puede lastimarlos aún más. Con unos cuantos recordatorios, su hija estará advertida ante ese hábito y podrá contenerse a sí misma.

Lactancia al seno materno

Sin problemas

Cuando Judy estaba amamantando, su amiga Marta tuvo la impresión errónea de que todo era muy fácil. Aparte de una ligera irritación inicial en los pezones, Judy no tuvo problemas y Marta tomó la decisión de que ella también amamantaría a su bebé cuando naciera.

Pero para Marta las cosas no fueron tan simples. El bebé lloriqueó y rehusó tomar su pezón. "Algo debe estar mal en mí", dijo Marta, frustrada, a su marido.

Según los doctores, no es así. Generalmente, la lactancia materna no tiene problemas, pero no siempre. Las madres no deberían esperar saber automáticamente qué es lo que deben hacer. Hay problemas, pero se pueden encontrar soluciones fáciles. Si ya está amamantando o espera el día en que lo hará, aquí hay consejos de expertos para que la alimentación sea más tranquila.

Elija un buen sostén. Un buen sostén especial para la lactancia simplifica la alimentación, dice Ellen Petok, consultora sobre lactancia titulada de Woodland Hills e instructora en el Programa de Entrenamiento de Consultores sobre Lactancia de la Universidad de California, en Los Ángeles. Pero no vaya a comprar el sostén sino hasta el final del embarazo. Es entonces cuando sus pechos tendrán más o menos el mismo tamaño que cuando estará amamantando. Busque un sostén que ofrezca soporte total, con una abertura que usted puede abrir con una mano (pues con la otra estará sosteniendo al bebé). Cuando se pruebe el sostén, asegúrese de que ajusta bien, pero no queda apretado.

Involucre a papá. "El apoyo del padre puede significar la diferencia entre tratar de amamantar y renunciar", dice Petok. Discuta sobre la lactancia con su compañero y tomen una decisión antes de que nazca el bebé. Asegúrese de que el padre se sienta incluido en todos los aspectos del nacimiento del bebé y de su crianza. De ser posible, el padre debería tratar de tomar cuando menos un permiso de una semana por paternidad, para ayudarle a usted a tener un buen comienzo.

Trate de sujetarlo como en el futbol. Si está teniendo problemas para que el bebé sujete bien el pezón, sujételo como en el futbol, para tener mayor control sobre su cabeza y facilitar al bebé su alimentación, sugiere Petok.

A L E R T A   M É D I C A

Cuándo ver al doctor

Si tiene una zona blanda y roja sobre uno de sus pechos, tiene síntomas similares a los de la gripe y fiebre, puede tener mastitis, una infección en el pecho. Debe consultar a su doctor, dice Barry Herman, obstetra y ginecólogo, director del Centro de la Mujer del Sur de California, en Encino.

La mastitis es ocasionada por bacterias que entran a los tejidos del pecho, a través de la grietas en los pezones. "Puede ser necesario el uso de antibióticos", dice el doctor Herman, "pero no necesita dejar de amamantar mientras dura el tratamiento".

Ocasionalmente, agrega el doctor Herman, la irritación persistente en los pezones puede deberse a infecciones por hongos o a reacción a los detergentes. Verifique con su médico o su consultor sobre lactancia y pida una evaluación de la irritación, si dura más de una semana.

También debe verificar inmediatamente con el doctor o el consultor de lactancia, si parece tener problemas en dar suficiente cantidad de leche al niño. Algunas mujeres suspenden la lactancia materna porque piensan que no están produciendo suficiente leche, pero rara vez es el caso, según el doctor Paul M. Fleiss, pediatra de Los Ángeles y asesor en la Escuela de Salud Pública en la Universidad de California, en Los Ángeles. "A veces sólo es cuestión de técnica, y puede corregirse fácilmente", dice el doctor Fleiss.

Aquí está cómo: Para alimentar al bebé en el seno derecho, siéntese derecha sobre un sillón o una silla amplia y recueste al bebé sobre una almohada, a su lado. Sostenga la parte trasera de su cabeza con su mano derecha. Sostenga el pecho con la mano izquierda, con el pulgar arriba y los otros dedos bajo el pecho. Traiga al bebé hacia el pecho y toque su labio inferior con el pezón. cuando abra su boca, acérquelo hasta que pueda sujetar el pezón y parte de la aréola. Ajuste la almohada bajo la espalda del bebé (con su mano izquierda), para ayudarse a sostenerlo mientras se alimenta.

Mantenga el movimiento. Varíe las posiciones que utiliza cada vez que lo alimenta, sugiere Petok. Durante un alimento puede usar la posición normal para sujetarlo acunándolo; a la siguiente vez use la de tipo futbol. De esa forma, evitará poner presión siempre sobre la misma parte de los pezones.

Tiempo de despertarlo. Algunos recién nacidos son más dormilones que otros y necesitan que los despierten para comer. Durante el día, un recién nacido no debería estar más de tres horas sin alimento, dice Petok. Para despertar con cuidado al bebé, puede cambiarle el pañal o "caminarle por la espina" con sus dedos índice y medio. Si el bebé parece despierto pero no está interesado en succionar, trate de ver si chupa su dedo limpio, antes de ponérselo al pecho. Esto debería estimular a su bebé a interesarse más en alimentarse.

Esta rutina para despertarlo generalmente funciona, pero si aun así no está interesado, trate nuevamente un poco más tarde.

Estimúlelo. "Saque un poco de leche y el bebé la olerá", dice Petok. Todavía mejor, coloque un poquito de la leche sobre el labio del bebé, para que se interese más en comer.

Apunte al ojo del toro. "La causa más común de pezones irritados es que colocan en posición incorrecta al bebé", dice Barry Herman, obstetra y ginecólogo, director del Centro para la Mujer en el Sur de California, en Encino, California.

El truco consiste en centrar su pezón en la boca del bebé y en colocar lo más posible de la aréola en la boca del bebé. Para alentarlo a abrir más la boca, toque su labio inferior con el pezón.

"Asegúrese que sus dedos están bien bajo la aréola, para que no estorben cuando el bebé se sujete", sugiere Petok.

Revise los labios plegados. Los labios del bebé sobre el pecho deben verse como la boca abierta de un pez. Asegúrese de que los labios no estén plegados ni doblados, sugiere Petok. Eso podría interferir con su alimentación. Si los labios están plegados, jálelos con cuidado con la punta de su dedo. Esto ayudará al bebé a mantenerse adecuadamente sujeto al pecho.

Reduzca la succión. Cuando su bebé esté terminando de mamar, retire el sello entre el pezón y su boca con cuidado, usando su dedo, antes de retirar al bebé dice el doctor Herman. De otra forma, al jalar el pezón puede contribuir a la irritación o a causar grietas que pueden llegar a provocar una infección.

Seque los pezones con el aire. La irritación que frecuentemente sienten las mujeres durante las primeras semanas de lactancia, puede deberse en parte a la resequedad de la piel, debido a la constante humedad, dice el doctor Paul M. Fleiss, pediatra en Los Ángeles y asesor de la Escuela de Salud Pública en la Universidad de California, en Los Ángeles, y asesor del consejo de la Liga Internacional de La Leche. Permita que sus pezones sequen con el aire o utilice una secadora de pelo para secarlos antes de que cierre las aberturas del sostén. Si tiene un lugar soleado bajo la ventana, expóngalos a la luz del sol por unos cuantos minutos al día.

No use jabón. Use solamente agua cuando limpie sus pezones, dice el doctor Herman. Los jabones pueden resecar los aceites naturales y promueven las grietas.

Use su leche para humectarse. Si sus pezones se irritan después de amamantar, trate de esparcir un poco de leche sobre éstos, sugiere el doctor Herman. También puede usar cremas o ungüentos humectantes, como Mass Cream, A y D Ointment o una crema con lanolina, pero la leche generalmente funciona igual de bien.

Mantenga fresco al bebé. Asegúrese de que su recién nacido no esté demasiado arropado durante la alimentación. "Si está muy caliente mientras está contra su cuerpo, se sentirá somnoliento y es posible que no coma lo suficiente", advierte Petok.

Prevenga la congestión. Si su bebé come con la suficiente frecuencia (cuando menos cada tres horas), es posible que usted nunca sufra de conges-

Consejos para lactancia materna para mujeres que trabajan

Es posible amamantar a su bebé con éxito, aun si trabaja fuera de casa, con algo de dedicación y preparación. Aquí hay algunos consejos de Ellen Petok, consultora sobre lactancia titulada de Woodland Hills e instructora del Programa de Entrenamiento de Consultores sobre Lactancia en la Universidad de California, en Los Ángeles.

Prepare al bebé para el trabajo. Empiece a suspender la lactancia, pero no tarde mucho en introducir el biberón. Un buen tiempo para ello es a las tres semanas. Esto permite a papá alimentar al bebé, y a mamá le da la oportunidad de practicar cómo sacarse la leche. Inténtelo dos a tres veces a la semana. Si no empieza a usar el biberón con anticipación, el bebé podrá no estar listo para tomarlo cuando usted regrese a trabajar.

Aprenda a sacarla usted misma. Antes de regresar al trabajo, practique cómo sacarse la leche, ya sea con un tiraleche o manualmente. Una vez que termine su permiso por maternidad, puede sacarse leche con anticipación y guardarla para el bebé. Saque la leche cuando pueda, y haga que la persona que cuida al bebé se la dé en biberón cuando usted no esté.

La leche materna puede permanecer refrigerada para su uso posterior. Se mantiene fresca por 72 horas, o de tres a cuatro meses, si la almacena en un congelador con puerta separada. Si se la almacena en un compartimento de congelación localizado dentro del refrigerador, sólo se conserva durante dos semanas. La leche recién extraída que se guarda en un recipiente sellado puede permanecer sin refrigeración hasta 5 o 6 horas.

Vestida para triunfar. Use ropa para trabajar con la que le sea fácil sacarse la leche, que es algo que requerirá hacer periódicamente para su comodidad. Como sus pechos pueden gotear, inserte almohadillas absorbentes en su sostén y use ropas que disimulen alguna mancha ocasional de leche.

Mantenga el flujo de leche. Cuando esté con su bebé, antes y después de trabajar, déle pecho a menudo para mantener el flujo de leche. En el trabajo, sáquela dos o tres veces por día, durante una jornada regular de ocho horas.

Facilite la extracción. Algunas mujeres obtienen buenos resultados con un tiraleche manual, aunque también los hay operados por batería. Petok recomienda el tiraleche totalmente eléctrico, disponible en algunas farmacias y tiendas de suministro médico.

tión en el pecho, dice Petok. Sin embargo, si sus pechos se sienten llenos e incómodos, puede aliviar la congestión colocando compresas calientes sobre ellos antes de alimentar al bebé, y después amamantarlo hasta que quede saciado. Repítalo tan a menudo como sea necesario. La congestión generalmente pasa en 48 horas, según Petok.

Evite el deterioro de los dientes. Amamantar durante la noche y dejar que el bebé se duerma al pecho puede ocasionar caries, previene Donna Oberg, dietista diplomada y nutricionista en salud pública en el Departamento de Salud Pública del Condado Seattle-King, en Kent, Washington. El deterioro se puede presentar, si la leche se acumula alrededor de los dientes del bebé y permanece por tres o cuatro horas.

Esto no quiere decir que tenga que destetar pronto al niño, dice Oberg, "pero una vez que su hijo tenga dientes, ya no deberá dejar que se duerma al pecho".

Cruce los brazos para detener el goteo. Un problema potencial es cuando la leche sale cuando usted no desea que suceda, como cuando está en la oficina. Petok recomienda: "Si siente el cosquilleo que acompaña a la salida de la leche, presione sus pechos con las palmas de sus manos o cruce los brazos y aplique presión sobre los pechos".

Lactancia con biberón

Encuentre la fórmula del éxito

Al salir del hospital y llegar a casa con su nuevo bebé, usted mezcla la fórmula que el médico recomendó. Después, se instala felizmente a alimentar al miembro más nuevo de la familia, anticipando una experiencia pacífica y gratificante.

Pero, por alguna razón, no resultó como lo tenía planeado. Su bebé gimotea, se retuerce, escupe o rehúsa el biberón. Está desilusionada, frustrada y preocupada porque su bebé no progresa.

¿Qué salió mal? Hay varias razones posibles, por ejemplo su bebé puede ser alérgico a los productos lácteos. Pero las probabilidades son de que usted todavía no domina el proceso. Para ayudarle a hacerlo, aquí hay algunos consejos de nuestros profesionales, para evitar problemas, facilitar la alimentación por biberón, y que ésta sea más gratificante tanto para los padres como para el bebé.

Favorezca un ambiente apacible. Alimentar a su bebé es un momento importante de comodidad y de unión. Póngase cómoda y sostenga al bebé de forma que puedan mirarse el uno al otro, aconseja Joan DeVito-Agins, dietista diplomada y consultora de nutrición en Tarzana, California. Sostenga a su bebé con seguridad, pero no apretándolo. Trate de enfocar su atención sobre el niño. "Es importante darle el tiempo necesario a su bebé, sin interrupciones", dice DeVito-Agins. Apague la televisión y encienda la contestadora telefónica (o apague la campana de llamado).

Ponga atención a la temperatura. Los bebés tienen gustos individuales: a algunos les gustan sus biberones a la misma temperatura cada día y a otros no les importa si un día les da el biberón caliente y al día siguiente, la fórmula fría. Si el suyo gimotea cuando la temperatura varía, manténgala constante.

¿Pero cuál debe ser la temperatura? En tanto no esté tan caliente como para quemar al bebé, no importa (pruebe unas cuantas gotas sobre su muñeca). "Para mi hija, dejo correr agua caliente sobre el biberón refrigerado para quitarle lo frío", dice el doctor Alvin N. Eden, profesor clínico adjunto de pediatría en el New York Hospital-Cornell Medical Center en Manhattan, consejero del Departamento de Pediatría en el Centro Médico Wykoff Heights, en Brooklyn, Nueva York, autor de *Positive Parenting* y *Dr. Eden's Healthy Kids*. Otra alternativa es calentar el biberón en una olla con agua, y no dañará a su bebé si le da la fórmula directamente del refrigerador.

Cuidado con el microondas. Es una buena idea evitar calentar la fórmula en el microondas. "Si se calienta la fórmula para el bebé en el horno de microondas inapropiadamente, puede causar lesiones ya sea escaldando o quemando la lengua, labios, esófago o mejillas", dice Madeleine Sigman-Grant, profesora asistente de ciencias de la alimentación en el Departamento de Ciencias de la Alimentación en la Universidad Estatal de Pensilvania, en

A L E R T A | M É D I C A

Cuándo ver al doctor

Para algunos problemas de alimentación por biberón necesitará consultar con el pediatra, dice el doctor Alvin N. Eden, profesor clínico adjunto de pediatría en el New York Hospital-Cornell Medical Center en Manhattan, consejero del Departamento de Pediatría en el Centro Médico Wyckoff Heights, en Brooklyn, y autor de *Positive Parenting* y *Dr. Eden's Healthy Kids.*

Su bebé puede tener un problema estomacal, o necesitar un tipo diferente de fórmula, si no está ganando peso adecuadamente o no succiona con vigor, señala el doctor Eden. Otros signos de posibles problemas con la alimentación son el llanto fuerte después de comer, acompañado por vómito y/o diarrea con sangre.

Dado que algunos bebés son alérgicos a los productos con leche, el solo cambio por otra clase de fórmula no basada en leche puede resolver el problema. Pero requiere el consejo del médico antes de hacerlo.

University Park. "La bolsa plástica del interior del biberón puede explotar, o una parte muy caliente en la fórmula puede causar una quemadura."

Si *va* a calentar la fórmula con microondas, sólo debería usar biberones limpios de plástico transparente, los de vidrio pueden romperse, y nunca calentar menos de cuatro onzas al mismo tiempo, para evitar sobrecalentamiento. También debe agitar la fórmula después de prepararla para que se mezclen las partes calientes con las frías y probarla sacudiendo unas cuantas gotas sobre su muñeca, antes de servirla. No pruebe simplemente sosteniendo el biberón por la mitad, pues no notará las partes calientes.

Mantenga consistente la fórmula. Mezcle su fórmula precisamente en la misma forma cada vez, dice DeVito-Agins. Nunca diluya la fórmula más de lo recomendado en la etiqueta, porque su hijo terminará con los nutrientes necesarios disminuidos.

Use agua pura. Como al agua se le añaden químicos, como el cloro, para purificarla, es mejor que use agua embotellada para la fórmula del bebé, según DeVito-Agins. El agua destilada y la de manantial embotellada son perfectas para mezclar con la fórmula. El agua filtrada también puede usarse: "Asegúrese de cambiar el filtro en la forma y con la frecuencia apropiadas", dice DeVito-Agins.

Hierva los chupones nuevos. Los nuevos chupones pueden tener un sabor a plástico que quizá no le guste a su bebé, dice Becky Luttkus, maestra de la Academia Nacional de Niñeras, en Denver, Colorado. Para quitarse ese nuevo sabor, hierva el chupón en agua antes de usarlo.

Ponga atención al asunto del hoyo. Es importante que el tamaño del agujero en el chupón no sea demasiado pequeño ni demasiado grande, dice el doctor Eden. Si es demasiado grande, la fórmula saldrá con mucha rapidez y su bebé puede ahogarse, y si es muy pequeño, el bebé puede frustrarse y cansarse al tratar de obtener suficiente fórmula.

Un forma de revisar si el tamaño del agujero es correcto, es voltear el biberón al revés y ver si la fórmula gotea, dice Luttkus. Si sale en forma de chorrito, compre chupones con un tamaño menor del agujero, y si la fórmula no sale, a menos que exprima la botella, compre chupones con agujeros más grandes o agrándele el que tiene, dice. Para hacerlo, hierva los chupones en agua durante un par de minutos y, cuando sigan calientes, use una aguja para agrandar el hoyo.

También necesitará estar alerta ante el tamaño de los hoyos del chupón a medida que crece el bebé, dice Luttkus. Los chupones para recién nacidos son más cortos y con agujeros más pequeños que los chupones para niños mayores, así que si continúa usando chupones para recién nacido con su niño de ocho meses, ya es tiempo de hacer un cambio.

Sustituya los chupones viejos. La saliva y el calor causan deterioro en el hule. Cambie los chupones de los biberones tan pronto como se pongan duros o pegajosos, dice Luttkus. Una vez que el chupón empieza a pegarse a sí mismo o a colapsarse, su hijo pasará muchos trabajos para alimentarse. "La mayoría de los chupones tienen cerca de seis meses de vida", dice Luttkus.

Sostenga usted el biberón. Un padre con un millón de cosas por realizar deberá poder dejar el biberón para que el bebé coma por sí mismo. Pero los bebés necesitan compañía y vigilancia, que es parte de su alimentación, dice Luttkus. "Mire a su bebé, háblele", aconseja, "pues es importante dedicarle el tiempo necesario".

También un bebé que se queda solo con el biberón puede ahogarse, si la leche corre por la garganta, previene el doctor Eden. Cuando un bebé se recuesta sobre la espalda para beber, la leche se puede ir hacia la garganta y las trompas de eustaquio, y son la causa probable de un dolor de oído o de una infección.

Cuide la posición correcta. Empiece sosteniendo la botella de su bebé a un ángulo de 45 grados y eleve el fondo a medida que el bebé se alimenta, recomienda Luttkus. "Vigile el cuello de la botella y manténgalo cubierto, para no tener burbujas de aire", dice.

Cambie de posición. Si su bebé tiende a escupir más de una vez mientras se le alimenta, puede ayudarle un cambio de posición. Los pediatras no han encontrado una forma "correcta" para sostener al bebé mientras lo alimenta. Por eso necesita probar varios ángulos, hasta que encuentre el que está de acuerdo con el bebé. "La mejor posición depende del esófago y del tracto intestinal", explica DeVito-Agins.

Vaya con la corriente. No espere que su hijo se beba un biberón completo la tarde de hoy, sólo porque ayer lo hizo, dice el doctor Eden. "El apetito varía día con día", explica.

Tampoco debe vivir con el reloj. Si es media hora antes de la hora normal de sus alimentos y está lloriqueando y parece hambriento, déle de comer. O si tomó una siesta después de su tiempo normal de alimentación, déjelo dormir y aliméntelo cuando despierte.

Fíjese en las señales. Su bebé debe ser quien decida cuánto come, dice el doctor Eden. "Cuando un bebé deja de succionar vigorosamente o empieza a retorcerse o a mirar alrededor de la habitación, eso debe indicar el fin de la alimentación", dice. Nunca presione a que el niño se beba el fondo del biberón. "No fuerce al bebé a tomar hasta la última gota", dice el doctor Eden. Es preferible tirar la fórmula que hacer que su hijo se sobrealimente.

Y no dude en darle más de la cantidad que usted midió, si el bebé la quiere, añade el doctor Eden. "Si el bebé se termina la botella en unos cuantos minutos, en primer lugar, no había lo suficiente."

Aprenda los llantos del bebé. "Los bebés lloran por varias razones diferentes: porque están hambrientos, con gas o solos", dice el doctor Eden. "La mayoría de los padres pueden aprender a diferenciar las diferentes clases de mensajes con llanto." Otra clave es el momento. Si han pasado menos de

Prohíba el biberón durante la siesta

Un biberón puede parecer la forma perfecta de tranquilizar a un lactante para que se duerma, pero los dentistas pediátricos están contra esto.

Cuando un niño se queda dormido con la botella entre los dientes, la fórmula, leche o jugo permanece ahí y se fermenta, explica Heidi L. Hills, jefa de la Sección de Odontopediatría, Prevención Dental y Ciencias de la Conducta en la Escuela de Cirugía Dental y Oral de la Universidad de Columbia, en la ciudad de Nueva York. Si los dientes de su bebé han empezado a brotar, el biberón de la hora de la siesta o de la noche puede causar caries rápidamente en los dientes frontales.

Mientras su hijo duerme, no produce mucha saliva ni traga muy seguido, señala la doctora Hills. Los azúcares en jugos o leche forman un ácido que disuelve el esmalte cuando se combinan con las bacterias presentes en la boca, lo que resulta en deterioro de los dientes.

Si debe poner a su bebé en la cuna con un biberón, póngale agua sola dentro, advierte la doctora Hills, o pruebe con un chupón pacificador.

dos horas desde que comió muy bien, es poco probable que tenga hambre, y podría haber otro problema que requiere atención.

Déle algo de atención sin la fórmula. Si duda sobre lo hambriento que está su hijo y no encuentra otra razón para su gimoteo, trate de consentirlo, sonriéndole o llevándolo hacia otra habitación para un cambio de escena, sugiere DeVito-Agins. Su bebé puede querer atención. "Pregúntese si la hora de alimentación es el único contacto que el bebé tiene con usted", dice DeVito-Agins. "Si es así, puede demandar comer con más frecuencia sólo porque necesita más de su tiempo."

Conozca cuándo cambiar de leche. Al año, los niños generalmente están listos para cambiar de fórmula a la leche pasteurizada entera, dice el doctor Eden.

Laringitis y ronquera

Aclare el susurro ronco

"¡Mami! ¡Mami!"

Es un llamado que usted está acostumbrada a escuchar, pero esta mañana sólo escucha un susurro, en lugar de un fuerte lamento. Su hijo ha perdido la voz.

Laringitis significa simplemente que la laringe está inflamada, que es la parte superior de la tráquea, donde se alojan las cuerdas vocales, en tanto la laringe permanezca en esa forma, su hijo estará ronco e incapaz de hablar.

¿Qué causa la inflamación? Puede ser una infección viral por una gripe o un resfriado, o una reacción alérgica al polvo o al polen. La laringitis puede ser el resultado de algo tan inocuo como usar demasiado la voz. Si su hijo gritó demasiado fuerte en el juego de hockey de ayer, eso podría explicar la laringitis de esta mañana.

Pero ya sea que la voz de su hijo esté ronca o que la haya perdido enteramente, aquí está lo que puede hacer para restaurarla.

La palabra es mamá. "Mientras menos utilice la voz su hijo, más pronto regresará a la normalidad", aconseja la doctora Mary Meland, pediatra de HealthPartners en Bloomington, Minnesota.

Para alentar a su hijo a dejar de hablar por un tiempo, trate de convertir en un juego la comunicación no verbal. Una forma es diseñar un sistema de señales con la mano para expresiones frecuentes como "puedo" o "dame". También déjele al alcance lápiz y papel. Si es demasiado joven como para escribir palabras, en su lugar puede dibujar. Si su hijo no puede dejar de usar la voz completamente, cuando menos establezca horas de tregua durante el día, para dar un descanso a las cuerdas vocales.

Evite murmurar. Cuando su hijo tenga que hablar, haga que use su tono natural, suave, dice el doctor Michael Benninger, consejero del comité de desórdenes del habla, voz y deglución de la Academia Estadunidense de Otorrinolaringología y Cirugía de Cabeza y Cuello. El murmullo fuerza más las cuerdas vocales que el habla normal, dice.

Suavice con pastillas. Las pastillas pueden ayudar a aliviar una garganta reseca o irritada al estimular el flujo de saliva, dice el doctor Benninger. "Son buenas para humedecer y suavizar la garganta en cualquier momento." Él recomienda evitar las que tengan propiedades anestésicas, a menos que su hijo esté muy incómodo. Las pastillas de limón sin azúcar, disponibles en la farmacia, también funcionan bien.

Déle una bebida caliente. El té de hierbas o descafeinado caliente, el caldo de pollo o cualquier líquido caliente ayudará a aliviar el malestar en la garganta irritada, dice el doctor Benninger. O puede diluir jugos de frutas en agua caliente, para crear una bebida frutal caliente.

Estimule que beba con frecuencia. Mantenga un vaso con agua cerca de su hijo y aliéntelo a que beba a menudo. "Sorber agua durante todo el día puede ayudar al niño a romper con el hábito de aclararse la garganta, lo que puede empeorar la ronquera", dice el doctor Benninger. También ayuda mantener húmedas las cuerdas vocales. El agua a temperatura ambiente es la mejor, porque es más fácil para la garganta.

Pero no le ofrezca agua fría o helada, advierte, porque el agua fría contrae los vasos sanguíneos en la laringe y los fuerza a calentar el agua.

Trátelo con vapor sobre el lavabo. "Respirar vapor durante cinco minutos, varias veces al día, es muy conveniente para un niño con laringitis o ronquera", dice el doctor Benninger. Llene el lavabo con agua caliente y haga que su hijo se incline sobre él. Después, colóquele una toalla sobre la cabeza y el lavabo, a manera de "tienda", para que se junte el vapor.

Prenda el vaporizador. La laringe del niño también puede estar obstruida con moco. Use un humidificador o un vaporizador en la recámara de

ALERTA MÉDICA

Cuándo ver al doctor

Los cambios de voz en un niño pequeño pueden indicar un problema serio, dice el doctor Michael Benninger, consejero del comité de desórdenes del habla, voz y deglución de la Academia Estadunidense de Otorrinolaringología y Cirugía de Cabeza y Cuello.

En los niños mayores, la laringe inflamada puede causar ronquera o pérdida de la voz, pero rara vez interfiere con la respiración. En un niño menor de cuatro años, el conducto del aire es tan angosto que, si los tejidos bajo la laringe se inflaman, el conducto puede bloquearse con moco, dice el doctor Benninger. Esta dificultad respiratoria se llama crup, y puede ser muy seria. (Véase la página 110 para mayor información sobre el crup.)

Si su hijo presenta cualquiera de los siguientes síntomas, puede ser una emergencia médica y debe llamar de inmediato a su doctor:

- Tos áspera, como ladrido.
- Dificultad para respirar, cuando se ve que el pecho se mueve ostensiblemente cuando el niño trata de tomar aire.
- Respiración ruidosa, jadeante.
- Cambio súbito en el sonido de la voz, sin evidencia de resfriado.
- Voz con tono profundo y bajo.
- Dificultad para deglutir, con mucha salivación.

su hijo para humedecer el aire mientras duerme. "Esto afloja parte de la mucosidad que se ha depositado en la laringe", dice el doctor Lewis First, pediatra y profesor asistente de pediatría en la Escuela de Medicina de Harvard, en Boston, Massachusetts. "Al diluir esa mucosidad, se permite que el niño la expectore tosiendo o que la trague."

Evite fumar cerca de su hijo. La exposición al humo puede empeorar la inflamación de la laringe, así que no fume cerca del niño, dice el doctor Meland. Si alguien en su casa fuma, pídale que lo haga fuera de ella.

Mantenga limpias la vías nasales. Usted quiere que su hijo respire a través de la nariz, en vez de hacerlo por la boca, porque el aire que pasa por la nariz está más húmedo y caliente (por eso es menos irritante para las cuerdas vocales). "Si un resfriado mantiene a su hijo sin respirar por la nariz, use un descongestionante que no requiera receta médica", aconseja el doctor Benninger. Un descongestionante que contenga antihistamínico puede resecar la garganta, por lo que será necesario contraatacar, dándole suficientes líquidos tibios.

Trate con gárgaras. Si a su hijo le duela la garganta, las gárgaras con agua salada pueden ayudarle, dice el doctor First. "Las gárgaras con agua salada pueden ayudar a reducir el dolor y también a adelgazar la mucosidad", dice.

Pero primero, asegúrese de que su hijo *pueda* hacer gárgaras. "Generalmente los niños son capaces de aprender cómo hacer gárgaras cuando tienen de cinco a seis años", dice el doctor First. Haga que su hijo practique con agua simple, para ver si lo puede hacer. Antes de que intente hacer gárgaras con agua salada, explíquele que la sal puede hacer que no sepa bien. Para hacer las gárgaras, mezcle una cucharadita de sal en un vaso de agua caliente.

Una razón para mantenerse callado

No es sorprendente que la ronquera constante de Junior, o su voz ronca, sea el resultado de gritar en los juegos de pelota o a su hermana menor, pero en algunos casos todo ese entusiasmo de su hijo puede causarle más que una laringe inflamada.

Forzar constantemente la voz también puede causar el crecimiento de pequeños nódulos en las cuerdas vocales, dice el doctor Michael Benninger, consejero del comité de desórdenes del habla, la voz y la deglución de la Academia Estadunidense de Otorrinolaringología y Cirugía de Cabeza y Cuello.

No se asuste: suena más serio de lo que es. El único tratamiento que se requiere es que su hijo deje de forzarse demasiado, ya sea gritando o hablando con fuerza. "Los nódulos son como pequeños callos, y se irán por sí mismos una vez que haya cambiado el comportamiento que los ocasionó", explica el doctor Benninger.

Mantenga bajo el volumen. Aun después de que regresó la voz de su hijo, debe tener cuidado de no forzar nuevamente las cuerdas vocales para que el problema no regrese. "Estimúlelo para hablar en voz baja y a no gritar en los juegos de pelota", dice el doctor Benninger. "Explíquele que, si trata de hablar por encima del fuerte ruido de fondo, solamente dañará sus cuerdas vocales."

Si los problemas de voz en su hijo se deben a que fuerza su voz constantemente, trate de encontrar la razón de que su hijo hable tan fuerte, sugiere la doctora Meland. Si grita para llamar la atención, explíquele con amabilidad que sólo le responderá cuando hable en un tono razonable. Si habla muy fuerte como para ser escuchado por encima del ruido de la televisión con volumen alto, baje el volumen o apague el televisor, o tome en cuenta la posibilidad de cambiarla a una zona de la casa menos importante. Si está gritando porque así es como él escucha que se habla en su casa, cuente hasta 10 la próxima vez que usted se sorprenda levantando la voz.

Lentitud

Métodos para que las cosas marchen con rapidez

Lisa tiene 3 años y su madre, Katherine, tiene 33, pero a las 7:30 de la mañana, es mamá quien parece estar haciendo un berrinche. Si alguna vez usted ha intentado hacer que un niño pequeño se apresure, simpatizará con Katherine y la comprenderá.

Frustración no es una palabra lo suficientemente fuerte como para describir lo que se siente cuando su hija en edad preescolar requiere media hora para encontrar sus zapatos, o cuando su hijo de siete años no puede hacer la tarea, porque le toma una eternidad reunir lápiz y papel, o la de once años que hace que todos la tengan que esperar, mañana tras mañana, sin importar cuántas veces usted le diga: "Hoy tienes que salir *a tiempo*".

Así que los berrinches de los adultos, las súplicas y los regaños no son la respuesta, según coinciden los expertos. Generalmente, hay un mensaje dentro de los movimientos lentos, como si tuvieran melaza. Adivínelo y tendrá la mitad del camino recorrido. Aquí hay algunas sugerencias sobre cómo enfrentarlo.

Reconozca que puede ser normal. "La lentitud es una parte normal del desarrollo en los niños pequeños", señala Cynthia Whitham, trabajadora

---

¿Su hijo está tratando de decirle algo?

Si su hijo en edad escolar está lento todo el tiempo, parecería como si lo hiciera a propósito para tratar de irritarle. Eso puede ser *precisamente* lo que está sucediendo, dice el doctor William Womack, profesor adjunto en el Departamento de Psiquiatría Infantil en la Escuela de Medicina de la Universidad de Washington, en Seattle. "Necesita pensar sobre el significado del comportamiento lento. ¿A su hijo le disgusta la actividad que ha estado posponiendo? Quizá está tratando de decirlo: 'El resto de mi vida es poco placentera y voy a hacer que pagues por reprimirme'."

"Tomamos muchas decisiones *por* nuestros hijos", señala el doctor Womack, "y como resultado, pueden sentirse sin esperanza. Si frecuentemente hay pruebas de autoridad entre usted y su hijo, fíjese si él es capaz de tomar decisiones en otras áreas de su vida. Si ha decidido que una actividad elegida en particular no es para él, es mejor permitirle que la deje, en vez de forzarlo a continuar mientras él insiste en tornarse lento".

---

social clínica y terapista asesora en la Clínica para Entrenamiento de Padres en la Universidad de California, en Los Ángeles, y autora de *Win the Whining War and Other Skirmishes: A Family Peace Plan*. "Entonces, en ocasiones sólo tiene que relajarse y aceptarla. El comportamiento del niño probablemente mejorará a medida que madure." Pero hasta los niños mayores necesitan un par de recordatorios o un incentivo, señala.

Enséñele a leer el reloj. "Los preescolares no tienen mucha idea del tiempo, por lo que si los apresura para que estén listos porque usted debe estar en algún lugar 'a tiempo', esto significa muy poco para ellos", dice el doctor William Womack, profesor adjunto en el Departamento de Psiquiatría Infantil en la Escuela de Medicina de la Universidad de Washington en Seattle. "Cuando los niños aprenden a decir la hora en el primero o segundo grados, es más fácil para ellos hacer las cosas a tiempo." Enseñe a su hijo a leer el reloj, consulten la hora juntos y ayúdele a estar más atento con respecto de *cuándo* debe usted tener listas las cosas.

Interrumpa sólo cuando deba. "A nadie en este planeta le gusta ser interrumpido, aunque todo el día interrumpimos el juego de los niños para que hagan las cosas que queremos que hagan", señala Whitham. Cuando un niño se resiste a ser interrumpido, lo malinterpretamos y lo llamamos lento. En vez de interrumpirlo súbitamente, déle un aviso de "advertencia", para que sepa que va a haber un cambio de actividad pronto. Por ejemplo, puede decirle: "Dentro de cinco minutos será hora de apagar el televisor para ir a cenar".

Alabe al niño que muestra perseverancia. Whitham sugiere que los padres digan "¡lo hiciste bien!" cuando un niño haga algo con rapidez. Alabe cualquier cosa que el niño haga que sea eficiente y opuesto a la lentitud, y cuando tenga nueve o diez años, adquirirá la noción de ser organizado, así que podrá empezar a elogiarlo por ello. Algunos niños responden bien cuando les dice: "¡Hiciste un excelente plan!"

Use el sistema de estrellas. "Compre algunas estrellas de colores y un calendario con recuadros grandes", sugiere Robert R. Butterworth, psicólogo clínico que radica en Los Ángeles, quien se especializa en el tratamiento de niños y adolescentes. Utilice esas estrellas como premios por mejorar su comportamiento, sugiere. "Si, por ejemplo, su hijo se vuelve lento todos los días al hacer la tarea, explíquele que de ahora en adelante, por cada día que haga su tarea rápido tendrá una estrella en el calendario. Lleguen a un acuerdo, y cada vez que tenga un cierto número, él obtendrá una recompensa", sugiere el doctor Butterworth.

Evalúelo con una cara feliz. Para los preescolares que todavía no pueden leer, dibuje o recorte imágenes de las cosas que el niño necesita hacer, sugiere Whitham. Entonces, coloque etiquetas con "cara feliz" sobre una tarjeta junto a las tareas que debe haber completado. "La aproximación positiva funciona mejor", señala.

Bríndele atención positiva. Según el doctor Butterworth, un niño que arrastra los pies quizá esté recibiendo más atención paterna por su lentitud que por ser eficiente. "La atención puede ser negativa o positiva", dice. "Los niños no se fijan en la clase de atención que obtienen, pero sí en la intensidad". En otras palabras, si usted dice: 'Oh, llegaste a tiempo', estaría a la altura del 3 en la escala de atención (aun cuando sea positiva). Pero si grita: 'Ya me cansé de que siempre llegues tarde', significa un 8 en la escala de atención (aunque sea negativa). "Es por eso que es tan importante dar *mucha* atención positiva", dice el doctor Butterworth.

Aclare las cosas. "Descubra si su hijo tiene dificultades para comprender lo que debe hacer", dice el doctor Butterworth. "Haga que sus expectativas sean claras como el cristal." Con un niño mayor, puede sentarse y escribir su horario de la semana. "En esa forma, ambos saben exactamente lo que debe cumplirse", dice el doctor Butterworth.

Evite las etiquetas. "Es fácil para los niños ser etiquetados como flojo o lento", recuerda Whitham. Ellos también "quedan etiquetados" cuando usted realiza aseveraciones como: "*Nunca* estás listo a tiempo", o "*siempre* llegas tarde". Estas etiquetas pueden llegar a cumplirse, señala Whitham. En su lugar, trate a su hijo como si esperara que las cosas estuvieran hechas y que esté donde deba estar a tiempo.

Déle una orden a la vez. Los preescolares sólo pueden responder a una orden a la vez, dice Whitham. "No decore su petición con un párrafo inacabable. Haga una afirmación breve, que termine con un punto, como: 'Ve por tus zapatos. Después regresa conmigo y te diré lo que sigue'."

Establezca contacto visual. Algunos niños permanecen "inmunes" a las instrucciones que los padres gritan a larga distancia. Whitham sugiere primero llamar al niño hacia usted, o ir hacia donde él está, en vez de gritar una orden que cruce toda la casa, y mírelo directamente a los ojos cuando haga su petición.

Tranquilícese. Whitham sugiere que los padres busquen la tranquilidad dentro de sus propias vidas. "¿Ha trabajado demasiado? ¿Tiene personalidad tipo A? ¿Es usted quien siempre tiene prisa? Si es así, juzgue la lentitud de su hijo como un signo de que *usted* necesita bajar el ritmo."

Discuta las actividades cercanas. Pregúntele a su hijo en edad escolar: "¿Qué planeas hacer? Hay un programa de televisión que te gusta ver y tienes esta tarea asignada. ¿Cómo planeas realizar todo?" Según Whitham, esto le ayuda al niño a tomar responsabilidades y estará más motivado a cumplir con una tarea para proseguir con las cosas que disfruta.

En sus marcas... listos... a cronometrar. "Los niños pequeños se estimulan cuando compiten contra usted, o si les toma el tiempo", dice Whitham. Cuando necesite que su hijo se mueva con rapidez, dígale: "Voy a contarte el tiempo", o "vamos a ver qué tan rápido puedes ir". Use un cronómetro o el

Cuándo puede ayudar un consejero

Es tiempo de pedir ayuda a un consejero profesional para tratar la lentitud, dice el doctor William Womack, profesor adjunto en el Departamento de Psiquiatría Infantil en la Escuela de Medicina de la Universidad de Washington, en Seattle, cuando está experimentando el peor de los escenarios: su hijo es necio, se resiste y se opone a hacer casi cualquier cosa y todos en la familia se gritan entre sí constantemente. Un profesional puede dar terapia para ayudar a volver a encauzar a la familia.

Otra situación que requiere ayuda es cuando el niño es incapaz de hacer cosas que realmente le interesan. Esa lentitud puede ser una forma de posponer tareas que le asustan o le parecen difíciles. Acaso el trabajo escolar representa un desafío, o tenga ansiedad porque participará en un baile o en una competencia deportiva.

También debe evaluar llevar al niño al pediatra para una revisión médica si la lentitud es un problema consistente y los consejos que se dan aquí parecen no funcionar. "Si su hijo no acude cuando lo llama, deberá revisar si su audición está bien y si procesa la información correctamente", dice Cynthia Whitham, trabajadora social clínica y terapista consejera de la Clínica de Entrenamiento para Padres en la Universidad de California, en Los Ángeles. "Hay una ligera posibilidad de que pueda tener un desorden de lenguaje receptivo u otra forma de incapacidad de aprendizaje."

segundero de su reloj de mano. Asegúrese de elogiar su éxito con comentarios como: "¡Muy bien!, 10 segundos... qué rapidez". Como último recurso use el tiempo en esta forma: "Voy a contar hasta tres y quiero que corras y traigas tus zapatos".

Lombrices

Cuando la comezón inferior señala un problema

Hay una vocecita que proviene de la oscuridad cercana a su cama y que no pertenece al noticiero matutino de la radio. "No puedo dormir", dice con ese gimoteo en susurros que usted conoce tan bien. Así que enciende la luz y ve a su hijo ahí parado, rascándose la parte trasera de la pijama. Ésta es la tercera mañana consecutiva que ha llegado como despertador ambulante, a conmoverlo antes de las seis y media de la mañana quejándose de comezón.

Si este escenario le suena familiar, su hijo puede tener lombrices.

Las lombrices son un tipo de nemátodo intestinal (gusano redondo) que vive solamente en las personas. En Estados Unidos son la infección por gusanos más común.

"Las lombrices son prevalentes", dice el doctor Robert Pond, médico que trabaja con el Servicio Epidémico de Inteligencia en los Centros para el Control y Prevención de Enfermedades, en Atlanta, Georgia. "Los estudios muestran que entre el 10 y el 30% de los niños las adquieren."

Debido a que las lombrices ponen huevos infecciosos microscópicos, que pueden transmitirse de persona a persona, es un problema que se comunica fácilmente, dice el doctor J. Owen Hendley, profesor de pediatría y jefe de padecimientos pediátricos infecciosos en la Escuela de Medicina de la Universidad de Virginia, en Charlottesville. Las lombrices se alojan en el intestino grueso de un niño infectado. En la noche, o temprano por la mañana, la lombriz hembra viaja por la abertura anal y deposita sus huevecillos en la piel cir-

254

```
A L E R T A   M É D I C A
```

Cuándo ver al doctor

Una de las formas recomendadas para deshacerse de las lombrices es con un medicamento que puede ser prescrito por su médico, dice el doctor Martin Kaplan, profesor de pediatría en la Universidad Hahnemann en Filadelfia, Pensilvania. Así que debería llevar a su hijo al médico cuando aparezcan los signos de advertencia.

La medicación prescrita, mebendazol (Vermox), es una tableta que su hijo deberá tomar una o dos veces, dependiendo del consejo de su médico. El medicamento ocasiona la expulsión de las lombrices con las evacuaciones. "Generalmente, el tratamiento con mebendazol funciona", dice la doctora Janice Woolley, pediatra particular de Mercer Island, en el estado de Washington.

En casos muy raros, las lombrices pueden entrar en la vagina y causar vaginitis, dice el doctor Kaplan. Si su hijita tiene dolor o flujo, asegúrese de comentarlo con el doctor.

cundante. Cuando el niño se rasca la zona con picazón, los huevecillos de lombriz quedan en sus manos y bajo las uñas.

Entonces, si no se lava las manos, los huevecillos de lombriz quedan en lo que toque, incluso en juguetes u otros objetos de la casa. Otros niños pueden llegar, tocar lo que tocó el niño infectado y también tener los huevecillos en sus manos. Si se llevan las manos a la boca sin haberlas lavado primero, dice el doctor Hendley, pueden tragarse los huevecillos, infectarse y, de ahí, usted se enterará de que esos niños también tienen comezón en la parte posterior.

Los tratamientos recomendados para lombrices son, o bien un fármaco prescrito como mebendazol (Vermox), o medicamentos que no requieren receta médica, como Pin-X y Reese's, que son medicinas para lombrices. (Los medicamentos que no requieren receta sólo se recomiendan para niños mayores de dos años.) Debe consultar con su médico para asegurarse de que las lombrices sean realmente el problema. Para ayudar a su médico a determinarlo, necesitará desempeñar el papel de diagnosticador aficionado, que no es muy agradable. (Véase "El trabajo detectivesco es para usted", en la página 256, para consultar el procedimiento que debe seguir.)

Una vez que su médico ha confirmado que su hijo tiene lombrices, probablemente prescribirá algún medicamento. Mientras tanto, aquí está lo que puede hacer usted mismo.

Tranquilice a su hijo. La sola idea de tener lombrices puede alterar a cualquiera, especialmente a un niño. Por eso es importante explicarle que no significa que sea malo o sucio y que no tiene de qué avergonzarse. Muchos niños tienen lombrices.

"Estos gusanos no tienen gran boca, carecen de dientes y no pueden morder", dice el doctor J. Martin Kaplan, profesor de pediatría clínica en la Universidad Hahnemann en Philadelphia, Pennsylvania. Recomienda decir

El trabajo detectivesco es para usted

Los expertos dicen que la mejor forma de encontrar al culpable, en el caso de las lombrices, es que los padres recaben ellos mismos la evidencia. Así que, Sherlock, saque su linterna, que aquí viene lo divertido.

Mientras su hijo duerme, separe las nalgas y vea la abertura anal con la linterna. A veces puede ver a las lombrices hembras, que son de color blanco y aproximadamente de 6.5 a 8.5 mm de largo. "Parecen un trozo pequeño de algodón", dice el doctor Martin Kaplan, profesor de pediatría en la Universidad de Hahnemann, en Filadelfia.

Si atrapa una con unas pinzas, póngala en un frasco o una bolsita de plástico y llévesela al médico, dice el doctor Kaplan. Pero aun si no es lo suficientemente rápido como para atrapar una lombriz, asegúrese de informarle al doctor que la vio.

Puede recolectar una muestra de huevecillos de lombriz en un niño dormido al presionar un pedazo de cinta adhesiva de celofán, contra la piel, alrededor de la abertura anal. Usted no puede verlos, pero, si los hay, la cinta adhesiva los recogerá. Selle la evidencia potencial en la cinta y colóquela contra un portaobjetos de vidrio (lo puede obtener con el doctor o comprarlo en la farmacia), con la parte del adhesivo hacia abajo. Llévela al médico, quien podrá buscar la presencia de huevecillos bajo el microscopio.

Generalmente, el trabajo detectivesco ni siquiera despierta a los niños, dice el doctor Kaplan. También puede hacer la revisión cuando su hijo llegue con usted, quejándose por la comezón, o a primera hora de la mañana, antes de que el niño se bañe.

Un asunto de familia

Como las lombrices son tan móviles, existe la oportunidad de que, si un miembro de la familia está infectado, otros lo estén también. "Generalmente, trato a toda la familia la primera vez, porque es muy común que los demás se hayan infectado", dice la doctora Janice Woolley, pediatra en Mercer Island en el estado de Washington. El tratamiento generalmente es que cada miembro de la familia tome una tableta de mebendazol.

Otros doctores tratan solamente al niño infectado primero. Pero si se reanudan los síntomas, entonces se revisa a toda la familia. "Si ocurre una reinfección, toda la familia debe ser examinada, porque puede tener una infección ping-pong, en la que las lombrices sólo van de una persona a otra", dice el doctor Donald Gromisch, profesor y consejero del Departamento de Pediatría en el Centro Médico del Condado de Nassau, en East Meadow, Nueva York y profesor de pediatría en la Universidad Estatal de Nueva York, en Stony Brook.

Ya que el lavado de manos ayuda a prevenir la reinfección, asegúrese de que todos los niños en la familia se enjabonen bien. También recuerde que no por haber estado infectado una vez está usted "vacunado" ante otra posible infección, dice la doctora Woolley. Así que mantenga los buenos hábitos.

---

a su hijo: "No hay nada que temer, pues no pueden lastimarte. La única cosa que te causará molestias es algo de comezón y la medicina que te mandó el doctor debe quitar eso".

Ponga a trabajar el agua en contra de la comezón. Si su hijo tiene mucha comezón, puede darle alivio temporal con un baño o lavando la zona anal con un lienzo húmedo, dice la doctora Janice Woolley, pediatra particular de Mercer Island, en el estado de Washington. Pero asegúrese de mantener ese lienzo lejos de cualquier otro miembro de la familia y de lavarse las manos muy bien si lo toca.

Compre jabones divertidos. Para detener la transmisión de lombrices y prevenir la reinfección, debe dar algunos pasos para hacer hincapié en la limpieza. Los buenos hábitos de lavado de manos son particularmente importantes, dice el doctor Kaplan. Si su hijo se está entrenando en el control de esfínteres, aliéntelo a lavarse las manos sin que usted lo tenga que supervisar.

Cómprele un jabón que le guste, con forma de un personaje de las caricaturas, sugiere.

Mantenga cortas sus uñas. También puede ayudar si le corta regularmente las uñas al niño, dice la doctora Woolley. Las uñas largas ofrecen escondites maravillosos para los huevecillos en tránsito. Si las deja cortas, será más sencillo para el niño lavarlas bien y retirar esos huevecillos.

Practique la moderación. Haga énfasis en la buena higiene, pero no se exceda. "Puede lavar la zona anal de su niño, pero no lo talle demasiado en un esfuerzo por obtener ultralimpieza", dice el doctor Donald Gromisch, profesor y consejero de pediatría en el Centro Médico del Condado de Nassau, en East Meadow, Nueva York, y profesor de pediatría en la Universidad Estatal de Nueva York, en Stony Brook. Tallar puede ser contraproducente tanto si causa sentimientos de culpa en el padre o como si irrita al niño, dice.

Llanto

Cómo detener los sollozos

Para la mayoría de los padres un bebé que llora no es motivo de risa. Muchos bebés lloran una hora o más cada día, frustrando a sus padres, quienes saben que el llanto es el único lenguaje del bebé, aunque son incapaces de traducirlo. ¿Cuándo está hambriento? ¿Cuándo tiene dolor? ¿Cuándo significan esos gemidos, que nos llegan al corazón, "ven y cárgame"?

Lo que la mayoría de los padres aprenden en los primeros tres meses de la vida de un recién nacido es que reconfortar a un bebé es una cuestión de experimentación. Eventualmente, las señales se aclararán, a medida que los padres se sienten mejor al adivinar lo que quiere el bebé. Pero en esos primeros meses, la gran cantidad de llanto parece ser una súplica de comodidad.

¿Debe consolar *siempre* a un bebé que llora? En general los expertos dicen que un bebé de menos de 12 semanas puede necesitar un poco de ayuda adicional para calmarse; cargarlo con frecuencia y abrazarlo, o una atmósfera más tranquila. Después de los tres meses se debe dar la oportunidad a los bebés de aprender a estar cómodos por ellos mismos, o el llanto se convertirá en hábito. Aquí hay algunas técnicas que puede intentar para reconfortarlo pero los resultados no están garantizados.

A L E R T A M É D I C A

Cuándo ver al doctor

Aunque el llanto es normal en los bebés, hay momentos en los que el llanto prolongado o insistente puede ser una señal para llamar al médico, según el doctor Edward Christophersen, psicólogo clínico en el Children's Mercy Hospital y profesor de pediatría en la Escuela de Medicina de la Universidad de Missouri-Kansas City. Asegúrese de llamar al médico de su hijo inmediatamente, si:

- El llanto de su hijo es agudo y por dolor, más que por berrinche.
- Su bebé llora constantemente durante más de tres horas.
- Si otros signos de enfermedad acompañan al llanto, como diarrea, vómito o fiebre alta.

Examine las causas físicas. "Asegúrese de que nada lastima al niño", dice la doctora Dena Hofkosh, profesora asistente de pediatría en la Escuela de Medicina de la Universidad de Pittsburgh y coordinadora del Programa de Desarrollo Infantil en el Hospital Infantil de Pittsburgh. Busque si hay alfileres abiertos en el pañal, ropa áspera, un juguete bajo su abdomen. También revise si hay fiebre u otros síntomas de enfermedad, como urticaria. ¿Eructó después de su último alimento? Si no, quizá tenga dolores por gases.

Intente cargarlo brevemente. Algunos bebés lloran sólo porque quieren que los carguen. Esto es especialmente cierto en los bebés menores de 12 semanas. "Muchos padres piensan que echarán a perder a los bebés si los cargan cuando lloren, pero no es el caso", dice la doctora Hofkosh. "Un estudio realizado en la Universidad McGill mostró que los bebés a los que sí se les cargó lloraron menos."

Déle palmadas cariñosas diariamente. Toque a su hijo cuidadosa y brevemente de 50 a 100 veces al día, aun cuando no lo necesite. Esencialmente, lo que está realizando es brindarle amor incondicional y al mismo tiempo recompensando su comportamiento sin llanto, dice el doctor Edward Christophersen, psicólogo clínico en el Children's Mercy Hospital y profesor de pediatría en la Escuela de Medicina de la Universidad de Missouri-Kansas City, en la ciudad de Kansas, Missouri, y autor de *Baby Owner's Manual: What To Expect and How To Survive the First Year.*

Detecte la hora del gimoteo. Muchos bebés tienen un periodo predecible de gimoteo cada día. Aunque puede ocurrir casi a cualquier hora, generalmente es cerca del momento de cenar, cuando toda la familia está en casa y se hacen los preparativos para sentarse a la mesa. "Una vez que usted se convenza de lo que sucede, piense que este periodo de llanto es un tiempo de ejercicio para el bebé", dice el doctor Robert Mendelson, pediatra particular y profesor clínico en pediatría en la Universidad de Ciencias de la Salud en Portland, Oregon. "Es la forma que tiene el bebé, en vez de trotar, para quemar su exceso de energía." Así que quizá quiera dejar que estos episodios de llanto sigan su curso.

Traiga el ritmo y la música. "Muchos bebés responden bien a un latido cardiaco grabado", dice el doctor Mendelson. Hay algo primario y consolador en el rítmico tump-tump, que fue lo que escucharon durante nueve meses. La música también puede ayudar: muchos bebés que lloran se distraen con la música de George Gershwin, *Rapsodia en azul, Raffi's, Baby Beluga* o cualquier cosa que toquen en el radio. Su tarareo puede ser muy consolador para un bebé que llora. Hasta el ruido de la aspiradora o de la secadora de ropa puede calmarlo.

Use un canguro. "Algunos bebés adoran la comodidad de estar estrechamente sujetos a su pecho, en forma frontal", dice la doctora Hofkosh. "Algunos padres prefieren cargarlo hacia la espalda, pero puede ser mejor si el frente del bebé está en contacto con mamá o papá. Esto también es conveniente, ya que puede hacer cosas con el bebé ahí dormido. En mi caso, comí en muchas ocasiones con mi hija cargada hacia el frente."

Pasee en el coche. Para algunos bebés el paseo en coche es como tranquilizante. Cuando una de sus hijas era un bebé, la doctora Hofkosh recuerda, "manejamos por una hora o una hora y media bajo una tormenta, porque ya no podía tolerar más el llanto. Pensé que sería mejor eso que sentarme en casa y esperar a que pasara".

Póngalos en movimiento. Si el paseo en coche le parece una medida extrema, una caminata por la casa también puede funcionar. Su bebé puede responder al arrullo, ya sea en sus brazos, en una cuna o un columpio para bebé. "Para los bebés muy irritables, el arrullo vertical parece ayudar", dice la doctora Hofkosh. Sostenga al bebé sobre su regazo u hombro y arrúllelo hacia arriba y abajo con cuidado, aplicando un poco de presión al pecho y al abdomen. "A los bebés les gusta la presión frontal, que es casi como volver a estar en el útero", dice la doctora Hofkosh.

Cambie de posiciones... pero no demasiado. Como el resto de nosotros, los bebés pueden aburrirse o estar incómodos en una misma posición, dice Lottie Mendelson, enfermera pediátrica en Portland, Oregon, y coautora de *The Complete Book of Parenting*. Algunos bebés gustan de estar verticales sobre su hombro, mientras que otros quieren mirar al mundo desde su regazo. Pero no los cambie con mucha frecuencia, dice la doctora Hofkosh. "Algunos bebés requieren más tiempo para adaptarse a una posición en particular, así que usted necesita evitar que cambien rápidamente de una posición a otra." Déle tiempo al bebé para determinar si se siente bien en la nueva posición, aconseja Mendelson.

Disminuya la luz y el ruido. Los bebés que se sobreestimulan con facilidad, o quienes han tenido un gran día lleno de caras extrañas, voces y muchos manejos, pueden requerir un poco de tiempo para relajarse, especialmente antes de ir a dormir, dice la doctora Hofkosh. Al apagar las luces y mantener las voces bajas, puede ayudar al bebé sobrestimulado a relajarse.

No calme el llanto con la comida. "Es muy satisfactorio para los padres que escuchan llorar a su bebé poder hacer algo por él; alimentarlo es la actividad de crianza primordial que podemos hacer", dice la doctora Hofkosh, pero previene en contra de alimentarlo como primera respuesta ante el llanto.

Los bebés lloran cuando están hambrientos, pero eso está lejos de ser la única razón, señala la doctora Hofkosh. Un bebé que llora cuando está aburrido probablemente dejará de llorar si lo amamanta o le da el biberón, pero usted estará perdiendo la oportunidad de aprender lo que su llanto *realmente* significa, y lo estará entrenando a pensar que comer es algo que se hace cuando se está aburrido.

Como un parámetro, dice la doctora Hofkosh, la mayoría de los bebés amamantados comen cada 90 minutos o 2 horas y los bebés que se alimentan con biberón esperan de 2 a 2 horas y media entre cada alimento. "Si llora antes de eso, es lógico pensar en probar otras cosas antes de ofrecerle comida nuevamente", dice la doctora Hofkosh.

Tómese un descanso. Es casi imposible para los padres permanecer calmados cuando tienen en su manos a un bebé que llora. Con cada "bua" parecen decir "eres un mal padre". Pero usted no es un mal padre si su hijo está llorando, especialmente si ha hecho todo lo posible por consolarlo", dice el doctor Mendelson. "Un bebé realmente quisquilloso a menudo es inconsolable, y eso puede volver locos a los padres."

Los padres necesitan asegurar descansos regulares de su bebé, sugiere el doctor Mendelson. Organícese para tener una o dos horas libres al día y, si es posible, una tarde a la semana, con la ayuda de los abuelos o de una niñera de confianza. Ocasionalmente, pase la tarde con su compañero, siquiera como un refuerzo.

Recuerde que también esto es temporal. "Reconozca que el llanto, especialmente en un bebé difícil, es por tiempo limitado", dice la doctora Hofkosh. "Dígase usted mismo que puede ayudar a que su bebé esté bien, aunque sea del tipo que llora todo el tiempo. Recuérdese que no es un rasgo de la personalidad que perdure para siempre."

Déle tiempo. Después de que un bebé pasa de las 12 semanas de nacido, puede empezar a cambiar su estrategia. Si corre a consolar a un bebé o a un niño al primer lloriqueo, lo priva de una maravillosa experiencia de aprendizaje, dice el doctor Christophersen, y previene: si usted se hace cargo de todas sus necesidades, nunca aprenderá a calmarse por sí mismo. "La única forma que conozco para reducir el llanto es enseñando habilidades para autotranquilizarse", dice. Así que espere unos cuantos minutos, para ver si el bebé encuentra la forma de tranquilizarse; el tiempo estará determinado por su tolerancia al llanto. Si no está realmente incómodo, un bebé con más de 12 semanas se distraerá jugando con sus pies, chupándose el pulgar o examinando los alrededores, en vez de gritar en demanda de usted.

Ponga al bebé en la cama todavía despierto. La hora de acostarse es el mejor momento para enseñar a los bebés a autotranquilizarse. Aunque hay una tentación real de alimentar o arrullar a los bebés para que se duerman, eventualmente los padres y los bebés pagan el precio con noches de insomnio (y los terribles días siguientes) porque el bebé asocia la lactancia o el arrullo con el hecho de quedarse dormido. A las ocho de la noche puede estar muy bien, pero no es un placer hacerlo a las tres de la mañana, cuando el bebé empieza a llorar y pedir su "píldora para dormir", en la forma de una larga sesión de arrullo.

"Si el bebé se alimenta antes de ir a la cama y queda amodorrado, cárguelo, acaso camine con él un poco, platíquele, cámbiele el pañal, limpie sus encías y llévelo a la cama", dice el doctor Christophersen. "Quizá empiece 'bua, bua, bua', y después se quedará dormido. Pero lo mejor será que aprenderá a dormir por sí solo. Si usted sabe que su bebé puede autotranquilizarse, ya no sentirá que lo abandona."

Saque al bebé de la cuna antes de que llore. "Muchos padres usan a sus bebés como despertadores", dice el doctor Christophersen. "Después de 12 semanas, muchos bebés que alguna vez se despertaron llorando ahora lo hacen balbuciendo. Pero sus padres no los cargan, sino hasta que lloran. Eso le enseña al niño que *tiene* que llorar antes de que lo carguen. Es preferible que los padres enseñen a los hijos que los cargan por balbucear, no por gritar."

Mal aliento

El menor olor es el mejor

Muchos niños odian el ajo, se encogen al ver una cebolla y se desvían de donde hay un oloroso queso roquefort. Entonces, ¿por qué tantos niños se despiertan con un aliento que más se parece al oloroso recuerdo de un banquete de cebolla y ajo?

A L E R T A ⬛ M É D I C A

Cuándo ver al doctor

"El mal aliento crónico en los niños es muy raro, a menos que haya algo mal", dice el doctor Ronald S. Bogdasarian, otorrinolaringólogo y profesor asistente clínico en el Departamento de Otorrinolaringología en la Universidad de Michigan, en Ann Arbor. El problema podía ser causado por algo incrustado en la nariz.

Si tiene un pequeño con mal aliento, revise también si tiene moco nasal amarillento con mal olor. "Un niño pequeño a veces mete un objeto en la nariz y después se olvida de ello", dice el doctor Bogdasarian. Si su hijo es un bebé y nota en él esa secreción, debe buscar ayuda médica.

Muchos niños respiran habitualmente por la boca, lo que ocasiona que se resequen los tejidos bucales y que haya mal aliento, dice el doctor Eric Hodges, dentista pediatra y profesor asistente de odontopediatría en el Centro Médico de la Universidad de Nebraska, en Omaha, Nebraska. Como la respiración por la boca puede ser causada por la nariz tapada, alergias, senos bloqueados o por amígdalas o adenoides crecidos, su hijo puede necesitar la atención de un pediatra para corregir el problema.

También el mal aliento puede ser ocasionado por una infección en las amígdalas, adenoides o nariz y senos nasales y paranasales, según el doctor Bogdasarian.

Debe llevar al niño al médico siempre que detecte mal aliento acompañado por fiebre, pérdida de peso, incremento en orina, diarrea o dolores abdominales, dice el doctor Timothy Durham, profesor asistente de odontología en el Colegio de Odontología del Centro Médico de la Universidad de Nebraska, en Omaha. "Asimismo, vea al doctor si su hijo tiene sangrado en las encías o si perdió dientes permanentes", dice el doctor Durham.

También hay una buena razón de por qué la clásica "boca matutina" que prevalece entre muchos niños y también en adultos: "durante el día, la acción muscular normal y la saliva lavan y eliminan los desechos de la boca. Pero las bacterias aumentan durante la noche", dice el doctor Timothy Durham, profesor asistente de odontología en el Colegio de Odontología del Centro Médico de la Universidad de Nebraska, en Omaha. Es probable que el aliento matutino del niño sea... bueno... un poco desagradable, debido a la acción bacteriana.

Otras causas de mal aliento pueden ser los problemas infecciosos o dentales. Si el aliento de su hijo es consistentemente ofensivo, deberá llevarlo al médico. Pero a menudo, el mal aliento puede endulzarse con cepillado dental consistente y algunas cuantas estrategias sugeridas por dentistas y por médicos. Si el aliento de su hijo le hace respingar, aquí hay algunas maneras de hacer más aceptables esos olores chismosos.

Déle una mano al cepillado. Mientras mejor técnica de cepillado de dientes tenga un niño, menores probabilidades habrá de que tenga mal aliento. Pero el aprendizaje del cepillado correcto tarda más tiempo del que la mayoría de los padres suponen. "Sugerimos a los padres que ayuden a sus hijos a cepillarse los dientes aun hasta que tengan ocho años de edad", sugiere el doctor Eric Hodges, dentista pediatra y profesor asistente de odontología pediátrica en el Centro Médico de la Universidad de Nebraska, en Omaha, Nebraska.

Cuente el tiempo de cepillado. "Muchos niños no se cepillan los dientes el tiempo suficiente", dice el doctor Durham. Para que sus hijos se cepillen por más tiempo, el doctor Durham sugiere hacer un juego del cepillado. Ponga un reloj para huevos a un lado del lavabo y haga que su hijo lo ajuste, de dos a cinco minutos. Cuando el reloj se apague, no antes, habrá terminado de cepillarse.

Inculque el hábito del cepillado después de comer. "Su hijo debe cepillarse al terminar de comer, para remover el exceso de residuos que rodean a los dientes y están en otras zonas de la boca", dice el doctor Durham. Un niño mayor puede aprender a llevar un cepillo portátil para cepillarse después del almuerzo. O, si se rehúsa absolutamente, aliéntelo para que se enjuague bien la boca después de comer.

Busque el cepillado de alta tecnología. "Consígale a su hijo un aparato eléctrico para limpiar los dientes, del tipo rotatorio", sugiere el doctor Durham. "Su acción es similar a la de los instrumentos dentales, y generalmente hacen un mejor trabajo que el de los cepillos normales", dice.

Elimine los desechos del interior. Aun con la mejor técnica de cepillado dental, su hijo debe estar pasando por alto algunas zonas de la boca que producen placa bacteriana, esa película infame de mucosidad que alberga a las bacterias y que producen mal olor y caries dental. Las zonas que albergan placa, incluida la lengua y la parte interior de las mejillas, merecen atención especial en el cepillado.

"Pase el cepillo cuidadosamente por la lengua, de atrás hacia adelante, y haga un barrido a través en la parte posterior", dice el doctor Durham. "Entonces, pase el cepillo a través de la cara interna de la mejilla, o tome un lienzo y límpiela con él", sugiere. Una vez que le ha mostrado a su hijo cómo realizar la limpieza, deberá ser capaz de hacerlo por sí mismo.

Humedezca su boca. La tensión excesiva puede causar resequedad en la boca, y la boca reseca lleva al mal aliento. "Cuando se pierde el lubricante natural de la saliva, cualquier residuo en su boca se adhiere a los dientes y al tejido blando, y no se lava con facilidad", explica el doctor Durham. Si su hijo tiende a estar tenso durante los exámenes, con los problemas diarios o con las tareas, recuérdele beber agua de vez en cuando para mantener la boca húmeda.

Ofrézcale algo ácido. Cuando hay mayor salivación significa que hay menos mal aliento, ya que la saliva ayuda a lavar y eliminar bacterias y residuos. Si usa dulces ácidos sin azúcar, o goma de mascar sin azúcar, puede mantener la saliva en movimiento.

Pero tenga cuidado con las mentas para el aliento y los dulces que contienen azúcar: sólo son un campo fértil para que se desarrollen más bacterias y se produzca placa bacteriana, lo que resulta en mal aliento, dice Donna Oberg, dietista diplomada y nutricionista en salud pública para el Departamento de Salud Pública en el Condado Seattle-King, en Kent, Washington.

Conserve el enjuague. Muchos adultos dependen del enjuague para eliminar el mal aliento, pero ésa no es la mejor solución para los niños. "Los enjuagues bucales con fluor y los enjuagues para gárgaras no se recomiendan para niños menores de cinco años, porque pueden tragarse parte del líquido", dice Oberg.

Los investigadores previenen que se usen con cautela los enjuagues antibacterianos que contienen mucho alcohol, como Listerine, según el doctor Ronald S. Bogdasarian, otorrinolaringólogo en el Centro de Salud Catherine McAuley y profesor asistente clínico en el Departamento de Otorrinolaringología en la Universidad de Michigan, ambos en Ann Arbor.

Para los niños mayores que desean utilizar enjuagues bucales, el doctor Bogdasarian recomienda diluirlos con agua, ya sea la mitad, o un tercio de enjuague por dos tercios de agua.

Limpie y pase hilo dental por los alambres de ortodoncia. "Con cualquier tipo de tratamiento de ortodoncia se incrementará la retención de placa bacteriana y residuos de alimentos", dice el doctor Hodges. "Enseñe a su hijo a usar un aparato de irrigación, como el Teledyne WaterPik, para limpiar alrededor de los alambres", sugiere Hodges. También recomienda un hilo dental especial, un instrumento que le permite al paciente pasar el hilo por entre el alambre de ortodoncia, para limpiar entre cada diente. Este es un procedimiento que consume mucho tiempo, pero es muy efectivo. Puede adquirir un instrumento como éste con su dentista o en algunas farmacias.

Mareo

Pasos para detener los giros

Su hijo de cinco años se tambalea por la habitación, sosteniéndose de un mueble a otro, parece no poder permanecer erguido y para cuando llega a la silla de usted y dice "mareado, mami", ya no es necesario mencionarlo.

Como el mareo puede ser causado por cualquier cosa, desde el almuerzo que se perdió o por un virus, hasta por epilepsia o una herida en la cabeza, frecuentemente requiere el cuidado de un doctor (véase "Alerta Médica", en la página 268). Sin embargo, en algunos casos, un poco de sentido común puede hacer regresar la estabilidad al mundo de su hijo.

Ponga una señal al libro. La lectura en el coche con frecuencia ocasiona mareo. Lo causa un conflicto entre los mensajes del oído interno y los de los ojos.

¿La solución? "Pida a su hijo que deje de leer y mire hacia adelante algo estable en el horizonte", dice la doctora Helen Cohen, profesora asistente de otorrinolaringología en el Colegio de Medicina Baylor, en Houston. El mareo pasará.

Recuéstelo. Si su hijo se siente mareado, dígale que se recueste, lenta y gradualmente, dice el doctor Sidney N. Busis, profesor clínico de otorrinolaringología en la Escuela de Medicina de la Universidad de Pittsburgh. Y sugiere que se eviten cambios súbitos en la posición, hasta que se pase el mareo.

Prenda una luz. "Cuando su hijo esté mareado, deje una luz prendida por la noche", agrega el doctor Busis. Si se despierta sintiéndose mareado, pue-

---

A L E R T A MÉDICA

Cuándo ver al doctor

En tanto que los mareos en los niños los causa comúnmente un virus, también pueden ser un signo de una enfermedad seria. No dude en llevar a su hijo al doctor si experimenta episodios recurrentes de mareo, o si uno de ellos dura más de media hora. También debe llevarlo al médico lo antes posible si se siente mareado después de una caída. Llame de inmediato a los servicios de urgencia, si pierde el conocimiento después de quejarse de mareo.

"Si un niño se cayó y se golpeó en la cabeza, aun si el mareo dura sólo unos momentos, yo lo llevaría al médico para descartar una contusión u otro daño severo", dice la doctora Helen Cohen, profesora asistente de otorrinolaringología en el Colegio de Medicina Baylor, en Houston, Texas.

También debe revisar con el médico si su hijo se queja de un zumbido, dolor o pesantez en cualquier parte de la cabeza, particularmente en los oídos. "Los niños contraen infecciones en el oído con facilidad", dice el doctor Sidney N. Busis, profesor clínico de otorrinolaringología en la Escuela de Medicina de la Universidad de Pittsburgh. Una infección bacteriana en el oído puede afectar permanentemente la audición de su hijo, si no la trata rápidamente con antibióticos.

El mareo también puede ser causado por un problema en el oído interno llamado nistagmus, que debe ser revisado por un médico, según el doctor Busis. El signo usual del nistagmus es el movimiento rítmico del ojo, que se caracteriza por el movimiento lento en una dirección, seguido por movimiento rápido en la dirección opuesta.

Si el mareo de su hijo es a causa de nistagmus, el problema puede aliviarse con ejercicios especiales, dice el doctor Busis.

de orientarse con mayor facilidad. Si necesita levantarse durante la noche, la luz le mostrará dónde puede sujetarse para mantener el balance.

Enfríelo. Si su hijo se marea después de haberse remojado en la tina, haga que beba algo frío y se recueste, dice el doctor Edwin Monsell, jefe de otología y neurotología (el estudio de los problemas del oído y sus padecimientos), en el Hospital Henry Ford en Detroit, Michigan. Cualquiera se puede sentir mareado si se recuesta en un baño de tina caliente y de pronto se levanta, explica. Esto es porque la sangre fluye hacia la piel para tratar de enfriar al cuerpo mientras nos sumergimos. Cuando nos levantamos, al flujo sanguíneo le toma tiempo regularizarse y, mientras tanto, nos podemos sentir mareados.

Con los niños, esta reacción del cuerpo es muy pronunciada. Algunos son tan pequeños que sus cuerpos pueden sobrecalentarse seriamente con el agua caliente. Ésa es una de las razones por las que las tinas calientes, jacuzzi y saunas no están recomendadas para niños.

Ofrézcale bebidas y alimento. Asegúrese de que su hijo beba un vaso con agua a intervalos regulares durante el día, particularmente en el verano, dice el doctor Monsell. La deshidratación puede causar mareos, porque el volumen sanguíneo está bajo.

Si su hijo no ha bebido durante un tiempo, esto también puede causar mareos, pero haga que empiece con una bebida suave, como jugo de manzana

---

Cuando no saben que están mareados

Algunas veces un niño no le dirá que está mareado, porque no sabe que *mareado* es el nombre para lo que siente.

Pero usted puede identificar el problema si observa unos cuantos indicadores. "Un niño muy pequeño podría estar mareado cuando deja de moverse y pone su cabeza contra los barrotes de la cuna. Trata de estabilizar las cosas", dice la doctora Helen Cohen, profesora asistente de otorrinolaringología en el Colegio de Medicina Baylor, en Houston.

"Un niño un poco mayor, al que le guste leer, quizá baje el libro y mire a su alrededor, confuso", señala la doctora Cohen. Si nota que su hijo hace esto con frecuencia, asegúrese de preguntarle si se siente mareado.

o bebida para deportistas antes de servirle alimentos, agrega el doctor Monsell. Evite alimentos y bebidas que contengan cafeína, ya que ese estimulante puede ser una causa primordial de mareos.

Verifique el botiquín. Algunas veces un medicamento que tome su hijo le puede causar mareo, como reacción secundaria. Pregúntele a su médico sobre una posible conexión, sugiere Andrea Beylen, terapista física en el Departamento de Rehabilitación del Hospital Sequoia, en Redwood City, California. Si hay un nexo, su doctor puede recomendarle un sustituto.

Use los pulgares cuando esté girando. El mareo es lo esperado cuando su hijo ha estado girando o rodándose por una colina; si experimenta mareo, puede ayudarle a sobreponerse al problema mediante un ejercicio para enfocar. "Dígale que se siente recto, que extienda su brazo y fije la vista en su pulgar", dice el doctor Cohen. Eso debe ayudar a que el mareo pase.

Mareo por el movimiento

Para controlar las molestias

Es uno de los misterios de la vida: algunos niños pueden subir rápidamente y quedar de cabeza en un juego del parque de diversiones, y gritan con alegría sin un rastro de incomodidad, mientras que otros niños bajan pálidos, con sudor frío, mareados, con náuseas, y realmente mal, sólo por viajar en automóvil.

Desafortunadamente, algunos niños son más susceptibles al mareo por el movimiento que otros. Para los padres de los niños propensos al mareo por movimiento, el largo paseo vacacional puede convertirse en una serie de paradas a la orilla del camino. Algunas familias no se atreven a salir sin una bolsa para el mareo a la mano.

Pero ¿qué causa la propensión al mareo para que el niño se sienta tan mal?

El mareo por movimiento sucede cuando el cerebro recibe mensajes incompatibles del oído interno (que controla el balance y el equilibrio) y los ojos, dice el doctor Mark D. Widome, profesor de pediatría en el Hospital Infantil de la Universidad Estatal de Pensilvania, en Hershey. Un niño que va leyendo un libro en el asiento trasero del coche, por ejemplo, *sentirá* el movimiento del vehículo, pero no *verá* el movimiento, porque su vista está enfocada en la página impresa sobre su regazo.

Aun los bebés pueden experimentar el mareo por el movimiento, aunque no podrán decirle nada sobre ello, agrega el doctor Robert Mendelson, profesor clínico de pediatría de la Universidad de Ciencias de la Salud de Oregon, en Portland. "Si su bebé se vuelve más quisquilloso durante los viajes largos en coche, podría deberse al mareo ante el movimiento; la mayoría de los bebés tienden a arrullarse y dormir", dice.

Así como es incómodo el mareo por el movimiento, no tiene efectos perdurables. El tratamiento varía de niño a niño, y las terapias recaen en la categoría que el doctor Mendelson nombra como "lo que sirva". Estas opciones también pueden servirle en un avión o barco, pero el viaje en automóvil es el que causa problemas comúnmente. Así que aquí están algunas tácticas para el camino abierto.

Haga paradas frecuentes. Ya que muchos niños no se marean durante los primeros 30 minutos de un viaje en coche, mientras más paradas haga, es menos probable que su hijo se sienta mal. Deténgase *antes* de que escuche el primer llanto de: "Mami, no me siento muy bien". "Cuando se detenga, haga que el niño salga del coche a tomar un poco de aire fresco y caminar un momento", dice el doctor Widome.

Baje la ventanilla. El aire fresco parece que hace sentir mejor a un niño con náusea. Por eso, abra las ventanillas un poco en los viajes por automóvil, aunque haga frío afuera, aconseja el doctor Mendelson.

Evite las comidas pesadas y grasosas. Un abdomen lleno de papas fritas a la francesa o de pizza con doble queso está propiciando el mareo por movimiento. Y una vez que su hijo tenga náuseas, señala el doctor Mendelson, la vista o el olor de cualquier alimento pueden ser más de lo que pueda tolerar. Lleve algunos emparedados, galletas y vegetales crujientes, en vez de recurrir a la comida rápida. Evite cualquier alimento grasoso antes de comenzar el viaje.

Aprenda qué tolera su hijo. Trate de alimentar a su hijo con *algo* antes de un viaje y *nada* antes de otro; compare entonces qué funcionó mejor.

Algunos niños viajan mejor con el estómago vacío, en tanto que otros van mejor si tomaron un pan tostado, unas galletas o algo para beber, dice el doctor Mendelson.

Alégrese por el asiento para automóvil. Para los pequeños, el asiento para automóvil no sólo es una medida de seguridad necesaria, sino también un instrumento de prevención de náusea. Los niños siempre estarán mejor si pueden ver a través de la ventanilla, según el doctor Widome.

Prepare un asiento de primera fila. Cambie al niño al asiento delantero y aliéntelo a mirar hacia los coches y edificios alejados o hacia el horizonte. "De esta forma, su hijo 'verá' el mismo movimiento que su cuerpo y sus oídos internos 'sentirán'", dice el doctor Mendelson. La otra ventaja de cambiarlo hacia adelante es que los asientos posteriores tienden a moverse y oscilar más, lo que podría significar la gota que derramó el vaso en un estómago con malestar. Si los niños deben sentarse en el asiento trasero y están detrás de la escena, practique algunos juegos sobre el camino (como "Veo algo verde"), y haga que miren por la ventana.

Evite la palabra impresa. Leer, jugar cartas o hacer la tarea en el coche puede ocasionar mareo ante el movimiento. Aunque los libros con ilustraciones grandes y unas cuantas palabras pueden ser recomendables, su mejor opción es entretener a su hijo con música o historias en una grabadora de cintas, dice el doctor Mendelson. Si no tiene suficientes cintas en casa, puede solicitar algunas con música o historias en la biblioteca pública antes de un viaje largo.

Cuidado con el humo. El humo de cigarrillos, pipa o puro puede hacer que un niño con náusea arruine el almuerzo. Pero el doctor Widome señala que cualquier perfume, o el humo del automóvil o camión, también puede resultar ofensivo para el niño. Si va siguiendo tractocamiones de diesel en una carretera concurrida, ajuste la ventilación en aire acondicionado para mantener los humos fuera.

Use medicamentos que no requieren receta. Muchas medicinas antináusea que no requieren receta médica, como Dramamine y Marezine, pueden ser efectivas en su hijo. Estos productos son básicamente antihistaminas, y hay presentaciones para niño en tabletas masticables o líquidas. Se administran *antes* del viaje. "Hable con su pediatra para determinar si uno de esos es apropiado para su hijo y qué dosis debe darle", dice el doctor Mendelson. Esto funciona con muchos niños, pero puede hacer que su hijo esté somnoliento. Nunca le dé a su hijo un medicamento antináusea sin la aprobación del médico, especialmente si el niño toma otro medicamento, porque los fármacos pueden interactuar y ocasionar problemas.

Pruebe con una solución de jarabe. El Emetrol es otro medicamento que no requiere receta, que puede ser útil, dice el doctor Mendelson. Contiene la esencia de jarabe de coca, ese remedio tradicional desde hace años, que no hará que su hijo esté somnoliento, como sucede con los antihistamínicos. "Lo recomiendo en niños susceptibles, justo antes de subirse al coche, y después en pequeñas dosis, cada 15 o 20 minutos mientras estén en camino", dice el doctor Mendelson.

No a la escopolamina. Aun cuando tenga un parche de escopolamina a la mano, bajo ninguna circunstancia debe permitir que lo use un niño. (El parche de escopolamina es un parche antináusea que se coloca en la piel, sólo bajo prescripción médica.) "Están hechos exclusivamente para adultos", previene el doctor Widome. La escopolamina tiene efectos colaterales que pueden ser tolerados por los adultos, pero no por los niños.

Esté preparado. No importa qué tratamiento intente, lo mejor es estar preparado, dice el doctor Widome; y en ocasiones, el solo saber que usted está preparado para lo peor puede ayudar a calmar a un niño con náusea. Tenga una provisión de bolsas plásticas para emergencias, más un lienzo mojado para limpiar y un cambio de ropa fresco para su niño con malestar.

Miedos

Tácticas para eliminar el susto

El coco, monstruos bajo la cama, ataques de animales, ser raptado, SIDA. De un momento u otro, su hijo puede ser asediado por miedos como éstos.

"Como padre, debe comprender que dichos miedos son normales, pero de la reacción de usted depende si se van, permanecen por ahí o empeoran", dice la doctora Sheila Ribordy, psicóloga especialista en niños y familias y profesora de psicología y directora de entrenamiento clínico en el Departamento de Psicología en la Universidad De Paul, en Chicago.

Los niños pueden tener diversos miedos en diferentes etapas del desarrollo. No es raro para un niño que ha estado durmiendo tranquilamente en una habitación oscura empezar a los cinco años, súbitamente, a rogar por una lámpara de noche para mantener alejados a los monstruos. "Los temores más comunes entre los niños pequeños son sobre cosas imaginarias, como el coco", dice la doctora Ribordy. "A pesar de nuestras protestas de que no hay monstruos o fantasmas, hasta que no entran de lleno en la etapa escolar, los niños tienen la capacidad de creer que sí los hay."

"Por otra parte, los niños mayores a menudo se atemorizan por cosas que escuchan en la televisión: contaminación ambiental, SIDA, secuestros, abusos. Estos mensajes los abruman emocionalmente", dice la doctora Ribordy.

Mientras que hay momentos en que parece haber un mundo que asusta hasta a los adultos, es posible hacerlo un poco menos atemorizante para los niños, al seguir estas sugerencias.

Ayúdelos a usar su imaginación. La imaginación hace que los niños piensen en monstruos que acechan en la oscuridad o que crean que un animal o un insecto, vivo y real, los atacará de pronto. Pero también pueden usar su imaginación para vencer esos miedos, dice el doctor Thomas Olkowski, psicólogo clínico que ejerce por su cuenta en Denver, Colorado.

"Haga que una niña se imagine algo a lo que teme, como una habitación oscura o un perro, y entonces que se visualice a sí misma entrando en esa habitación o acercándose al perro sin que pase nada terrible. Debe practicarlo varias veces hasta que finalmente se sienta cómoda", sugiere el doctor Olkowski.

Esto también puede funcionar con niños mayores, cuyos miedos se basan el preocupaciones más realistas, como ir a bailar, su cambio a una escuela nueva o su actuación en una obra de la clase. Al imaginarse ellos mismos realizando los diferentes pasos es una especie de ensayo, dice el doctor Olkowski, y les da confianza cuando el hecho real sucede.

Conviértalo en realidad. Después de que el niño ha practicado un acercamiento imaginario a sus peores miedos, ayúdele a hacerlo en la vida real, pero en pequeños pasos, dice el doctor Olkowski. "Establezca situaciones en las que el niño se sienta en absoluto control. Si el niño tiene miedo a los animales, por ejemplo, vaya a una tienda de mascotas, pero primero sólo miren por la ventana."

Lea todo sobre ello. Nada es mejor que la información para ayudar a desvanecer los miedos, tanto reales como imaginarios. "Si un niño tiene miedo a las arañas y a los insectos, por ejemplo, puede leer sobre ellos en un libro", dice el doctor Olkowski. La doctora Ribordy le dio a un niño, que estaba aterrado con los relámpagos, una tarea terapéutica. "Lo envié a la biblioteca a investigar sobre los relámpagos, como parte de un proyecto de ciencias. El aprendizaje sobre el fenómeno de los relámpagos lo ha desensibilizado. Ahora piensa en ellos en forma diferente. Ya no es algo ominoso y aterrador".

Ofrézcale confianza. Los niños necesitan que se les diga que tienen muy poco que temer cuando tienen miedo. Esto es especialmente cierto con los niños mayores, dice la doctora Ribordy. "Tienen miedos muy reales sobre enfermedad y muerte. Piensan: '¿Qué pasaría si pierdo a mi mamá? ¿Qué pasa si me contagio con SIDA?'."

Cuando un niño exprese esos temores, puede responder y explicarle cómo disminuir la probabilidad de que cualquiera de esas cosas le suceda, dice la doctora Ribordy. "También ayuda afirmar a su hijo que es trabajo de usted, no de él, preocuparse por esas cosas", según la doctora Ribordy.

Arme al niño con una linterna. La hora de dormir puede ser el momento en que se manifiesten los miedos del niño. Es entonces cuando las criaturas ocultas de la noche supuestamente salen a aterrorizar a los niños pequeños e indefensos en sus camas. Así que necesita que su hijo sea menos indefenso, dice la doctora Ribordy.

Recomienda darle al niño su propia linterna. "Para un niño que teme a la oscuridad, eso simboliza control", observa la doctora Ribordy. Aun si el niño no la usa, sabe que la linterna está cerca de su cama y que puede encenderla en el momento en que lo desee.

Combata a los monstruos con un poco de magia. Algunas veces ayuda si puede reforzar al niño de una manera especial. La doctora Barbara Howard, profesora asistente clínica de pediatría en el Centro Médico de la Universidad Duke en Durham, Carolina del Norte, aconseja "atomizador contra monstruos", una botella con atomizador que contenga una sustancia inofensiva, como agua, para que el padre la pueda usar al momento en que el niño se acueste, como medida preventiva para evitar la presencia de cualquier criatura imaginaria. "Puede usarla una vez o las que sean necesarias para dar confianza al niño", dice la doctora Howard.

"He sido criticada por sugerir esto, porque si usted se está preparando para 'exorcizar' monstruos, ¿eso no significa decir que, de hecho, los hay? Lógicamente, no debería hacerlo", dice, "pero, de hecho, funciona porque el niño piensa que el padre es todopoderoso, y acepta el atomizador como un arma potente".

Ayúdese con el osito. "Pida al niño que sostenga un osito de peluche u otro animalito con el que pueda sentir protección", sugiere la doctora Olkowski. "Esto también le da al niño un sentido de control sobre las cosas que tema, reales o no."

Examine lo que ve en la TV. "Sea *muy* cuidadoso con lo que sus hijos están viendo", dice la doctora Howard. "Hay muchas cosas atemorizantes en la TV." Usted no deseará que un niño temeroso vea programas que involucran cosas sangrientas, intimidación o violencia.

Use ejercicios de relajamiento. Hacer respiraciones profundas o imaginar un lugar tranquilo y seguro puede ayudar a un niño a relajarse y sentirse menos temeroso, dice la doctora Howard. "De hecho, los niños son mejores utilizando este método que los adultos. Haga que su hijo se recueste y se imagine flotando en una nube o recostado en la playa, algo que pueda ser relajante y divertido."

Establezca límites. A menudo, dice la doctora Howard, esos monstruos que temen los niños son *ellos mismos*. "Los miedos nocturnos son especialmente simbólicos de las cosas que están sucediendo en sus vidas. Si el comportamiento del niño está fuera de control durante el día, puede sentir que necesita protección de los monstruos en la noche", dice. "Lo que necesitan es una mejor estructura en sus vidas y más disciplina; con esto quiero decir, protección de su propia agresión. Si se les permite pegar o correr desenfrenados por encima de sus padres que, se supone, son todopoderosos, es muy posible que tengan miedos nocturnos." Al volver a tomar el control, puede ayudar a poner a descansar esos temores.

Cuénteles historias especiales para ir a dormir. Como la mayoría de los niños tienen miedo de cosas que no pueden controlar, antes de acostarlos debería contarles historias que hablen sobre personajes que cumplen tareas difíciles o que superan sus temores, dice la doctora Howard. "Cuente historias de cómo alguien dominó cosas a las que temía o hizo algo que no creía que podría hacer. Puede platicar historias de su propia niñez, o leer sobre un libro, como *The Little Engine That Could.*"

Haga un plan. "Los niños se sienten seguros cuando tienen un plan", dice la doctora Ribordy. "Por ejemplo, atravesamos por un periodo en el que mi hijo estaba temeroso de que la casa pudiera incendiarse. Así que salimos y compramos una escalera de escape en caso de incendio y cada día, durante una semana, estuvimos practicando cómo podríamos escapar en caso de fuego. Él encontró gran confianza con esto y su miedo desapareció completamente."

Mojar la cama

Para tener sábanas como el Sáhara

Sally, de cuatro años, se despierta rutinariamente por las mañanas con la cama mojada. Joe es cinco años mayor. Pero aún a los nueve años, trata de quedarse despierto por la noche, cuando duerme en la casa de algún amigo. Está aterrado de poder mojar la cama.

Sally y Joe comparten un problema infantil común: mojar la cama. Cerca de un niño de cada cinco, de cuatro a cinco años de edad, mojan la cama, y uno de cada diez continúa con el problema hasta los doce. (Por alguna razón, es más común entre los niños que entre las niñas.)

"No es raro en los niños de entre cuatro y cinco años no estar secos durante la noche; algunos de nosotros realmente no consideramos que sea algo que deba recibir tratamiento, hasta que el niño tenga cuando menos seis años", dice el doctor George Sterne, profesor clínico de pediatría en la Escuela de Medicina de la Universidad Tulane y pediatra particular de Nueva Orleáns, Luisiana.

Puede haber algún tipo de problema físico o una afección de salud que cause que su hijo moje la cama. Si está preocupado sobre esto, definitivamente debería discutirlo con un doctor. (Véase "Alerta Médica", en la página 279.) Pero, generalmente, mojar la cama puede curarse sin la intervención médica, dando el tiempo suficiente, junto con una dosis saludable de paciencia. Aquí están las técnicas que recomiendan los expertos.

Libérese de culpa a usted mismo y a su hijo. "Dése cuenta de que no es un mal padre porque su hijo moja la cama, y aclárele a él que no es un mal niño porque moja. Mojar la cama es un problema biológico. Sucede en los niños que, durante el sueño, no han aprendido a controlar su vejiga", dice el doctor Barton D. Schmitt, director de servicios de consulta en el Centro de Cuidado Ambulatorio en el Hospital infantil de Denver, Colorado, autor de *Your Child's Health.*

"Creo que es importante decir a los padres de quienes mojan la cama que esto *rara vez* es un problema psicológico", dice el doctor Schmitt, quien también es profesor de pediatría en la Escuela de Medicina de la Universidad de Colorado. "Hay mucha culpa impuesta innecesariamente sobre algunos buenos padres, porque se ven a sí mismos dignos de ser culpados."

Prohíba los castigos. Un estudio mostró que cerca de las tres cuartas partes de los padres castigan a sus hijos por mojar la cama. Nunca castigue ni

A L E R T A M É D I C A

Cuándo ver al doctor

Mojar la cama es, generalmente, una condición normal e inofensiva en la infancia, pero puede haber una seria razón física, como infección del tracto urinario, diabetes o anormalidades físicas.

Ésas son raras, pero aun así, vale la pena visitar al pediatra para descartar las posibilidades, dice el doctor George Sterne, profesor clínico de pediatría en la Escuela de Medicina de la Universidad de Tulane y pediatra particular de Nueva Orleáns, Luisiana. Debería consultar al pediatra, si su hijo:

* Se queja de dolor abdominal, de la espalda o de fiebre.
* Se despierta regularmente por las noches con mucha sed.
* Se moja por igual durante el día y la noche.
* Tiene dolor al orinar.
* Orina con olor desagradable.
* Se moja nuevamente, después de meses de permanecer seco.

Asimismo, si su hijo tiene más de dos años y no muestra señales de control de la vejiga, debe hacérselo notar al médico. Algunos niños toman más tiempo que otros para controlar esfínteres, pero su pediatra deberá estar al tanto de los progresos de su hijo a esa edad.

regañe a su hijo por mojar la cama, dice el doctor Thomas Bartholomew, profesor asistente de cirugía y urología en el Centro de Ciencias de la Salud de la Universidad de Texas, en San Antonio, y urólogo pediatra que ejerce por su cuenta con práctica privada. "Los padres deberían entender que eso no ayudará a su hijo", dice el doctor Bartholomew. "No he conocido a un niño que *quiera* mojar su cama."

Proteja con plástico. La cubierta plástica con cierre debe ser parte del equipo normal de cama de cualquier niño que la moje. Desde luego que es para protección del colchón, pero también significa que habrá una "crisis" menor cuando el niño moje la cama, señala el doctor Schmitt. Ambos padres y los niños estarán más calmados si saben que no hay que preocuparse por limpiar mucho.

Aliente los deberes de limpieza. Sin embargo, usted debería decir al niño que se da por hecho que él limpie la cama mojada o, cuando menos, que ayude a hacerlo. "Aun un niño de 4 y 5 años de edad puede muy bien retirar las sábanas de la cama y llevarlas al cuarto de lavandería", como lo señala Lottie Mendelson, R.N., enfermera pediátrica dedicada a la práctica particular en Portland, Oregon, y coautora de *The Complete Book of Parenting*. "Esto no debe ser punitivo, sino sólo un reconocimiento de que es la responsabilidad del niño. También le ayuda, y de esta manera usted no sentirá que el niño se lo hace *a* usted."

Revise la motivación de sus niños. Antes de emprender acciones encaminadas a curar el mojar la cama, asegúrese de que su hijo *desea* evitarlo, dice el doctor Jeffrey Fogel, pediatra particular de Fort Washington, Pennsylvania. "Cuando un padre me pregunta cómo curar el mojar la cama, yo le pregunto: '¿Su niño quiere estar seco?'; si dice que no, le digo: 'Usted puede intentar todo lo que quiera, pero lo más probable es que no tenga éxito'." Si un niño desea parar, no sólo cooperará, sino además su mente consciente trabajará sobre su mente inconsciente para ayudarle a despertarse en la noche, explica el doctor Fogel.

Identifique las señales. Generalmente un niño resulta motivado para dejar de mojar la cama, cuando eso interfiere con sus elecciones sociales, dice el doctor Bartholomew. Cuando el niño empieza a rehusar invitaciones para pasar la noche fuera de casa, o no asiste al campamento porque teme mojar la cama, usted puede señalar los beneficios de poder realizar todas esas cosas. Después, sugiérale algunas formas para que su hijo pueda ayudarse a sí mismo a mantenerse, durante toda la noche, en una cama seca.

Elija el momento oportuno. Antes de empezar, escoja un periodo relativamente tranquilo; no, por ejemplo, justo antes de un día festivo o de las vacaciones, aconseja la doctora Cathleen Piazza, profesora asistente de psiquiatría en la Escuela de Medicina Johns Hopkins y jefe de psicología en la Unidad de Neurocomportamiento en el Instituto Kennedy Krieger, en Baltimore, Maryland. "Debe elegir un tiempo en el que no tenga múltiples presiones, tanto en el trabajo, como en el hogar", dice.

Mantenga en calma el momento de ir a dormir. Cuando hay alteraciones en el hogar antes de ir a dormir, o hasta un programa de televisión muy excitante, se puede incrementar el riesgo de mojar la cama, dice el doctor Patrick Holden, profesor asociado de psiquiatría en el Centro de Ciencias de la Salud de la Universidad de Texas, en San Antonio. "Cuando los niños se excitan, tienden a producir más orina", explica. En vez de permitir que su hijo vea la televisión antes de dormir, déle un libro para leer, tenga una plática tranquila o léale una historia.

Ponga al niño al mando. Usted quiere que su hijo comprenda que mantenerse seco por la noche es su responsabilidad. Eso significa *no* despertarlo por la noche para llevarlo al baño.

¿Su hijo duerme lo suficiente?

Al fijar para su hijo un horario más temprano para ir a la cama, puede ayudar a resolver el problema de mojar la cama, dice el doctor Ronald Dahl, director del Centro de Evaluación del Sueño de los Niños en la Clínica y el Instituto Psiquiátrico Occidental, en el Centro Médico de la Universidad de Pittsburgh. Un niño al que se le priva del suficiente sueño puede dormir tan profundamente que la necesidad de orinar no lo despertará.

"Aumente la cantidad total de sueño del niño", sugiere el doctor Dahl. "Establezca un horario regular para llevarlo a la cama. Con frecuencia esto tiene un gran efecto."

"Despertar al niño no le enseña nada sobre control de la vejiga y, probablemente, sea contraproducente", dice el doctor Schmitt. "Si el niño va a dormir pensando que sus padres lo despertarán en la noche, lo que le está enseñando es que los padres se harán cargo de su vejiga y que él no debe preocuparse por ello. Su hijo tiene que irse a dormir sólo un poco preocupado por mantenerse seco."

Premie las noches secas. Sea consistente en premiar o felicitar a su hijo cuando haya transcurrido la noche y la cama permanezca seca. "Avanzará mucho más si le da apoyo psicológico positivo, como abrazos y felicitaciones cariñosas", dice el doctor Bartholomew. Algunos niños gustan de tener caras felices dibujadas sobre un calendario, o etiquetas especiales, dice la doctora Piazza. Independientemente del refuerzo que usted utilice, debe ser lo primero que haga por la mañana.

Es mejor guardar silencio. Si su hijo despierta con las sábanas mojadas, tenga cuidado de no reprenderlo ni decirle algo como: "Oh, no, tu cama está mojada". En vez de eso, guarde silencio, dice la doctora Piazza. "Sólo debe enfocarse sobre el éxito", dice. "Si prestamos la misma atención al fracaso que al éxito, estamos perdiendo el propósito."

Facilítele levantarse. Algunos niños se rehúsan a dejar sus camas, y a otros sus padres les han ordenado no levantarse una vez que se han acostado, dice el doctor Schmitt. "Necesita darle a sus hijos permiso de levantarse e ir al baño. Necesitan una linterna o una luz nocturna, y es conveniente preguntarles si desean una bacinica junto a su cama. Algunos niños que no quieren ir al baño aceptan utilizar la bacinica y regresar a dormir."

Déle un reloj despertador. Si el niño tiene un patrón regular y moja la cama todos los días a la misma hora, déle el reloj despertador y explíquele cómo funciona, dice la doctora Barbara Howard, profesora asistente clínica de pediatría en el Centro Médico de la Universidad Duke en Durham, Carolina del Norte. "El niño puede programar la alarma para despertar unos 20 o 30 minutos antes de la hora en que normalmente moja la cama, para que pueda levantarse e ir al baño", explica.

Fomente el control. Esta es una técnica de "ensayo general" que su hijo en edad escolar puede realizar durante el día. "Hago que el niño se acueste en su cama, cierre los ojos, pretenda que está en medio de la noche y establezca un pequeño diálogo consigo mismo", dice el doctor Schmitt. "Es más o menos como: 'Estoy en un sueño profundo, mi vejiga está llena, mi vejiga está empezando a sentir presión y trata de despertarme. Me dice *levántate* antes de que sea muy tarde'."

El niño, entonces, debe practicar levantarse, caminar hacia el baño y dirigirse al retrete. "Hago que caminen de la recámara al baño, para que sepan exactamente cuántos pasos hay que dar", dice el doctor Schmitt.

Evite la cafeína. La cafeína es un diurético, una sustancia que provoca orinar, explica la doctora Howard. Está presente en muchos refrescos, chocolate, café y té. Al evitar estos alimentos y bebidas, podrá ayudar a su hijo a evitar mojar la cama, dice.

Promueva la práctica del control de la vejiga. Explíquele a su hijo que puede ayudar a "entrenar" la vejiga, si practica durante el día. Haga que beba mucho y, después, espere lo más que pueda para ir al baño. "Haga que trate de esperar un poco más cada vez", dice la doctora Piazza. "Usted necesita entrenar al niño a asociar el sentimiento de tener llena la vejiga, con tener que ir al baño."

Los ejercicios para interrumpir el chorro también pueden ayudar, dice el doctor Schmitt. Haga que el niño empiece a orinar y después deténgalo brevemente antes de que empiece otra vez. Debe tratar de hacer esto varias veces cada vez que orine. "Estos ejercicios refuerzan el esfínter de la vejiga", dice el doctor Schmitt.

Compre una alarma para la cama. Muchos expertos concuerdan en que las alarmas para la cama que se activan con la humedad son el tratamiento más efectivo. "Cuando la humedad llega al cojín, la alarma suena y despierta al niño", explica el doctor Sterne. "Condiciona al niño para reconocer la sensación y despertar antes de tener que orinar." Estas alarmas se opera con baterías, se fabrican en Estados Unidos, su costo es de aproximadamente 40 dólares, y se venden sin receta médica. Solicite al pediatra o a su médico que le recomiende alguna. Úsela hasta que su hijo mantenga seca la cama durante un mes. En la mayoría de las alarmas, la humedad causa un ruido fuerte que despierta al niño. También hay alarmas de vibración, para aquellos niños que no responden al sonido.

El doctor Schmitt recomienda las alarmas portátiles, transistorizadas, que se usan en el cuerpo, en vez de los equipos que traen un cojín y campana. Dice que los padres no deberían insistir en usarlas, si el niño se opone a ello.

Persevere. Sea comprensivo y paciente con su hijo y continúe con sus esfuerzos para detener el problema de mojar la cama. "El condicionamiento lleva tiempo", dice el doctor Bartholomew. Lo compara con lecciones de piano: "Los niños pueden no mostrar resultados en los primeros dos meses, pero, si continúan practicando, podrán mejorar."

Mordeduras de animales y de humanos

Cuando los dientes ocasionan lágrimas

Puede suceder mientras parpadea. Su pequeño grita: "¡Kitty!", al mismo tiempo en que le jala la cola esponjada. La enojada Kitty se voltea y encaja sus dientes en la mano de su hijo.

Lo mismo puede pasar con Supercan o con Fido, desde luego. Hasta la mascota más educada puede perder el control cuando los niños la molestan demasiado.

Y en otras ocasiones es *otro* niño el que lo muerde. Los niños pequeños tienden a probar sus dientes sobre cualquier cosa que esté a su alcance. Con los niños mayores, la mordida fuerte que rasga la piel generalmente es el resultado de la ira y la frustración, por una pelea sucia, entre niños, que se sale de control.

Ya sea que su hijo sea mordido por una mascota, un animal salvaje o por un intolerante compañero de juegos, usted debe llamar al médico lo antes posible. Mientras tanto, aquí está lo que puede hacer antes de llegar al consultorio del doctor.

Detenga el sangrado. "Aplique presión continua hasta que deje de sangrar, lo que debe suceder entre dos y cinco minutos", dice el doctor Ellie J. C. Goldstein, profesor clínico de medicina en la Escuela de Medicina de la Universidad de California, en Los Ángeles. Sin embargo, nunca use un torniquete, dice: un torniquete corta el flujo sanguíneo hacia la zona lastimada, y puede ocasionar un daño permanente.

Lávela. "Las mordeduras deben lavarse inmediatamente con agua y jabón", dice el doctor Joseph Hagan, profesor asistente clínico de pediatría en el Colegio de Medicina de la Universidad de Vermont, en Burlington, y pediatra particular de South Burlington, Vermont. "Lave la herida con cuidado, después remójela durante 10 o 15 minutos en agua jabonosa caliente."

A L E R T A M É D I C A

Cuándo ver al doctor

Los médicos recomiendan que todas las heridas por mordeduras, sean humanas o animales, deben ser vistas por un médico para examinar si la piel está rasgada.

Si su hijo ha sido mordido por un animal salvaje o por una mascota que tenga rabia, necesitará una serie de inyecciones para prevenir la rabia, dice el doctor Ellie J. C. Goldstein, profesor clínico de medicina en la Escuela de Medicina de la Universidad de California, en Los Ángeles. Y aun si no hay la posibilidad de que la mascota tenga rabia, su hijo podría adquirir tétanos por una mordedura humana o animal. El tétanos puede ser fatal, por lo que su médico necesitará saber sobre la mordedura, en caso de que su hijo necesite una inyección antitetánica de refuerzo.

Además de la rabia y el tétanos, la preocupación principal sobre las mordeduras, tanto humanas como animales, es que el niño pueda adquirir una infección por las bacterias que han llegado hasta la piel. Las mordeduras de gato, en particular, se infectan con mucha facilidad, dice el doctor Joseph Hagan, profesor asistente clínico de pediatría en el Colegio de Medicina de la Universidad de Vermont, en Burlington. "La mandíbula del gato es pequeña, pero sus dientes son como pequeñas agujas hipodérmicas", comenta.

Aun después de que el médico curó la mordedura, si posteriormente se vuelve dolorosa, roja o hinchada, de nuevo debe ponerse en contacto con él lo antes posible.

Cúbrala. Para mantener la zona limpia, use un vendaje adhesivo simple o una almohadilla de gasa, dice el doctor Hagan. Déjelo un poco flojo.

Use hielo. Algunas mordeduras sólo dejan huellas profundas, sin llegar a rasgar la piel, pero la presión de los dientes llega a causar hinchazón alrededor de esa zona. "En esos casos, puede ser muy útil el hielo", dice el doctor Goldstein. "Recuerde no aplicar el hielo directamente. Envuélvalo en una toalla limpia, para evitar congelar la piel."

Y elévela. Mientras tiene puesto el hielo, también debe elevar la extremidad afectada, por encima del nivel del corazón, para ayudar a evitar o a disminuir la hinchazón, dice el doctor Goldstein. "En caso de lesiones en la pierna, el niño debe estar acostado y colocar la extremidad sobre una almohada", dice. Para lesiones en la mano, puede usar una almohada, o colocar un cabestrillo para colgar la mano al nivel del hombro.

Cómo aliviar las mordidas en la lengua y las mejillas

Todos lo hemos hecho: mordernos la parte interior de la boca o la lengua, accidentalmente, mientras masticamos. Es doloroso y, si además la mordedura es fuerte, puede sangrar.

Pero el remedio casero es simple, por no decir sabroso, según el doctor Joseph Hagan, profesor asistente clínico de pediatría en el Colegio de Medicina en la Universidad de Vermont, en Burlington. "En el hogar de los Hagan", dice, "mantenemos una paleta helada en el congelador, para emergencias. Los niños no aceptan poner hielo en su boca, cuando menos la mayoría, pero sí chupan una paleta".

Precaución: En tanto que la mayoría de las mordeduras en la lengua son leves y curan por sí solas, si la lesión tiene una hendidura o si es de más de 5 mm de ancho, vea al médico.

Revise la vacunación contra el tétanos. Busque el registro de vacunación de su hijo. Como la bacteria del tétanos puede causar una infección fatal, si está sobre una herida abierta, su hijo necesitará una inyección de vacuna antitetánica, en caso de que no tenga sus inmunizaciones actualizadas, dice el doctor Goldstein.

Evite los ataques de los perros

Cerca de 3 millones de mordeduras de perros se reportan cada año y cerca del 60% de los mordidos son niños, dice Marc Paulhus, vicepresidente de animales de compañía en la Humane Society of the United States, en Washington, D.C. Algunas de esas mordidas pudieron prevenirse, dice, si los niños hubieran conocido los procedimientos correctos que seguir, cuando los amenace un perro.

Aquí está lo que debe decir a su hijo qué debe hacer cuando se le acerque un perro.

No corra, deténgase. Cuando alguien corre, el perro tenderá a atraparlo, aun un perro no agresivo. Su hijo debe detenerse y no moverse.

No lo mire fijamente a los ojos. Esto puede resultar amenazante para el perro, que probablemente atacará.

Trate con una orden. Muchos perros responden a una orden simple, como "sentado" o "no". Su hijo debe decir la orden con voz firme, pero baja; si el perro la obedece, el niño puede retirarse lentamente.

Tirarse al suelo. Si el perro ataca, o el niño está muy asustado como para intentar la rutina de dar una orden y alejarse, el niño debe tirarse rápidamente al suelo y colocar las manos tras el cuello, con los antebrazos y codos sobre las orejas. Esto cubre las zonas más delicadas y es posible que el perro sólo husmee y se vaya.

Nota: Los niños deben tener una serie de vacunas contra el tétanos, como parte de la vacuna DPT, contra difteria, tosferina y tétanos, desde los dos meses y hasta los cinco años. Después de esto, se requiere un refuerzo cada diez años.

Revise el registro de vacunación contra la rabia. Cualquier animal no vacunado *podría* ser portador de rabia, aun si parece saludable, dice el doctor Hagan. Revise los registros de las mascotas para ver si sus vacunas están actualizadas.

Mantenga en observación al animal. Cualquier animal que no haya sido vacunado contra la rabia, y muerda a su hijo, deberá quedar bajo observación de alguna autoridad de control animal durante 10 días, dice Marc Paulhus, vicepresidente de animales de compañía en la Humane Society of the United

States en Washington, D.C. Los animales infectados con rabia sólo pueden pasar el virus cuando ellos mismos están cerca de morir. "Cualquier animal afectado por el virus morirá en un lapso de 10 días", dice Paulhus. Sin embargo, el animal puede no *parecer* moribundo, ya que puede estar activo y alerta aun hasta su último día.

Mordeduras de garrapatas

Tácticas para detener los pequeños ataques

Esos pequeños bichos siempre fueron una molestia, pero desde el descubrimiento de la enfermedad de Lyme, en 1975, se convirtieron en algo más ominoso.

La garrapata común es de 3 mm de largo aproximadamente y se ve fácilmente, mientras que la garrapata de venado, que puede llevar la bacteria que causa la enfermedad de Lyme, es más pequeña y difícil de ver.

Si vive en territorio de garrapatas, es importante mantenerse alerta ante estos pequeños animales y retirarlos de sus hijos tan pronto como sea posible. Aquí hay algunos consejos de los expertos.

Realice una búsqueda de garrapatas. "Después de que el niño llegue de una zona infestada por garrapatas, especialmente de bosques, realice una búsqueda muy cuidadosa", dice el doctor Gary Wasserman, especialista en urgencias pediátricas y jefe de la Sección de Toxicología Clínica en The Children's Mercy Hospital en Kansas City, Missouri. Revise a sus hijos con todo cuidado, de la cabeza a los pies, incluyendo la zona de las ingles. Revise meticulosamente entre el pelo, y ponga especial atención al borde del cuero cabelludo, donde a las garrapatas les gusta incrustarse.

Retírelas con pinzas. Si la garrapata todavía repta, puede retirarla con pinzas, sin pellizcar la piel. Pero si ya se incrustó, debe tener cuidado.

Primero, explíquele a su niño que necesita jalar la garrapata, pero que no le dolerá. (Aun cuando alcance a quitar un poco de piel junto con la garrapata, le causará muy poco dolor.)

Ahora, apriete la garrapata, con las pinzas, lo más cerca de la piel que le sea posible y con cuidado retírela, pero no demasiado rápido, advierte el doctor Herbert Luscombe, profesor emérito de dermatología en el Colegio Médico Jefferson de la Universidad Thomas Jefferson, en Filadelfia.

Precaución: Al tirar de la garrapata pueden quedarse algunas partes que pueden infectar la piel. Nunca use sus dedos para retirar una garrapata, porque las bacterias pueden penetrar hasta la piel no perforada.

Evite los remedios que atemorizan. Algunas personas tratan de soltar la garrapata de la piel aplicándole un cigarrillo encendido o la punta caliente de un cerillo. Eso es muy atemorizante para los niños, dice el doctor Wasserman, y es menos efectivo que el uso de pinzas.

A L E R T A M É D I C A

Cuándo ver al doctor

Dos de los padecimientos más comunes que se relacionan con garrapatas son la enfermedad de Lyme, que causa dolor articular y otras complicaciones, y la fiebre maculosa de las Montañas Rocosas, que causa severos padecimientos por la fiebre alta.

Afortunadamente, ambos tienen erupciones cutáneas distintivas, que deben ponerle alerta para que busque atención médica inmediata, dice el doctor Gary Wasserman, pediatra especialista en urgencias pediátricas y jefe de la Sección de Toxicología Clínica en The Children's Mercy Hospital, en Kansas City, Missouri.

El signo evidente de la enfermedad de Lyme es una erupción cutánea parecida al ojo de buey. Puede aparecer en cualquier parte del cuerpo. Busque un punto rojo que se expande en una zona grande, áspera, roja y circular. Otros síntomas pueden incluir fiebre, jaqueca, dolores musculares y letargo.

Un niño infectado con fiebre maculosa de las Montañas Rocosas desarrollará pequeños puntos de color rosa en sus muñecas y tobillos, los que después se diseminan por el resto del cuerpo. Otros síntomas posibles son fiebre ligera, pérdida del apetito, jaqueca, náusea y vómito.

Tampoco trate de usar barniz de uñas. "Sí puede llegar a sofocar a la garrapata", dice, "pero, asimismo, tardar hasta cuatro horas y, para entonces, ya pudo haber infectado al niño".

Deseche la garrapata. Las garrapatas se ahogan en una mezcla de agua con líquido para lavadora de trastos eléctrica. Disuelva una cucharada de detergente en un vaso con agua, y arroje la garrapata a la solución.

Desinfecte la zona. Lave la zona mordida, abundamentemente, con agua y jabón, dice la doctora Claude Frazier, alergóloga de Asheville, Carolina del Norte, y autora de *Insects and Allergy: And What to Do about Them*. Después, aplique ungüento antiséptico.

Cúbralo. Para evitar que se le suban al niño garrapatas en los bosques y en los campos, ayúdele a vestirse apropiadamente. Debe usar pantalones largos, una camisa de manga larga y sombrero. Las ropas deben ser de color claro, para que pueda ver las garrapatas con mayor facilidad, sugiere el doctor Wasserman. Para defenderse de las garrapatas que caen de las ramas de los árboles, su hijo también debe usar gorra o sombrero.

Nariz tapada

Cómo terminar con el bloqueo nasal

Su hija de cuatro años está haciendo otro berrinche. Sin embargo, en esta ocasión, su "no" desafiante se escucha como "do".

De un momento u otro, según parece, cada niño tiene tapada la nariz, y eso le hace sonar como el personaje elefantino de Plaza Sésamo, por su voz nasal. Con mucha frecuencia, esto se debe a que un virus del resfriado ha entrado en la nariz, dice el doctor Bob Lanier, pediatra particular de Fort Worth, Texas, quien también es anfitrión del programa nacional estadunidense, que se transmite por radio y TV, "60 Second House Call". El virus irrita las delicadas membranas de la mucosa que están en los conductos nasales, lo que ocasiona la inflamación de los vasos sanguíneos. El fluido se estanca en el tejido circundante, y esto provoca mayor producción de moco hasta que, finalmente, el resultado es la nariz congestionada. El aire no puede entrar ni salir.

Para los niños propensos a las alergias, hay otros irritantes, además de los virus que pueden tener el mismo efecto: las almohadas con plumas, el polvo o el polen también pueden inflamar las membranas nasales. Pero cualquiera que sea la causa, un niño con los conductos nasales bloqueados probablemente estará muy incómodo, molesto y no podrá dormir. Esto significa que mamá y papá tampoco podrán dormir mucho.

La congestión en un bebé puede provocar una noche completa despiertos. "La nariz tapada puede hacer que el bebé sienta que se está sofocando", dice el doctor Lanier. Si la nariz se bloquea, tampoco puede mamar, así que estará frenético.

Aquí está lo que los expertos recomiendan para movilizar el moco y abrir nuevamente los conductos a la respiración, sin importar la edad de su hijo.

Para humedecer el aire, abra la regadera.
"En Seattle, donde hay clima húmedo, a menudo les pido a los padres que, si tienen pórtico, arrullen ahí a sus hijos que tengan la nariz tapada y se duerman con el aire húmedo", dice la doctora Helen Baker, profesora clínica de pediatría en la Universidad de Washington, En Seattle. Pero la doctora Baker también recomienda un remedio todavía mejor, que está disponible para cualquiera que tenga más de un año: "Primero, abra la llave del agua caliente de la regadera durante varios minutos, para llenar el cuarto de baño con vapor. Después, vaya y siéntese con su hijo durante 15 o 20 minutos, lo cual debe ayudar a aflojar las secreciones nasales", dice.

Pruebe durante la noche con un aparato humidificador.
Si su hijo a menudo se despierta con la nariz tapada, puede ser porque el aire en la casa es muy seco. Si es así, puede usar un vaporizador frío o un humidificador ultrasónico. Son más seguros en las habitaciones de los niños que los vaporizadores antiguos, que arrojaban vapor, según el doctor Michael Macknin, jefe de la Sección de Pediatría General en la Fundación Clínica de Cleveland, Ohio. Pero debe mantenerlos limpios para evitar el desarrollo de hongos y bacterias.

"Esos humidificadores arrojan partículas diminutas que pueden alojarse dentro de las vías respiratorias. Si hay contaminación, puede desencadenar

A L E R T A MÉDICA

Cuándo ver al doctor

"Si su bebé tiene congestionada la nariz y tiene fiebre, o no es capaz de mamar, debe notificarlo al médico de inmediato", dice el doctor Michael Macknin, jefe de la Sección de Pediatría General en la Fundación Clínica de Cleveland, en Cleveland, Ohio.

Para un niño mayor, es tiempo de llamar al médico si no hay mejoría después de unos 10 días, o si hay fiebre de 38.5 °C o más.

Los padres también deben estar alertas ante cualquier olor fuerte que acompañe la descarga de la nariz. El olor "puede indicar que hay un juguetito o algún otro objeto extraño incrustado en la nariz", dice el doctor Macknin.

Si su hijo respira por la boca en forma crónica, el doctor puede revisar alergias específicas y prescribirle tratamiento. Si embargo, algunos niños que respiran por la boca pueden tener agrandadas las adenoides. Estos tejidos, del mismo tipo que las amígdalas, están en la parte posterior de los conductos nasales y pueden inflamarse por razones desconocidas e interferir con el flujo del aire. Las adenoides pueden retirarse quirúrgicamente, según el doctor Macknin.

bronquitis u otros problemas respiratorios", dice el doctor Macknin. Recomienda enjuagar la máquina con agua caliente diariamente y cepillar el tanque, cada tercer día, con una solución de cloro diluida, y enjuagar muy bien.

Sírvale en su vaso favorito. Cuando su hijo tiene que respirar por la boca durante un periodo largo, puede haber un efecto deshidratante, dice el doctor Lanier. Beber muchos líquidos, agua, jugo u otros, ayuda a protegerlo de ésta, y además favorece el flujo del moco y su salida, dice. También es buena la leche. "Es un mito que la leche espese el moco", dice el doctor Lanier.

Pruebe el estilo amable. "Para los niños que se asustan cuando se les tapa la nariz, es muy importante que les dé seguridad", dice la doctora Baker. "Arrullarlos sobre la mecedora, por ejemplo, puede ayudar a que su hijo se calme para que concilie el sueño."

La doctora Baker no aconseja frotar el pecho de su hijo con un ungüento de olor muy fuerte, que se vende sin receta médica, que contiene mentol, aceite de gaulteria o eucalipto. "Eso les da a los padres algo que hacer, pero en realidad no mejora el flujo de aire", dice. En los bebés y niños muy pequeños, estos ingredientes pueden absorberse en el torrente sanguíneo, donde pueden tener efectos tóxicos.

Succione lo que bloquea. Si tiene un niño con la nariz tapada, un aparato manual de succión, como la pera para oídos, puede ser de gran ayuda. Está disponible en las farmacias y es un gran extractor de moco, dice la doctora Baker. (Ella lo prefiere al aspirador nasal, porque tiene una punta más larga y fácil de usar.)

Para usarlo, sostenga la cabeza del bebé con una mano. Con la otra, oprima la pera e inserte la punta en una fosa nasal. Suelte la pera rápidamente para succionar las secreciones. Retire la punta y vacíe el contenido sobre un pañuelo desechable. Repita con la otra fosa nasal. "Asegúrese de esterilizar la pera, hirviéndola en agua caliente", agrega el doctor Lanier.

Intente con gotas nasales caseras de agua salada. "He estado recomendando estas gotas durante 30 años, para aflojar las secreciones muy estancadas en los infantes", dice la doctora Baker. Su receta: mezcle una cucharadita de sal en medio litro de agua caliente y guárdela en una jarra limpia, pero por no más de unos cuantos días. Si es necesario, prepare una nueva jarra.

Para llevar las gotas a los conductos nasales superiores del bebé, necesitará la ayuda de la gravedad, dice. Siéntese en la orilla de una silla, con las piernas estiradas y los pies sobre el piso. Coloque la cabeza de su bebé sobre sus piernas inclinadas, para que su nariz apunte hacia el cielo. Sujételo con un brazo. Con un gotero, coloque una gota de agua salada en cada fosa nasal, y espere unos cuantos minutos. (Si es necesario, puede cantarle para calmarlo.) Después, con una pera, succione las secreciones. Tanto el gotero como la pera deben esterilizarse en agua hirviendo, o lavarse en agua jabonosa caliente, antes de volver a utilizarlos.

Para insertar las gotas en la nariz de un niño mayor, haga que se recueste sobre la cama con su cabeza en el borde. Coloque dos gotas en cada fosa. Espere un minuto; después, haga que se suene con cuidado.

O compre las gotas comerciales. Las gotas salinas (de agua salada) están disponibles en las farmacias, pero necesita administrarlas con mano firme. Si la punta llega a tocar la nariz del niño, el gotero puede contaminarse, previene el doctor Steven D. Handler, director adjunto de otorrinolaringología en el Hospital Infantil de Filadelfia. "Si hubo contacto, no vuelva a colocar el gotero en la botella", advierte. Esterilice el gotero antes de volver a utilizarlo.

Experimente con jarabes medicados. Los jarabes descongestivos que no requieren receta médica contraen los vasos sanguíneos inflamados y abren las vías respiratorias, dice el doctor Handler. Diferentes niños reaccionan en diversas formas ante productos particulares. Algunos niños se ponen nerviosos, dice el doctor Handler, mientras que, a otros niños, el mismo producto los apaga. "Es un asunto de experimentación", dice.

Estos productos no son para menores de un año, advierte la doctora Baker. Para niños mayores, siga cuidadosamente las indicaciones de la botella, o consulte a su médico para la dosis correcta para su hijo.

Negativismo

Formas optimistas para alegrar un punto de vista

"El futbol es estúpido. No quiero jugar."

"No quiero ir a la fiesta. No va a ser divertida."

"No sé por qué tengo que estudiar matemáticas. No voy a ir a Harvard."

"No puedo hacer eso."

¿Le suena familiar? En caso afirmativo, es probable que tenga un hijo que viaja con su nube negra personal. Algunos niños nacen viendo el lado negativo. Temperamentalmente no responden ante el cariño, están incómodos ante nuevas situaciones y renuentes a tomar cualquier cosa la primera vez. Muchos usan una actitud negativa ("no puedo, no lo haré, no hago"), para evitar todas las cosas que les causen temor o ansiedad.

Ya sea algo con lo que nacieron o adquirido, los niños negativos pueden beneficiarse de una dosis para construirles confianza. Aquí hay unas cuantas cosas que pueden propiciar que se inicie el proceso constructivo, de acuerdo con los expertos.

Atrápelo cuando sea positivo. Busque algo que le entusiasme y le haga sentirse bien consigo mismo, especialmente si parece no notarlo. Coméntele el hecho de que se está divirtiendo, sugiere el doctor Thomas Olkowski, psicólogo clínico que ejerce por su cuenta en Denver, Colorado. "Las posibilidades son de que habrá veces en que el niño se involucre y se sienta seguro de sí. Una vez que experimente confianza, accederá a probar con otras cosas."

No lo presione. "Permita que el niño vaya a su propio paso", dice el doctor Olkowski. "Sólo mantenga un ojo y un oído abiertos a las cosas en las que realmente se interesa y le atraen." Por ejemplo, si su hijo está pegado al campeonato de karate en el *Mundo del Deporte*, quizá quiera llevarlo al estudio de karate más cercano, "sólo para ver". Quizá puedan regresar algunas veces más a mirar, antes de sugerirle que podría inscribirse, aunque para entonces quizá él se lo pida.

Ofrézcale una "salida". A menudo un niño deseará intentar algo con mayor facilidad, si sabe que puede retirarse cuando lo desee. "Sólo diga: 'Inténtalo por un momento, 10 o 15 minutos'", sugiere James Bozigar, trabajador social y coordinador de Relaciones con la Comunidad del Family Intervention Center en el Hospital Infantil de Pittsburgh en Pensilvania. "Con frecuencia, una vez que los niños se *involucran* en algo, se dan cuenta de que realmente lo disfrutan. Pero los niños negativos necesitan saber desde el principio que la nueva actividad tiene límite de tiempo."

Apóyelo. En vez de reprender al niño por ser tan negativo, aliéntelo a hablar sobre por qué se siente en la forma que lo hace, dice la doctora Lynne Henderson, directora de la Clínica de la Timidez de Palo Alto, en Menlo Park, California. "Escuche sus sentimientos, apóyelo y mímelo, aliéntelo siempre a continuar. Dígale cosas como: 'Sólo vamos a estar por esta clase y después veremos cómo te sientes'. Aun si al niño no le gusta una actividad, puede sentirse bien por el hecho de haberla terminado."

Tenga una hora de historias familiares. Este es el momento para platicar por qué usted nunca quiso correr relevos, ya que era el alumno de menor estatura en la clase, o de cómo se enfermó del estómago la mañana del examen de matemáticas, porque era el más torpe con los números.

"Los niños tienen la idea falsa de que sus padres son perfectos. Necesitan escuchar cómo éramos cuando niños, para que sepan que enfrentamos los mismos miedos, problemas y errores", dice el doctor Olkowski. "Necesitan

saber que las 'cosas terribles' que les están sucediendo también le han sucedido a otros."

Ríase. Ayuda mucho reírnos de nuestros errores, para que nuestros
hijos aprendan también a reír. Una niña que sentía que no podía hacer nada
bien, quedó encantada al escuchar la historia de la primera entrevista de trabajo de su madre: "Al final de la entrevista, me levanté de la silla, recogí mi
portafolio y caminé dentro de un closet", le dijo su madre. La risa es a menudo
la mejor medicina para una actitud negativa nacida del miedo. "Si no nos
tomamos a nosotros mismos demasiado en serio, nuestros niños van a aprender que pueden cometer errores y reírse de ellos y todavía rehacerse y continuar
con sus vidas", dice el doctor Olkowski.

Registre el comportamiento negativo. "Cada vez que se presente
el negativismo, anótelo y registre lo que estaba sucediendo simultáneamen-
te", aconseja Bozigar. Esto le ayudará a identificar las situaciones que lo causan.
Una madre que registraba el comportamiento negativo de su hijo descubrió que
se estaba resistiendo ante los intentos de involucrarlo en actividades extraescolares por la tarde, porque prefería pasar ese tiempo con ella. Cuando ella hizo
planes para pasar tiempo con él durante los fines de semana, él se sintió mejor
sobre quedarse más tiempo en la escuela. Otra madre descubrió que su hija sólo
era negativa acerca de las actividades en las que su hermana mayor estaba
involucrada. Al planear actividades sin la "hermana grande" cerca, su hija tenía
más ganas de participar.

Use una señal secreta. Use una señal, como levantar el pulgar, o unirlo
con el índice, cuando usted note que él se aproxima a algo positivamente. Esto
tiene un doble propósito, dice el doctor Olkowski: es una forma sencilla y secreta de mostrarle a su hijo que está orgulloso de su comportamiento positivo,
y puede ayudarle a aprender algo sobre su hijo que no sabía. "Atendía una mamá que regresó dos semanas después y dijo sobre su hijo: '¡No puedo creer
cuántas cosas está haciendo bien!'."

No etiquete. No hay forma más rápida de asegurar que su hijo permanezca siendo negativo que etiquetarlo de esta forma. "Muchos de nosotros seguimos
el refrán: 'Si dices mi nombre, jugaré a ese juego'", dice el doctor Olkowski.
"Si me dices que tengo una actitud pésima sobre las cosas, y esa actitud me
funciona bien, entonces seguiré teniendo esa actitud terrible. El enfoque sobre
lo positivo siempre es más efectivo con los niños."

Oído de nadador

Precauciones ante este problema perenne

Su hijo ha estado tomando clases de natación como pato en el agua. Ahora, difícilmente puede sacarlo del agua, pero las plumas de los patos se hicieron a prueba de agua, y los oídos de su hijo no.

Toda esa exposición a la humedad puede lastimar el delicado recubrimiento del canal auditivo, irritándolo, volviéndolo rojo y con picazón. Los doctores lo llaman otitis externa, u oído de nadador. Si permanece sin tratamiento, la irritación puede desarrollar una infección dolorosa.

La infección desarrollada en los niños por el oído de nadador no es difícil de diagnosticar para un médico, dice el doctor Jeffrey Fogel, pediatra particular de Fort Washington, Pensilvania. "Si muevo el lóbulo de la oreja y después tengo que bajar al niño del techo por el dolor extremo, implica una buena posibilidad de que sea oído de nadador."

Una vez que la infección y el dolor se instalan, es esencial visitar al pediatra o al médico familiar, dice el doctor Fogel, porque necesitará una prescripción para antibióticos y gotas con cortisona. Pero los expertos dicen que usted puede tratar la afección *antes* de que se infecte, mientras todavía sea una irritación con picazón, o aun prevenirla con estas simples medidas.

Pruebe con gotas para oído que no requieren receta médica. Muchas farmacias tienen gotas para el oído, etiquetadas específicamente para oído de nadador, para aliviar el dolor y la picazón y evitar la infección, dice el doctor Russell Steele, profesor y viceconsejero del Departamento de

Pediatría en la Escuela de Medicina de la Universidad Estatal de Luisiana, en Nueva Orleáns. "El fluido en las gotas es ácido, así que ayuda a prevenir que las bacterias se desarrollen", explica.

Sacúdalos. Ya que el oído de nadador a menudo es causado por la irritación que produce el agua que todavía está atrapada dentro del canal auditivo, sacarla puede ayudar a resolver problemas. "Después de que el niño ha nadado, debe sacudir su cabeza inclinándola hacia cada lado y jalando cada lóbulo varias veces mientras se sacude, para tratar de sacar toda el agua", dice el doctor Fogel.

Haga sus propias gotas para los oídos. Si no tiene una preparación comercial a la mano, su botiquín puede contener lo necesario para hacerlas, dice el doctor Fogel. "Ponga un poco de peróxido de hidrógeno o de alcohol para friegas en un gotero", dice. "Después de que su hijo nade, coloque dos o tres gotas en cada oído y deje que entren. Ellas ayudarán a desplazar cualquier rastro de agua que pudiera haberse quedado atrapada adentro." (Las gotas se combinan con el agua adentro del oído y favorecen su rápida evaporación, explica el doctor Fogel.)

Otro método es utilizar vinagre en el gotero, dice el doctor Kevin Ferentz, médico familiar en Baltimore, Maryland, y profesor asistente de medicina familiar en la Escuela de Medicina de la Universidad de Maryland, en Baltimore. "El vinagre contiene ácido acético, el mismo ingrediente de algunas gotas para el oído que no requieren receta médica. Sólo use un par de gotas en cada oído." Con cuidado, jale la oreja del niño para que el vinagre llegue al fondo del canal, aconseja. Después, incline la cabeza de su hijo para que drene y salga.

Evite las aventuras bajo el agua. "Es más probable que un niño contraiga oído de nadador cuando se tira clavados y bucea", dice el doctor Fogel. Esto es porque, a mayor profundidad, hay mayor presión en contra de los oídos y es más probable que el agua se meta. Procure que su hijo permanezca en la superficie tanto como le sea posible.

No dependa de los tapones. Los tapones pueden ayudar a mantener el agua fuera del oído, pero no son infalibles. "Un problema con los tapones comprados es que pueden irritar el conducto auditivo", dice el doctor Fogel. En su lugar, recomienda humedecer un poco de algodón con jalea de petrolato y colocarlo en la abertura del conducto auditivo. "Sólo recuerde que no hay tapón ciento por ciento a prueba de agua", advierte.

Use la secadora de pelo para el pelo, no para los oídos. Muchos expertos recomiendan que los adultos utilicen una secadora de pelo a baja velocidad, para secar los oídos después de nadar. Pero el doctor Fogel no lo recomienda para niños. "Su uso es, tan sólo, demasiado ruidoso y, potencialmente, puede privar al niño de la audición", dice.

Oídos infectados

Tome en cuenta las señales crónicas

Si su hijo logra pasar por sus primeros años sin una infección de oídos, su ángel guardián debe estar trabajando tiempo extra.

"Una infección en el oído medio, conocida también como otitis media, es una de las enfermedades infantiles diagnosticadas con mayor frecuencia", dice el doctor Michael Macknin, jefe de la Sección de Pediatría General en la Fundación Clínica de Cleveland, en Cleveland, Ohio. La raíz del problema recae en las trompas de eustaquio, que son conductos angostos que conectan la parte posterior de la nariz y la garganta con el oído medio. Cuando una trompa de eustaquio funciona adecuadamente, permite la entrada de aire hacia el oído medio, al tiempo que mantiene fuera a las bacterias y desechos de la nariz y la boca, y también permite que se drene cualquier fluido que se llegue a juntar.

Sin embargo, los bebés y los niños tienen las trompas de eustaquio muy pequeñas, y tienden a inflamarse y bloquearse cada vez que hay un catarro, una infección o un ataque de alergia. Una trompa de eustaquio inflamada no puede realizar su trabajo, dice el doctor Macknin, y eso hace que su hijo sea más susceptible a una infección en el oído medio.

Cuando su hijo tenga una infección del oído medio, usted probablemente lo sabrá, cuando se despierte como a las dos de la mañana, llorando y con fiebre.

Generalmente, las infecciones del oído son dolorosas, pero no siempre, y pueden ir acompañadas por irritabilidad y una pérdida temporal de la audición, señala el doctor Macknin. Las bacterias causantes deben morir con un tratamiento completo de antibióticos prescrito por el médico, pero es posible que el líquido permanezca en el oído medio, con lo que provee de un campo caliente y húmedo para que se reproduzcan futuras infecciones.

Si su hijo está tomando antibióticos, siga las órdenes de su médico exactamente. Si deja de darle el medicamento prematuramente, porque el niño ya se siente mejor, la bacteria podría no ser eliminada en su totalidad. Los sobrevivientes podrían multiplicarse y recuperarse, causando otra infección, dice el doctor Macknin.

A L E R T A M É D I C A

Cuándo ver al doctor

Si su hijo todavía está enfermo o tiene dolor, después de tres días de tomar antibióticos por una infección en los oídos, debe ver al médico, dice el doctor Charles D. Bluestone, profesor de otorrinolaringología en la Escuela de Medicina de la Universidad de Pittsburgh, y director del Departamento de Otorrinolaringología Pediátrica, en el Hospital Infantil de Pittsburgh. Su hijo puede tener una cepa de bacterias resistentes al antibiótico que toma normalmente, y requerir un medicamento más fuerte para eliminar la infección.

"Si su hijo tiene dolor agudo, su pediatra u otorrinolaringólogo (el doctor especialista en padecimientos de oído, nariz y garganta), puede practicar una miringotomía", dice el doctor Bluestone. "En este sencillo procedimiento de consultorio, una pequeña perforación en el tímpano afectado ayuda a aliviar la presión y deja salir líquidos. Generalmente, con esto se alivia de inmediato el dolor."

Aunque su hijo haya desarrollado la tendencia a contraer infecciones del oído, muchos niños sufren de ellas durante sus años preescolares. En tanto que no se pueden prevenir por completo las infecciones del oído, los doctores dicen que hay varias formas en las que usted puede reducir las probabilidades de que su hijo contraiga una infección, y aun cuando su hijo tenga una, puede hacer que esté más cómodo. Aquí hay algunas sugerencias.

Tratamiento

Use un analgésico para alivio a corto plazo. Los antibióticos prescritos deben brindar alivio en las siguientes 12 o 24 horas. Pero mientras espera, su hijo puede tomar acetaminofén (Tempra, Panadol, Tylenol infantiles), si lo necesita, dice el doctor Charles D. Bluestone, profesor de otorrinolaringología en la Escuela de Medicina de la Universidad de Pittsburgh, y director del Departamento de Otorrinolaringología Pediátrica, en el Hospital Infantil de Pittsburgh. Revise las instrucciones del paquete para la dosis correcta, conforme a la edad y el peso de su hijo, y si es menor de dos años, consulte al médico.

No cuente con las gotas para el oído que contienen un anestésico local para aliviar el dolor. "Ninguna ha mostrado ser efectiva en las pruebas controladas", dice el doctor Bluestone.

Intente algunos "ejercicios de calentamiento". Los niños con dolor de oídos pueden encontrar que el calor es reconfortante. "En ocasiones recomiendo a los padres que pongan dos o tres gotas de aceite mineral caliente en el oído del niño, dice el doctor Gerald Zahtz, profesor asistente de otorrinolaringología en el Colegio de Medicina Albert Einstein, en la ciudad de Nueva York, y médico en el Long Island Jewish Medical Center en New Hyde Park, Nueva York. "Pero es decisivo que las gotas estén a la temperatura correcta: si están demasiado calientes o frías, pueden causar mareos. Deben tener la temperatura del cuerpo." Sostenga la botella de aceite mineral en la mano durante 15 minutos, antes de poner las gotas, o llene un tazón con agua caliente y mantenga la botella ahí, cerca de 5 minutos. Revise la temperatura del aceite contra su piel antes de ponerlo en el oído.

Precaución: Nunca use gotas si el oído está drenando, advierte el doctor Zahtz.

Use una botella de agua caliente. El doctor Zahtz recomienda sostener una botella de agua caliente contra el oído, pero deberá estar llena con agua caliente, no muy caliente, dice. Además, envuelva la botella en una toalla antes de colocarla contra el oído.

Prevención

No fume cerca de su hijo. Los estudios muestran que los hijos de fumadores tienen más resfriados e infecciones del oído que los hijos de no fumadores. "Si fuma, lo mejor que puede hacer por su hijo es dejarlo. Pero si no lo hace, cuando menos fume afuera, no lo haga cerca de su hijo", dice el doctor Macknin.

Cuando las infecciones del oído no ceden

Muchas infecciones del oído se resuelven muy bien con la ayuda del antibiótico, pero su hijo puede no ser tan afortunado. Si ha tenido tres infecciones del oído en un periodo de seis meses, o dos antes de tener los seis meses de edad, necesita tomar medidas adicionales, dice el doctor Michael Macknin, jefe de la Sección de Pediatría General en la Fundación Clínica Cleveland, en Cleveland, Ohio. Su médico puede prescribir medicación profiláctica: antibióticos tomados a dosis bajas, de mantenimiento, para prevenir que las infecciones recurran.

Mientras su hijo está con antibióticos profilácticos, sus oídos necesitan ser revisados por un médico cada uno o dos meses. Si durante este tiempo su hijo sigue contrayendo infecciones, o si hay líquido que persiste en los oídos, su médico puede sugerirle otro tratamiento, dice el doctor Macknin.

Amamante a su bebé. La lactancia brinda a los niños un beneficio protector, porque los anticuerpos pasan junto con la leche de pecho, lo que puede disminuir las probabilidades de que su bebé tenga una infección, señala el doctor Bluestone. También parece que hay algo en la leche materna que ayuda a prevenir que las bacterias se mantengan en la membrana mucosa de la garganta, lo que hace menos probable que los gérmenes puedan viajar por la trompa de eustaquio hacia el oído, dice. "Si quiere prevenir infecciones del oído, debe amamantar a su bebé cuando menos durante los primeros seis meses", aconseja el doctor Bluestone.

Aliméntelo en posición recta. Cuando amamante, o dé biberón a su bebé, manténgalo erguido, especialmente si tiende a regurgitar un poco de comida. "Si el bebé está en posición horizontal mientras lo alimenta, la leche regurgitada puede pasar hacia la trompa de eustaquio y, posiblemente, causar una infección", dice el doctor Zahtz. Esto es menos probable si sostiene al bebé en un ángulo de 45 grados, o más, mientras lo alimenta, dice.

Una niñera, en vez de una guardería. Los bebés menores de un año son especialmente vulnerables a muchos de los virus que hay en el ambiente de una guardería, según el doctor Bluestone. Como resultado, terminan con más infecciones auditivas que los niños cuidados en casa, dice. De ser posible, demore su ingreso a una guardería, hasta que su hijo pase por esta etapa tan crítica.

Pregunte al médico sobre la alergia a la leche. En raras ocasiones, las infecciones recurrentes en el oído pueden deberse a alergia a la leche, dice el doctor Zahtz. "Si un niño con infecciones crónicas es menor de un año, trato de retirarle los productos lácteos durante cuatro semanas, para ver qué sucede." No haga cambios a la dieta del niño sin antes consultar con su médico, advierte el doctor Zahtz, o podría estar comprometiendo seriamente la salud de su niño.

Vigile los primeros signos de infección en los senos nasales. Si su hijo tiene un resfriado y el moco nasal empieza a espesar y adquiere color, consulte al médico. El moco espeso, amarillento o verde, puede indicar una infección en los senos nasales que necesita ser tratada con antibióticos, dice el doctor Zahtz. Si el problema se trata oportunamente, hay una buena posibilidad de que no llegue a ser infección en el oído, dice.

Ojo perezoso

Cómo regresar la vista a su cauce

Últimamente usted ha notado que el ojo derecho de su hijo ha estado descarriado, se desvía a un lado mientras que el otro ojo permanece con la vista al frente. En un recién nacido, es común ver que los ojos se desvíen, pero a medida que el niño crece, sus ojos deben empezar a enfocar y trabajar juntos (ciertamente, antes de los cuatro meses de edad). Entonces, ¿qué le sucede?

Un niño con un ojo errático puede tener ambliopia, u "ojo perezoso", un problema de la vista algo común, que puede afectar aproximadamente a 3 de cada 100 personas, dice el doctor Robert D. Gross, profesor clínico asistente de oftalmología pediátrica en la Escuela Médica del Suroeste de la Universidad de Texas, en Dallas, y oftalmólogo pediatra en el Centro Médico Infantil Cook-Fort Worth, en Fort Worth. Mientras que usted puede estar preocupado por cómo se ve su hijo cuando su ojo se desvía, hay mucho más en esto. Un ojo ambliópico es, de hecho, un ojo débil que no ha desarrollado una visión normal, dice el doctor Gross.

La ambliopia debe ser diagnosticada por un oftalmólogo, un médico de los ojos. Los expertos dicen que el tratamiento oportuno por parte de un especialista es decisivo.

Para tratar la ambliopia, los oftalmólogos utilizan frecuentemente un método llamado oclusión. Al cubrir el ojo fuerte con un parche por lapsos determinados al día, el niño aprende a depender más del ojo débil. "Mientras más pronto se pone el parche, es mejor", dice el doctor Gross. "Los padres pueden sentirse poco contentos de parchar a su hijo a los dos años, pero será todavía más difícil que el niño lo acepte a los seis. Además, mientras más grande es el niño, es más difícil hacer un cambio positivo en la agudeza visual.

El parchado debe hacerse bajo supervisión médica, y las instrucciones deben seguirse al pie de la letra. Si su médico le recomienda usar el parche, aquí está cómo hacer las cosas más fáciles, para usted y para el niño.

Ayude a su hijo a ver la luz. "Usar un parche no es divertido, pero puede alentar a su hijo al mostrarle activamente por qué es necesario", dice Robert B. Sanet, optometrista del desarrollo y director del Centro para el Cuidado de la Vista de San Diego, en Lemon Grove, California, y profesor adjunto del Colegio de Optometría del Sur de California, en Fullerton. "Si su hijo es lo suficientemente grande como para comprender, cubra el ojo fuerte con su mano y pregúntele cómo se siente ver con el otro ojo. Si le dice: 'No muy bien', explíquele que ese ojo está débil y que al parcharlo hará que se fortalezca, como el otro ojo."

Seleccione el horario del parche. Delimite un tiempo específico para que su hijo use el parche. "Llámelo 'horario de parche' y haga que siempre sea el mismo todos los días", dice el doctor Gross. "De esa forma, se convertirá en una rutina, y el niño sabrá qué esperar."

Deje que su hijo ayude a decidir el horario. "El niño debería participar en todas las fases del proceso de parchado. Llegue a un acuerdo con

A L E R T A M É D I C A

Cuándo ver al doctor

Si su hijo tiene un ojo perezoso, busque a un especialista en cuidados del ojo lo antes posible. "Mientras más pronto se atienda, hay menos posibilidades de que el problema llegue a arraigarse", dice el doctor Sherwin Isenberg, profesor y viceconsejero del Departamento de Oftalmología en la Universidad de California, en la Escuela de Medicina de Los Ángeles y en el Jules Stein Eye Institute.

"Aun cuando no haya problemas aparentes, cada niño debería hacerse un examen completo de ojos entre los tres y cuatro años", aconseja la doctora Kathleen Mahon, oftalmóloga pediatra y directora del Mahon Eye Center en Las Vegas, Nevada. "Y si hay antecedentes familiares, ya sea de ambliopia o del factor que contribuye al estrabismo (ojos cruzados), debería pensar en ver al doctor mucho antes."

El especialista en cuidado de los ojos puede ser un oftalmólogo o un optometrista. Ambos tratan con los problemas de la vista como ambliopia, pero los dos tipos de especialistas a veces usan diferente enfoques. Los oftamólogos son médicos, entrenados y autorizados para brindar cuidado total al ojo, desde exámenes hasta cirugía. Los optometristas, por otra parte, no son médicos, y su orientación no es quirúrgica, pero están entrenados para examinar los ojos, diagnosticar problemas y prescribir lentes correctivos. Los optometristas del desarrollo también se enfocan sobre el método de tratamiento denominado entrenamiento de la vista, que involucra ejercicios del ojo especialmente prescritos.

Muchos médicos y optometristas tratan la ambliopia con parches o con anteojos especiales. "Lo fundamental es el parche, y los anteojos se usan cuando sea necesario", dice el doctor Isenberg. En algunos casos, cuando la ambliopia es causada por otro problema relacionado con los ojos, algunos médicos pueden sugerir la cirugía, una vez que la vista se ha mejorado con el parche. "Para los niños que definitivamente no usarán el parche, hay gotas para los ojos que borran la vista en el ojo sano y fuerzan al niño a usar el ojo perezoso para ver, dice la doctora Mahon.

él sobre en qué momento se inicia el horario del parche", dice el doctor Gross. "Si necesita usar el parche durante tres horas al día, entonces debe elegir cuáles tres horas."

Trate de mantenerlo dentro de casa. Puede ayudar tener el horario del parche durante la parte del día en que el niño está en casa. "Aliéntelo para elegir un periodo como de tres a seis de la tarde, en que no estará en la escuela o la guardería", dice el doctor Gross. Él estará menos consciente y podrá aceptar más fácilmente el parche, si no tiene que usarlo frente a sus compañeros de clase, señala el doctor Gross.

Otra razón importante para colocar el parche en casa es que usted, como padre, puede supervisar el proceso de parchado. "No espere que su niñera o que en la guardería lo alienten a parcharse cuando usted no está", dice el doctor Gross.

Tenga cuidado de prevenir que mire a hurtadillas. Para tratar la ambliopia, sólo se debe usar un parche para oclusión que haya sido prescrito por un oftalmólogo, según el doctor Gross. Estos parches vienen en dos tamaños y tienen adhesivo alrededor, para que se adhiera firmemente a la cara y se evite que mire a hurtadillas. El tamaño Junior es para niños de hasta cinco años. Los niños mayores utilizan el parche de tamaño regular. Es importante asegurar bien el parche a la cara del niño y no a los anteojos, dice el doctor Gross. "Si adhiere el parche a los anteojos, el niño podrá mirar a hurtadillas con su ojo fuerte por sobre los bordes y no se demandará lo suficiente del ojo débil", dice.

Manténgase firme. Refuerce el tratamiento con lo mejor de su habilidad. "Ambos padres deben comprometerse absolutamente con el proceso del parche. No importa lo que suceda, el niño debe cumplir", dice el doctor Gross. "Sea muy consistente y muy estricto. Nunca haga excepciones. Si hace alguna, eso destruirá su credibilidad ante el niño", dice.

Maneje el mal comportamiento. El doctor Gross ofrece tres sugerencias para tratar con los niños que se portan mal y se rehúsan a usar el parche como les fue prescrito. Primero, sea consistente con su disciplina. "Trate el mal comportamiento con el parche de la misma forma en que trataría cualquier otro tipo de desobediencia", dice. Si usa un castigo o lo envía a su cuarto en otras ocasiones, hágalo también cuando desobedezca con el parche.

Segundo, descuente de la cuota diaria de uso del parche cualquier tiempo perdido por el mal comportamiento con el parche. "Ese tiempo no cuenta como de parchado y el niño deberá reponerlo. Tan pronto como se dé cuenta, el mal comportamiento deberá detenerse", dice el doctor Gross.

Una charla recta sobre ojos cruzados

Los ojos cruzados pueden verse muy graciosos en un osito de felpa, pero para un niño de la vida real con este problema no hay nada de qué reír. "El ojo que se desvía hacia la parte interna es una de las formas más comunes de desalineación", dice el doctor Sherwin Isenberg, profesor y viceconsejero del Departamento de Oftalmología de la Universidad de California, la Escuela de Medicina en Los Ángeles y el Jules Stein Eye Institute. "Si permanece sin tratamiento durante mucho tiempo, el ojo nunca desarrollará su visión total potencial".

Es importante buscar ayuda pronto. "Si su hijo nace con un ojo que se cruza todo el tiempo, busque a su médico de inmediato", dice el doctor Isenberg. Si un oftalmólogo determina que se necesita cirugía, probablemente recomendará que la operación se realice relativamente pronto, según el doctor Isenberg.

En algunas ocasiones, una fotografía familiar puede ayudarle a detectar estrabismo en un niño, dice la doctora Kathleen Mahon, oftalmóloga pediatra y directora del Mahon Eye Center en Las Vegas, Nevada. Si ve una fotografía de su hijo en la que sus ojos aparezcan con diferentes colores, puede indicar que un ojo está ligeramente cruzado. Haga que lo examinen, dice la doctora Mahon.

Tercero, si el niño se retira el parche para una actividad, entonces no deberá permitirle realizar esa actividad. "Por ejemplo, si un niño se quita el parche para ver la televisión, entonces no le permita ver TV", dice el doctor Gross.

Mantenga la cuenta. No escatime con el tiempo de parchado. "Si el niño se retira el parche sólo un poco antes del tiempo designado, haga que se lo vuelva a poner. Si no sabe cuánto tiempo se lo quitó, haga que vuelva a empezar", dice el doctor Gross. "Si el tiempo del parche no se completa en un día, haga que reponga el tiempo perdido agregando tiempo al día siguiente".

Hable con el maestro sobre las burlas. Un parche puede hacer que un niño sea el blanco de todas las burlas. Si el horario del parche debe ser durante la jornada escolar, solicite el apoyo del maestro de su hijo, dice el doctor Sanet. "El maestro puede dar una lección de cómo todos somos diferentes, hay personas altas, bajas, gordas y delgadas. Puede señalar que las diferencias, como usar anteojos o parches, sólo son diferencias y no hacen a las personas mejores ni peores que otras."

Advierta a la enfermera escolar. Envíele a la enfermera de la escuela una "boleta de calificaciones de parche", sugiere la doctora Kathleen Mahon, oftalmóloga pediatra y profesora clínica de pediatría y cirugía en la Escuela de Medicina de la Universidad de Nevada y directora del Mahon Eye Center en Las Vegas, Nevada. Debe explicar en qué consiste el problema de vista de su hijo y señalar las horas en que el niño debe estar con el parche. "Pida la ayuda de la enfermera y del maestro. Es de mucha ayuda tener a alguien en la escuela que pueda revisar al niño", dice la doctora Mahon.

Ojos morados

Formas de aliviarlos

Juanito se estira para atrapar una pelota, pero en lugar de que caiga limpiamente en el guante, la pelota lo golpea en el ojo. La bicicleta de Judy derrapa sobre las hojas húmedas y cae, dando con la cara en el piso. Los accidentes suceden, y mañana tanto Juanito como Judy llevarán un testimonio de estos infortunios: ojos oscuros, hinchados y morados.

En tanto que no debe sentir pánico al ver el moretón sobre su hijo, tampoco debe reírse. Su hijo puede haber sufrido una contusión o un daño serio al ojo, y por eso es importante que lo revise su médico (véase "Alerta Médica", en la página 309).

Pero una vez que su médico se asegure de que el daño sólo es superficial, es el momento para el cuidado casero, tierno y amoroso. Aquí está lo que los expertos recomiendan para ayudar a aliviar el golpe.

Primero, enfríelo. "Use compresas frías durante las primeras 24 o 48 horas después de la lesión", dice la doctora Alvina M. Janda, profesora clínica asistente de oftalmología en la Escuela de Medicina de la Universidad de Minnesota, en Minneápolis. Ella sugiere usar hielo molido dentro de una bolsa de plástico, cubierto por una toalla.

Pero cuando lo utilice, asegúrese de que no entre en contacto directo con el ojo. "La piel del párpado es la más delgada del cuerpo y la más delicada, así que no debe colocar el hielo encima de ella", dice el doctor Eugene Helveston, profesor de oftalmología en la Escuela de Medicina de la Universidad de Indiana, en Indianápolis.

Aplique y retire. "Debe aplicar el frío cuidadosamente, en forma intermitente, sobre el ojo del niño: ponerlo durante 5 ó 10 minutos, quitarlo durante 10 ó 15, y así sucesivamente", dice el doctor Helveston. El frío contrae los vasos sanguíneos y disminuye el sangrado en los tejidos circundantes, dice.

A L E R T A M É D I C A

Cuándo ver al doctor

Los médicos profesionales recomiendan que todos los ojos morados sean vistos por un doctor, por la posibilidad de contusión o lesión al ojo. "Esta es una herida que debería tomarse en serio *siempre*", dice el doctor Eugene Helveston, profesor de oftalmología en la Escuela de Medicina de la Universidad de Indiana, en Indianápolis. "Si su hijo se pega lo suficientemente fuerte como para causar un moretón alrededor del ojo, hay una posibilidad real de un daño serio y permanente." Sólo un oftalmólogo puede determinar si la vista está en peligro o si la lesión es meramente cosmética.

Pero aun después de tener el visto bueno de su médico, pueden ocurrir complicaciones. Si su hijo presenta cualquiera de los siguientes síntomas, dicen los expertos, es el momento de regresar al doctor:

- Aumenta el enrojecimiento del ojo.
- Hay secreción en el ojo.
- Se queja de vista doble o borrosa.
- La pupila tiene forma irregular.
- La pupila está nebulosa o nublada.

Si está en un juego de pelota o un día de campo y no tiene hielo a la mano, puede utilizar una lata de refresco fría, dice el doctor David Smith, médico de Wills Eye Hospital, en Filadelfia, y oftalmólogo consultor de la Comisión Atlética Estatal de Nueva Jersey.

Cambie por calor. Cuarenta y ocho horas después de la herida, aplique una compresa caliente; una toalla o lienzo mojado en agua caliente y exprimido.

Déle acetaminofén. Si su hijo tiene dolor, déle acetaminofén (Tempra, Panadol, Tylenol infantiles). Revise las indicaciones del paquete para la dosis correcta, según la edad y el peso de su hijo, y si es menor de dos años, consulte al médico. "No lo sustituya por aspirina o ibuprofén, aunque esos medicamentos también son analgésicos", dice el doctor Smith, ya que ambos fármacos tienen propiedades anticoagulantes que pueden incrementar el sangrado".

Levántele la cabeza. Cuando el niño se vaya a dormir la primera noche, levántele la cabeza con unas cuantas almohadas, sugiere la doctora Janda. "Eso podría ayudarle a mantener la presión y la hinchazón en el mínimo."

Voltee la otra mejilla. "Aliente al niño a no dormir sobre el lado lastimado de la cara. La presión en la zona hinchada no sólo lo lastimará, sino podría empeorar la hinchazón", dice el doctor Smith.

Ayude a evitar un daño futuro. Si su hijo es activo en los deportes en los que tiene altas posibilidades de recibir un pelotazo o codazo en el ojo, invierta en goggles protectores, dice el doctor Michael Easterbrook, profesor adjunto de oftalmología en la Universidad de Toronto y consultor de grupos y asociaciones estadunidenses y canadienses de squash, badminton y raquetbol. Para actividades de alto riesgo, como raquetbol o dobles en tenis, los goggles protectores, con lentes irrompibles de policarbonato, son una necesidad, dice. Si su hijo amante del deporte usa anteojos, pida que se los hagan de policarbonato irrompible.

Olvidos

Medidas para recordar

Su hijo de dos años no logra encontrar su manta. Su hijo de diez años no puede encontrar sus protectores de espinillas. La niña de doce años no encuentra el número telefónico del niño que se sentó junto a ella en el salón. ("Tú sabes, mami, el guapo con chamarra de piel.")

¿Existe aún algún niño en el universo que pueda recordar algo?

"De hecho, la mayoría de los niños tienen muy buena memoria", dice la doctora Jeanne Murrone, psicóloga clínica que ejerce por su cuenta en la ciudad de Nueva York, especialista en trabajo con niños y adolescentes. Por eso, si un niño parece ser regularmente olvidadizo, es probable que haya una buena razón para ello, dice. Por ejemplo, puede estar totalmente desorganizado o rehúsa aceptar la responsabilidad por sus propias acciones. Algunos niños que tienen padres que los sobrecontrolan pueden terminar siendo olvidadizos, y otros lo son porque tienen padres demasiado tolerantes, según la doctora Murrone.

Desde luego, algunos niños simplemente pueden ser distraídos por naturaleza. "Ésos son los niños que están en camino de convertirse en profesores distraídos, escultores, pintores o músicos", dice la doctora Murrone. "Son los que, simplemente, no ven al mundo en una forma lógica, lineal, escalonada."

Muchos padres no quieren sofocar el pensamiento original o la creatividad artística al forzar a sus hijos a brincar a través de anillos de memoria. Pero como todos los niños, aun los Mozarts del siglo XX, tienen que funcionar en el mundo real, todavía deben recordar cepillarse los dientes, poner los calcetines en la lavadora y no dejar los zapatos a la mitad del camino.

ALERTA MÉDICA

Cuándo ver al doctor

"Si, además de ser olvidadizo, su hijo parece estar confundido, somnoliento, incapaz de concentrarse, o si momentáneamente 'no está', consulte con su pediatra", dice el doctor Daniel Rosenn, director de Servicios a Pacientes Externos Infantiles y Adolescentes, en el Hospital McLean, en Belmont, Massachusetts. Ésos pueden ser signos de problemas físicos, como pérdida de la audición o epilepsia, dice.

Cuando los lapsos en la memoria del niño caen dentro de la categoría de frecuentes o esporádicos, aquí hay algunos pasos que usted puede tomar para mejorar la recordación.

Estructure el día de su hijo. Esto no significa volver su casa un campo de batalla ni colocar el horario cotidiano sobre la puerta de la recámara de su hijo. Lo que significa, según la doctora Murrone, es brindarle los alimentos a horas regulares, mandarlo a dormir a la misma hora cada noche e insistir en que las tareas domésticas y escolares deben realizarse cerca de la misma hora cada tarde o noche.

"Todos los niños mejoran cuando tienen estructura y consistencia", dice. Cuando cada día está bien programado básicamente, la mayoría de los niños tendrán la posibilidad de concentrarse en los detalles de sus vidas, las llaves, los zapatos de futbol, las bicicletas y listones para el pelo, que frecuentemente tienen un lugar menos importante y son olvidados.

Use claves visuales. "Los niños muy pequeños no tienen siquiera la idea de que *necesitan* recordar algo", dice la doctora Sandra Calvert, profesora adjunta de psicología en la Universidad de Georgetown, en Washington, D.C. "Sólo hacen cosas." Pero si usted puede colocarles claves visuales en su camino, que literalmente les digan cosas, las posibilidades de que "recuerden" lo que usted quiere son bastante buenas.

"Si su hija siempre olvida su mochila, por ejemplo, póngala detrás de la puerta de la entrada, de tal forma que seguramente la verá al salir corriendo", dice la doctora Calvert. "Póngala siempre en el mismo lugar, no la mueva a otras partes." Eventualmente, recoger la mochila al tiempo que sale por la puerta se convertirá en un hábito firmemente arraigado.

Déle "elogios cálidos". Una vez que la niña recuerde recoger su mochila, sus llaves o cualquier cosa que le haya pedido no olvidar, dice la doctora Calvert, alábela. Deje que sepa que usted está complacido. Si dice: "¡*Lo recordaste!*", con un abrazo rápido y una gran sonrisa, es muy probable que su memoria trabaje mejor en el futuro, en vez de 47 recordatorios con regaños dedicados a oídos sordos.

"Soy una firme creyente de que si ama a sus hijos y les pide que hagan cosas apropiadas a su edad, harán lo que sea con tal de complacerlo", dice la doctora Calvert. "Quieren su atención. Si la pueden obtener al recordar, será más probable que recuerden."

La doctora Murrone está de acuerdo. "Cuando los niños recuerdan poner sus platos en la lavadora de trastos, por ejemplo, prémielos con una palabra de elogio. Esto es particularmente efectivo con niños que tienden a olvidar cosas porque no han aprendido aún a aceptar responsabilidades."

Tire la carga negativa. Es más posible que los niños recuerden algo, si usted se los pide con voz tranquila y positiva, como sacar al perro, dar de comer al pez o colgar el abrigo, dice el doctor Daniel Rosenn, director de Servicios a Pacientes Externos Infantiles y Adolescentes, en el Hospital McLean, en Belmont, Massachusetts, e instructor de psiquiatría en la Escuela Médica de Harvard, en Boston.

"Los niños recuerdan cosas que les hace sentir bien y olvidan lo que los hace sentir mal", explica. "Si está enojado cuando le pide al niño que suba y haga su cama, por ejemplo, quizá no pueda ser capaz de procesar lo que le dijo, y de hecho, sinceramente, ni siquiera escuchar lo que dijo."

"En su lugar, el niño escucha su ira. Escucha: 'No me gustas'", dice el doctor Rosenn. Y puede sentirse tan abrumado por esa idea, de que no le gusta a su papá o su mamá, que cualquier petición que se hiciera con ese terrible mensaje ni siquiera pasó por sus tímpanos.

Cuando algo es demasiado importante para olvidarlo, subráyelo. "Si desea que su hijo recuerde algo serio, *sea* serio", aconseja el doctor Rosenn. "Dígale que quiere que recuerde dónde puso la llave de la casa, por ejemplo. Cuando se lo diga: 'La llave estará bajo la piedra de la puerta trasera', hágalo en voz seria."

Establezca un balance en su estilo como padre

Desafortunadamente, cuando el ser olvidadizo en un niño proviene del propio comportamiento de uno de los padres, puede ser un poco difícil de remediar, dice la doctora Jeanne Murrone, psicóloga clínica que ejerce por su cuenta en la ciudad de Nueva York, especialista en trabajo con niños, adolescentes y sus familias.

"Los padres sobrecontroladores y autoritarios no les dan a sus hijos suficiente espacio para respirar", dice. "El estilo paternal de Archie Bunker empuja a los niños a ser salvajes y rebeldes, y una forma perfecta de rebelarse es 'olvidar' todo lo que los padres piden que se haga."

El otro extremo en el estilo paternal también puede contribuir con los olvidos, dice la doctora Murrone. "Los padres tolerantes, quienes dicen: 'Bueno, si todos los demás lo hacen, yo creo que tú también', pueden ser tan flexibles que creen un estado constante de caos para el niño. Y el caos lleva al olvido."

Una solución es desarrollar un estilo paternal que establezca un balance en algún lugar entre esos dos extremos, dice la doctora Murrone. "Ese estilo, el *autoritario*, permite a los niños funcionar bien." Obtienen la estabilidad y estructura que generalmente faltan en la educación tolerante, pero también tienen algo de la libertad y el espacio que les falta a quienes tienen padres autoritarios.

"El resultado", dice, "es un niño que tiende a ser más responsable, organizado, y es menos probable que sea olvidadizo."

"Pero no intente generar ansiedad al agregar algo como: 'Si se te olvida dónde está, no podrás entrar y vendrá un secuestrador y te robará'. Todo lo que el niño recordará de *ese* mensaje es la parte del secuestro."

Practique para memorizar. La práctica también es importante, según el doctor Rosenn. "Lleve al niño afuera y muéstrele la roca y la llave. Después, practíquelo varias veces", dice. Haga que el niño levante la roca, recoja la llave, abra la puerta y vuelva a poner la llave bajo la roca. Recuerde elogiarlo cuando termine.

"Él relacionará los buenos sentimientos con el recuerdo de dónde está la llave", dice el doctor Rosenn, "y fijará el lugar de ubicación de la llave firmemente en su memoria".

Paperas

Ayuda para el dolor y la deglución

¿Recuerda haber tenido paperas cuando era niño? Además de sentirse débil, con dolor de cabeza y afiebrado, sus glándulas parótidas, localizadas al frente de cada oído, se inflamaron en ambos lados de su cara. La inflamación era sensible, y dolorosa también, y duró de tres a siete miserables días.

Muchos casos de paperas son desagradables, pero no serios. Sin embargo, es posible que se presenten serias complicaciones, como infección de la médula espinal y el cerebro, sordera, o una inflamación dolorosa en los testículos, en los varones adolescentes y adultos.

La mejor forma de tratar con las paperas es la prevención. La vacuna MMR protege a los niños de tres de los padecimientos infantiles que alguna vez fueron comunes: sarampión, paperas y rubéola. Ahora se recomienda que los niños reciban dos dosis de MMR; la primera, a los 15 meses de edad, y la segunda después, durante la infancia. Desafortunadamente, no todos los niños obtienen las inmunizaciones necesarias, y si su hijo está entre ellos, es muy posible que contraiga la enfermedad.

Si su hijo llega a tener paperas, la única cosa que puede hacer, además de consultar con el pediatra, es mantenerlo confortable. Aquí está cómo.

Trate el dolor. "Déle al niño acetaminofén (Tylenol, Tempra o Panadol infantiles), para la fiebre y el malestar", sugiere la doctora Lorry Rubin, jefa de la División de Padecimientos Pediátricos Infecciosos en el Hospital Infantil Schneider, del Long Island Jewish Medical Center en New Hyde Park, Nueva

---

A L E R T A M É D I C A

Cuándo ver al doctor

Las paperas siempre deben ser diagnosticadas por su médico, porque hay otras enfermedades que pueden causar inflamación de las glándulas cercanas a la cara. "La mayor parte del tiempo, cuando los padres piensan que su hijo tiene paperas, la inflamación se debe a los nódulos linfáticos inflamados, lo que puede ser causado por diferentes infecciones virales o bacterianas", señala el doctor Blair M. Eig, pediatra particular de Silver Spring, Maryland. "Las glándulas parótidas causan inflamación sobre la línea de la mandíbula, frente a los oídos, en tanto que la inflamación de los nódulos linfáticos se presenta bajo la quijada", dice el doctor Eig.

Una vez diagnosticadas las paperas, consulte a su médico, nuevamente, si su hijo está vomitando, si tiene el cuello rígido, una jaqueca severa, inflamación o dolor en los testículos (en varones adolescentes o mayores), dolor abdominal, fiebre superior a los 38.5 °C, o si actúa y parece muy enfermo, aconseja el doctor Eig. Si alguno de estos síntomas se presenta, su hijo puede tener una de las complicaciones de las paperas que deben recibir atención médica inmediata.

York. Revise las instrucciones del paquete para la dosis correcta, según la edad y el peso de su hijo, y si es menor de dos años, consulte al médico.

Prepare comidas húmedas. "Las glándulas parótidas producen saliva, pero, durante las paperas, no pueden trabajar con la suficiente eficiencia como para humedecer la comida que su hijo está comiendo", dice el doctor Jack H. Hutto hijo, jefe de Padecimientos Pediátricos Infecciosos en All Children's Hospital en Saint Petersburg, Florida. "Si masticar es una tarea, ofrézcale a su hijo alimentos con alto contenido de líquidos: sopa, helado, budín, raspado, crema de arroz", sugiere el doctor Hutto.

No le dé cítricos. "Evite darle a su hijo frutas o jugos cítricos o cualquier otro alimento alto en ácidos", dice el doctor Rubin. "Los alimentos ácidos estimulan a la glándula parótida para secretar saliva, lo cual es un proceso doloroso durante las paperas."

Déle mucho afecto. Pase el mayor tiempo posible con su hijo. "Leer una historia, platicar, cantar o arrullarlo puede ayudarlo a sentirse mejor", dice el doctor Hutto.

Pesadillas y terrores nocturnos

Para eliminar el miedo durante las horas de sueño

Lo despierta un grito espeluznante. Usted corre a la recámara de su hija para encontrarle sentada y erguida sobre la cama, gritando; sus ojos están muy abiertos y llenos de terror. Puede llamarla por su nombre, pero mira a través de usted, como si no estuviera ahí. Puede empezar a pelear y hasta a querer levantarse de la cama. Entonces, tan repentinamente como empezó, se termina el "hechizo", y ella parece dormida.

"Muchos padres que son testigos de esto dicen que su hija parecía estar poseída", dice la doctora Barbara Howard, profesora asistente clínica en el Centro Médico de la Universidad Duke, en Durham, Carolina del Norte. "Pero hay una explicación perfectamente racional. La niña está experimentando terror nocturno."

Aunque los terrores nocturnos pueden parecer como algo que requiere ayuda profesional, de hecho son normales y muy comunes entre los niños. Los expertos dicen que se presentan durante la parte más profunda del ciclo del sueño, como una o dos horas después de que el niño se duerme.

"Normalmente, éste es el punto en que el ciclo del niño llega a un sueño más ligero, donde ocurren los sueños", dice el doctor Ronald Dahl, director del Centro Infantil de Evaluación de Sueños en la Clínica e Instituto Psiquiátricos Occidentales, en Pittsburgh, y profesor adjunto de psiquiatría y pediatría en el

317

Centro Médico de la Universidad de Pittsburgh. "Pero en particular, si el niño está muy cansado, puede haber una separación. Parte del sistema dice que es tiempo de ir hacia un sueño más ligero, pero la otra parte dice 'no, sigo cansado'. Así que parte del cerebro continúa dormido profundamente, mientras que la otra parte va hacia un estado más próximo al despertar."

El niño que tiene terror nocturno no está despierto, pero tampoco dormido, señala el doctor Dahl. Y el aspecto de "terror" del fenómeno realmente sólo se registra sobre los padres. El niño por sí mismo no está consciente ni recordará haber actuado esta escena digna de *El exorcista* al día siguiente, dice el doctor Dahl.

Por otra parte, las pesadillas son muy atemorizantes para los niños. Una pesadilla es, esencialmente, un sueño que es lo suficientemente aterrador como para despertar a un niño", dice el doctor Dahl. "De hecho, el niño puede despertar con rapidez, quedar totalmente despierto y tener problemas para volver a dormir. Puede estar un poco confundido, pero, probablemente, será coherente. Es posible que ocurra una pesadilla ya tarde por la noche, o temprano por la mañana, en la segunda mitad del periodo de sueño".

Tanto las pesadillas como el terror nocturno tienden a seguir su curso y desaparecer con el tiempo. Pero hay algunas técnicas que puede usar para facilitarle las cosas a su hijo.

Terrores nocturnos

Permanezca calmado. "Recuérdese usted mismo que, aunque un terror nocturno se ve atemorizante, no es un ataque. No es una cosa terrible", dice el doctor Dahl. "Los terrores nocturnos son muy comunes y normales, especialmente en los niños entre los tres y cinco años."

Espere hasta que pase. Aunque pueda serle difícil observar a su hijo gritando, no hay nada que pueda hacer realmente para detener el terror nocturno, dice la doctora Howard. "Pero necesita asegurarse de que el niño está a salvo cuando sucede, para sujetarlo si es necesario. Algunas veces los niños se lastiman a sí mismos al arrastrarse o correr. Y es prácticamente imposible despertarlos."

No hable del asunto. "No le hable a su hijo sobre este episodio a la mañana siguiente", dice la doctora Howard. "Tampoco deje que lo hagan sus hermanos. Los niños no recuerdan los terrores nocturnos, pero si después se enteran de lo que hicieron, pueden sentirse muy molestos por haber estado fuera de control."

Intente despertarlo como medida de prevención. "Si su hijo está experimentando terrores, puede intentar despertarlo 30 minutos después de que se quedó dormido y luego dejarlo que vuelva a dormir", dice la doctora Howard. "Esto rompe el ciclo de sueño y tiende a interrumpir el patrón de los terrores nocturnos."

Asegúrese de que su hijo duerma lo suficiente. "Aumente la cantidad total de sueño del niño", sugiere el doctor Dahl. "Si es muy joven, podría significar permitirle volver a tomar siestas. Para un niño mayor, trate de dejarlo dormir más por la mañana o de llevarlo a la cama un poco antes."

La razón para esto, explica el doctor Dahl, es que mientras más cansado esté un niño, es más difícil cambiar del sueño profundo al sueño ligero. "El momento clásico para los terrores nocturnos sucede cuando el niño deja de tomar sus siestas diarias", dice. "El primer momento en que el niño permanece despierto por 12 horas o más, hay más presión que nunca sobre su sistema de sueño, que lo lleva a soñar más profundamente, más profundo que nunca. Al final de ese primer ciclo de sueño profundo es más probable que haya un terror nocturno."

Tenga pensamientos felices. "Si los niños están preocupados, ansiosos o un poco más temerosos que lo normal a la hora de dormir, es más posible que tengan estos terrores nocturnos", dice el doctor Dahl. "Pregunte a su hijo si algo le preocupa justo antes de que se duerma". A menudo un niño que se porta bien, pero es tímido e inhibido por temperamento, caerá en el hábito de acostarse en la cama y preocuparse.

"Ayudar al niño establece una rutina positiva a la hora de dormir, que puede revertir todo. Haga que se enfoque en pensamientos positivos sobre las cosas buenas que le han sucedido ese día. Ayúdele a sentirse seguro y a salvo. Eso parece suprimir los terrores nocturnos."

Hable sobre los miedos durante el día. "Ayude a su hijo a expresar sus preocupaciones y miedos durante el día, en vez de permitir que afloren en la noche", dice el doctor Dahl. "A menudo un niño que padece terrores nocturnos tiene un miedo pequeño y específico, pero racional, que le preocupa. Tan pronto como lo exprese y comprenda que no vale la pena preocuparse tanto, los terrores nocturnos se irán."

Dormir, quizá para caminar

Generalmente, el sonambulismo, como los terrores nocturnos, se presentan en los niños durante la transición del sueño muy profundo al ligero, dice el doctor Ronald Dahl, director del Centro de Evaluación del Sueño Infantil en la Clínica y el Instituto Psiquiátrico Occidental en Pittsburgh, Pennsylvania, y profesor adjunto de psiquiatría y pediatría en el Centro Médico de la Universidad de Pittsburgh.

"Esta es una transición muy difícil para los niños, y con frecuencia realizan cosas extrañas, como caminar o platicar mientras duermen", dice el doctor Dahl. Si usted tiene un sonámbulo, la seguridad es la preocupación primordial. Aquí está lo que los expertos recomiendan:

Despierte al niño. "Con frecuencia puede despertar a un niño sonámbulo y guiarlo nuevamente a su cama", dice la doctora Barbara Howard, profesora asistente clínica de pediatría en el Centro Médico de la Universidad Duke, en Durham, Carolina del Norte.

Aumente el tiempo de sueño. "El cansancio excesivo es un factor importante en el sonambulismo", señala el doctor Dahl. "El 99% de los niños que experimentan estos despertares parciales mejoran al incrementar la cantidad total de sueño".

Instale una reja. "Instale una reja portátil o plegable, o bien una puerta de tela metálica para bloquear la puerta de salida, para que el niño sonámbulo no se pueda ir", sugiere la doctora Howard. "Éstas son mejores que cerrar la puerta, y usted puede escuchar si se levanta." También debe colocar una reja en cualquier escalera.

Cambie la cama. "Si su hijo duerme en una litera, asegúrese de que quede en la de abajo", dice el doctor Dahl.

No lo convierta en hábito. "Tenga cuidado en evitar lo que se llama ganancia secundaria, que significa que el niño obtiene algún beneficio por tener terror nocturno", dice la doctora Howard. "Aun cuando el terror nocturno no fue intencional, si el niño despierta y ve a sus padres a su lado, preocupados por él y dándole mucha atención, podría parecerle una recompensa. Esto podría reforzar y perpetuar el problema. Por eso es importante no mimar demasiado al niño, como despertarlo y darle algo para comer o beber, por ejemplo."

Pesadillas

Prenda la luz. Si el niño despierta con una pesadilla y viene corriendo a su recámara, prepárese a escuchar y a descubrir a qué le teme su hijo.

"La mayoría de los niños quieren a sus padres cerca", dice el doctor Dahl. "Algunos no necesitan mucho más que una reafirmación de que todo está bien." Pero en ocasiones, quizá tendrá que regresar a la recámara del niño, encender la luz y mostrarle que ahí no hay nada. "El niño realmente necesita pasar más tiempo con usted, hasta que se tranquilice", dice el doctor Dahl.

Rompa las reglas de vez en cuando. Su niño quizá quiera pasar el resto de la noche en la cama de usted, aun cuando normalmente no se le permita. "Hará bien si, ocasionalmente, rompe las reglas a causa de que el niño esté muy atemorizado", dice el doctor Dahl, "aunque quizá tenga que cortar de raíz ese comportamiento, antes de que se vuelva un mal hábito. Muchos niños regresarán a su habitación a la noche siguiente, sin protestar, si les recuerda la regla".

Déle un protector nocturno. Una linterna o un animal "protector" de juguete pueden ser muy reconfortantes para un niño plagado con pesadillas, dice la doctora Sheila Ribordy, psicóloga clínica especialista en tratamiento de niños y familias, profesora de psicología y directora de entrenamiento clínico en el Departamento de Psicología de la Universidad DePaul en Chicago.

"Por un tiempo, mi hijo dormía con una pequeña pistola en la cama", dice. "Para un niño es importante sentir que tiene algún control sobre sus pesadillas. Los niños necesitan sentir que son personas poderosas, para que las cosas no le atemoricen tanto."

Charle un poco antes de dormirlo. "Si el niño está enfrentando muchas pesadillas, quizá necesite ayudarlo para aliviar la tensión que se acumula durante el día", dice la doctora Howard. "Los niños actuales están bajo una presión enorme. A menudo ven programas de TV o películas muy violentos. Algunas veces están sujetos a una escuela o guardería que los amedrenta, o se les pide que controlen esfínteres, traten con un nuevo hermanito, cedan su recámara, etcétera." Como estas tensiones pueden conducir hacia las pesadillas, será de ayuda si puede platicar con su niño sobre lo que está sucediendo durante el día, según la doctora Howard.

Siga una rutina tranquilizante para dormir. "La experiencia de su hijo a la hora de dormir debe ser de tranquilidad", dice la doctora Howard. Ella sugiere incluir una historia, una canción o a sus animales favoritos en la rutina.

Los niños que tienen pesadillas pueden desarrollar miedo de quedarse dormidos, y una rutina que incluya libros o música a la hora de dormir puede ayudarlos. "Al tocar música, o cintas sobre un cuento, les proporciona algo en qué enfocar su atención, en vez del miedo a las pesadillas que puede empezar a surgir", dice la doctora Ribordy. "A menudo esas actividades les distraen lo suficiente como para que se duerman con facilidad."

Picaduras de abejas

Esté listo en el verano

Es un día primaveral precioso. Está sentado en el patio, con una revista en su regazo y una bebida refrescante junto a usted; disfruta del exterior y escucha los gritos y risas de sus hijos que juegan cerca de ahí. De pronto, un grito cruza el aire.

Corre al rescate para encontrar a una niña llorosa, que señala una hinchazón sobre su brazo. Su niña corrió y se metió en problemas con algún insecto volador, de la variedad que pica. Ya sea que se trate de abeja de miel, avispa o avispón, el resultado es similar: su hija tiene dolor.

Aquí hay algunos consejos de los expertos para aliviar el dolor si su hijo resulta con un piquete. Pero también hay formas de evitar que los niños sean picados, así que, en primer lugar puede revisar las recomendaciones de los expertos sobre cómo no resultar con un piquete.

Tratamiento

Retire el aguijón. Si su hijo fue picado por una abeja, el aguijón se quedará incrustado. El aguijón tiene un saco de veneno incluido, que también deseará retirar, pero *no trate* de jalarlo, previene el doctor John Yunginger, profesor de pediatría en la Escuela Médica Mayo y consultor pediátrico en la Clínica Mayo en Rochester, Minnesota. Al jalar el aguijón puede exprimir el saco con el veneno y, con ello, liberar más. En vez de eso, tome un objeto de borde romo, como una tarjeta de crédito, un cuchillo, o con la uña, raspe para retirarlo y sacúdalo.

Inténtelo con un removedor de veneno de "alta tecnología". Después de retirar el aguijón, puede usar un producto denominado Sting X-Tractor, a la venta en tiendas de campamentos y centros de diversión, para retirar el veneno, dice el doctor Gary Wasserman, especialista en emergencias pediátricas y jefe de la sección de toxicología clínica en The Children's Mercy Hospital en Kansas City, Missouri. "Parece una gran jeringa sin aguja. Se coloca contra la piel y trabaja creando un vacío que succiona todo el líquido venenoso. Debe tenerlo si pasa mucho tiempo en el exterior." También se puede usar con picaduras o mordeduras de arañas y cualquier otro insecto venenoso, señala.

Manténga la zona limpia. "Lave la herida con agua y jabón", dice el doctor Wasserman. "Lo que causa la infección no es el piquete o la mordedura, sino los propios gérmenes del niño que se meten por la herida." Aconseja que se lave la zona varias veces durante el primer día y algunos días después, hasta que la piel sane. Cuando hay infección, generalmente se presenta tres o cuatro días después de ser picado.

Enfríela. Para los piquetes de abeja, coloque un hielo en un lienzo y aplíquelo en el lugar de 10 a 30 minutos, dice el doctor Wasserman. Asegúrese de mantener el hielo sin entrar en contacto directo con la piel, para evitar la posibilidad de congelamiento. Si el niño objeta el uso del hielo, use un lienzo enjuagado en agua fría y exprimido. "Esto podría ayudar con la picazón, el dolor y la hinchazón. Repita las veces que sea necesario", dice.

Haga una pasta. Una pasta de polvo de hornear con agua que se aplique directamente sobre la zona del piquete durante 15 o 20 minutos puede ayudar a aliviar el dolor, dice el doctor Claude Frazier, alergólogo en Asheville, Carolina del Norte y autor de *Insects and Allergy: And What to Do about Them*.

A L E R T A M É D I C A

Cuándo ver al doctor

En niños que son alérgicos, un piquete de abeja puede ser fatal, advierte el doctor Kenneth W. Kizer, especialista en medicina de la naturaleza, profesor de medicina de urgencia y toxicología médica en la Escuela de Medicina de la Universidad de California, Davis. Y no debe suponer que porque su hijo haya sido picado antes, con muy pocos efectos o ninguno, está inmune de tener una reacción alérgica severa.

Si su hijo presenta alguno de los siguientes síntomas, busque asistencia médica de inmediato:

- Hinchazón en una zona extensa del cuerpo.
- Respiraciones cortas o dificultad para respirar.
- Rigidez en la garganta o el pecho.
- Mareo.
- Urticaria.
- Desmayo
- Náusea o vómito.
- Dolor e hinchazón durante más de 72 horas.

Los médicos también recomiendan que busque inmediatamente ayuda médica si le pican al niño sobre la nariz o la boca, porque eso puede causar hinchazón que bloquearía las vías aéreas.

Si, por alguna experiencia previa, sabe que su hijo es propenso a tener reacciones severas, su médico probablemente recomendará que lleve siempre consigo un botiquín de emergencia. Éste podría contener píldoras antihistamínicas, adrenalina inyectable o ambos, dice el doctor Kizer. Manténgase cerca del niño cuando salgan y entrene a otros niños para que sepan administrar las medidas de emergencia por sí mismos.

Aplique un antiperspirante. Otro remedio a la mano lo encontrará en el gabinete. "Tome un desodorante axilar que contenga clorhidróxido de aluminio, no importa si es en atomizador o en esfera (roll-on), y páselo por la picadura. Aliviará el dolor y la picazón, dice el doctor Wasserman. "Si el niño vuelve a tener picazón una hora más tarde, hágalo nuevamente." No se ha comprendido con claridad por qué funciona, dice el doctor Wasserman; probablemente un ingrediente en el antiperspirante neutraliza químicamente parte del veneno.

Trate con amonia. Con cuidado ponga un poco de amonia casera sobre una torunda de algodón y páselo sobre la herida, sugiere el doctor Herbert Luscombe, profesor emérito de dermatología en el Colegio Médico Jefferson en la Universidad Thomas Jefferson en Philadelphia y dermatólogo en el Hospital de la Universidad Thomas Jefferson. O puede tratar con un producto llamado After Bite, que viene en presentación de varias toallitas con amonia. Frote la toallita desechable sobre la picadura, para aliviar el dolor.

Alivie el dolor. Si su hijo tiene dolor por el piquete, puede darle acetaminofén (Tylenol, Tempra, Panadol infantiles), dice el doctor Kizer. Revise las instrucciones del paquete para la dosis correcta, según la edad y el peso del niño y si es menor de dos años, consulte al médico.

Inténtelo con un antihistamínico. Un antihistamínico, como el Benadryl, puede disminuir algunos de los molestos efectos secundarios a un piquete de abeja, como hinchazón local, inflamación, comezón, dolor y reacción alérgica. "El Benadryl es un medicamento realmente seguro y puede adquirirlo sin prescripción médica, en presentación líquida, en tabletas o cápsulas", dice el doctor Wasserman. Lea las indicaciones del paquete para asegurarse que el producto esté recomendado para la edad de su hijo. Para establecer la dosificación, siga las indicaciones del paquete o consulte a su médico (algunos no recomiendan el Benadryl en sus presentaciones de crema y atomizador, porque pueden ocasionar una reacción).

Use el ablandador de carnes con precaución. El ablandador de carnes hecho pasta con agua, al ser aplicado sobre un piquete puede aliviar el dolor y la picazón, dice el doctor Wasserman. La enzima del ablandador de carnes se rompe y desactiva la proteína en el veneno que causa la picazón y el dolor. Pero si usa el ablandador, no deberá permanecer sobre la piel durante más de 30 minutos. En algunos casos, los ingredientes pueden llegar a quemar la suave piel del niño o causarle reacciones alérgicas.

Medidas preventivas

Pretenda ser una estatua. Generalmente las abejas son criaturas dóciles que sólo atacan cuando se sienten amenazadas, dicen los expertos. "Su hijo no debería golpearlas", dice el doctor Wasserman. "Dígale que se quede quieto como una estatua. Si una abeja aterriza, de inmediato volverá a volar, ya que no tiene razón alguna para picar".

Vístalos en colores claros. Sus hijos podrán adorar los colores neón y los dibujos vistosos, pero no son la mejor elección si va a estar en un día de campo o en territorio de abejas. "La ropa con colores brillantes o diseños floreados atrae a las abejas", explica el doctor Wasserman. Dígale a su hija que no quiere que la confundan con un macizo de flores y aliéntela para que elija ropas lisas para los paseos veraniegos.

No huela dulce. Las abejas y avispas tienden a sentirse atraídas hacia los olores como perfume, colonia o jabón perfumado, dice el doctor Kenneth W. Kizer, profesor de medicina de urgencia y toxicología médica en la Escuela de Medicina Davis, de la Universidad de California. Asegúrese de que su hijo evite esos productos, cuando menos al salir a jugar al exterior.

Repélalos. Un aceite para baño de Avon llamado Skin-So-Soft ayuda a repeler a los insectos y es seguro de usar, hasta en los niños pequeños, dice el doctor Wasserman.

Cubra las bebidas dulces. A las abejas les gusta lo dulce, por eso se ahogan en las latas de refresco. "No es raro que una abeja se meta en una lata. Cuando el niño toma un trago, le pica en los labios o dentro de la boca", dice el doctor Wasserman. Mantenga las latas y los vasos con refresco cubiertos, use botellas o termos con tapa y vuelva a colocar ésta inmediatamente después de cada trago.

Picaduras de insectos y arañas

Antídotos para estos ataques

Los mosquitos zumbadores y las molestas moscas son la plaga en los campamentos de verano y en los días de campo, mientras que la mayoría de las arañas son tan inofensivas como Charlotte, la heroína del clásico infantil de E.B. White, *Charlotte's Web*, una mordedura puede producir mucha comezón y un poco de dolor por varios días.

La prevención es la mejor táctica; pero si a su hijo *sí* lo pica o muerde una criatura no venenosa, fácilmente puede aliviar el dolor y la comezón si usted sigue el consejo de los expertos. Aquí están las tácticas que los doctores recomiendan.

Tratamiento

Mantenga la zona limpia. Para cualquier mordedura de insecto o araña, lave la zona con agua y jabón, dice el doctor Gary Wasserman, especialista en emergencias pediátricas, jefe de la sección de toxicología clínica y director del Centro de Control de Venenos en The Children's Mercy Hospital en Kansas City, Missouri. "Siga lavando con agua y jabón, dos a tres veces al día, hasta que la piel sane", dice. Asegúrese de que los deditos y las manos también se laven, para mantener fuera a los gérmenes.

"Para protegerse adicionalmente de una infección, aplique un ungüento antibiótico o crema, como Polysporin o Neosporin, después de lavarlo, no sólo en la superficie, sino frotándolo para que penetre", dice el doctor Wasserman.

A L E R T A · M É D I C A

Cuándo ver al doctor

Hay dos especies de arañas potencialmente mortales, la viuda negra y la araña parda (*Laxosceles reclusa*), que se encuentran principalmente en regiones cálidas. Si no puede identificar a la araña que mordió a su hijo, es una buena idea llevarlo a un médico para que lo evalúe. Debe ir al consultorio médico o a la sala de emergencia si nota:

- Que se forma una zona moteada o jaspeada en color azul o morado alrededor de la mordida, rodeada por un halo blanquecino con un anillo exterior rojizo, conocido como el síntoma "rojo, blanco y azul". Este es un buen indicio de que su hijo probablemente fue mordido por una araña parda, dice el doctor Lloyd E. King, profesor y jefe de la división de dermatología en la Universidad Vanderbilt en Nashville, Tennessee. La araña parda también puede causar urticaria en el cuerpo.

- Espasmos musculares, contracturas y rigidez, que son signos de una mordedura de viuda negra. La viuda negra también puede causar intenso dolor abdominal, similar al de apendicitis, dice el doctor Gary Wasserman, especialista en emergencias pediátricas, jefe de la sección de toxicología y director del Centro de Control de Venenos en The Children's Mercy Hospital en Kansas City, Missouri.

Otros síntomas posibles de mordeduras de arañas venenosas incluyen jaqueca, fiebre, malestar, pérdida del apetito y dolor muscular. Asimismo, lleve a su hijo al médico si nota señales de infección alrededor de la mordida (enrojecimiento e hinchazón exagerados) o si tiene orina de color rosa o rojo, dice el doctor Wasserman.

En ciertas zonas, una picadura no identificada puede ser causada por un escorpión. En algunos casos, esa picadura puede ser fatal para un niño, especialmente si es menor de 10 años, previene el doctor Wasserman. Busque cuidado médico inmediato.

Alívielo con hielo. Para ayudar a disminuir la picazón, aplique un paquete de hielo envuelto en una toalla, teniendo cuidado de no colocar el hielo directamente contra la piel, por el peligro de congelamiento. También puede mojar un lienzo en agua fría, exprimirlo y presionar la zona de la picazón, sugiere el doctor Wasserman.

¿Qué tan seguro es el repelente?

Los repelentes de insectos contienen la sustancia química denominada dietiltoluamide, conocida como DEET, que obra maravillas cuando trata de repeler molestias voladoras, como abejas, avispas, mosquitos, moscas y pulgas.

Pero a muchos padres les preocupa, con razón, el uso de repelentes que contengan DEET sobre los niños. Los productos no están aprobados para ser utilizados en menores de dos años, porque los niños muy pequeños corren el riesgo de absorber una dosis tóxica a través de la piel. Los doctores recomiendan que cualquier repelente de insectos hecho con DEET debe aplicarse frugalmente en cualquier menor de 10 años.

"Técnicamente debe evitar usar DEET en niños hasta de cuatro años", dice Wayne Kradjan, profesor de farmacología y director adjunto para programas profesionales en la Escuela de Farmacología en la Universidad de Washington, en Seattle. "La alternativa es mantener a los niños cubiertos lo más posible. Pero si está en un medio ambiente con muchos mosquitos u otros insectos, no siempre es práctico mantener a un niño cubierto hasta en los días muy calurosos."

Si elige usar un producto con DEET, elija uno con menor porcentaje de esta sustancia, aconseja el doctor Kradjan. (Varían en un rango del 7% al 100%). Úselo ligeramente en el niño, aplicando el repelente a la piel expuesta y a la ropa. No lo aplique antes de cuatro horas, a menos que el niño esté en situación en que pueda causar que el repelente se lave o evapore. Así que si un insecto se detiene sobre el niño pero no lo muerde, el repelente sigue funcionando. Una vez que pican al niño, es tiempo de volverlo a aplicar.

Sin embargo, no ponga repelentes que contengan DEET en zonas cubiertas por ropa, previene el doctor Kradjan, porque incrementará la cantidad absorbida.

Haga una pasta. La aplicación de una pasta de polvo de hornear y agua es el clásico remedio a la antigua para las mordeduras dolorosas, con picazón, dice el doctor Claude Frazier, alergólogo en Asheville, Carolina del Norte, y autor de *Insects and Allergy: And What to Do about Them*. Mezcle con el polvo de hornear sólo el agua suficiente para formar una pasta que se adhiera a la piel, después espárzala sobre la zona con picazón. De ser posible, déjela durante 15 ó 20 minutos.

Trate el dolor. El acetaminofén (Tylenol, Tempra, Panadol) puede ayudarle a aliviar el dolor, dice el doctor Lloyd E. King hijo, profesor y jefe de la división de dermatología en la Universidad Vanderbilt en Nashville, Tennessee. Revise las indicaciones en el paquete, para la dosis correcta según la edad y peso de su hijo. Si el niño es menor de dos años, consulte al médico. No se recomienda el uso de aspirina en los niños, por su relación con el síndrome de Reye.

Medidas preventivas

Repela a los insectos voladores. El aceite para baño de Avon, Skin-So-Soft, puede ser un repelente de mosquitos efectivo y seguro. Los repelentes de insectos comerciales contienen DEET y son muy efectivos contra moscas y mosquitos, dice el doctor Wasserman. Sin embargo, los productos que contengan DEET deben usarse muy esporádicamente en niños menores de 10 años y nunca deben usarse en menores de dos. (Vea "¿Qué tan seguro es el repelente?" en la página 329).

Aléjese de la telaraña de Charlotte. Diga a sus hijos que eviten acercarse a las arañas, especialmente las de apariencia poco usual. También deben evitar jugar con telarañas, dice el doctor Wasserman. "Las arañas se vuelven más peligrosas cuando afectan sus telarañas, especialmente si tienen pequeños que proteger", dice. La telaraña por sí misma incluso puede ocasionar una reacción de irritación y picazón en algunos niños.

Sacuda los zapatos y la ropa. "Sacuda vigorosamente los zapatos y la ropa que han estado en el clóset para desalojar cualquier araña", dice el doctor King. Esta es una idea especialmente buena para cuando la ropa está guardada en una casa de verano, a la que las arañas tienen fácil acceso.

Picaduras y heridas en el mar

Remedios para los peligros en la playa

No hay nada tan divertido como un día en la playa, a menos que usted o su hijo tengan un encuentro cercano con una medusa, un "aguamala", un erizo de mar o coral filoso.

Aunque la medusa y su prima, el "aguamala", abundan más en aguas templadas, son comunes en casi todas las playas. Flotan en el agua y nadan con sus tentáculos, listas para el nadador desprevenido. Pero estas criaturas y cualquier tentáculo roto pueden picar todavía cuando están sobre la playa o flotando en el agua, aun después de varios días.

Los erizos de mar en realidad no muerden ni pican, pero tienen espinas que pueden perforar la piel y liberan veneno. Y mientras que el coral puede parecer una roca exquisita, en realidad es una frágil colonia de criaturas muy pequeñas que pueden causar una herida muy dolorosa, si un niño llega a pararse sobre él o se raspa la pierna.

Lo mejor es que todas estas lesiones las revise un médico. Pero aquí está lo que usted puede hacer antes de llegar al doctor.

Medusas y "aguamalas"

Llegue a tierra. "Si al niño lo picaron en el agua, sáquelo", dice el doctor Kenneth W. Kizer, profesor de medicina de emergencia y toxicología médica en la Escuela de Medicina, Davis, Universidad de California, y especialista en medicina de la naturaleza. La picadura puede llegar a ser muy seria, dependiendo de la cantidad de veneno liberado. Como el niño puede sentir pánico o perder el sentido, es vital sacarlo del agua.

Busque su tarjeta de crédito. Los tentáculos de las medusas y "aguamalas" tienen partes muy pequeñas que se asemejan a pequeños arpones. Cuando estos "arpones", llamados nematocitos, llenos con veneno, perforan la piel, el resultado es muy doloroso. Deberá retirar los tentáculos y los nematocitos lo más rápido posible, dice la doctora Glenn G. Soppe, de San Diego, California, quien da conferencias sobre mordeduras y picaduras en el agua.

Pese a que no puede verlos, raspe el área afectada con el borde de su tarjeta de crédito para quitar los nematocitos, dice el doctor Kizer. "De ser posible use guantes quirúrgicos", agrega, "a menos que quiera verse picado también".

A L E R T A   M É D I C A

Cuándo ver al doctor

Las picaduras de medusas y aguamalas pueden causar dolor, calambres, náusea y picazón, así como una erupción similar a la urticaria, dice el doctor Kenneth W. Kizer, profesor de medicina de emergencia y especialista en medicina de la naturaleza en la Escuela de Medicina, Davis, Universidad de California.

En el caso de estas picaduras, es imperativo buscar atención médica si el niño se queja de rigidez en la garganta o si experimenta respiraciones cortas o dificultad al respirar. Los niños con cualquier problema de salud, como diabetes, artritis y/o de inmunidad, deben ser llevados al centro médico más cercano inmediatamente, dice el doctor Kizer.

Las heridas por coral también pueden infectarse: "El problema con el coral es que es muy filoso, dentado y frágil", dice el doctor Kizer. "Las piezas pequeñas de coral tienden a romperse en la herida y la hacen muy propensa a infecciones. Algunas de las secreciones de coral pueden ser tóxicas." Estas heridas demandan especial atención por un médico familiarizado con heridas por coral, según el doctor Kizer. Las heridas punzantes de los erizos de mar, pastinaca y cualquier otro pez espinoso, deben ser tratadas por un doctor lo antes posible, aunque debe sumergir la herida en agua caliente (38 a 46° C) de inmediato, para aliviar el dolor.

Enjuague con agua salada. "Use sólo agua con sal para enjuagar la herida", dice el doctor Kizer. El agua fresca puede ocasionar que las pequeñas "células del arpón" revienten e inyecten más veneno, advierte. No frote la piel y *nunca* lo haga con arena, porque causará que los nematocitos inyecten más veneno.

Neutralícelos. También deberá neutralizar los nematocitos, para que ya no inyecten más veneno. El mejor neutralizante es el vinagre, pero también puede preparar una pasta con polvo de hornear y agua o una mezcla de alcohol para friegas con ablandador de carnes, hasta formar una pasta líquida, dice el doctor Kizer.

"En Hawaii, donde antes ejercía, usábamos la mezcla de alcohol con ablandador de carne todo el tiempo", dice. "El alcohol mantiene a los nematocitos sin reventar y el ablandador de carnes descompone el veneno." Recomienda que mezcle sólo la cantidad suficiente de alcohol en el ablandador para formar una pasta delgada, de la consistencia como de salsa catsup. Aplique esta pasta en la herida y déjela hasta que el dolor desaparezca, generalmente de 5 a 30 minutos. (Como algunos niños pueden ser sensibles a los ingredientes del ablandador de carnes, es mejor examinar constantemente a su hijo para ver si se presenta alguna reacción alérgica o irritación.)

Use analgésicos. "Como muchas de estas heridas causan inflamación, hay productos que no requieren receta médica, como el acetaminofén (Tylenol, Tempra, Panadol infantiles), que pueden ser muy útiles", dice el doctor Kizer. Revise las indicaciones en el paquete para la dosificación correcta, conforme a la edad y el peso del niño, y si es menor de dos años, consulte un médico.

Dé una lección sobre la medusa. "El mejor tratamiento para las picaduras de medusas es la prevención", dice el doctor Kizer. Señale las medusas que están en la playa y prevenga al niño acerca de tocarlas. "Las medusas pueden seguir siendo venenosas cuando menos por un día o dos después de que llegan a la playa", señala el doctor Kizer.

Coral y erizo de mar

Retire las espinas con cinta adhesiva. Si su hijo se para sobre un coral, puede remover las piezas muy pequeñas y difíciles con la ayuda de cinta adhesiva sobre el sitio de la abrasión y retirándola, dice la doctora Constance L. Rosson, del Hospital del Buen Samaritano en Portland, Oregon. Cuando jale la cinta, jalará las pequeñas espinas. Después, bañe la zona con vinagre, sugiere la doctora Rosson.

Límpielo. Si la herida sangra, aplique presión durante unos cuantos minutos para detener el sangrado. Después, use agua salada o agua clara para limpiar la herida. "Retire cualquier material extraño obvio", dice el doctor Kizer. "Y recuerde que esta clase de heridas tiene un riesgo muy elevado de infección", dice.

Métalo al agua caliente. Las toxinas que libera el erizo de mar pueden romperse con el calor. Para estas heridas, remoje la parte afectada del cuerpo en agua caliente, entre los 38 y los 46° C, entre 30 y 90 minutos, dice el doctor Kizer. Es más caliente que la temperatura corporal, pero no es suficiente para escaldar. (Este tratamiento también sirve para otros peces que pican, como el pez escorpión, pez gato, etcétera.)

Levante la extremidad. Puede haber inflamación causada por heridas con coral o erizo de mar. Mantenga levantada la zona, si es posible, para evitar la inflamación, dice el doctor Kizer.

Revise el registro de vacuna antitetánica. "La bacteria que causa el tétanos vive en el océano, y esto puede representar un problema en las heridas punzantes por coral o espinas", dice el doctor Kizer. Después de las inyecciones cuando bebé, debe aplicarse el refuerzo cada 10 años, más uno adicional en caso de que haya una herida que lo amerite y de que hayan transcurrido más de cinco años después del último refuerzo, dice.

Prepárese y protéjalo. Para ayudar a su hijo a evitar picaduras por erizo de mar, señale los lugares donde se encuentran frecuentemente esas criaturas, como los estanques formados por la marea y las zonas rocosas, sugiere el doctor Kizer. Recomienda zapatos para agua con suela gruesa y cubiertas de red para cualquier niño que esté nadando o caminando en una zona de la playa donde haya erizos de mar o corales.

Piel reseca

El mejor de los bálsamos

Scratch, scratch, scratch, scratch.

"¡Ya basta, Kevin!"

Kevin lo mira y frunce el entrecejo. Decirle que deje de rascarse los pequeños brazos con la piel partida y reseca no es de mucha ayuda. ¿Qué espera que haga? parece preguntar con su gesto.

Afortunadamente, hay varias cosas que *usted* puede hacer para aliviar la piel reseca de Kevin, y una docena más que usted debe evitar que sigan sucediendo.

Primero, ayuda comprender que el agua es lo que mantiene suave la capa exterior de la piel. La piel reseca es el resultado de la deshidratación. Se presenta generalmente en familias del norte, y es más común durante el final del otoño y los meses de invierno aunque a cualquier niño le puede suceder, en cualquier tiempo, sin importar lo que sea.

Afortunadamente, hay varias cosas que un padre puede hacer. Cuando alguna parte de la piel de su hijo esté áspera, roja, con picazón y escaldada, intente realizar estos consejos de expertos.

Tratamiento

Aplique aceite de baño directamente sobre la piel. "La piel se hidrata de afuera hacia adentro, así que aplique un buen baño de aceite para baño directamente sobre la piel del niño después del baño", dice el doctor

A L E R T A   M É D I C A

Cuándo ver al doctor

Si su hijo tiene picazón en una zona muy grande del cuerpo, o si tiene grietas en la piel, busque ayuda profesional, dice el doctor Rodney S. W. Basler, profesor asistente de medicina interna, que enseña dermatología en el Centro Médico de la Universidad de Nebraska, en Omaha. Las bacterias pueden invadir la piel a través de esas pequeñas grietas y causar enfermedades más serias.

Rodney S. W. Basler, profesor asistente de medicina interna, que enseña dermatología en el Centro Médico de la Universidad de Nebraska, en Omaha. El aceite pone una barrera sobre la piel para evitar que la humedad se evapore como ozono.

"Use un buen aceite de baño como Alpha Keri", dice el doctor Basler. "Aplíquelo sobre la piel de su hijo cuando todavía esté húmedo para sellar la humedad." Pero advierte en contra del aceite para bebé, porque se queda solamente *sobre* la piel, en vez de dispersarse *a través* de ella. (Los aceites para baño tienen ingredientes que actúan como dispersantes, para poder asegurarse de que el aceite llegue dentro de la capa superior externa de la piel.)

Úntelo. "Si su hijo babea durante el sueño, la piel alrededor de su boca puede resecarse", dice el doctor Basler. Use jalea de petrolato u óxido de zinc (que viene como ungüento), solamente en la zona de la boca, para proteger a la piel de la resequedad. Aplíquela después de bañarlo y antes de ir a dormir.

Inicie el hábito del humectante. "Enseñe a su hija a utilizar una loción humectante ligera, sin esencia, cada vez que se lave las manos", dice el doctor Basler. "Puede aplicar el humectante en cualquier zona en que la piel tienda a secarse." Mantenga una botella a la mano, junto al lavabo, justo a un lado del jabón.

Abandone el desierto. Un humidificador en la habitación es imperativo, dice el doctor Basler. Pida consejo al farmacéutico sobre diferentes modelos, luego compre el mejor que pueda pagar e instálelo en la habitación en la que su hijo pase la mayor parte del tiempo. No solamente ayudará a aliviar la resequedad en la piel, sino también a prevenir su recurrencia.

Prevención

Juego sucio. "Enséñele al niño a darse un regaderazo de cinco minutos o un baño corto", sugiere la doctora Jane S. Wada, dermatóloga particular en Montrose, California. "Dos veces por semana o cada tercera noche es suficiente para los niños pequeños. Los niños mayores, que son más activos, pueden complementar sus baños y regaderazos con baños de esponja para limpiar las zonas esenciales."

Use un jabón suave. "No permita que su hijo se lave la cara con un jabón duro que despoja a la piel de su aceite", dice la doctora Wada. "Las barras limpiadoras, como Dove, son las mejores; los jabones deodorizados, los peores."

Mantenga limpias las partes pertinentes. "Si la piel de su bebé está seca, no use jabón cuando lo bañe", dice la doctora Wada. Con una piel recién nacida, todo lo que necesita en realidad es limpiar los pliegues, particularmente alrededor de las rodillas y la zona del pañal.

Evite el talco. Evite usar talco después del baño, dice el doctor Basler. Puede secar la piel.

Enjuague bien. "Asegúrese de que sus hijos se enjuaguen la boca bien si están usando una pasta dental fluorada", dice el doctor Basler. La pasta con fluoruro es un conocido irritante de la piel. Si un poco de pasta se seca sobre la piel de la barba de su niño, o si babea mientras duerme, el residuo de pasta dental puede irritar la barba y causar la resequedad.

Evite las burbujas. Evite los baños de burbujas si su hijo tiende a tener resequedad de la piel fácilmente, dice la doctora Wada. "Las burbujas irritan la piel."

Déle palmaditas. Siempre seque al niño dándole palmaditas y enséñele a hacer lo mismo. Frotarse con la toalla puede irritar la piel y propiciar la resequedad.

Vístalo con ropa suave. "La ropa irritante contribuye a la resequedad, especialmente cuando se hace con fibras gruesas como la lana", dice el doctor Basler. Esté prevenido, en particular, con la mezclilla, que tiende a irritar la piel, sobre todo cuando se moja.

No lave con detergente. Algunos jabones detergentes son muy fuertes, especialmente los que tienen aditivos, y pueden causar resequedad, dice el doctor Basler. Después de todo, la palabra "detergente" significa "quitar el aceite". Evite usar detergentes fuertes en la ropa de su hijo, hasta que no se hayan quitado las zonas resecas. En su lugar, trate con Dreft o Ivory Snow. Es muy probable que los residuos de detergente sobre la ropa recién lavada de su hijo le quiten el aceite, como el detergente en su lavadora.

Suprima las hojas para secadora. Los residuos que dejan las hojas para secadora, que se impregnan con suavizante de telas, también pueden causar resequedad en la piel, dice el doctor Basler. Permanece sobre la ropa y puede extraer la humedad de la piel de su niño. En vez de usar las hojas, cambie a líquido suavizante, sugiere el doctor Basler. O trate con uno que se combine con su detergente.

Llévelo de la alberca a la regadera. Los niños pueden tener la piel reseca sólo por salir de la alberca y secarse, dice el doctor Paul Rehder, dermatólogo pediatra en Oxnard, California. La toalla raspa la capa superior de la piel y la seca.

En lugar de secarlo cuando termina la sesión de natación, puede hacer que su hijo se dé un regaderazo frío, o bien salpíquele agua fría sobre la piel durante dos o tres minutos, sugiere el dermatólogo. "Luego, aplique un humectante, como Vaseline, para atrapar el agua en la piel."

Pies con mal olor

Soluciones frescas a los problemas de contaminación

Al mirar los piececitos de su bebé recién nacido, es difícil de creer que algún día serán unos pies viejos y apestosos. Pero para el momento en que ese mismo niño esté corriendo por ahí, con sus zapatos deportivos muy usados, usted quedará atemorizada por la fragancia que esos pies pueden producir.

No es un *gran* problema, desde luego, pero sí oloroso, un caso de los que todo niño puede tener algunas veces.

"Es frecuente que los pies de los niños suden más que los de los adultos", dice la doctora Rosario Labarbera, jefe de podiatría en el Centro del Hospital General en Passaic y el Hospital Saint Mary en Passaic, Nueva Jersey. Con frecuencia, esa perspiración tiene mal olor, una condición a la que los médicos se refieren como bromhidrosis. El olor es muy parecido al del queso en descomposición.

La bromhidrosis en los niños la causa principalmente la presencia de bacterias fétidas en el pie, según el podiatra particular Morton Walker, de Stamford, Connecticut y autor de *The Complete Foot Book*. Si el olor en los pies de su hijo es suficiente para perturbar la vida pacífica de *su* familia, escuche lo que los médicos tienen que decir acerca de endulzar el aire al nivel del suelo.

```
A L E R T A   M É D I C A
```

Cuándo ver al doctor

Si el olor en el pie de su hijo es muy poderoso y no parecen servir los consejos que se expresan aquí, puede haber hongos u otra infección involucrada, dice el podiatra Marc A. Brenner, del consejo médico del Long Island Jewish Hospital en New Hyde Park, Nueva York y del Hospital de la Universidad North Shore en Manhasset, Nueva York. Lleve a su hijo al podiatra. Puede necesitar que le prescriban ungüento antibiótico o líquido antimicótico para iniciar el proceso de curación.

Cambie zapatos a menudo. "Cuando los niños usan los mismos zapatos todos los días, no les dan oportunidad de secarse", dice la doctora Labarbera. La humedad que surge de la actividad con frecuencia se acumula en los zapatos. Los zapatos húmedos pueden causar que la piel se deteriore y huela mal. En ocasiones, la piel en los pies de un pequeño puede volverse blanquecina por la humedad constante, dice la doctora Labarbera.

Para resolverlo, haga que su hijo alterne los zapatos todos los días, para que cada par pueda tener la oportunidad de secarse totalmente. "Si los pies de un niño son extremadamente olorosos, cámbiele de zapatos dos veces por día", aconseja el podiatra Marc A. Brenner, del consejo médico del Long Island Jewish Hospital en New Hyde Park y del Hospital de la Universidad de North Shore en Manhasset, ambos en Nueva York.

Permita que respiren esos deditos. Elija zapatos hechos con materiales que permitan la ventilación de los pies, como lona o piel, sugiere la doctora Labarbera. Es menos probable que con ellos se acumule la humedad, dice. Evite los zapatos hechos con plástico u otros materiales sintéticos, no porosos, que atrapan los olores.

Cambie de calcetines. Los calcetines secos pueden ser el único protector para su niño ante los pies con mal olor. Así que cambie sus calcetines dos a tres veces por día, si se requiere, dice el doctor Brenner. Pero no le ponga cualquier calcetín. "Los calcetines de puro algodón tienden a retener la hume-

Remoje los problemas y elimínelos

Nada como un buen remojo para refrescar los pies con mal olor. Cada uno de los siguientes baños de pies pueden ayudar a detener el crecimiento de las bacterias, según el podiatra Marc A. Brenner, del consejo médico del Long Island Jewish Hospital en New Hyde Park, Nueva York, y del Hospital de la Universidad North Shore en Manhasset, Nueva York. En cada caso, haga que su hijo remoje los pies en la mezcla durante cinco o diez minutos. El remojo puede ser tan frecuente como dos veces diarias o tan esporádico como dos veces por semana, según la extensión del problema y de la habilidad de su hijo para estarse quieto.

Sales de Epsom: Diluya dos cucharadas en dos cuartos de agua caliente. (Esto no sólo limpia los pies, sino que también los hace más secos después, según el doctor Brenner.)

Vinagre: Diluya dos cucharadas en dos cuartos de agua fría para un baño de pies acidificante.

Solución astringente Domeboro: Este producto farmacéutico viene en tabletas o paquetes de polvo. Sólo disuélvalos en agua, siguiendo las indicaciones del paquete, para un baño refrescante. Seque cuidadosamente, en especial los dedos gordos.

Solución de Betadine: Diluya una cucharadita de este agente antibacterial, que no requiere receta médica, en dos cuartos de agua fría.

dad", dice la doctora Labarbera. Recomienda los calcetines que permiten la transpiración, hechos con mezcla de algodón y sintéticos, como acrílico y orlon, que llevan la perspiración lejos de los pies.

Séquelos y póngales talco después del baño. Aunque no puede eliminar el olor, la buena higiene básica puede ayudar. Aliente a su hijo a lavarse los pies muy bien diariamente, dice el doctor Walker. Tiene igual importancia asegurarse de que se seque los pies completamente después de bañarse, dice la doctora Labarbera, y de que aplique talco para pies, para absorber cualquier humedad remanente.

Suavice con un desodorante. El doctor Brenner recomienda una crema desodorante llamada Lavilin. "Está hecha en Israel y puede comprarla en tiendas de alimentos naturistas. Es perfectamente natural e inofensivo para niños", dice. Lea las instrucciones cuidadosamente, antes de aplicar la crema.

Intente con plantillas especiales. Hay plantillas, en particular de algunas marcas que contienen carbón activado, que absorben la perspiración, señala el doctor Brenner, quien ha encontrado que son de ayuda en los jóvenes con pies y zapatos deportivos muy olorosos. Aunque esas plantillas generalmente vienen en un solo tamaño, puede cortarlas para que ajusten a los zapatos de su hijo.

Refresque los deditos. "Sumerja una torunda en un poco de alcohol para friegas y páselo por los pies del niño para ayudarlos a secarse y refrescarlos", dice la doctora Labarbera. No use alcohol si el niño tiene rasgaduras en la piel, pues podría quemar, advierte. En su lugar, use un antiséptico, como la solución Betadine, que alivia, seca y refresca sin quemar.

Busque fuentes de tensión. La tensión mental es otra causa común del mal olor de pies, según el doctor Walker. De hecho, el olor de la perspiración que resulta de la tensión se considera más ofensivo que el que se genera al hacer ejercicio. Si los pies de su hijo se han vuelto más olorosos últimamente, hable con él sobre las tensiones en la escuela, la casa o con sus amistades. Puede ayudarle a tratar con la tensión ocasionada por el cambio y la incertidumbre, para que mejore la condición de los pies con mal olor.

Pies doloridos

Consejos para quitar las molestias

¡Oh, mis pies me duelen! Cuando le duelen los pies, parece que *todo* duele y eso es tan cierto para un niño, como para un adulto. Cuando su hijo tiene un dedo gordo apretado, o el talón lastimado, probablemente usted escuchará muchos gimoteos y quejas.

El dolor de pies puede tener muchas causas diferentes y surgir en muchos sitios. Así que necesitará hablar con su hijo y determinar exactamente dónde está el dolor. Los zapatos demasiados ajustados son un irritante obvio, pero puede haber otros factores. El dolor de talón, por ejemplo, puede ser causado por rigidez del tendón de Aquiles. El dolor bajo la parte de la mitad del pie generalmente es el resultado de un problema del arco. El dolor en el dedo gordo es el resultado de un juanete. También pueden surgir ampollas en casi cualquier parte, así que una inspección rápida en los pies del niño es posible que sea muy reveladora. (Si ése es el problema, vea la página 24 para consejos adicionales.)

A L E R T A   M É D I C A

Cuándo ver al doctor

Si su hijo se queja de dolor de pies, revise en el pie si hay hinchazón, deformidad (cualquier cosa que parezca normal), enrojecimiento, si está más caliente que el otro pie o si hay pérdida de sensibilidad, dice Eli Glick, terapista físico en Bala Cynwyd, Pennsylvania. Si descubre cualquiera de estos síntomas, vea al médico.

Aun sin estos signos de alarma, lleve al niño al doctor si no disminuye el dolor o la hinchazón en cuatro a cinco días, dice Glick. El dolor o la hinchazón persistentes podrían ser un signo de fractura o torcedura.

Si su hijo es diabético, no trate sus pies en casa sin el consejo del médico, dice Glick.

Una vez que detectó la fuente del dolor, las siguientes sugerencias de los expertos, pueden ayudar a su joven a estar feliz y en movimiento.

Hielo en el talón para alejar el dolor. Algunos niños son especialmente propensos al dolor en los talones, entre las edades de 8 y 12 años, dice la doctora Suzanne Tanner, pediatra y médico del deporte en el Centro de Medicina del Deporte de la Universidad de Colorado, en Denver, Colorado. "A menudo es porque el tendón de Aquiles, al unir el músculo de la pantorrilla con el hueso del talón, está muy tenso", dice la doctora Tanner.

Para aliviar el dolor, sugiere poner hielo sobre el talón durante 10 ó 20 minutos después de la actividad. Sólo asegúrese de envolver el hielo en una toalla para que no esté directamente en contacto con la piel. Si no sirve, los aumentos en el tacón pueden ayudar. Están disponibles en muchos tamaños en la mayoría de las farmacias y tiendas de zapatos. "Haga que su hijo disminuya la cantidad de carreras y brincos que esté haciendo", agrega.

Combata el dolor con elasticidad. Los ejercicios de elasticidad también pueden ayudar a prevenir el dolor de talones. Aquí hay un ejercicio que recomienda la doctora Tanner: Haga que el niño se ponga de pie frente a la pared, a 40 cm de distancia; con las manos sobre ella haga que mueva la cadera hacia adelante, hasta recargarse contra la pared. "Este ejercicio afloja el músculo de la pantorrilla y el tendón de Aquiles", dice la doctora Tanner.

Afloje los zapatos duros. Si la parte posterior de los zapatos del niño está muy dura, es probable que puedan irritar el talón y causarle dolor, dice la doctora Elizabeth H. Roberts, profesora emérita de anatomía en el New York College of Podiatric Medicine en la ciudad de Nueva York y autora de *On Your Feet*. "Siempre que le compre a su hijo un par de zapatos nuevo, presione con su mano en contra de la parte trasera del zapato. Siga presionándolo para suavizarlo".

Apoye sus arcos locales. Siempre compre zapatos con soportes de arco interconstruidos. "Si su hijo tiene un arco medio o alto, es especialmente importante que el zapato le brinde soporte", dice la doctora Tanner. "Al no tener suficiente soporte para el arco en el zapato, puede estrechar el arco y causar fatiga y dolor."

Diga no a las sandalias. Aléjese de las sandalias, ya que no apoyan los arcos de los niños, dice Rosario Labarbera, jefe de podiatría en The General Hospital Center y el Hospital Saint Mary, ambos en Passaic, Nueva Jersey, y último presidente de la American Podiatric Medical Association en Bethesda, Maryland. "La fatiga puede venir por usar sandalias por largos periodos, y eso puede causar incomodidad", dice.

Brinque sobre las lesiones por impacto. Si su hijo ha estado brincando la cuerda o jugando otros juegos de impacto sobre el pavimento y empieza el dolor, haga que cambie de actividad o que la haga sobre un tapete, sugiere Eli Glick, terapista físico en Bala Cynwyd, Pennsylvania. También asegúrese de que el niño esté usando el calzado apropiado. Un par de zapatos deportivos para propósitos generales o entrenamiento de cross, que tenga buen apoyo, es lo mejor, dice Glick. Revise los zapatos periódicamente por el uso y sustitúyalos cuando sea necesario.

Déle a los juanetes un buen remojo. Si el dolor de pie en su hijo es en el dedo gordo y se está engrosando e hinchando la articulación, puede indicar el principio de un juanete. "A menudo hay una tendencia hereditaria para desarrollar juanetes, aunque generalmente no los vemos antes de las diez de la mañana", dice el podiatra Morton Walker, pediatra particular en Stamford, Connecticut, y autor de *The Complete Foot Book*. Para alivio temporal en los juanetes, el doctor Walker recomienda hacer que su hijo se remoje los pies dos veces al día, durante 15 minutos, en solución de sal de Epsom con agua caliente, con la suficiente profundidad para cubrir ambos pies completamente.

Ayuda para uñas enterradas

Las uñas que no salieron pueden ser muy dolorosas. "Como medida temporal para aliviar la incomodidad causada por el costado de la uña que corta la carne, ponga un poco de algodón entre la carne del dedo y la uña que no ha crecido", dice Elizabeth H. Roberts, profesora emérita de anatomía en el New York College of Podiatric Medicine, en la ciudad de Nueva York.

Para realizar este simple procedimiento, use un instrumento angosto, pero *no* afilado. "Si su hijo no puede estar, quizá deba intentar usar el borde de una lima de uñas. Asegúrese de que está limpia", agrega.

Si el problema persiste, y en particular sospecha de alguna infección, debe hacer que el médico o el podiatra vean al niño. "Los signos de infección pueden ser enrojecimiento, alguna secreción de pus y/o dolor", dice la doctora Roberts.

Para prevenir las uñas enterradas y que no sucedan en primer lugar, enseñe a sus hijos a no tirar de sus uñas. Asegúrese de que las uñas se corten en sentido recto y a través. "Si se deja la uña sólo un poco más allá de la marca de la uña, hay menos probabilidades de que crezca enterrada", dice la doctora Roberts. "Además, asegúrese de que los zapatos no sean demasiado pequeños, causando presión sobre la carne que está contra la uña."

Intente una lucha con el dedo gordo. El doctor Walker sugiere el siguiente ejercicio para ayudar a aliviar el dolor cuando empieza un juanete: con los pies unidos, tome una liga pequeña, pero gruesa, y engánchela alrededor de los dos dedos gordos del niño. Después haga que sostengan una lata pequeña (como las de champiñones) entre sus dos pies, deteniéndola en la depresión creada por la estructura del arco. Pida al niño que trate de jalar sus talones en contra de la resistencia que ejerce la liga. El doctor Walker dice que esto da flexibilidad a los dedos y los jala de los otros dedos, retirando presión de la articulación afectada.

Si el zapato le queda, que lo use. Los zapatos que no ajustan son la causa de los mayores dolores de pie en los niños, según la doctora Roberts. "Para que haya un buen ajuste, asegúrese de que queden 8 mm entre el final del dedo gordo y el frente del zapato", dice.

Los niños dejan los zapatos muy pronto. La doctora Roberts sugiere comprar zapatos para los adolescentes cada dos a tres meses, cuando son muy jóvenes. A medida que crecen, espere realizar compras cada seis meses, aproximadamente. "Aún a la edad de 12, un año es mucho tiempo para usar los mismos zapatos", dice.

Vaya por zapatos nuevos. "Evite los zapatos que alguien ya usó, aun cuando sean de la medida correcta", dice la doctora Roberts. "Cada zapato toma, inevitablemente, el contorno de la persona que lo usó previamente."

Piojos

Un ataque fulminante para limpiar el pelo

Sí, cualquier niño, hasta el suyo, *puede* tener piojos. Y, no, no necesariamente significa que su hijo no sea limpio. De hecho, los piojos en los niños son tan comunes como los resfriados. Hay un buen potencial para los piojos siempre que los niños están en grupo.

"Ocurren cerca de 10 millones de casos de piojos en la cabeza cada año y las tres cuartas partes se presentan en menores de 12 años" (en Estados Unidos), dice el doctor Edward DeSimone, farmacólogo y profesor adjunto de farmacología y ciencias administrativas y sociales, en la Escuela de Farmacología y Profesiones Aliadas con la Salud, en la Universidad Creighton en Omaha, Nebraska.

La primera pista de que su hijo puede tener piojos es comezón en el cuero cabelludo. Pero para ver la evidencia real, tiene que observar cuidadosamente la cabeza del niño. Aunque rara vez puede ver a los piojos mismos, sus nidos o sus huevos son fácilmente visibles. Esos huevos blanco-grisáceos, en forma oval, se adhieren firmemente al pelo. Son muy pequeños, como del tamaño de una semilla de ajonjolí, y no se lavan o vuelan, como lo haría una hojuela de piel.

Los remedios eficaces están tan cerca como la farmacia de la esquina. Pero una vez que trate adecuadamente a su hijo, es esencial asegurarse de que los piojos no regresen. Aquí está lo que los expertos sugieren hacer.

A L E R T A M É D I C A

Cuándo ver al doctor

Casi todos pueden ser tratados en casa cuando hay piojos en la cabeza, dice Deborah Altschuler, presidente y cofundadora de la Asociación Nacional de Pediculosis, en Newton, Massachusetts.

¿Las excepciones? Siempre consulte con su médico antes de usar un tratamiento casero en:

- Un niño menor de dos años.
- Alguien con alergias o asma.
- Una persona con piojos o nidos en las cejas o las pestañas.
- Una mujer embarazada o lactando.

El médico puede prescribir un medicamento diferente o querer supervisar el tratamiento en estas personas.

Asimismo, si está embarazada o lactando y necesita aplicar el tratamiento a alguien más, primero consulte con su doctor.

Ofrézcale confianza. Combatir a los piojos *sí* requiere tiempo y esfuerzo, pero enfrente el problema con tranquilidad, para que su hijo no se sienta avergonzado o atemorizado. Explíquele lo que son los piojos y que usted va a quitárselos, sugiere el doctor DeSimone, pero asegúrese de que su hijo comprenda que usted no lo culpa por tener piojos, dice.

Compre un producto contra piojos en la cabeza que no requiera receta médica. Puede desvanecer a los invasores con muchos productos que no requieren prescripción, como RID, A-200, R & C y NIX, dice el doctor DeSimone. "Todos estos productos son similares", explica: "una combinación de dos químicos que trabajan juntos, o uno sintético", vienen en presentación de champú, líquido o gel.[1]

En cualquier caso, debe seguir la indicaciones del paquete, porque estos productos son pesticidas, dice el doctor DeSimone. Evite comprar atomizadores, porque expone demasiado al niño ante el pesticida, previene Deborah Altschuler, presidente y cofundadora de la Asociación Nacional de Pediculosis, NPA, en Newton, Massachusetts, y profesora asistente adjunta de medicina preventiva y biométrica en la Uniformed Services University, Escuela de Medicina F. Edward Hébert en Bethesda, Maryland.

Considere un corte. Aunque no es necesario cortar el pelo de la niña sólo porque tiene piojos, el pelo corto puede facilitar el tratamiento contra ellos, dice Altschuler. Sin embargo, recuerde que no puede llevar a un niño con piojos a la peluquería o al salón de belleza.

Lávele el pelo sobre el lavabo. De esta forma podrá reducir el tratamiento sólo al cuero cabelludo, dice Altschuler. No debe usar el producto contra piojos en la regadera, donde no sólo el niño puede estar sin supervisión, sino porque la solución enjuagada puede caer en cascada por todo el cuerpo. "Estos productos son pesticidas y deben usarse con precaución", dice.

Antes de empezar, retire la blusa del niño y déle una toalla pequeña para cubrirle la cara. Si el producto llega a sus ojos, enjuáguelos muy bien con agua, de inmediato. Sin embargo, no se alarme si la piel se irrita un poco y hay comezón como resultado del eliminador de piojos, y no la confunda con reinfestación.

---

[1] En México no se utilizan los productos citados, ni los componentes de esas fórmulas. La base comúnmente usada es gamma-hexaclorociclohexano, también decametrina, tiabendazol, crotamitón y lindano. Los nombres comerciales son Difexon, Eprofil, Eurax, Herklin, Kuel, Scabene y Scabisan. Las presentaciones varían: crema, loción, champú, emulsión y solución.

Sea un recolector de nidos. El producto contra piojos matará a los piojos, pero no todos los nidos, dice la doctora Mary Meland, pediatra de HealthPartners en Bloomington, Minnesota. "Mientras más nidos pueda remover, hay menos posibilidades de una recurrencia unas cuantas semanas después", dice la doctora Meland. Tampoco debe correr el riesgo de confundir un nido nuevo con un nido viejo, agrega Altschuler.

Para retirar un nido, use un peine especial para remover nidos. Aunque habrá un peine empacado con el producto contra piojos, algunos funcionarán mejor que otros. Si el peine no es efectivo, puede retirar los nidos con un par de tijeras para bebés (con puntas romas) y cortar el pelo donde el nido se adhirió.

Después del tratamiento, cuando el pelo del niño esté seco o sólo ligeramente húmedo, péinelo; después utilice un cepillo dental viejo y agua para remover los nidos del peine. Si su hijo usa una toalla o bata de baño, arrójelos a la lavadora con agua caliente, junto con cualquier otra prenda que estuviera usando antes del tratamiento y séquelos en la secadora caliente.

Trate al mismo tiempo a todos los que están infestados. Sólo se necesita un piojo para infectar a un niño (ponen cerca de 10 huevos al día), y los piojos se transmiten fácilmente de una persona a otra. Para eliminar a todas esas criaturas, necesitará examinar a todas las personas que vivan en su casa, dice Altschuler, pero trate sólo a quienes están infestados.

Haga limpieza. Una vez que detectó los piojos y trató a sus niños, necesita limpiar su casa. Primero, reúna todo lo lavable que ha estado en contacto con la cabeza de su hijo. "Esto significa sombreros, mascadas, abrigos con cuello alto, bandas para el pelo y cualquier otra prenda que haya podido usar en los últimos días", dice Altschuler. Logre la cooperación de su hijo para hacer esto. Es una oportunidad excelente para comenzar a enseñarle la responsabilidad en el comportamiento de la salud personal. No olvide las sábanas, almohadas y toallas. Lave todo con agua caliente y séquelo en la secadora caliente.

Lo que no se pueda lavar, puede pasarle la aspiradora o enviarlo a la tintorería. Aspire los sillones, cojines, colchones y alfombras (especialmente alrededor de las camas); después ponga la bolsa de la aspiradora dentro de una bolsa de plástico y elimínela. Para limpiar los peines y cepillos, remójelos en agua caliente (no hirviendo) durante 10 minutos.

Cuide a Teddy. Sí, los animales de felpa, rellenos o de peluche con los que su hijo juega también deben recibir tratamiento. Puede tratar de aspirar cuidadosamente los animales favoritos del niño, para que le sigan brindando compañía, y coloque los demás en una bolsa plástica grande para basura. Séllela con un alambre y colóquela lejos del alcance del niño.

Generalmente los piojos no pueden sobrevivir fuera del cuero cabelludo por más de 24 horas, pero a los huevos les toma de 7 a 10 días madurar. De ahí que mantenga sellada la bolsa durante 14 días, dice el doctor DeSimone. "Pasado ese tiempo, ningún piojo o huevecillo que pudiera haber estado en los juguetes estará vivo", dice. Cualquier otro artículo, como los audífonos, que no pueden lavarse muy bien ni aspirarse, debe recibir el mismo tratamiento en la bolsa plástica que los muñecos, según el doctor DeSimone. Sólo asegúrese de mantener todos los artículos empacados lejos de los niños pequeños, por el riesgo de sofocación.

Revíselo diariamente. Todos los días debe revisar la cabeza de cada niño en su casa, para buscar nidos, cuando menos durante siete o diez días después del tratamiento, por si alguno se le pasó. "Revise y busque nidos por todo el pelo, pero preste más atención detrás de las orejas y la base del cuello", dice la doctora Meland. Si encuentra nueva evidencia de piojos, necesitará darle otro tratamiento a su hijo. Sin embargo, "si requiere un segundo tratamiento, se debe dar siete o diez días después del primer tratamiento", dice el doctor DeSimone.

Es una buena idea incorporar la revisión de cabeza a la rutina diaria, aun cuando hayan quedado erradicados los piojos, para vigilar su posible recurrencia. Es más fácil combatir a los piojos, mientras más pronto los descubra.

Enséñele a no compartir *todo*. Todo lo que se necesita es un piojo que, para ir de paseo, es el camino hacia el sombrero o el cepillo de otro niño. "Todos queremos que nuestros hijos compartan sus pertenencias", dice el doctor DeSimone, "pero debe enseñarles que *nunca* deben compartir peines, cepillos, sombreros, adornos para el pelo ni audífonos". Explíqueles por qué no deben compartir esos artículos y asegúrese de que cada niño tenga su peine y cepillo. De hecho, su hijo debe llevar un peine y cepillo adicionales a la escuela, para que así no se sienta tentado a pedir prestado.

Problemas posturales

Consejos rectos ante la mala postura

Si considera el poder de la gravedad y la flexibilidad de los cuerpos jóvenes, no hay que extrañarse al ver a los niños con postura desgarbada y doblarse sobre los muebles. Pero tan cierto como es que siempre serán niños desgarbados, también habrá siempre padres gritando: "¡enderézate!". El problema es que el grito de guerra de los padres normalmente llega a oídos sordos. La gravedad tiene prioridad.

Pero ¿qué tan importante es la buena postura?

"Nacemos con curvaturas normales en nuestra espina y la intención de la buena postura es apoyar esas curvaturas naturales y mantenerlas", dice Eli Glick, terapista físico en Phycare Physical Therapy, con oficinas en Bala Cynwyd y Flourtown, Pennsylvania. "Si su hijo es desgarbado al caminar y se recarga en la silla cuando se sienta, está aumentando sus probabilidades de lastimarse la espalda."

El comportamiento postural que sus hijos aprenden ahora permanecerá con ellos por toda su vida adulta, dice Glick. La mala postura del niño puede significar dolor de espalda al ser adulto.

Pero ¿cómo puede hacer que su hijo tenga buena postura, cuando "¡enderézate!" no parece dar resultado? Aquí hay algunos consejos para mejorar la postura que le dan los profesionales.

Practique sentado ejercicios de estiramiento. Para mejorar la postura, su hijo debe intentar algunos ejercicios mientras está en posición de

351

A L E R T A   MÉDICA

Cuándo ver al doctor

A veces la postura desgarbada en un niño es el resultado de un problema de crecimiento, en vez de un problema postural. Éste puede ser el caso de un niño con escoliosis, una curvatura anormal, de lado a lado, en la espina.

Si hay antecedentes de escoliosis en su familia, será conveniente que vigile a sus hijos durante la adolescencia ante cualquier signo de anormalidad, dice Nancy Schommer, autora de *Stopping Scoliosis*.

"Busque si un hombro es más alto que el otro, o una cadera parece estar más arriba que la otra. Vea si la ropa nunca le queda a su niño, o si los dobladillos siempre quedan disparejos. Esas son claves para buscar ayuda profesional. Cuando tenga duda, consulte a un ortopedista especializado en escoliosis", dice Schommer.

sentado, según Sharon DeCelle, terapista física que ejerce por su cuenta en Memphis, y directora de Terapia Física en Hillhaven-Raleigh, instalaciones para entrenamiento de enfermería en Memphis. Haga que su hijo se siente erecto en la silla, bien alejado del respaldo. Pídale que jale sus hombros, juntos, hacia la espalda. Entonces debe tratar de empujarlos hacia abajo, para traerlos hacia la posición desgarbada.

Ahora pídale que eleve sus brazos sobre la cabeza, con las palmas hacia afuera. Debe mover los brazos hacia abajo, doblando los codos, como si estuviera tratando de ponerlos en los bolsillos traseros, y mantenerse así durante cinco o diez segundos.

"Haga que su hijo realice este ejercicio varias veces en secuencia, tres veces al día", sugiere DeCelle. Lo mejor es realizar el ejercicio con su hijo, dice, ya que la mayoría de nosotros no tiene la postura óptima.

Hable de lo que está sucediendo. "En la pubertad, algunas niñas se encorvan para ocultar su desarrollo", dice DeCelle. "Como las niñas crecen más rápido que los niños, con frecuencia están más conscientes sobre su altura y sus pechos", señala DeCelle. Hable con su hija sobre los cambios que está experimentando, sugiere DeCelle. Ayúdela a sentirse bien sobre ella misma y asegúrele que los muchachos chaparros la alcanzarán muy pronto.

Siga la ruta de actividades extraescolares. Una de las mejores cosas que puede hacer para que su hija supere su mala postura es inscribirla en algunas clases con tipos de movimiento como: danza, gimnasia, patinaje sobre hielo o natación, cualquiera que a la niña le guste y quiera aprender, dice DeCelle. "Estas clases le ayudarán a promover la percepción de su cuerpo, le enseñarán habilidades motoras y le darán autoconfianza".

Agregue movimiento al tiempo de estar sentado. "Realmente es muy importante alentar a los niños a *no* estar sentados en una silla, hora tras hora", señala Glick. Como los periodos largos de estar sentado, sin movimiento, ponen mucha tensión en la espina, un niño debe ponerse de pie y moverse con la mayor frecuencia posible; preferiblemente, debe cambiar de posición cada media hora.

Si su hijo *tiene* que sentarse por un tiempo largo, enséñele algunas formas de cambiar su posición tanto como le sea posible, sugiere DeCelle. "El niño que está atrapado en el escritorio todo el día en la escuela debe encontrar formas de mover su cuerpo, aun cuando esté sentado." Los maestros pueden decir que se mueve mucho, pero su postura se beneficiará.

Levante el libro. Un niño no le hace bien a su espalda si está echado sobre su escritorio, mirando el libro hacia abajo. "Cuando su hijo esté haciendo la tarea, deberá levantar el libro en ángulo", dice Glick. Es bueno tener un atril de libros sobre el escritorio. Pero si no lo tiene, puede recargar el libro que está leyendo sobre otra pila de libros.

Compre una silla del tamaño del niño. "El mobiliario del niño debe ser de su tamaño", dice DeCelle. "Es difícil sentarse adecuadamente en una silla, cuando los pies no pueden hacer contacto con el piso." Si todas las sillas en su casa son altas, ponga un banquito frente a la silla que usa regularmente su hijo, para que no le cuelguen los pies.

Haga que le revisen la vista. La mala vista también puede contribuir a la mala postura, si su hijo se fuerza a pegarse a los libros sólo para ver las letras, dice Glick. Si su hijo se encorva sobre su escritorio y se pega a la página, haga que le revisen la vista.

Ajuste el ángulo de la computadora. Si todos en la familia usan una computadora, la pantalla puede estar a la altura conveniente para los adultos y no para los niños. Muéstreles a sus hijos cómo ajustar el monitor, para que lo vean cómodamente, sugiere Glick.

No cruce las piernas. "Mantener las piernas cruzadas por mucho tiempo no es bueno", así que no les enseñe a sus hijas a sentarse en una posición de dama", dice DeCelle. "La mejor postura es sentarse con las piernas ligeramente separadas, con ambos pies plantados firmemente sobre el suelo."

Coloque una almohada. "Sentarse correctamente es importante para la buena postura", dice Glick. La mejor silla es la que brinda soporte arriba y abajo en toda la espina, incluida la región lumbar. Una silla con el respaldo recto puede mejorarse al colocar una almohada detrás de la región lumbar del niño, para mejor soporte. Si la almohada regular de la cama es muy grande, trate con un cojín del sillón, o compre especialmente una "almohada para la espalda".

Acepte los pies descalzos. Las investigaciones recientes han demostrado que es más probable que los niños tengan buena postura si están sin calzado siempre que pueden y es seguro, dice Janet Perry, terapista física de Rehabilitation Network en Portland, Oregon. "De esa forma obtienen mayor 'información sensorial' de sus pies y tendrán mejores habilidades posturales y para caminar." Se debe permitir a los niños andar descalzos por la casa y en otras partes donde sea seguro, como una forma de mejorar su postura, según Perry.

Cambie la posición de la TV. "Sea un buen ejemplo", sugiere Glick. Si los padres y los hermanos mayores se encorvan, también es muy posible que los menores se encorven. "Si se recuesta sobre el sillón frente al televisor, es un mal ejemplo", dice Glick. Si es lo que hacen papá y mamá, será difícil convencer al niño de que se siente derecho.

Ponga un pie arriba. "Si su hijo tiene que pararse en algún lugar por un tiempo prolongado, enséñele a poner uno de sus pies arriba de algo durante un rato y después cambiar, poniendo uno un rato, luego el otro", dice DeCelle. Al pararse sobre un pie se reduce la tensión de la espalda.

Quemaduras

Formas para tratarlas

Usted está tomando un café sobre la mesa de la cocina con su mejor amiga, escuchando con atención mientras le describe su triunfo sobre una rival en la oficina, cuando de pronto su bebé llega hasta la mesa, sujeta la esquina del mantel y lo jala. La taza de café se vuelca y caen cascadas de café caliente sobre el brazo del niño.

A medida que los gritos de su hijo van en aumento, también el pánico en usted. No sabe si correr por agua, hielo, mantequilla o por el doctor. ¿Qué es lo que debe hacer?

Cuando su hijo se queme, debe actuar rápidamente para controlar el daño y aliviar el dolor. Cualquier quemadura seria requiere cuidados de emergencia (vea "Alerta Médica", en la página 356), pero si la piel sólo está un poco roja, la quemadura será normalmente menor y podrá tratarla en casa. Aquí está como.

Enfríela con agua. "Si su hijo se quemó o se escaldó, aplique compresas húmedas frías (use lienzos o toallas de papel mojados) durante 10 o 15 minutos", dice la doctora Lynn Sugarman, pediatra en Tenafly Pediatrics, en Tenafly, Nueva Jersey, y asociada en pediatría clínica en el Hospital de Bebés, del Centro Médico Presbiteriano de Columbia, en la ciudad de Nueva York. "El agua fría es un auxilio para detener la extensión de la quemadura y le ayudará a aliviar el dolor", dice la doctora Sugarman.

355

A L E R T A   M É D I C A

Cuándo ver al doctor

Las quemaduras serias requieren la atención del médico, dice la doctora Lynn Sugarman, pediatra en Tenafly Pediatrics, en Tenafly, Nueva Jersey. Recomienda que lleve a su niño quemado al médico o al hospital, bajo las siguientes circunstancias:

- Por cualquier quemadura que ocasione ampollas o en que la piel se torne blanca.
- Si persisten las secreciones o el enrojecimiento durante más de 24 horas o si hay mucho dolor.
- Por todas las quemaduras eléctricas.
- Por todas las quemaduras que involucren la boca, manos o genitales.
- Por cualquier quemadura que cubra 10% o más del cuerpo de su hijo.
- Por una quemadura que abarque un brazo o una pierna.
- Por inhalación de humo.

No se preocupe por el hielo. No aplique hielo a la herida, advierte la doctora Sugarman, y no agregue cubos de hielo al agua fría. El hielo y el agua helada podrían dañar la piel. Ofrezca acetaminofén (Tempra, Panadol, Tylenol infantiles) para el dolor. Revise las indicaciones del paquete para la dosis correcta, según la edad y el peso de su hijo, y si es menor de dos años, consulte al médico. Pero no use anestésicos tópicos en atomizador, porque pueden causarle una reacción alérgica.

Use gasas, no crema. "Nunca ponga mantequilla, grasa, aceite o ungüento en crema sobre una quemadura. Mantienen el calor en el tejido quemado y empeoran la quemadura", dice Barbara Lewis, técnica en quemaduras y educadora comunitaria sobre quemaduras en la Fundación de Quemados de Saint Barnabas en Livingston, Nueva Jersey. En su lugar, "cubra la zona cuidadosamente con un lienzo limpio y seco, como un cojín de gasa", aconseja.

Deje las ampollas. "Si se forma una ampolla en el sitio donde se quemó su hijo, déjela", dice la doctora Sugarman. La superficie de la ampolla actúa como cubierta protectora en tanto se cura la piel que está debajo, y si la rompe puede ocasionar una infección, advierte. Si la ampolla se rompe accidentalmente, consulte con su médico para asegurarse de que la vacunación antitetánica de su hijo está vigente.

Alerta ante la infección. "Mantenga un ojo sobre la quemadura de su hijo. Si nota cualquier aumento en hinchazón o enrojecimiento, o si la zona empieza a oler o a supurar, vea al médico", dice la doctora Sugarman. "La quemadura podría haberse infectado, y necesitará tratarla con antibióticos".

Quemaduras por el sol

Formas para contrarrestar sus rayos riesgosos

Probablemente esté bien advertido de que mucho sol puede aumentar en su hijo el riesgo de cáncer en la piel, más tarde en la vida, además de hacerlo sentir bastante miserable *ahora*, así que probablemente tendrá cuidado de untarle filtro solar en esa vulnerable piel joven, antes de salir al exterior.

Pero en ocasiones, se le olvida algo, o montar en bicicleta bajo el sol ocasiona que su hijo sude la primera capa de filtro solar, o el filtro se elimina con los clavados frecuentes en la alberca del vecino. Sin importar la razón, su hijo regresa a casa con el caso clásico de enrojecimiento por quemaduras solares. Y está ardorosamente incómodo.

Aquí está lo que puede hacer para ayudar a su niño quemado por el sol, y hacer que pase por el proceso de curación en la forma más confortable posible, así como algunos consejos de cómo proteger la piel del niño de daños futuros por el sol.

Tratamiento

Remoje en agua fría. Ponga a su niño en un baño frío, pero no helado. Eso puede ayudarlo a sacar el calor y le dará un poco de alivio a la piel caliente, dice el doctor Richard Wagner hijo, profesor de dermatología en la Rama Médica de la Universidad de Texas, en Galveston.

A L E R T A   M É D I C A

Cuándo ver al doctor

Casi todos tendrán quemaduras solares si están al sol por mucho tiempo sin protección. Pero las quemaduras severas en niños muy pequeños, especialmente si aparecen en un periodo muy corto, podrían indicar otro problema, dice la doctora Frances Storrs, profesora de dermatología en la Universidad de Ciencias de la Salud de Oregon, en Portland.

"Si su niño presenta una sensibilidad de ese tipo, debe discutirlo inmediatamente con su médico o con el dermatólogo. Hay varias enfermedades serias que se asocian con la sensibilidad extrema al sol", dice la doctora Storrs.

Sin embargo, los niños con la piel normal sólo necesitan atención médica si hay ampollas en una zona grande del cuerpo o si la quemadura va acompañada por jaqueca, escalofríos o fiebre, dice el doctor John E. Wolf hijo, asesor del Departamento de Dermatología en el Colegio de Medicina Baylor en Houston, Texas. Todos estos son signos de que pudo haber ocurrido infección o insolación. Para eso, necesita ayuda profesional de inmediato.

Agregue avena al baño. La avena coloidal Aveeno, disuelta en un baño de tina a temperatura corporal, es reconfortante para la piel quemada por el sol, dice el doctor John E. Wolf hijo, consejero del Departamento de Dermatología en el Colegio de Medicina Baylor, en Houston, Texas. Puede encontrar Aveeno en la mayoría de las farmacias estadunidenses. Las indicaciones para su uso están en la caja.

O póngale una envoltura mojada. Si un baño frío no es práctico, sólo envuelva al niño quemado en una camisa mojada o una toalla mojada, sugiere la doctora Frances Storrs, profesora de dermatología en la Universidad de Ciencias de la Salud de Oregon, en Portland. Esta es una táctica particularmente útil si está acampando o en la playa, señala.

Aplique un humectante. "Después de darle a su hijo un baño con Aveeno o envolverlo en la toalla mojada, aplíquele un humectante para suavizar la piel y ayudarle a retener parte del agua", dice el doctor Wolf. No es buena idea aplicar un humectante, sino hasta que haya enfriado bien la piel, ya que éste podría atrapar el calor.

Espolvoréelo. La loción de Calamine puede aliviarlo, porque el polvo suspendido en la loción ayuda a que la piel pierda calor, explica la doctora Storrs. "Aun el talco sencillo puede aliviarle", dice.

Déle acetaminofén. El acetaminofén (Panadol, Tempra, Tylenol infantiles) puede aliviar el dolor de un niño lloroso por una quemadura dolorosa, dice el doctor Wolf. El dolor empeora los dos primeros días después de la exposición y luego disminuye. Revise las indicaciones del paquete para la dosis correcta según la edad y el peso de su hijo, y si el niño es menor de dos años, consulte al doctor.

Intente con el Benadryl. Una vez que la quemadura ya no duela, puede empezar a dar comezón irresistible. "Si el niño no puede soportar la picazón, puede darle un antihistamínico que no requiera receta médica, como el Benadryl", dice el doctor Wolf. Lea las indicaciones en el paquete para asegurarse de que el producto es recomendable para la edad de su hijo. Para la dosis correcta, siga las indicaciones del paquete o consulte a su médico. Algunos doctores no aconsejan la crema de Benadryl, o el atomizador, porque puede causar una reacción.

Medidas preventivas

Aplíquele filtro solar frecuentemente. Aplique el filtro solar 30 minutos antes de mandar al niño al exterior, dice el doctor Wagner. Recuerde que ni los filtros a prueba de agua no son eternos, especialmente si el niño está jugando muy fuerte y suda, o nada. "Es importante reaplicar el filtro solar periódicamente y asegurarse de que aplica una cubierta uniforme sobre la piel del niño", dice. "Generalmente, eso requiere de bastante producto."

Piense en 15. "Para niños mayores de dos años, siempre deberá usar un filtro solar con un factor de protección solar (SPF) de cuando menos 15, sin importar el tipo de piel", dice el doctor Wagner. "De otra forma, su hijo sencillamente no está obteniendo suficiente protección."

Traiga uno nuevo. Los bloqueadores solares no duran por siempre. "Elimine los que tienen más de un año", aconseja el doctor Wagner. "El ingrediente activo se vuelve menos efectivo con el paso del tiempo."

Aplique filtro solar bajo la ropa. Sí, es buena idea ponerse una camiseta protectora para jugar en el agua, pero la ropa no es *completamente* protectora contra las quemaduras de sol, dice el doctor Wagner. "Las playeras de algodón tienen un SPF aproximado de 8 y, cuando se moja, la protección al sol es todavía menor. Así que también debe aplicar filtro solar *bajo* la camiseta de su niño. Los materiales más delgados dejan pasar todavía más rayos dañinos", dice.

Tenga especial cuidado con los bebés. Los bebés tienen una piel frágil y vulnerable, así que limite su tiempo en el sol. "Cuando salga, asegúrese de que su bebé esté cubierto con ropa ligera, o coloque una pantalla de algún material sobre la carreola", sugiere el doctor Wolf.

También debe ponerle filtro solar al bebé, sin importar qué tan joven es. "Ha habido mucha preocupación sobre qué parte de los químicos en los filtros solares eran absorbidos por la piel de los bebés", dice la doctora Storrs. "Pero, desde mi punto de vista, en tanto utilice un filtro solar con un SPF entre 8 y 15, no debe haber riesgo por el filtro solar para los bebés."

Evite las horas picos para las quemaduras. El momento para el mayor daño por el sol va de las 10 de la mañana a las 3 de la tarde, así que es mejor para su hijo evitar salir al patio, a la playa o al campo de juegos durante esas horas. Pero las horas picos dependerán del lugar donde usted viva, dice el doctor Wagner. "Por ejemplo, en Texas, los estudios han mostrado que hay daño sustancial por el sol entre las 8 de la mañana y las 6 de la tarde durante el verano", dice. ¿La solución? Evite lo que parezca ser la parte más calurosa del día y tome precauciones todo el tiempo.

Proporciónele una cubierta para la cabeza. No le tomará mucho tiempo convencer a un jovencito para que use una gorra de beisbol, pero trate de hacer que la use con la visera hacia adelante y no para atrás. Proporciónele sombreros a todos los niños, con bonetes para el sol para los bebés, dice el doctor Wagner. "Los sombreros tipo safari, que tienen un drapeado sobre el cuello, son particularmente buenos", dice. El pelo largo también brinda a las orejas alguna protección para el sol, agrega el doctor Wagner; y las orejas son un lugar común para el cáncer de la piel.

Vigile las pecas. Las pecas pueden ser muy bellas, pero también, un signo inicial de alerta de que su hijo está tomando demasiado sol, dice el doctor Wagner. Si aparecen las pecas, reafirme la regla de siempre usar un sombrero y tenga especial cuidado con el filtro solar.

Recuerde el sol de invierno. Muchos padres no piensan que haya muchos rayos solares durante el invierno, pero enero puede ser casi tan dañino como agosto. "Si a su hijo le gustan los deportes de invierno o vive en una región de gran altitud, el sol puede ser dañino hasta en lo más crudo del invierno", dice el doctor Wagner. "Asegúrese de aplicar filtro solar, especialmente cuando se involucra la nieve, dado que la nieve refleja la luz solar."

Siéntase tranquilo al usar PABA. En algún tiempo, hubo preocupación porque un ingrediente activo en muchos filtros solares, llamado ácido para-aminobenzoico (PABA), podría causar una reacción alérgica en las personas, dice la doctora Storrs. "La alergia a los filtros solares llega a presentarse, pero es extremadamente rara", dice. "Si su hijo es alérgico a algo en el filtro solar, es más probable que sea a los preservadores o los perfumes y no al PABA." Busque las marcas etiquetadas como hipoalergénicas y libres de fragancias.

Rabietas

Técnicas para domar el temperamento

Puede suceder en cualquier momento a partir de los 14 meses. Su bebé dulce y mimoso de pronto se vuelve un monstruo temperamental, que hace rabietas que le hacen recordar las posesiones demoniacas. Quizá le sorprenda aprender que las rabietas son perfectamente normales, y no demoniacas, en los humanos de *todas* las edades, según William Sobesky, profesor asistente clínico de psiquiatría en el Centro de Ciencias de la Salud de la Universidad de Colorado, en Denver.

"Todos hacemos rabietas. Nunca maduramos completamente. Como adultos, sólo somos más sutiles para expresar nuestro descontento", dice el doctor Sobesky. "Los que tienen dos años de edad, por otra parte, son más directos y retadores. Sólo lo dejan salir."

Su papel como padre de un niño en sus "terribles dos", es enseñarle a controlar sus rabietas, a aprender algo de sutileza y a moderarse, en lo que los adultos ya tienen tanta práctica. En tanto que la agitación en los ojos salvajes y los gritos, que caracterizan las rabietas de los niños a esa edad, generalmente disminuyen a los tres, con ayuda; algunos niños tienen momentos más difíciles que otros para manejar su temperamento, dice el doctor Sobesky.

Pero aquí hay algunas técnicas que pueden ayudarle a prevenir que los terribles dos se prolonguen hasta los terribles doce.

Reconozca y evite puntos difíciles. Es más probable que los niños estallen de ira cuando están cansados, hambrientos o se sienten presionados.

A L E R T A M É D I C A

Cuándo ver al doctor

En muy raras instancias, el niño que se altera emocionalmente y sostiene la respiración puede tener un ataque real, según el doctor Francis J. DiMario hijo, profesor asistente de pediatría y neurología en la Universidad de Connecticut, en Farmington. "Puede perder la conciencia, tener rigidez, hacer unos cuantos movimientos espasmódicos y dejar de respirar", dice. "La primera vez que esto sucede puede ser realmente atemorizante."

Aunque pueda suceder sólo una vez, debe reportar el episodio a su doctor, dice el doctor DiMario. Algunos problemas neurológicos también pueden ocasionar ataques, así que su médico quizá quiera evaluar a su hijo para asegurar que tenga buena salud. El doctor DiMario, quien ha estudiado el fenómeno y publicado sus hallazgos en el *American Jornal of Diseases of Children*, ofrece estas sugerencias para enfrentarse con los episodios de contención de la respiración.

- Trate el hecho en la misma forma en que lo haría si el niño se desmayara. Recuéstelo plano sobre el piso, con la cabeza volteada hacia un costado, para evitar el ahogamiento en caso de vómito.
- Tranquilice todo lo posible al niño, quien puede sentirse desorientado después.
- Después del episodio, una vez más establezca los límites para el mal comportamiento. No ceda solamente para evitar estos episodios.

"Si puede predecir esas ocasiones en que habrá problemas, a menudo podrá trabajar alrededor de ellos", dice el doctor Sobesky.

Usted quizá pueda eliminar las espantosas rabietas en la caja del supermercado, por ejemplo, si no va de compras cuando el niño está hambriento. O un niño que se enfurece por la mañana, durante la "hora de las carreras" por la casa, cuando los padres se alistan para el trabajo y los hermanos mayores para la escuela, podría necesitar que lo despierten media hora antes. "Conozca los momentos difíciles para su niño, para que pueda prevenir sus rabietas", dice el doctor Sobesky.

Cuando las rabietas le quitan el aliento

Si usted es uno de esos desafortunados padres cuyo hijo, en los espasmos de la rabieta, contiene la respiración, primero respire usted profundamente y luego recuerde lo siguiente. "Contener el aliento casi siempre es inofensivo", dice el doctor Francis J. DiMario hijo, profesor asistente de pediatría y neurología en la Universidad de Connecticut, en Farmington.

En tanto que contener la respiración puede parecer una forma de manipulación, los niños no lo hacen a propósito, según explica el doctor DiMario. "De hecho, es un reflejo, que surge cuando el niño que llora exhala con fuerza la mayoría del aire de sus pulmones." La mayor parte de las veces, estos incidentes de retención de la respiración se resuelven en 30 o 60 segundos, cuando el niño recupera la respiración y comienza a gritar otra vez.

No hay mucho que usted pueda hacer sobre estas secuencias de hechos impredecibles, dice el doctor DiMario.

Intervenga pronto. Es mucho más fácil detener una rabieta cuando apenas empieza, que cuando está en su apogeo, dice el doctor Sobesky. Con los niños pequeños generalmente funciona la distracción. "Busque interesarlo en algo más, como un juguete o un juego", dice. "A veces funciona hasta hacerle cosquillas o ponerse bromista."

Cambie de "alto" a "siga". Los niños pequeños responden mejor a las peticiones de los padres para que hagan algo, las llamadas instrucciones "siga", en vez de las peticiones para que dejen de hacer algo, dice el doctor Mark

Roberts, profesor de psicología en la Universidad Estatal de Idaho, en Pocatello. "Si su hijo está gritando y chillando, pídale que venga hacia usted, en lugar de decir que deje de gritar. Así es más probable que le obedezca", dice el doctor Roberts.

Nombre la emoción. A veces un niño de dos años no es capaz de expresar en palabras, o ni siquiera entender, sus sentimientos de rabia. Para darle algún control sobre sus emociones, tiene que darles un nombre, dice el doctor Lewis P. Lipsitt, profesor de psicología y ciencias médicas y director fundador del Centro de Estudios del Niño en la Universidad Brown de Providence, Rhode Island.

"Sin hacer un juicio sobre sus emociones, trate de que el niño o niña reflexione sobre lo que está sintiendo, como: 'Quizá estás enojada porque no puedes tener una galleta'", dice el doctor Lipsitt. "Después de aclarar lo que posiblemente sean sus sentimientos, ya hay límites para su comportamiento. Dígale: 'Aunque estás enojada, no debes gritar y chillar en la tienda'". Eso ayudará a enseñarle a la niña o niño que hay ciertas situaciones en que ese comportamiento no le será permitido.

Dígale la verdad acerca de las consecuencias. "Con los niños pequeños a menudo es útil explicar las consecuencias de su mal comportamiento", dice el doctor Lipsitt. "Explique las cosas con sencillez: 'Estás actuando fuera de control y aquí no permitimos eso. Si continúas, tendrás que ir a tu habitación.'"

Pida una pausa. "Los recesos en la silla son la disciplina de elección para los niños en edad preescolar", dice el doctor Roberts. Explica que al niño que tiene una rabieta se le debe pedir que se siente en una silla cercana a la pared (lejos de entretenimientos y de objetos peligrosos) por un corto periodo.

"Por las investigaciones sabemos que menos de un minuto no es efectivo", dice el doctor Roberts. Generalmente, toma de dos a cinco minutos para que el niño se calme, dice. No debe hablarle durante ese tiempo.

Cuando ya transcurrió el tiempo y el niño se calmó, explíquele que sus rabietas no serán toleradas. Después, déle unas cuantas sugerencias para comportamiento alternativo y permita que las cosas regresen a la normalidad, dice el doctor Roberts.

Mande al niño a otra habitación, para un receso. Como muchos padres han descubierto, un pequeño fuera de control quizá no permanezca sentado en la silla. "En esas situaciones, puede ser útil un tiempo corto de receso en una habitación separada", dice el doctor Roberts.

"Si el niño se rehúsa a tener el receso sentado en la silla, tome al niño por el brazo y llévelo a su habitación", sugiere. "Cierre la puerta, manténgala cerrada y espere 60 segundos, escuchando con cuidado los sonidos 'peligrosos', como brincos en la cama, que requerirían intervención. Lo que sucede normalmente es que el niño continúa con la rabieta en la puerta. Después de 60 segundos, abra la puerta con cuidado, lleve al niño de regreso a la silla para el receso y dígale que permanezca ahí y se calle." Quizá deba hacer esto tres veces o más antes de que el niño permanezca en la silla, dice el doctor Roberts. Si un niño se rehúsa repetidamente y en forma agresiva a permanecer en la silla durante la pausa o receso, es tiempo de buscar ayuda profesional, agrega.

Sea congruente con su advertencia. Una vez que le dice a un niño que debe tomar un momento de receso en su habitación o en la silla, debe ser consistente, agrega el doctor Roberts. "De otra forma, es como la historia del niño que gritaba que viene el lobo. Las advertencias vacías no consiguen nada. Los niños las apagan como a la música de fondo."

Cuente hasta 10 (o más). No es sólo el niño quien necesita un momento de receso. *Usted* puede necesitarlo también, especialmente si está al borde de perder el control después de la explosión temperamental de su hijo. "Sólo diga al niño, 'estoy muy molesta contigo ahora. Necesito calmarme antes de hablar'", sugiere el doctor Sobesky.

"Está bien sentirse enojado, pero no está bien perder el control", dice. "Cuando los padres gritan o chillan, no son un buen modelo para sus hijos. Si pierde el control, discúlpese; diga: 'Lo siento. Mi coraje fue el que habló, no yo'. Los niños perdonan fácilmente."

Contrarreste el miedo con amor. Un niño que tiene una explosión temperamental es posible que pueda sentirse atemorizado ante la intensidad de sus propias emociones fuera de control. "Las reacciones de ira atemorizan a quien está enojado", dice el doctor Lipsitt. "En medio de su ira, los niños sienten a menudo como si pegaran, lo que es un sentimiento particularmente molesto en un niño mayor."

La mejor forma de controlar esos sentimientos es expresando su amor y preocupación. "Diga al niño que pronto todo estará bien", dice el doctor Lipsitt, "y que es natural tener esos sentimientos, aunque no sean lo deseable".

Recuerde una imagen de calma. Un consejo muy útil, que se puede intentar con su hijo para mantener su temperamento bajo control, es pedirle que imagine algo calmante o "frío", frío como en el hielo, no como en *Beverly Hills 90210*, dice el doctor Thomas Olkowski, psicólogo clínico que ejerce por su cuenta en Denver, Colorado.

"Cuando los padres de un niño con el que trabajé intentaron este acercamiento, el niño habló de varias imágenes que le recordaban 'mantenerse frío'. Al principio, se imaginaba él mismo sentado sobre un bloque de hielo o saliendo durante una tormenta de nieve. Pero finalmente se ubicó como un pingüino de tela como su recordatorio imaginario, porque los pingüinos siempre se conservan fríos."

Si ellos no pueden controlarlo, ayúdelos a que lo controlen. Un niño que temperalmente es violento no podrá cambiar en una noche, pero puede hacer pequeños cambios cada día, dice el doctor Olkowski. "Digamos que su hijo pierde el control tres veces al día. Elija un día y trabaje para contenerlo y reducirlo de tres a dos, sólo para darle un sentimiento de control. En ese punto, quizá pensará: 'Lo hice ya una vez. Quizá lo pueda volver a hacer'. Eso le dará un sentimiento de cumplimiento."

Rechazo a la escuela

Ayuda para el poco dispuesto

Durante el primer mes en la escuela secundaria, Stephen empezó a extrañar la rutina del autobús escolar.

Cuando Jane entró al primer grado de primaria, empezó a tener fuertes dolores de estómago todas las mañanas en que había escuela.

Teddy, de tres años, gritaba con angustia cada vez que su madre lo dejaba en el jardín de niños.

Todos estos niños comparten un problema que les sucede a muchos: no querían ir a la escuela. Las causas posibles varían entre la simple ansiedad ante la separación de sus padres, hasta problemas serios con la escuela, los compañeros o el maestro.

Una vez que haya descartado cualquier padecimiento físico, aquí está cómo puede lidiar con un niño que no quiere ir a la escuela.

Para todos los niños

Explique los hechos. Cualquiera que sea la edad del niño, necesita explicarle por qué debe ir a la escuela, dice el doctor David Waller, pediatra, psiquiatra infantil y jefe de psiquiatría de niños y adolescentes en el Centro Médico del Suroeste de la Universidad de Texas y del Centro Médico Infantil en Dallas.

Para el niño de preescolar, manténgalo en términos simples: "Este es el lugar donde las personas te cuidarán y jugarás mientras nosotros trabajamos" o "Mami y Papi quieren que conozcas nuevos amigos y éste es un buen lugar para hacerlo." Pero deje en claro que usted no está enojado con el niño, ni lo está castigando.

Para los niños mayores, explíqueles que hay una ley para que asistan a la escuela. El doctor Waller recomienda que les explique las consecuencias de faltar a la escuela o llegar tarde constantemente. Si el niño sabe que recibirá bajas calificaciones o una suspensión, y que quizá tenga que repetir el año, es más posible que suba al autobús escolar.

Visite la escuela. Para el niño que empieza preescolar o jardín de niños, o si lo cambió de escuela, haga los arreglos para visitarla antes del primer día.

"Pase algún tiempo en el salón de clases con su hijo", dice la doctora Karen Smith, psicóloga pediatra y profesora asociada de pediatría en la Escuela de Medicina en la Rama Médica de la Universidad de Texas, en Galveston. "También hable con el maestro, para que su hijo pueda ver que a mamá y papá también les gusta esa nueva persona, que no es alguien a quien temer. Quizá necesite hacerlo más de una vez con niños muy ansiosos", dice.

Déle un mapa. Los niños se pueden preocupar mucho de cómo encontrar su camino en un lugar extraño. Dibuje un mapa de la escuela en colores brillantes,

A L E R T A   M É D I C A

Cuándo ver al doctor

No es un tema agradable, pero no puede ignorar la posibilidad de que el rechazo de su hijo a ir a la escuela esté bien fundamentado. Ocasionalmente, los niños *son* maltratados en la escuela o el jardín de niños.

Si usted tiene cualquier sospecha de que su hijo está siendo maltratado físicamente o hay abuso sexual por parte de un cuidador o un maestro, visite al médico de inmediato. Su hijo puede sentirse intimidado, avergonzado o ser muy pequeño como para decirle sobre el problema, explica el doctor David Waller, pediatra, psiquiatra de niños y jefe de Psiquiatría en Niños y Adolescentes en el Centro Médico del Suroeste de la Universidad de Texas y del Centro Médico Infantil, en Dallas.

Los signos de abuso pueden incluir pesadillas, miedo o desagrado hacia alguna persona, un cambio de personalidad de extrovertido a reservado o querer evitar la escuela, según el doctor Paul Prescott, profesor asistente de pediatría en el Centro Médico del Suroeste de la Universidad de Texas, en Dallas. Los signos físicos pueden incluir sangrado o flujo vaginal o excremento en los calzoncillos, dice.

Además, si su hijo tiene ansiedad sobre la escuela, que sea persistente y que no muestre signos de disminuir después de un mes o dos, consulte a un consejero, sugiere el doctor Waller. Puede haber un problema que quizá el niño no se sienta cómodo de comentar con usted, o su hijo podría estar sufriendo de un desorden por ansiedad ante la separación, que requiera tratamiento con un terapista.

Estos son signos que le advierten si ya es necesario consultar con un consejero:

- Preocupación irreal y persistente porque le suceda un posible daño a mamá, papá o el cuidador.
- Miedo de que papá o mamá se vayan y no regresen.
- Rechazo persistente a la escuela y a asistir a ella.
- Rechazo persistente y se rehúsa a ir a dormir sin tener a papá o a mamá cerca.
- Evita quedarse solo.
- Pesadillas recurrentes involucrando el tema de la separación.
- Quejas de síntomas físicos, náusea, dolor de cabeza o dolor de estómago, básicamente sin explicación, y que suceden sólo en los días en que hay escuela.
- Rabietas en anticipación a la separación de casa.

señalando los lugares como el salón de música, el baño y el patio. Cuelgue el mapa sobre la pared en la habitación de su hijo.

"Es muy importante para su hijo familiarizarse con la distribución física de cualquier escuela nueva", dice la doctora Leah Klungness, psicóloga en Locust Valley, Nueva York. "No poder encontrar el baño puede perturbar mucho a un niño que ya está temeroso al empezar algo nuevo."

Haga descripciones tentadoras. Encuentre qué tipo de actividades tendrá la escuela del niño y descríbaselas. "Hable con él sobre las clases de cosas que hará ahí y los amigos que tendrá", sugiere la doctora Smith. "Trate de encontrar algo de interés que le sucederá, que pueda no sucederle en casa". Por ejemplo, si su hijo aprenderá a pintar con los dedos en el jardín de niños o tendrá recreo todos los días, explíqueselo.

Sólo para preescolares

Despídase alegremente. Esto significa no prolongar las despedidas con abrazos muy apretados, besos y frases endulzadas. "Por ejemplo, no le diga que no debe tener miedo o que nada malo le va a pasar", dice el doctor Waller. "Si un niño nota ansiedad en el padre pensará que debe haber algo sobre lo cual preocuparse."

Déle un beso rápido y un abrazo, dígale cuándo regresará y déjelo con una sonrisa en su cara, sin importar si él le grita que regrese.

Váyase abiertamente. Aunque podría parecer más fácil irse mientras su hijo juega distraído, no lo haga. "Ya sea que su hijo esté dando alaridos o esté jugando tranquilamente, nunca desaparezca simplemente", dice la doctora Cathleen Rea, psicóloga infantil clínica en el Centro Médico Regional Riverside y del Instituto de Medicina de la Conducta en Newport News, Virginia. "Eso es traumático para un niño; la desaparición de papá o mamá es su peor temor. Necesita hacerle saber cuándo se irá."

Plántele un beso con lápiz labial. Los niños preescolares pueden encontrar reconfortante tener la huella del lápiz labial de mamá. "Cubra sus labios con lápiz labial y después bese al niño en la mano o la muñeca, donde pueda ver la huella de sus labios", sugiere la doctora Klungness. "El lápiz labial no se borra fácilmente, así que será un recordatorio constante de su presencia."

Proporciónele fotografías de papá y mamá. Una pequeña fotografía de sus padres pegada en su gaveta o su pupitre puede ser muy reconfortante. "Una fotografía de usted en su lugar de trabajo es particularmente útil", dice la doctora Klungness. "Al mirar esa fotografía el niño lo ve en un ambiente físico específico y así no sentirá como si hubiera desaparecido."

Haga arreglos para un saludo. Es muy importante que no sólo deje a su hijo dentro de una multitud de niños, dice la doctora Rea. "Cuando camine en la guardería, deseará tener a una maestra o un ayudante que venga y los salude, a usted y al niño. Deberá ponerse al nivel de los ojos del niño y ayudarle con la transición del padre hacia la organización educativa", dice. En una guardería muy ocupada, tendrá que hacer esta petición con anticipación, pero la mayoría de las personas que se dedican al cuidado infantil estarán contentas de cooperar con este arreglo de bienvenida.

Proporciónele una referencia de tiempo. Los niños muy pequeños a menudo no tienen un buen sentido del tiempo, así que decir a su hijo sobre una actividad que harán juntos esa tarde le ayudará a darse cuenta de que la guardería no es para siempre. "Puede decirle que se detendrán para comprar un bocadillo en el camino a casa, o que le leerá su libro favorito mientras preparan la merienda", sugiere la doctora Rea.

Lleve a Teddy. La guardería puede resultar menos atemorizante si lleva a su juguete favorito, dice la doctora Rea. "Llevar cualquier objeto especial para hacer la transición a menudo es reconfortante para un niño ansioso", dice.

Pregunte sobre el comportamiento de su hijo. Después de unas cuantas semanas usted siente que las cosas no están mejorando. Su hijo continúa llorando y gritando cuando lo deja. Pero una vez que está fuera de su vista, y usted no lo sabe, puede estar jugando felizmente el resto del día.

"Consulte con la maestra de su hijo para ver si ha disminuido en intensidad y duración la tensión emocional que su hijo experimenta", sugiere la doctora Smith. Si su hijo se adapta rápidamente una vez que usted se va, deje de preocuparse.

Para niños en edad escolar

Platíquelo. Hable con gentileza con el niño para descubrir qué lo molesta sobre la escuela, sugiere la doctora Klungness. Si no puede descubrir el problema, concerte una plática con el maestro. Podría haber algún bravucón molestándolo. Otros niños pueden estar burlándose por el estilo de su ropa. Su hijo puede estar ansioso porque siente que no hace bien las cosas en la escuela.

O quizá algo pudo haber pasado que avergonzó al niño. La doctora Rea aconsejó a un niño que se rehusaba a ir a la escuela después de que tiró la charola de su almuerzo en la cafetería. "Puede ser tan inocuo como eso", dice.

Piense acerca de las cosas en el hogar. Un cambio súbito en el comportamiento escolar del niño algunas veces puede relacionarse con sucesos en casa. "Piense si algo está sucediendo en casa que pudo haber precipitado el rechazo de su hijo a la escuela", aconseja el doctor Waller. "En ocasiones un niño que ha experimentado la muerte o enfermedad de algún familiar, o se da cuenta de los problemas maritales de sus padres, siente que 'es necesitado' en casa y hará lo que sea necesario para permanecer ahí."

Si hay algún problema, no le mienta al niño sobre él, pero tampoco entre en detalles, dice el doctor Waller. Explíquele que es trabajo de papá y mamá el tratar de resolver el problema. Su hijo debe comprender que *su* trabajo es ir a la escuela y tratar de hacerlo bien. Confírmele que usted será honesta con él para que no tenga que sentir que debe permanecer en casa para saber lo que está sucediendo.

Involucre al niño. Los expertos concuerdan en que debe reconocer las preocupaciones del niño, sin importar lo pequeñas que le puedan parecer y discutir las posibles soluciones juntos. Si los buscapleitos en el patio son el problema, pregunte al niño si le gustaría hablar con el maestro sobre eso. O suponga que su hijo cree que esos nuevos zapatos deportivos lo harán más aceptable socialmente: ¿querrá él pagar una parte del costo? Si está preocupado por el próximo proyecto de ciencias sociales, quizá deban ir juntos a la biblioteca para reunir el material.

Si va a tener una entrevista con el maestro o el director sobre el problema, incluya al niño. "El niño necesita tener parte de la responsabilidad sobre su propia mejoría", dice la doctora Rea. "Un padre que asume los problemas del hijo le quita la satisfacción y la confianza que podría haber tenido si hubiera participado en el proceso."

Hágase cargo de los problemas reales. En tanto su hijo necesita comprender que cada día en la escuela no será perfecto y que debe aprender a lidiar con los problemas, también necesita saber que usted le ayudará cuando lo necesite, dice la doctora Klungness.

Por ejemplo, si su niño pequeño ha sido molestado o golpeado por otros niños en el autobús, hable con el conductor o con el director. Si el niño tiene problemas con el trabajo escolar, destine un tiempo en el que los dos puedan trabajar juntos en las áreas con problemas. Y si usted está convencido de que al maestro no le agrada su hijo o no quiere ayudarle a resolver los problemas del niño, debe solicitar una reunión con el director para considerar la transferencia del niño a otra clase.

Acentúe lo positivo. Para un niño con problemas menores, reconozca lo que a su hijo le disgusta sobre la escuela, pero trate de identificar algunas de las cosas que sí le gustan. Recuérdele las lecciones de música que le encantan o el amigo que ve sólo en la escuela, dice la doctora Smith.

Comparta sus inseguridades. "Deje que su hijo sepa que hubo ocasiones en las que usted se sintió inseguro cuando iba a la escuela y que toda su trayectoria escolar no fue tan lisa como el cristal", dice la doctora Klungness. Cuéntele la historia sobre las líneas que olvidó en la obra de teatro escolar. Puede reírse de eso ahora y su buen humor le ayudará a aliviar la mente del niño. "Muéstrele al niño que sobrevivió a algunos problemas de ajuste, y confírmele que él también los sobrevivirá", explica.

Proporciónele estructura, con la ayuda del maestro. Algunos niños gustan de tener un día muy estructurado. "Saber lo que va a suceder en un momento dado durante el día les da a los niños un sentido de control personal", explica la doctora Rea. "Si su hijo es así, el maestro puede ayudar explicando las reglas de la clase, a qué hora es el almuerzo, qué materias se estudiarán por la mañana o por la tarde." Mientras su hijo comprenda mejor el horario del día, es menos posible que esté ansioso.

Busque asesoría. Hable con el consejero escolar, o con la enfermera, y pregunte si el niño puede visitar la enfermería durante el día si se siente ansioso, sugiere el doctor Waller. No necesita alentar las visitas frecuentes, pero si el niño ansioso sabe que tiene algún lugar al que puede acudir, le da confianza. "Es mejor que regresar temprano a casa, lo que sólo reforzaría el comportamiento de rechazo a la escuela", dice el doctor Waller.

Desarrolle algunos incentivos. Haga que su hijo establezca incentivos para su asistencia regular y sin problemas a la escuela, dice la doctora Rea. "Los niños necesitan ver la conexión entre hacer su 'trabajo', ir a la escuela, con las golosinas y los privilegios especiales", dice.

Juntos pueden diseñar una tarjeta para mantener el registro del comportamiento de su hijo y decidir las posibles recompensas. Cada vez que su hijo vaya a la escuela a tiempo y sin quejarse, por ejemplo, puede dibujar una gran cara feliz sobre la tarjeta. Diez caras felices pueden equivaler a una visita al zoológico o al cine y quince caras felices pueden canjearse por una fiesta con sus amigos. Sin embargo, si su hijo no se va a la escuela regularmente sin quejarse, podrá reservar esos privilegios.

Elogie a su hijo. Algunas veces la mejor recompensa es un fuerte abrazo y una palabra de elogio de papá y mamá. Asegúrese de reconocer los esfuerzos de su hijo. "Su hijo debe ser elogiado cada vez que transcurre el día bien en la escuela, o si se va a la escuela sin protestar", dice la doctora Smith.

Resfriados

Mientras menos, mejor

Algunos niños parecen tener un catarro en preparación casi todo el tiempo, lo que no es de sorprender si considera que aproximadamente 200 virus pueden causar el resfriado común. Muchos de esos virus del resfriado son muy difíciles. Pueden sobrevivir por varias horas en las manos, ropas y superficies duras, así como en el aire, dándole a su niño amplia oportunidad de recoger algo infeccioso en cualquier parte. No es difícil adivinar, entonces, por qué la mayoría de los niños tienen un promedio de seis resfriados cada año.

Pasar siete días, más o menos, cuidando a un niño resfriado no es la idea de diversión para muchos padres. Antes de que el resfriado común siga su curso, tendrá que lidiar con estornudos, nariz tapada, tos, escurrimiento nasal y

A L E R T A   M É D I C A

Cuándo ver al doctor

En tanto su hijo no tenga fiebre y esté comiendo y durmiendo bien a pesar del resfriado, no hay razón para ir al médico, dice la doctora Flavia Marino, instructora clínica en pediatría en el Centro Médico de la Universidad de Nueva York, Tisch Hospital, y pediatra particular de la ciudad de Nueva York. "Sin embargo, si los síntomas empeoran, si hay fiebre ligera (38 a 38.5°C) por unos cuantos días o si la fiebre sube de pronto, es el momento de visitar al pediatra. Su hijo podría tener una infección bacteriana, en vez de un resfriado", dice la doctora Marino.

Si el escurrimiento nasal y la tos en el niño no han mejorado después de 10 días, su hijo puede tener una infección en los senos nasales. "La sinusitis puede seguir al resfriado, porque los senos se inflaman y no pueden drenar adecuadamente", dice el doctor Michael Macknin, jefe de la Sección de Pediatría General en la Fundación Clínica Cleveland, en Cleveland, Ohio.

Las infecciones en los senos son particularmente comunes entre los preescolares. "En un niño menor de seis años, que tenga escurrimiento nasal, con o sin tos, durante diez días y no hay mejoría, las probabilidades están cercanas al 90% de que haya una infección en los senos", dice el doctor Macknin. Para los niños de seis a doce años, las posibilidades son del 70%. A diferencia del resfriado por virus, la infección en los senos nasales debe ser tratada con antibióticos prescritos por un médico, agrega el doctor Macknin.

---

garganta irritada, quizá hasta con fiebre ligera. Pero es bueno saber que estos síntomas rara vez resultan ser serios.

"La gran mayoría de los niños, hasta los bebés, se desenvuelven bien con el resfriado", dice el doctor Michael Macknin, jefe de la Sección de Pediatría General en la Fundación Clínica de Cleveland, en Cleveland, Ohio. "Es un padecimiento muy común, que raras veces ocasiona problemas", dice.

Sin embargo, eso no significa que usted deba ignorar el resfriado del niño. Aunque no hay cura para el virus del resfriado (los antibióticos sólo atacan las infecciones bacterianas, como las que causan estreptococos en la garganta o infección en el oído), puede darle algún alivio al niño para los síntomas agobiantes. También puede ser posible prevenir por completo algunos resfriados. Aquí está lo que los expertos sugieren.

Aumente la inmunidad al amamantarlo. "Para prevenir resfriados en los bebés lo mejor que podemos, se lo debemos a la leche materna", señala la doctora Naomi Grobstein, médico familiar que ejerce por su cuenta en Montclair, Nueva Jersey. "El amamantamiento puede brindarle protección adicional contra esos virus del resfriado, para los que la madre ya desarrolló inmunidad", dice la doctora Grobstein.

Modere el uso del acetaminofén para la fiebre. "No debe tratar una fiebre ligera", dice la doctora Grobstein. "La fiebre moviliza al sistema inmunitario y ayuda a combatir la infección. Pero si elige tratar la fiebre porque su hijo está intolerablemente incómodo, use acetaminofén (Tempra, Tylenol, Panadol infantiles)", sugiere la doctora Grobstein. Revise las indicaciones del paquete para la dosis correcta en su hijo, según su peso y su talla, y si es menor de dos años, consulte al médico. "Nunca debe dar aspirina a su hijo con un virus", agrega, "porque se le ha relacionado con el síndrome de Reye, un padecimiento serio que afecta al cerebro y al hígado."

Suavice algo y alivie la nariz irritada. "A muchos niños no les molesta el escurrimiento nasal, excepto cuando la piel alrededor se reseca y cuartea por estarse limpiando", dice la doctora Flavia Marino, instructora clínica en pediatría en el Centro Médico de la Universidad de Nueva York, Tisch Hospital y pediatra particular de la ciudad de Nueva York. Para prevenirlo, recomienda aplicar una capa de jalea de petrolato justo bajo la nariz del niño, con la frecuencia que sea necesario.

Pídale que se lave las manos. "Los virus del resfriado se transmiten frecuentemente con el contacto de las manos", dice el doctor Macknin. "Así que el simple lavado de manos es la mejor forma de prevenir la transmisión de la enfermedad." Y asegúrese de que el niño use jabón cuando se lave, dice el doctor Macknin.

Exprima el exceso de moco. Durante los primeros meses de vida, los bebés tendrá mayores dificultades que los demás, si se ven forzados a respirar a través de la boca, señala la doctora Marino. "El bloqueo nasal causado por un resfriado puede dificultar al bebé la succión, ya sea del pecho o del biberón", dice. "Pero puede facilitarle la respiración con la ayuda de gotas salinas (de agua salada) y una pera de hule para succionar."

Puede comprar solución salina (se vende en farmacias estadunidenses bajo las marcas de Ayr Saline Nasal Mist y Ocean Mist). O puede preparar la suya, disolviendo ¼ de cucharadita de sal en 1 taza de agua tibia. "Ponga unas cuantas gotas en la nariz del niño y espere un momento", dice la doctora Marino. "Entonces exprima la pera e inserte la punta con cuidado en una fosa nasal. Lentamente libere la pera para succionar el moco." Después de retirar el moco sobre un pañuelo desechable, repita el procedimiento con la otra fosa nasal. Después asegúrese de esterilizar la pera en agua hirviendo.

Sirva líquidos calientes. Ofrézcale al niño suficientes bebidas calientes o sopa, sugiere la doctora Grobstein. "Los líquidos calientes ayudan a aliviar la congestión y también pueden mejorar la garganta irritada", dice.

No reprima la tos diurna. "La tos es un mecanismo protector que mantiene a las bacterias y los desechos fuera de los pulmones", dice la doctora Marino. Deje la tos por sí sola durante el día. Si la tos no deja que el niño duerma por la noche, entonces puede darle un supresor de tos que no requiera receta médica, el cual puede ayudarle a dormir, dice. "Consulte con su médico sobre la dosificación apropiada", dice la doctora Marino, "solicite consulta si la tos permanece por muchos días o si persiste la fiebre."

Absténgase de consentirlo. "A menos que tenga fiebre o se sienta realmente mal, no hay razón para que su hijo se quede en casa y no vaya a la escuela sólo porque tiene un resfriado", dice la doctora Grobstein.

Descarte los descongestivos y antihistamínicos. Estos medicamentos para el resfriado nunca han probado ser efectivos en niños menores de cinco años, dice el doctor Macknin. "Pueden servir, pero no hay un solo artículo en la literatura científica durante los últimos 40 años que apoye su uso", dice.

El doctor Macknin concede que los descongestivos, cuando menos, pueden ofrecer otro alivio sintomático, pero ambos remedios tienen efectos colaterales. "Los descongestivos pueden hacer que el niño se ponga hiperactivo y los antihistamínicos pueden causarle somnolencia", dice, "y en algunos casos, los niños pueden tener otras reacciones, menos usuales o severas".

La línea de base, dice el doctor Macknin, es que los medicamentos para el resfriado no harán que el resfriado termine más pronto. Así que a menos que su hijo se sienta miserable en verdad, no los use.

Revise la tensión. Los estudios han mostrado que hay un vínculo entre la tensión y la enfermedad. "Cuando su hijo esté muy fatigado, exhausto o bajo mucha tensión, es más probable que se enferme de un resfriado", dice el doctor Macknin. Si descubre que su hijo enfrenta una situación tensionante, ya sea de juego o en la escuela, considere los pasos que se deben dar para aliviar su preocupación. La presión escolar, los problemas con los amigos o demasiadas actividades pueden ser factores contribuyentes.

Rivalidad entre hermanos

Sugerencias para detener las peleas

Entonces, sus hijos no se llevan exactamente como los Waltons. Bueno, quizá se llevan como en la Federación Mundial de Lucha Libre. Es normal ¿correcto?

Incorrecto. Aunque los padres no pueden recrear necesariamente los sentimientos cálidos y efusivos que los hermanos en la montaña Walton sienten los unos por los otros, en realidad hay muchas formas para evitar la guerra a toda escala entre hermanos y hermanas. "Usted puede hacer, fácilmente, que su interacción con lo que usted haga sea una mejor experiencia", dice el psicólogo familiar e infantil Barry Ginsberg, director ejecutivo del Centro de Fortalecimiento de Relaciones, en Doylestown, Pennsylvania.

"No hay respuestas fáciles, pero es importante recordar que algunos conflictos pueden ser constructivos, si no se salen de las manos", dice el doctor Ginsberg. "Las tensiones y las peleas suceden porque así negociamos un nuevo nivel de relación, más estable. Pero los niños tienden a sentirse incómodos con esto, así que necesitan la ayuda de sus padres."

Aquí hay unas cuantas formas para mantener la paz en su hogar.

Defina límites claros. Quizá no pueda evitar que sus hijos discutan, pero puede evitar que los desacuerdos lleguen a ser peleas, dice James Bozigar, trabajador social y coordinador de relaciones con la comunidad para el Centro de Intervención Familiar en el Hospital Infantil de Pittsburgh. "Aclare que los golpes y los comportamientos que a menudo los provocan, llamar bajo diversos nombres, mofarse, atacar debilidades personales, están fuera de los límites", dice. "Puede decir: 'No tienes que amar a tu pequeña hermanita, ni siquiera tiene que gustarte, pero debes dejar de golpearla'."

Llame una convención constitucional. Si trata de establecer nuevos lineamientos para comportamiento, es mejor si los hermanos mismos desempeñan un papel al establecer cómo serían esas bases, dice Adele Faber, coautora de *Siblings Without Rivalry*. Faber, quien conduce talleres en Estados Unidos sobre relaciones entre hermanos, recomienda llamar a una junta familiar para hacerlo.

"Abra la mesa a la discusión", dice, "cuando hay una regla que un niño ayudó a establecer, deseará intentar que funcione. Pero si es una regla impuesta por sus superiores, es más posible que quiera probarla o retarla".

Refuerce los nuevos lineamientos familiares. Si la regla es "no golpear", la acción disciplinaria para las infracciones deberá ser de un receso, dice el doctor Mark Roberts, profesor de psicología en la Universidad del estado de Idaho, en Pocatello. El doctor Roberts y sus colegas han estudiado qué técnicas son las más efectivas para detener las agresiones entre hermanos. "Al llamar a un receso se bajan las manos", dice. "Cuando los niños empiezan a pelear, los padres deben decir: 'No se golpea en esta casa. *Tú* siéntate en esa silla *y tú*, en aquélla'. Las sillas deben estar contra la pared y opuestas a la esquina en que está el otro, para que no se puedan ver entre sí. Espere de dos a cinco minutos, y después hable con los niños sobre su discusión. Probablemente se habrán calmado, así que es un buen momento para discutir alternativas a las peleas."

Sustituya los golpes con palabras. Los hermanos y hermanas que se pelean a menudo no saben cómo compartir, tomar turnos, considerar los sentimientos de otros o negociar, todas esas habilidades que necesitarán para establecer relaciones fuera de casa, dice Faber. "Así que una de las reglas que es especialmente útil es: 'dilo con palabras, no con golpes'", dice. Al usar el lenguaje para expresar su ira, los hermanos dan el primer paso en el camino de las relaciones de respeto mutuo.

Faber dice: "Lo más dulce que he escuchado fue de una madre que había tratado con este método. Me llamó y dijo: 'Pasé por la habitación de los niños hoy y vi a mi hijo mayor con los puños levantados para golpear a su hermana menor. Ella le miró y le dijo: «Michael, usa tus palabras». Se detuvo, con los puños a la mitad y dijo: «¡Sal de mi cuarto!» Ella contestó: «Ya me voy». Estaba tan complacida.' Le dije a esa madre: 'Ahora, ese es comportamiento civilizado'".

No pregunte quién lo inició. La respuesta usual a la pregunta "¿quién empezó?" es simultánea "él" "no, ella". Pero usted no debe jugar al juez o al jurado, dice Faber. "No llegará al fondo (será muy lóbrego). A menudo escuchará: 'Tuve que golpearlo porque podía decir que estaba por pegarme'." Es mejor decir: "Oigan, ¡los dos suenan muy enojados!". Esa afirmación disminuye la ira y brinda una apertura a la discusión sobre las diferencias reales entre los niños. "Así que Adam, estás molesto porque quieres ver la TV. Y Jim, tú estás molesto porque necesitas silencio para estudiar. ¿Qué se puede hacer en un caso así?"

Refleje los sentimientos hacia los niños. Muy pocos niños son felices al compartir el amor y la atención de sus padres con alguien más, aun si ese alguien está emparentado con ellos. Los sentimientos negativos entre hermanos son normales, dice Faber. "Es importante permitir que afloren esas emociones negativas. Los sentimientos que se cubren no desaparecen. Quedan por debajo y se expresan en sueños, pesadillas, jaquecas y dolores de estómago, o actúan como golpes y pellizcos", dice.

Faber sugiere que escuche los sentimientos del niño y los refleje en una forma en que el niño reconozca las emociones mezcladas sobre un hermano quien, después de todo, es tanto un entrometido como un compañero de juegos. "Un padre en uno de mis talleres escuchó la larga lista de objeciones de su hijo hacia su hermanita recién nacida. Entonces, le reflejó algunas cosas: 'Me suena como si una parte de ti la quisiera lejos para siempre, y otra parte a veces está contenta de que esté aquí'. Periódicamente, durante las siguientes semanas, el niño le dijo: 'Papi, dime otra vez sobre mis dos sentimientos'. Considero que ese niño está bien encaminado hacia su salud emocional", dice Faber.

Reserve un tiempo especial para ser padre. "Cuando llega un nuevo hermano, reserve un tiempo especial en el que pueda comprometerse con el niño mayor", dice el doctor Ginsberg. "No permita que ningún hecho ajeno lo cambie. El niño mayor necesita tener la confianza de que tendrá su tiempo especial a solas con uno de sus padres."

Pida al niño mayor que le ayude. Un hermano mayor se sentirá más involucrado en las cosas si le da un trabajo sencillo que realizar, como traerle los pañales. "Esto incrementará el sentido de la importancia y responsabilidad en el niño", dice el doctor Ginsberg. "Puede decirle: 'Ahora que estamos más ocupados con el nuevo bebé y tú, que eres mayor, puedes realizar este trabajo que me ayudará con la casa'." Sólo asegúrese de que el trabajo sea significativo, no sólo lo invente para que el niño se sienta mejor. "Eso es falso y los niños pueden detectarlo", dice el doctor Ginsberg.

Busque patrones. Algunas veces, las peleas entre hermanos denotan un patrón, dice el doctor Ginsberg. "Una vez que detecte el patrón podrá evitar los roces al estructurar, esto es, conformar una situación anticipada, para que haya la mejor clase posible de interacción", observa.

"Por ejemplo, si sus hijos siempre pelean al llegar a casa de la escuela, quizá lo hagan para llamar su atención", dice el doctor Ginsberg. "Han estado lejos de usted todo el día. Si está ocupada en la cocina cuando llegan a casa, pueden sentir que ésa es la única manera de llegar a usted." Así que ¿qué puede hacer? "Puede estructurar las cosas en forma diferente y preparar la comida antes de que lleguen sus hijos y dar *a ellos* su tiempo y atención", dice. "O inclúyalos en el proceso de la preparación de la comida, para que estén ahí con usted."

Piense en alguna forma de decir "eres especial". "Los niños necesitan ser vistos y disfrutar como individuos separados", dice Faber. "Si tuviera que decir a su marido: '¿A quién quieres más, a tu mamá o a mí?', y él dijera: 'Mi amor, a las dos las quiero igual', podría estar en un gran problema. Pero si dijera: 'Mi amor, no hay comparación. Mi mamá es mi madre y tú eres mi adorada esposa', estaría en tierra segura."

La misma política funciona con los niños. Por ejemplo, cuando la pequeña Amy pregunta: "¿A quién quieres más?", puede contestar: "Cada uno de mis hijos es especial. Tú eres mi única Amy. Nadie tiene tus pensamientos, sentimientos, sonrisa y forma de hacer las cosas. Soy afortunado de que seas mi hija".

Respete las diferencias entre hermanos. Mientras que pueda parecer "justo" servir a cada niño el mismo número de panes por la mañana, este tratamiento "justo" no parece reconocer que el apetito de cada niño pueda ser diferente, dice Faber. "Si escucha, 'Ey, le distes tres panes y a mí sólo dos', responda diciendo: '¿Todavía tienes hambre?, ¿quieres un pan entero o sólo la mitad?, ¿entero?, bueno, sale un pan entero para ti'. Lo que hizo fue cambiar el mensaje, de 'Obtienes lo mismo que tu hermano mayor' a 'estoy atendiendo sus necesidades individuales'."

Ronquidos

Medidas para silenciarlos

Ese ruido que se escucha y proviene de la habitación de su hijo puede parecerse al de un carpintero en plena faena. Pero no es la clase de actividad que sucede en la tierra de un chiquillo travieso a media noche. *Roncar* sí.

"Muchos niños roncan ocasionalmente", dice el doctor David N. F. Fairbanks, profesor clínico de otorrinolaringología en la Escuela de Medicina de la Universidad George Washington, vocero de la Academia Americana de Otorrinolaringología/Cirugía de Cabeza y Cuello y autor de *Snoring and Obstructive Sleep Apnea*. "A menudo es porque tienen un resfriado, una alergia o una infección, como amigdalitis."

Cualquiera de estas condiciones pueden causar que los tejidos de la garganta se inflamen. "El sonido de serruchar que escucha lo causan las amígdalas, adenoides y el paladar bloqueando parcialmente las vías aéreas y aletean con la brisa", explica el doctor William Potsic, director de otorrinolaringología en el Hospital Infantil de Philadelphia y experto en apnea del sueño en los niños.

A L E R T A M É D I C A

Cuándo ver al doctor

Es un dormilón que no descansa, quizá moja la cama. Ronca ruidosamente y con irregularidad; sus ronquidos a veces se interrumpen por 5, 10 y hasta 30 segundos de silencio, después de los cuales se despierta y se voltea. Después de que transcurre un poco de tiempo, empieza a roncar otra vez y el patrón se reanuda.

Estos son los signos de apnea obstructiva del sueño, un desorden que potencialmente puede amenazar la vida y que requiere ser tratado por un médico, dice el doctor David N.F. Fairbanks, profesor clínico de otorrinolaringología en la Escuela de Medicina de la Universidad George Washington, en Washington, D. C., y vocero de la Academia Americana de Otorrinolaringología/Cirugía de Cabeza y Cuello. Con frecuencia el problema lo causan las adenoides y amígdalas que aumentaron severamente su tamaño.

Por la noche, cuando se relajan los músculos de la garganta, los tejidos inflamados simplemente se colapsan unos con otros, bloqueando por completo la vía aérea. "Cada vez que esto sucede, el cerebro lo detecta y manda señales a los músculos para que se contraigan en un intento por tomar otra respiración. Así, el niño tiene muchos despertares durante la noche, para restaurar su respiración", explica el doctor Fairbanks.

Cuando su hijo se recupere de su ataque de alergia, resfriado o amigdalitis, deberá detenerse el ronquido, dice el doctor Fairbanks. "Roncar no es normal", dice el doctor Fairbanks. "Siempre que hay ronquidos, hay obstrucción en las vías respiratorias, y mientras más fuerte sea el ronquido, hay mayor obstrucción. No hay nada bueno acerca de tener obstruida la respiración." También el doctor Fairbanks previene que el ronquido puede ser un signo de apnea de sueño (véase "Alerta Médica"). Así que los niños deben ir al médico siempre que sus ronquidos continúen noche tras noche.

Sin embargo, Si los ronquidos de su niño son moderados, ocasionados temporalmente por alergia o enfermedad, los expertos dicen que puede tratarlos en casa, en la misma forma en que trataría un resfriado.

Deje que el agua salada abra las cosas. "Si los mocos contribuyen al problema de bloqueo, puede enjuagarlos con agua salada", dice el doctor

Pero la apnea del sueño también produce algunos signos ante los que debe estar alerta durante el día, incluyendo:

- Hiperactividad. Cuando los niños no tienen suficiente sueño, empiezan a sentirse alterados al día siguiente, y pueden incrementar su actividad a un nivel frenético en un esfuerzo por permanecer despiertos, dice el doctor Fairbanks.
- Reducción de la tasa de crecimiento. "Algunos niños con apnea tienden a ser más pequeños porque fallan en crecer", dice el doctor William Potsic, director de otorrinolaringología en el Hospital Infantil de Philadelphia y experto en apnea del sueño en niños. "Encuentran difícil comer y respirar al mismo tiempo, así que comen poco; poco y lento. También usan mucha energía para respirar, especialmente por la noche. El resultado neto es que tienden a estar por debajo del promedio en peso."
- Hábitos de dicción pobres. "A menudo hablan como si tuvieran la boca llena de papas calientes", dice el doctor Potsic. "Los médicos se refieren a esto como la 'voz de la papa caliente'."
- Bajo rendimiento en la escuela. Es difícil para los niños con apnea concentrarse y hacer su mejor esfuerzo ya que no obtiene el descanso adecuado.

Si observa estos síntomas, asegúrese de consultar al doctor, sugiere la doctora Lucinda Halstead, pediatra otorrinolaringóloga en la Universidad Médica de Carolina del Sur en Charleston. "Muchos niños desarrollan esta condición cuando crecen, generalmente cerca de los siete o nueve años de edad", agrega.

Fairbanks. Las gotas nasales salinas están a la venta en las farmacias, pero puede preparar las suyas disolviendo un cuarto de cucharadita de sal en 240 ml de agua tibia. Asegúrese de hervir primero el agua para esterilizarla, luego déjela que se enfríe hasta que quede a temperatura del cuerpo, antes de ponerla en el gotero nasal.

Trate con un descongestivo. "Trate con un medicamento oral descongestivo que no requiera receta médica, preparado especialmente para niños", dice el doctor Potsic. "Un descongestivo no cura realmente un resfriado o una alergia, pero sí trata los síntomas", dice. "Ayuda a los niños a respirar un poco mejor, así se sentirán aliviados, y puede terminar con los ronquidos." Si usa un descongestivo, asegúrese de leer las indicaciones del paquete, o consulte con su médico, para la dosis correcta para el niño.

Evite los causantes de ronquidos. Debe evitar productos que contengan antihistamínicos, que pueden ser sedantes y *causar* los ronquidos, dice el doctor Potsic. "Las medicinas sedantes relajan los nervios y músculos", señala. "Esto reduce el tono muscular en los tejidos de la garganta y les hace más susceptibles de colapsarse y que haya ronquidos."

Encuentre una postura mejor para dormir. "Vea si hay una postura que le permita a su niño mantener sus vías aéreas abiertas para respirar con mayor comodidad", sugiere la doctora Lucinda Halstead, profesora asistente en el Departamento de Otorrinolaringología y Ciencias Pediátricas y de la Comunicación, en la Universidad Médica de Carolina del Sur, en Charleston. "Por ejemplo, algunos niños respiran mejor recostados de lado, con la cabeza levantada ligeramente por la almohada."

Encienda una grabadora. Si los ronquidos de su hijo no responden a estas medidas o parecen estar empeorando, aquí hay algo más que puede hacer en casa y que le ayudará al médico. "Los padres pueden ayudar al especialista al grabar los ronquidos del niño mientras duerme en la noche", dice el doctor Potsic.

El diagnóstico de la apnea del sueño a veces es difícil, dice, así que la grabación es una buena referencia. "Durante una visita al consultorio el niño está despierto, sonriente y feliz. El doctor no puede observar la lucha del niño cuando duerme. Es por eso que sería muy útil reproducirle la cinta con el ruido del ronquido."

Salpullido

Propuestas para solucionarlo

Lleva a su pequeño de dos semanas a su primer paseo en una carreola en un templado día de primavera. Aunque el termómetro registra 17° C, la brisa se siente fresca. Así que viste cuidadosamente a su bebé con una playera de manga larga, un pantalón y un juego adorable, de angora rosa, de sombrero y chaqueta que le tejió su tía abuela Edith. También lo tapa con una manta de algodón y remata todo con una, no que sean dos, mantas de lana abrigadoras.

Su paseo va muy bien y ambos disfrutan del aire fresco. Pero cuando llega a casa, transcurre un tiempo antes de que desvista a su bebé y le quite esa ropa extra. Cuando lo hace, notará una erupción fina y de color rosa en su cuello y la parte superior de la espalda. Lo que ve se llama salpullido y resulta cuando hay mucho calor que no tiene a dónde ir.

"Cuando el bebé se calienta, el sudor debe evaporarse de la piel para enfriarle la piel", dice el doctor Scott A. Norton, dermatólogo asesor del Tripler Army Medical Center en Honolulu, Hawai. "Si usted interfiere con este proceso al cubrirle la piel con mucha ropa, calzones de hule o hasta humectantes muy densos, el sudor que necesita salir queda atrapado entre la superficie de la piel y provoca esa erupción con comezón."

Los recién nacidos son particularmente vulnerables al salpullido, porque sus conductos sudoríparos no están maduros y eso facilita que las gotas de humedad queden atrapadas, dice el doctor Norton.

Aunque el salpullido es frecuente en los bebés, quienes no pueden elegir su propio guardarropa, los niños mayores también pueden tenerlo. Afortunadamente es muy fácil tratarlo y, todavía más fácil, prevenirlo. Aquí está cómo.

A L E R T A M É D I C A

Cuándo ver al doctor

El salpullido, cuando se le trata apropiadamente, desaparece en unos cuantos días, según la doctora Betti Hertzberg, pediatra y jefa de Cuidado Clínico Continuo en el Hospital Infantil de Miami, en Miami, Florida. Pero podría haber complicaciones si hay bacterias atrapadas bajo la piel, dice. Esto puede ocurrir cuando su hijo se rasca la zona de erupción. La doctora Hertzberg sugiere que se asegure usted de que las uñas del bebé estén cortas y limpias y vaya a ver al médico si hay pus, inflamación, rayas rojas o fiebre asociadas con el salpullido. Todas esas son señales de una infección secundaria.

No vista de más a su hijo. "En tanto que el salpullido puede presentarse en ocasiones como resultado de la fiebre, la causa más común es la de vestirlo o abrigarlo apretado en mantas", dice el doctor Norton.

Vista al niño sensatamente, preferiblemente en capas que se le puedan retirar según cambien las condiciones, y es muy probable que pueda evitar todo el problema, dice.

Evite los humectantes densos. La piel tierna de los recién nacidos tiende a ser seca y necesitar un humectante. Pero las cremas densas, con base de aceite, pueden ser un problema, señala el doctor Norton. "Mejor huméctelo con una loción ligera, con base de agua", aconseja. Moisturel, Lubriderm y AlphaKeri, aceite para el cuerpo, son ejemplos de posibles opciones.

Mantenga el algodón en contacto con la piel. El plástico es un gran material para mantener la humedad fuera, pero también la atrapa contra la piel. "Deje que la piel del niño respire usando pañales de algodón, en vez de los plásticos y cubriendo los colchones plásticos y del corral con unos de algodón", dice el doctor Sam Solís, asesor del Departamento de Pediatría en el Hospital Infantil y profesor asistente de pediatría en la Escuela de Medicina de la Universidad Tulane, ambos en Nueva Orleáns, Luisiana.

Disminuya la temperatura. El primer paso para tratar el salpullido una vez que se ha desarrollado es hacer que su hijo deje de sudar. "Retírele algunas prendas, llévelo a una habitación con aire acondicionado o siéntelo en la tina con agua tibia", sugiere el doctor Solís. (El agua debe estar sólo un poco más caliente que la temperatura de la piel.)

Remoje la picazón. Para contrarrestar la picazón que acompaña al salpullido, agregue polvo de hornear o avena coloidal, como Aveeno Bath Treatment, a una tina con agua tibia, sugiere la doctora Betti Hertzberg, pediatra y jefa de la Clínica de Cuidado Continuo en el Hospital Infantil de Miami, en Miami, Florida. "Deje que su hijo salpique un poco en la tina por un rato", dice la doctora Hertzberg. "Un buen remojón le curará la piel y le quitará la comezón."

Intente con compresas frías. Mientras que una capa delgada de una loción humectante ligera, con base de agua, puede ayudarle a detener la comezón, a veces las compresas frías funcionan mejor. Haga una compresa mojando un lienzo en una mezcla de una cuchara de polvo de hornear por taza de agua fría, sugiere la doctora Hertzberg. Aplíquelo sobre la erupción durante cinco o diez minutos, o por el tiempo que su hijo lo tolere. Debe hacerlo cuatro o cinco veces al día, dice la doctora Hertzberg.

Llévelo a la cama con Benadryl. Si su hijo tiene muchísima comezón, déle un antihistamínico para quitar la comezón, como el Elíxir Benadryl, antes de que se vaya a dormir, sugiere la doctora Hertzberg. (Lea las indicaciones del paquete para asegurarse de que el producto está recomendado para la edad de su hijo. Para la dosificación correcta, siga las indicaciones o consulte a su médico. Algunos doctores no recomiendan la crema o atomizador de Benadryl, porque podría causar una reacción.) "Los niños son mucho más sensibles a la comezón por la noche, y es más probable que se rasquen, lo que podría causar una infección", dice.

Aplique una crema con hidrocortisona. "Para los niños de tres años y mayores, puede aliviar la comezón con una capa ligera de crema de hidrocortisona al 1%", dice el doctor Norton. "Puede aplicar este remedio, que no requiere receta médica, dos veces al día durante dos días, para aliviar la comezón, la inflamación y el enrojecimiento", dice.

Bloquee al sol sin grasa. Los niños mayores tienden a tener salpullido cuando usan un bloqueador solar denso y grasoso, que tapona los poros, señala el doctor Norton. Sin embargo, la respuesta al problema es *no* dejar de usar filtro solar. "Porque por los problemas asociados con la exposición al sol, los niños siempre deben usar un filtro solar, pero es mejor evitar las preparaciones grasosas con base de manteca de cacao", dice el doctor Norton. En su práctica en Hawai, aconseja a sus pacientes usar lociones menos grasosas, que son hipoalergénicas, que bloquean los rayos UVA y UVB del sol y que están en el mercado para niños pequeños. También tienen un factor de protección solar (SPF) de 35 o más.

Salpullido de pañal

Cómo aliviarlo

¿De tela... o desechable? Es la primera decisión crítica que los padres tienen que hacer sobre el futuro inmediato de su recién nacido.

Pero cualquiera que sea el que elija, la meta es la misma, mantener a su bebé lo más seco posible durante esos incontinentes primeros años de vida. Si tiene éxito con eso, su bebé tendrá una muy buena oportunidad de evitar rozaduras, eritema y salpullido de pañal.

El salpullido de pañal se presenta cuando la delicada piel del bebé se mantiene en contacto con la orina o la materia fecal en los pañales, durante un tiempo determinado. La humedad acaba con los aceites protectores naturales de la piel y aparece una erupción roja, con irritación. El material del pañal es irrelevante: los médicos dicen que el salpullido de pañal puede presentarse si su hijo usa pañales de tela o pañales desechables.

Afortunadamente, el salpullido de pañal rara vez es serio. Pero sólo trate de decirlo a su incómodo bebé, que está sollozando, pateando y se queja con un vigor proverbial que lo mantiene a usted brincando. Seguramente perderá algo de sueño antes de que todo pase, pero afortunadamente, la acción rápida y unos cuantos pasos preventivos generalmente se harán cargo del salpullido. Aquí está cómo empezar.

```
A L E R T A    M É D I C A
```

Cuándo ver al doctor

El salpullido de pañal desaparece normalmente con dos o tres días de cuidados, pero si no, consulte al médico. Su hijo podría tener algo más que un salpullido de pañal rutinario.

"Si la urticaria se pone de color rojo intenso, involucra los pliegues de la ingle y tiene manchas rosas redondas que irradian de la zona roja, su hijo puede tener una infección por levaduras", dice la pediatra Lynn Sugarman, asociada en pediatría clínica en el Hospital de Bebés, del Centro Médico Presbiteriano de Columbia, en la ciudad de Nueva York. Las infecciones por levadura a menudo son un efecto colateral por tomar antibióticos, pero también pueden presentarse por otras razones. "Una infección por levadura no es seria y puede ser tratada fácilmente con un medicamento antimicótico, como Lotrimin o Micostatin en crema, después de buscar ayuda con el médico", dice la doctora Sugarman.

"También busque a su médico ante el primer signo de cualquier cosa que parezca un grano o un ámpula en la zona del pañal", sugiere la doctora Sugarman. "Su hijo podría tener una infección por estafilococos. Es particularmente importante, si es un recién nacido, pero independientemente de su edad, necesitará antibióticos que se hagan cargo de esa infección bacteriana."

Cámbielo frecuentemente. "Los pañales de papel o tela funcionan igualmente bien en tanto los cambie en cuanto se mojen o ensucien", dice el doctor Sam Solís, asesor del Departamento de Pediatría en el Hospital Infantil en Nueva Orleáns, profesor asistente de pediatría en la Escuela de Medicina de la Universidad de Tulane, y pediatra en Metairie, Luisiana. En casa, es algo fácil de hacer. Pero asegúrese de llevar suficientes pañales con usted cuando viaja o sale.

Evite los calzones de hule. Si su bebé tiene pañales de tela, no los cubra con calzón de hule, excepto cuando verdaderamente deba hacerlo. "Los calzones de hule retienen la humedad, que es justamente lo que usted debe evitar", dice el doctor Solís. "La humedad puede causar o empeorar el salpullido de pañal." Recomienda las cubiertas gruesas de tela para pañal como una mejor alternativa, ya que permiten que la piel respire.

Sea natural. Si cambia a su bebé con la suficiente frecuencia, quizá no necesite talco. Pero si usted necesita un talco para bebé, use fécula de maíz solamente, recomienda el doctor Daniel Bronfin, pediatra asesor en la Clínica Ochsner y profesor asistente clínico en pediatría en la Escuela de Medicina de la Universidad de Tulane, en Nueva Orleáns. "Muchas personas, especialmente los abuelos, disfrutan aplicando talcos y loción para bebés después de un cambio de pañal, pero eso no ayudará a prevenir el salpullido de pañal", dice el doctor Bronfin. "De hecho, como esos productos generalmente contienen perfume y aditivos, hasta pueden *causar* una erupción."

Elimine las toallas húmedas. En un mundo ideal, se debería lavar el trasero del bebé con jabón suave y agua y enjuagarse bien con cada cambio de pañal. Pero la mayoría de los padres usan las toallas comerciales que pueden contener alcohol, perfume y jabón que permanecen sobre la piel, señala la doctora Lynn Sugarman, pediatra con Tenafly Pediatrics en Tenafly, Nueva Jersey, y asociada en la clínica pediátrica del Hospital para bebés en el Centro Médico Presbiteriano de Columbia, en la ciudad de Nueva York. "Las toallas húmedas comerciales pueden irritar la piel, especialmente cuando el bebé tiene un salpullido. A la primera señal de erupción, cámbielas por agua y jabón", dice la doctora Sugarman.

Use una botella con atomizador. El doctor Bronfin recomienda remover la materia fecal con agua caliente mezclada con una o dos gotas de aceite para bebé. "Use una botella con atomizador para aplicar el agua sobre la zona del pañal, después limpie con un lienzo limpio", sugiere. Este método será menos irritante para su bebé.

Ventílelo. El salpullido de pañal se curará más rápido si permite que el aire pase por la zona. "Procure dejar a su bebé sin pañal durante 10 o 15 minutos después de cada cambio de pañal", sugiere el doctor Solís.

Intente un baño de asiento. Cuando el salpullido es realmente incómodo, el baño de asiento ayuda a restaurar la humedad de la piel y acelera la curación, dice el doctor Solís. "Dos o tres veces al día, llene la tina con unos cuantos centímetros de agua y deje que el niño esté sentado y jugando con sus juguetes. Sólo tiene que hacerlo durante cinco o diez minutos cada vez, pero realmente establece una diferencia", dice.

Forme una barrera. Proteja la piel irritada del contacto posterior con los desechos y aplique una gruesa capa de una crema que forme una barrera, del tipo que no requiere receta médica, como Balmex ungüento o A y D Ungüento, sugiere la doctora Sugarman.

Corte un poco de elástico. Si su hijo usa pañales desechables, hay algunas composturas que puede hacerle para que mejore un poco la circulación de aire, según el doctor Bronfin. Póngale los pañales tan flojos como sea posible, en vez de ajustarlos en la cintura. También corte un poco del elástico de las bandas alrededor de las aberturas para las piernas, sugiere el doctor Bronfin. Asegúrese de elegir la talla de pañal que le permita suficiente espacio para permitir el paso del aire.

Sarampión

Siga el virus a distancia

El sarampión es una infección viral que alguna vez fue uno de los padecimientos infantiles más comunes. Pero gracias a la vacuna contra el sarampión, es raro ver un caso de sarampión en Estados Unidos actualmente. Los niños todavía tienen sarampión si no han sido inmunizados. Así que, si su hijo no ha sido vacunado, es posible que pueda enfrentarse con este desagradable virus.

El sarampión empieza como un resfriado común, con tos, escurrimiento nasal, ojos rojos y llorosos y fiebre de ligera a moderada. Pero debe sospechar que su hijo tiene sarampión, en vez de un resfriado, si nota unas pequeñas manchas blancas en el interior de los cachetes. Llame al médico.

Generalmente el progreso del sarampión es fácil de predecir. Después de dos a tres días de fiebre, aparece una erupción en la piel de todo el cuerpo, empeora la tos y la fiebre aumenta, en un rango de 39° C a 40° C. Las pequeñas manchas rojas en el cuerpo pueden unirse para formar manchas más grandes, pero la urticaria, que dura de cinco a ocho días, no causa picazón.

Algunas veces los niños con sarampión desarrollan una infección en el oído, neumonía o complicaciones neurológicas. Aunque la mayor parte de las veces, los niños con sarampión sólo se sienten mal de siete a diez días. No hay mucho que usted pueda hacer, excepto tratar de aliviar algunos de los síntomas.

Baje la fiebre con medicamentos. Déle al niño algún analgésico sin aspirina, como Tylenol o Tempra infantiles, para ayudarle a reducir la fiebre y la irritabilidad, dice la doctora Blair M. Eig, pediatra particular en Silver Spring, Maryland. Revise las indicaciones en el paquete para la dosificación correcta conforme a la edad y el peso del niño, y si es menor de dos años, consulte al médico. "Si su hijo tiene fiebre alta que lo debilite realmente, su pediatra puede prescribir un poco de ibuprofén", añade la doctora Eig. (Pero el ibuprofén no debe administrarse a niños, a menos que lo recomiende el médico.)

A L E R T A M É D I C A

Cuándo ver al doctor

El sarampión puede complicarse con una infección bacteriana, como la neumonía, o una infección en el oído. Si su hijo desarrolla cualquiera de estas infecciones, necesita tratamiento con antibióticos prescritos por un médico. Debe llamar al doctor inmediatamente si el niño se queja de dolor de oídos, si tiene secreción de color amarillo y sale por los ojos o por la nariz, dice la doctora Betti Hertzberg, pediatra y jefa de la Clínica de Cuidado Continuo en el Hospital Infantil de Miami, en Miami, Florida. "Si su hijo tiene fiebre después del quinto día de la erupción, o cualquier síntoma de neumonía, como respiración difícil, silbido, dolor de pecho o tos severa, necesita ponerse en contacto con el pediatra del niño lo antes posible", dice la doctora Hertzberg.

Su hijo requerirá atención médica inmediata si tiene algún signo neurológico como ataques, delirio, debilidad o espasmos en una pierna o brazo, agrega la doctora Blair M. Eig, pediatra particular en Silver Spring, Maryland. Y si no puede despertarlo de una siesta o un sueño profundo, debe solicitar asistencia de emergencia.

Trate con un baño de esponja. Un baño de esponja también puede ayudar a que su hijo se sienta más cómodo cuando la fiebre es alta, dice el doctor Richard García, pediatra y viceconsejero del Departamento de Medicina Pediátrica y de la Adolescencia en la Fundación Clínica de Cleveland, en Cleveland, Ohio. Haga que su hijo se siente en una tina parcialmente llena con agua tibia y con cuidado pásele la esponja sobre el cuello y los hombros.

Sea generoso con las bebidas. "Déle al niño suficientes líquidos, tantos como pueda tolerar, especialmente jugos, Gatorade o Jell-O, que se convierte en líquido al llegar al estómago", dice la doctora Betti Hertzberg, pediatra y jefa de la Clínica de Cuidado Continuo en el Hospital Infantil de Miami, en Miami, Florida. "Las bebidas son importantes ya que con la fiebre alta y el sudor, los niños tienden a deshidratarse con mayor rapidez", dice la doctora Hertzberg.

Instrucciones sobre inmunización

La inmunización contra el sarampión, que se recomienda cuando el niño tiene 15 meses de edad, da protección vitalicia a la mayoría de las personas. Pero para algunos niños, no es suficiente una dosis de vacuna. Se ha venido recomendando una segunda dosis para niños de 11 y 12 años o mayores, que no hayan tenido sarampión. Consulte con el distrito escolar o de salud, para conocer cuándo se recomienda la reinmunización en su zona.

Controle la tos cuando sea necesario. Puede tratar con un supresor ligero que contenga dextrometorfán para aliviar la tos, especialmente si interfiere con el sueño del niño, dice la doctora Eig. Los productos que no requieren receta médica, como Triaminic DM contiene dextrometorfán. Asegúrese de leer las instrucciones del paquete, o consulte con su médico, para la dosis correcta para su hijo.

Ayúdelo al máximo con el vapor. "El humidificador frío dará algo de humedad al aire de la habitación y facilitará que su hijo respire libremente", dice el doctor García. Si usa un humidificador, debe lavarlo diariamente. "De otra forma, las bacterias y el moho podrían desarrollarse en el agua remanente", previene.

Mantenga las luces bajas. Con el sarampión, los ojos pueden ponerse muy irritados y sensibles a la luz. "Mantenga la luz baja en la habitación de su hijo, o déle unos lentes para el sol", aconseja la doctora Hertzberg.

Enjuague y limpie los ojos. "Enjuagar los ojos con solución salina simple (disponible en las farmacias) puede aliviar", dice la doctora Eig. Use un gotero para ojos para aplicar varias gotas en la esquina de cada ojo.

Si los ojos de su hijo presentan costras, límpielas con torundas empapadas con agua hervida, dice la doctora Hertzberg. "Asegúrese de limpiar de la esquina interior del ojo hacia la exterior y utilice una torunda diferente para cada ojo", dice.

Restrinja la actividad. Asegúrese de que su hijo permanezca en casa, preferiblemente en cama, dice la doctora Hertzberg. "Con el sarampión, probablemente se sentirá demasiado enfermo como para hacer algo más", dice.

Sobrepeso

Cómo manejar a un gordinflón

La grasa infantil era adorable en su bebé, pero ahora que es mayor empieza a preocuparse acerca de su gordura. Quizá pueda recordar qué tan cruelmente trataban los niños a sus compañeros de clase con sobrepeso cuando usted era niño, y no quiere que su hijo sufra.

Así que lleve al niño al médico, quien confirma que su hijo es un poco más pesado que el promedio para su estatura y que no tiene un problema hormonal.

¿Ahora qué? ¿La gordura de su niño es una fase natural que él superará o es el resultado de la genética? No puede responderlo. Pero tratar de forzar al niño a perder peso los frustrará a ambos, a usted y al niño. Lo que puede hacer es asegurarse de que toda su familia coma correctamente y permanezca en su peso, y ayude a su gordinflón a sentirse bien acerca de sí mismo. Aquí está lo que los expertos recomiendan.

Olvídese de la dieta. El forzar a un niño a una dieta o a porciones limitadas puede alentar el problema de alimentación que usted quiere evitar, dice el doctor Alvin N. Eden, profesor asociado clínico de pediatría en el New York Hospital-Cornell Medical Center, y autor de *Positive Parenting y Dr. Eden's Healthy Kids*. Su niño podría resentir su interferencia y empezar a acaparar comida y comerla toda cuando no esté usted cerca, por ejemplo. Los niños mayores, particularmente las niñas, pueden obsesionarse con la pérdida de peso y desarrollar desórdenes en la alimentación.

Si un niño tiene un tremendo sobrepeso y está muy preocupado por ello, los doctores recomiendan que no intente perder peso con mucha rapidez. Disminuir el ritmo en el aumento del peso, a medida que crece, parece tener mucho mayor sentido.

Sea positivo. No le diga al niño que está gordo ni bromee acerca de su peso. Todo lo que hace es disminuir su autoestima, dice el doctor Barton Schmitt, profesor de pediatría en la Escuela de Medicina de la Universidad de Colorado, en Denver, y autor de *Your Child's Health*. "De hecho, no discuta su peso para nada, a menos que él toque el tema." Si su hijo está preocupado por estar gordinflón, explíquele que lo importante es que coma suficiente comida nutritiva y haga mucho ejercicio, para ayudarle a crecer fuerte y sano.

Ayúdele a que le guste su cuerpo. Confírmele que lo quiere de la forma que es, dice el doctor Schmitt, y explíquele que las personas tienen diferentes formas y tamaños. Nunca hable despreocupadamente sobre su propia gordura en los muslos, ni haga comentarios rudos sobre una persona gorda en la televisión.

Haga que los familiares y amigos no lo comenten. Los familiares y amigos bien intencionados pueden hacer que su hijo y usted se sientan miserables, al decir cosas como: "¡Oh!, Susy se está poniendo gordinflona", o: "No puedo creer que le permitas comer ese postre". En forma educada, pero firme, dígale al "bienhechor" que Susy se ve muy bien para usted, sugiere el doctor Schmitt, y déle a Susy un fuerte abrazo si estuvo presente.

Haga de todos los cambios un asunto familiar. "Cualquier cambio en la dieta debe hacerse para toda la familia, no para un individuo aislado, dice Jodie Shield, dietista titulada, vocera de la Asociación Estadunidense de Dietistas e instructora en la clínica de nutrición de la Universidad Rush en Chicago, Illinois. En esa forma usted no señala a un niño al ponerlo a dieta, sino que instituye una forma más sana de comer para todos.

Si quiere alentar a su niño para que no tome algunos alimentos como papas fritas y refrescos embotellados, no los lleve a casa, dice.

Cambie de hábitos lentamente. Cuando cambie la dieta de su hijo "los pasos pequeños funcionan mejor", dice Gail Frank, dietista titulada y profesora de nutrición en la Universidad Estatal de California en Long Beach. "Deseará desarrollar un patrón de hábitos nuevos, y si lo hace lentamente, quedará arraigado. Si trata de hacer cambios con rapidez, siempre parecerán un sacrificio", dice.

Coma en la mesa. "El comer se vuelve algo inconsciente, si se hace viendo el televisor o leyendo", dice Frank. Así es como las calorías se exceden en su hijo antes de que sepa lo que ha sucedido, señala.

Disminuya el paso. En estos tiempos de rapidez, muchas familias desarrollan el hábito de engullir alimentos. Y los niños que comen rápido tienden a ingerir más alimentos que los que comen menos aprisa, dice el doctor William J. Klish, profesor de pediatría y jefe de la Sección de Nutrición y Gastroenterología en el Colegio de Medicina Baylor en Houston, Texas.

Aliente el hábito familiar de comer con lentitud y disfrutar de los alimentos. Al comer lentamente, el cerebro tiene la oportunidad de decir al estómago que ya se llenó.

Alimente a un niño hambriento. En general, usted quiere que el niño aprenda a establecer sus propios límites en lo que come. "Retener el alimento para un niño hambriento sólo conducirá a la sobrealimentación en cuanto tenga la oportunidad", dice el doctor Schmitt. Tampoco deseará que su hijo tema estar hambriento o no tener lo suficiente para comer.

Proporcione bocadillos saludables. La mayoría de los niños necesitan recargar combustible entre comidas, dice el doctor Eden, y un bocadillo a media mañana o a media tarde puede evitar que su hijo se avorace y coma demasiado a la hora de la comida. Pero asegúrese de servirle bocadillos

---

Elija productos bajos en grasa y en calorías

Usted puede eliminar fácilmente la grasa de la dieta de su familia al cambiar los alimentos altos en grasas por sus contrapartes bajos o libres de grasas, sugiere Gail Frank, dietista titulada, profesora de nutrición en la Universidad Estatal de California, en Long Beach, y vocera de la Asociación Estadunidense de Dietistas. El helado, leche, yogurt, queso cottage, crema ácida y queso crema ya vienen en presentación baja en grasas e incluso en variedades sin grasas. Las botanas horneadas, como los pretzels y las galletas tienen menos grasa que las fritas, como las papas, dice.

(Excepción: No reduzca la leche o la grasa en la comida de los menores de dos años, quienes tienen necesidades dietéticas específicas.)

Para bajar el golpe calórico en las comidas familiares, "busque alimentos con granos enteros, porque la fibra puede ayudarle a llenarse sin sumar calorías", dice Jodie Shield, dietista titulada, vocera de la Asociación Estadunidense de Dietistas e instructora de nutrición clínica en la Universidad Rush en Chicago, Illinois. "El pan, bagels, pastas y arroz son buenas opciones. Pero sea cuidadoso con lo que se les pone. No use salsas cremosas, que son altas en grasas." En su lugar, use salsa sencilla de jitomate, por ejemplo, o una salsa hecha con carne baja en grasas.

Otras sugerencias para reducir calorías: sirva la mermelada en vez de mantequilla, preferentemente la variedad que sólo tiene fruta, sin azúcar. Use vegetales al vapor o salteados, en vez de los fritos. Elija los cortes de carne magros, como sirloin, lomo, bola y cortes del costado. Retire la piel del pollo antes de cocinarlo. En vez de freír los alimentos, áselos, hiérvalos o rostícelos.

---

nutritivos, como palomitas de maíz simples, frutas o vegetales, o una rebanada de queso bajo en grasas, y sírvalos siempre en la mesa.

Limite el tiempo de televisión. "Ver mucha televisión es uno de los principales factores que contribuyen a ganar rápidamente peso y a la obesidad", dice el doctor Schmitt. "Esto generalmente se vuelve un problema en la edad en que se permite que los niños vean televisión sin pedir primero permiso a los padres, probablemente a la edad escolar." Mientras más tiempo pase el niño viendo el televisor, menos tiempo estará brincando la cuerda, jugando rayuela o montando la bicicleta.

Y para empeorar las cosas, los niños, por rutina, comen bocadillos de comida chatarra mientras ven la televisión. "Se convierte en una reacción instantánea", dice el doctor Klish. "En otras palabras, tan pronto como su niño se sienta frente al televisor, tiene hambre y quiere un bocadillo."

Retire las tentaciones. Algunas personas son "sensibles a la vista" y quieren comer cada vez que ven un recordatorio de alimentos, dice el doctor Eden, quien recomienda dejar su casa "a prueba de grasas". Al limpiar su casa de bolsas de papas y guardar algunos artículos como platos de dulces o tarros de galletas, hará que sea menor la probabilidad de comer, tan sólo porque la comida no está frente a su niño.

Cuidado con las trampas del desayuno. Dé una mirada a la etiqueta del cereal favorito de su hijo, puede estar empacado con azúcar. Lentamente cambie los cereales de sus hijos de altos en azúcar a bajos en azúcar, con alta fibra, donde se añada fruta en vez de azúcar, si extraña lo dulce, o sírvale avena casera, panqués integrales o yogurt. Como golosina, dice Frank, déle a sus hijos panes de trigo entero o pan con fruta. Son bajos en grasa, no como los huevos con salchicha o tocino.

Lleve a su hijo de compras alimenticias. "El supermercado es un laboratorio de aprendizaje", dice Frank. Al llevar a su hijo a viajes de compras, puede enseñarle sobre alimentos y cómo hacer elecciones saludables. Si le permite elegir alimentos (con limitaciones, desde luego), será más probable que los coma. Señale algunos bocadillos saludables o artículos para desayunar, por ejemplo, y permítale elegir cuáles quiere.

Aliente el ejercicio. "Trato de que cada niño se involucre en algún equipo deportivo o alguna forma de acondicionamiento físico", dice el doctor Schmitt. "Aliente a su hijo a caminar o montar en bicicleta hasta la casa de un amigo, en vez de llevarlo en coche hasta ahí. Pídale que camine con el perro todos los días. Vea si hay una clase aeróbica a la que se pueda unir en la escuela o en el deportivo, o un programa de natación", dice. Pero no presione a su hijo hacia un deporte que no le interesa.

Programe salidas activas en familia. Las salidas familiares no tienen que centrarse en comer en un restaurante o en ir a la heladería. "Vayan al zoológico", sugiere Shield. "Organice un juego de futbol con las familias del vecindario."

Recuerde que los niños copian el comportamiento que ven. Mientras más activo lo vean sus hijos, es más probable que ellos también sean activos.

Sueño

Para obtener un buen descanso por la noche

Dice el dicho que los bebés son la forma que tiene la naturaleza para mostrarle cómo es el mundo a las tres de la mañana. Solamente ellos no respetan la diferencia entre el día y la noche. Independientemente de que tengan la necesidad de llorar por algo, que generalmente significa *comida*, lo anuncian llorando.

Las cosas mejoran. "Para el tiempo en que la mayoría de los bebés tienen tres a cuatro meses, duermen por más tiempo, hasta por seis horas", dice la doctora Dena Hofkosh, profesora asistente de pediatría en la Escuela de Medicina de la Universidad de Pittsburgh y coordinadora del Programa de Desarrollo Infantil en el Hospital Infantil de Pittsburg, en Pensilvania. Pero muchos niños necesitan un poco de ayuda para aprender a dormirse por sí mismo, y a volverse a dormir después de despertar por la noche. Los bebés que no aprenden esta habilidad tan valiosa pueden convertirse en niños con problemas de sueño, dice la doctora Hofkosh.

Como tantos padres pierden esa preciosa oportunidad para enseñar pronto a sus hijos buenos hábitos de sueño, algunas de las técnicas que siguen sirven también para niños mayores que tengan problema para dormir o permanecer dormidos.

Ponga a su bebé despierto en la cama, pero cansado. "Los padres deben tratar de poner a los bebés en sus cunas mientras todavía están despiertos", dice la doctora Hofkosh. A la hora de dormir, dice, tenga listo al bebé y déle de comer. Pero no deje que se duerma mientras mama o toma su biberón. "Quiere que el niño esté cansado, pero todavía despierto, así puede experimentar dormirse por sí mismo: lo que se espera es que aprenda a hacerlo también cuando se despierte en medio de la noche."

Aliente el comportamiento de autobienestar. Los bebés aprenden a asociar algunos rituales con el proceso de ir a dormir, dice el doctor Ronald Dahl, director del Centro de Evaluación del Sueño de los Niños en el Instituto y Clínica Psiquiátricos de Occidente, en Pittsburgh, Pensilvania, y profesor adjunto de psiquiatría y pediatría en el Centro Médico de la Universidad de Pittsburgh. A menudo esos rituales involucran a los padres mimándolos, arrullándolos o cantando.

"De hecho, estamos genéticamente diseñados para dormir sólo cuando nos sentimos seguros", dice. "Para muchos niños, la seguridad significa estar en contacto estrecho con los padres." Es por eso que los bebés y lactantes que despiertan a la mitad de la noche lloran frecuentemente. "Los niños caen en un sueño profundo durante una o tres horas, y tienen un periodo normal para despertar después de ese primer ciclo de sueño", explica el doctor Dahl. "Pero el arrullo ya no está ahí. Así que empieza a llorar y gritar." Según el doctor Dahl, el problema es que el niño aprende a asociar el arrullo con el bienestar y, desde luego, ningún padre puede arrullar al niño toda la noche."

Los niños necesitan afianzarse a algo que *esté* disponible, como un pulgar o un oso de felpa, dice el doctor Dahl. "Si el niño puede empezar a asociar chuparse el dedo, torcerse el pelo o abrazar su osito con el sentimiento de seguridad, entonces estará aprendiendo el comportamiento de autobienestar. Al sentirse seguro, volverá a dormir."

Programe sesiones de práctica diurnas. Usted deberá enseñarle al bebé habilidades para autotranquilizarse cuando esté molesto, dice el doctor Edward R. Christophersen, psicólogo clínico en el Children's Mercy Hospital en Kansas City, Missouri, y autor de *Beyond Discipline: Parenting That Lasts a Lifetime.*

"Si está alterada, pero es una situación con la que usted sabe que ella puede tratar, ignórela o déjela sola hasta que se tranquilice por unos cuantos segundos", señala el doctor Christophersen. "O si se frustra con un juguete o una actividad, espere a que se tranquilice antes de redirigirla hacia otra cosa. En un estudio encontramos que la mitad de los niños a los que se les enseñaron habilidades para autotranquilizarse durante el día no necesitaron de mayor ayuda con los problemas de sueño por la noche."

Establezca un horario regular para dormir. "Establecer un horario regular de sueño es realmente muy valioso", dice el doctor Dahl. "Al seguir una rutina, los bebés y los niños se dormirán con mayor facilidad."

"Esto es porque hay un reloj biológico dentro de cada uno de nosotros, que controla cuando nos sentimos somnolientos, cuando secretamos hormonas, cuando nuestra temperatura corporal se eleva y cae: toda una sinfonía de regulación fisiológica. Como cualquiera que haya viajado en avión por varias horas lo sabe, si estira el patrón normal de 24 horas en un sentido u otro, suceden desajustes, incluidos los problemas de sueño."

Aunque es importante que, viviendo con el reloj, puede distinguir entre el tiempo de acostarse y el tiempo de dormir. "Puede decir al niño que ya es hora de acostarse, y forzarle a hacerlo, pero no hay nada que pueda hacer para hacerlo dormir", dice el doctor John Herman, director del Centro de Desórdenes del Sueño en el Centro Médico Infantil en Dallas, Texas. "En casa sólo tenemos dos reglas para ir a la cama: no te salgas de la cama y no hagas ruido. Parece funcionar. No le digo al niño que debe dormir; sólo afirmo que es hora de estar en la cama."

Evite las rondas. Muchos padres encuentran que es muy doloroso el método del "pavo frío" para hacer que su hijo duerma toda la noche. Mientras más trate de ignorar el llanto, parecerá ser más fuerte. "Lo que generalmente ayuda es un alejamiento gradual de las rondas paternales", dice la doctora Hofkosh.

"Elija un periodo en el que se sienta capaz de pararse a escuchar llorar al bebé por un rato", aconseja. "Empiece por esperar cinco minutos. Después, puede ir y confirmar, al bebé y a usted mismo, que todo está bien, quizá darle una palmadita en la espalda y después dejar la habitación. La próxima vez déjelo llorar durante 10 minutos antes de volver a entrar. Haga las visitas menos y menos frecuentes.

"El punto es que está confirmando que el bebé está bien, y le está dejando saber que no es un castigo. En esencia, le está diciendo: 'Todavía estoy aquí. Todavía te quiero, pero es tiempo de ir a la cama'. Puede tomar varias noches de llanto antes de que el bebé se dé cuenta de que no lo va a cargar o a darle su biberón tan solo por llorar."

Dígase usted mismo que hace lo correcto. Eso a menudo es difícil de recordar cuando está escuchando a su bebé berrear a las dos de la mañana. "Es como cuando la madre pájaro empuja al bebé pájaro fuera del nido", dice el doctor Herman. "Parece cruel, pero de hecho es por el bien del bebé pájaro."

Necesita tener esto en mente, para que no se debilite ni dé marcha atrás. La doctora Hofkosh dice: "Trate de recordar que en vez de castigar a su hijo le está enseñando algo: a desarrollar una habilidad que va a necesitar".

Déle a los que se despiertan temprano una segunda oportunidad. Si tiene a alguien que se levanta temprano, quizá quiera dejarlo en cama, aunque esté llorando, hasta que esté usted listo para levantarse. En muchos casos, dice el doctor Herman, los niños que se levantan temprano fácilmente se vuelven a dormir.

Decida la etiqueta sobre la hora de dormir y manténgase firme. "Cada familia tiene su propia noción de los que deben ser los arreglos para irse a dormir", dice el doctor Herman. "Pero ya sea que usted considere que cada quien debe dormir en su propia cama, o que el niño puede pasarse a la de usted, haga clara la política y sea consistente."

Si decide que su hijo debe dormir en su propia cama y permanecer ahí toda la noche, no puede dejarlo entrar cuando llore y suplique por ayuda para volver a dormir, dice el doctor Herman. "No servirán las técnicas intermedias. Si deja que el niño se duerma a veces con usted y a veces no, sólo prolongará la miseria indefinidamente. Si decide que el niño se vaya a dormir él solo, es una decisión permanente, no temporal.

Haga un ritual para ir a la cama. Seguir una rutina encaminada al descanso le ayudará al niño a sentir seguridad en el lugar donde va a dormir, dice el doctor Dahl. "La clase de cosas que hacen muchas familias, como leer una historia o cuento, tener un tiempo especial con el niño para platicar cosas en forma de apoyo, rezar, hacer una lista de todos los que quieren al niño, tienen sentido para ayudarle a sentirse seguro y listo para dormir."

No castigue a un niño enviándolo a la cama. "Si un niño empieza a asociar irse a la cama con pleitos o gritos, eso interferirá con el sueño", dice el doctor Dahl.

No le permita demasiadas bebidas cafeinadas. Un niño que toma varios refrescos de cola, que contienen cafeína, en el transcurso de un día puede obtener una dosis significativa de ese estimulante, dice el doctor Dahl. "Eso puede causar dificultades en el sueño, de la misma forma que el café lo hace con los adultos."

Tartamudeo

Para suavizar y asegurar la forma de la dicción

El estadista británico sir Winston Churchill era tartamudo, como lo fueron el científico sir Isaac Newton y el escritor Somerset Maugham. Lo son el cantante Carly Simon y los actores Bruce Willis y James Earl Jones (aunque puede ser un consuelo pobre que su hijo esté en tan distinguida compañía). El tartamudeo es un problema que puede afectar la vida social de su hijo, su desempeño escolar y su autoestima.

Hay muchas teorías sobre por qué las personas tartamudean, pero ninguna es concluyente. Una cosa clara es que el tartamudeo, o disfluencia, como le llaman los expertos, es un problema de la infancia. "El 90% de las personas que van a tartamudear comienzan cuando tienen siete años", dice el doctor Edward Conture, profesor de patología del lenguaje y la oratoria y asesor del Departamento de Ciencias de la Comunicación y sus Desórdenes, en la Universidad de Syracuse, y uno de los principales expertos estadunidenses sobre tartamudeo infantil.

Hay buenas noticias: muchos niños que empiezan a tartamudear dejan de hacerlo gradualmente. La terapia, con entrenamiento en oratoria y con patólogos del lenguaje, tiende a tener mucho éxito, dice el doctor Barry Guitar, profesor de ciencias de la comunicación y desórdenes en el Centro Eleanor M. Luse de Desórdenes de la Comunicación, en la Universidad de Vermont, Colegio de Artes y Ciencias, en Burlington.

Sin embargo, se necesita de la intervención oportuna, dice el doctor Guitar, quien también es tartamudo. "Con la mayoría de los niños menores de cinco años, el tratamiento les ayuda tanto que, o superan su problema, o tienen una disfluencia menor. Si el tartamudeo es severo, el tratamiento generalmente tiene éxito al ayudar al niño a aprender a tratar con eso, para que no interfiera con la comunicación."

Las salidas en falso pueden ser normales

Su niño de tres años no parece poder expresar un pensamiento sin incontables salidas en falso. Cada oración que pronuncia parece duplicarse en sí misma a medida que él edita y reedita cada frase. Ocasionalmente, le brota una palabra. ¿Su niño es tartamudo?

Hay una buena posibilidad de que sólo esté experimentando el periodo normal de disfluencia por el que atraviesan muchos niños entre los 18 meses y los seis años, dice el doctor Barry Guitar, profesor de ciencias y desórdenes de la comunicación en el Colegio de Artes y Ciencias de la Universidad de Vermont, en Burlington. "Los niños con problemas normales de disfluencia repetirán palabras o sílabas una o dos veces, co-co-como éstas", dice.

¿Cuándo existe una causa para preocuparse? "Nos preocupamos cuando los niños repiten parte de las palabras más de una o dos veces", dice el doctor Guitar. "También hay alguna causa de preocupación si un niño se atora en una palabra y no puede salir, o si el niño parece estar luchando y muestra tensión física mientras habla."

Si sospecha que su hijo puede ser tartamudo, póngase en contacto con un patólogo del lenguaje y entrenador de dicción en su localidad, que se especialice en tartamudeo. En Estados Unidos pueden darle referencias dos asociaciones: American Speech, Language and Hearing Association (10801 Rockville Pike, Rockville, Maryland 20852 U.S.A.) y la Speech Foundation of America (P.O. Box 11749, Memphis, Tennessee 38111, EUA).

Aunque el tartamudeo generalmente requiere ayuda profesional, hay muchas cosas complementarias que los padres pueden hacer en casa para ayudar a su hijo a superar este problema relativamente común. Aquí hay algunas técnicas simples que sugieren los expertos.

Hable como el señor Rogers[2]. Eso significa hablar con lentitud, pausado y en forma clara. Aunque a muchos padres les parece irritante ese personaje, su rango de dicción se acerca mucho a las habilidades para procesar el lenguaje que tienen los niños, según el doctor Guitar. "Por otra parte, si un niño escucha a un adulto que habla con mucha rapidez, el niño también tratará de hablar rápidamente y puede empezar a perder coordinación", dice el doctor Guitar.

Al disminuir la velocidad, está modelando una forma de hablar que su hijo sí es capaz de lograr en forma realista, agrega el doctor Conture. "También le brinda al niño el tiempo suficiente para generar su propia oratoria con facilidad y en forma más suave. Inicialmente, en una conversación con su hijo, acaso necesite hacer esto durante cinco minutos. Después quizá pueda regresar a un rango de velocidad de diálogo más normal, en la inteligencia de que no hablará *demasiado rápido."*

Haga la pausa que estimula. No sea demasiado precipitado al responder a un comentario o pregunta de su hijo, dice el doctor Conture. "Haga una pausa de uno o dos segundos antes de responder", dice. Esto contribuirá a la calma, disminuirá el paso de la conversación y le facilitará al niño tartamudo seguir el final de la conversación.

Establezca un tiempo especial para charlar. La vida de todos está muy ocupada en estos días, y los padres no siempre pueden dejar todo para involucrarse en una conversación lenta y mesurada. "Pero le ayuda si el niño sabe que habrá un momento determinado en el día en que el padre le va a escuchar. Aun si sólo puede apartar cinco o diez minutos, eso puede compensar el hecho de que su vida esté muy ocupada y apresurada", dice el doctor Guitar.

Deje que el niño hable sobre sus sentimientos. Cuando separe algún tiempo para estar con su hijo, deje que él dirija la conversación, dice el doctor Guitar. Los niños que están pasando por un periodo difícil de disfluencia pueden tener muchos sentimientos y pensamientos que no fueron expresados, señala. Estos momentos de tranquilidad con usted, cuando el niño es el importante, pueden darle la sensación de seguridad que requiere para expresarse a sí mismo. "Puede ser mágico si usted crea un ambiente en el que el niño

---

[2] N. del T. Mr. Rogers es un personaje de la televisión estadunidense, que presenta un programa educativo dirigido a los niños.

se sienta libre de hablar sobre sentimientos y donde todos los sentimientos se consideran válidos y normales."

Use el truco del salero. Un niño que tartamudea puede quedar excluido de las rápidas conversaciones a la hora de comer. Una forma de facilitar las cosas es dar una estructura especial al diálogo durante las comidas, dice el doctor Guitar. "Una familia usaba un salero que se pasaba por la mesa. Si usted tenía el salero, era su turno para hablar y nadie podía interrumpirlo. Esa clase de estructura es buena para un tartamudo, porque no sentirá siempre que debe luchar para poder decir una palabra."

Evite la plática simultánea. "Trate de no hablar sobre el final de lo que su hijo esté pronunciando", dice el doctor Conture. Aunque a veces se sienta tentado a terminar las oraciones largas y elaboradas del niño, a completar sus pensamientos o interrumpirlo en la prisa de que la conversación se siga moviendo, déjelo terminar. De otra forma quizá hará que empeore el tartamudeo.

No sea puntilloso. Los niños que tartamudean necesitan saber que no tienen por qué ser perfectos, que pueden cometer errores y que todo sigue bien. Muchos de estos niños se preocupan más por cómo hablan, que por lo que dicen: "Se preocupan por ser perfectos al hablar, más que por hablar solamente", dice el doctor Conture. "Los padres pueden ayudar al no ser demasiado puntillosos sobre todas las cosas: la habitación del niño, sus uñas, sus tareas escolares, sus labores domésticas. Afloje un poco con el niño", dice el doctor Conture, "así aprenderá que puede echar a perder y equivocarse y que el mundo no se acaba".

Deje que las habilidades de dicción lleguen naturalmente. Los padres que constantemente corrigen los errores en la dicción o que fuerzan las habilidades verbales, pueden empeorar los problemas de tartamudeo en el niño. "Evite cualquier presión", dice el doctor Guitar. "Los niños desarrollarán habilidades del lenguaje y dicción por sí mismos al escuchar conversar. No necesitan crecer en hogares donde se invierte mucho tiempo aprendiendo vocabulario y los nombres de todos los dinosaurios."

Haga del maestro su aliado. Es importante que el maestro de su hijo comprenda cómo manejar problemas de dicción. "Dar informes en forma oral, ser voluntario para responder en clase y leer en voz alta son cosas muy difíciles para un niño tartamudo. No le pida al maestro que disculpe a su hijo de todas estas actividades", dice el doctor Guitar, "pero abra la comunicación para que el niño se sienta cómodo hablando con su maestro sobre ello. Los niños que tartamudean tienen días buenos y días malos. Su hijo podría querer hacer un trato con el maestro de ser llamado sólo cuando levante la mano; así los días buenos pueden tener muchas ventajas, que hagan que se perdonen los malos".

Tensión

Ayude a su hijo a enfrentarla

¿Tensión en los *niños*? ¿No se supone que la infancia está *libre de preocupaciones*? Desafortunadamente no, para la mayoría de los niños.

Lejos de ser un problema exclusivo de adultos, la tensión es parte de la condición humana, justo desde el inicio. Probablemente empieza en el momento en que hacemos la jornada peligrosa por el canal del nacimiento hacia este mundo frío, brillante y ruidoso. La tensión puede acompañar al primer paso, el primer día de escuela, los exámenes de ortografía, las pruebas de futbol y la pubertad.

"Como en los adultos, la tensión en los niños es idiosincrática e individual", dice Jeanne Murrone, psicóloga asesora en el New York Foundling Hospital, una agencia de adopciones en la ciudad de Nueva York. "No todos se tensan ante lo mismo." Un niño puede transcurrir fácilmente por sus días escolares con 10, en tanto que otro puede sentir una competencia tan abrumadora que le duele el estómago o la cabeza, nada más con ver el autobús de la escuela.

Un niño que siente mucha tensión reacciona en diferentes formas. Algunos pequeños pueden regresar al comportamiento más infantil, como chuparse el dedo o mojar la cama. Los niños mayores pueden mostrar síntomas de depresión, siendo reservados e introvertidos y evitando a los amigos. Para otros se convierten en problemas de comportamiento, rabietas, explosiones temperamentales que señalan que están fuera de control. No es raro entre los niños tensos que desarrollen tics nerviosos, como parpadear, crisparse, retorcer el pelo o tragar con frecuencia.

Ayudar a su niño a aprender formas efectivas para enfrentar la tensión toma tiempo y paciencia. Aquí hay unas cuantas técnicas que pueden ayudar.

Recuerde cómo se siente la tensión infantil. Para un niño de dos años que enfrenta la ansiedad por la separación, el hecho de que usted salga de fin de semana puede ser tan tensionante como una estancia en el hospital. Su hija de 11 años que va a su primer baile puede tener el nivel de tensión hasta el cielo, ya que está preocupada porque se convertirá en la ignorada de la educación media.

"Lo que los padres perciben como no tensionante de hecho puede serlo, y mucho, para un niño", dice la doctora Murrone. Puede ayudar a su hijo a través de esos tiempos duros, si reconoce lo que está sucediendo. Si ya olvidó cómo fueron sus luchas infantiles, imagine que cualquier cosa que un niño hace por primera vez le puede ocasionar ansiedad. Trate de ver la situación desde su perspectiva, para que pueda comprender su tensión mejor, aconseja.

Déle tiempo para explicar. Como los adultos, los niños con tensión pueden necesitar hablar. "Tómese unos cuantos minutos al irlo a acostar y déle oportunidad de hablar sobre lo que le molesta", dice el psicólogo Peter Behrens, de la Universidad Estatal de Pensilvania, campus Allentown, "y no sienta que usted necesita conducir la conversación. Estar atento y escuchar simplemente es el prerrequisito para hacer que un niño exprese sus sentimientos".

Prepare a su hijo para las sorpresas. "Mientras menos sabemos sobre una nueva situación, más temerosos estamos; por eso necesita preparar a su hijo para lo que está por venir", dice el doctor Byron Egeland, profesor de desarrollo infantil en el Instituto del Desarrollo Infantil de la Universidad de Minnesota, en Minneapolis.

Por ejemplo, un niño al que se le van a extirpar las amígdalas puede beneficiarse si visita el hospital con anticipación y aprende exactamente sobre lo que va a sucederle. Un niño que se cambiará a un nuevo vecindario o que empezará clases en una escuela nueva debe tener la oportunidad de visitar antes su nueva casa o su nuevo salón de clases.

"Mientras más comunique con anticipación, menos tensión tendrá el niño", dice la doctora Murrone. "Si deja caer sorpresas sobre los niños, su nivel de ansiedad aumenta."

Explique el horario. Recuerde que los niños muy jóvenes no conocen el tiempo en la misma forma que los adultos. Un niño que teme no volver a ver a su madre, puede no comprender lo que quiere decir: "Mami regresará en ʋres días de su viaje de negocios". "Explíquele las cosas en una forma en que las pueda comprender", dice la doctora Murrone. "Dígale: 'Mami regresará en tres dormidas'." De esa forma, él sabrá cuánto tiene que esperar.

No demande sólo dieces. Unos de los factores que más tensan la vida de un niño son las expectativas de sus padres, dice el doctor Thomas Olkowski, psicólogo clínico que ejerce por su cuenta en Denver, Colorado. A menudo, esas expectativas necesitan bajarse de nivel para darle una pausa al niño.

Cómo superar los tics nerviosos

En los dos meses anteriores a que Jason, de seis años, y su familia, se mudaran a una casa nueva, él desarrolló un tic. Aun jugando, Jason parpadeaba casi hasta hacer bizco y tragaba fuerte, a veces hacía un gulp muy ruidoso. Aunque este comportamiento era obvio para casi todos a su alrededor, Jason no parecía darse cuenta de lo que rápidamente se convirtió en un hábito nervioso. Sus padres, siguiendo los lineamientos de un consejero, hablaron con Jason sobre la próxima mudanza y lo alentaron a expresar sus sentimientos, pero no mencionaron su parpadeo, ni sus gulps.

De acuerdo con la mayoría de los expertos, la mejor forma de ayudar a un niño a sobreponerse a un tic nervioso es ignorándolo. "Señalarlo simplemente aumenta la ansiedad", dice la doctora Jeanne Murrone, psicóloga asesora en el New York Foundling Hospital, una agencia de adopciones en la ciudad de Nueva York. "Un tic simplemente es la forma de un niño de expresarle sus sentimientos íntimos. Una vez que esos sentimientos surgen, el tic generalmente desaparece".

¿Y qué pasa si no? Puede necesitar ayuda profesional, dice el doctor Byron Egeland, profesor de desarrollo infantil en el Instituto del Desarrollo Infantil de la Universidad de Minnesota, en Minneapolis. "Usted debe vigilar otros síntomas que pueden acompañar al tic. Los cambios de humor, problemas de concentración, mayores temores, un cambio en el nivel de actividad; todos pueden ser signos de depresión y ansiedad". Consulte con su pediatra o con el consejero escolar y pídales ayuda si empiezan a aparecer estos síntomas.

"Una madre a la que vi estaba preocupada porque su hija de seis años no había elegido un interés que pudiera disfrutar para toda la vida", dice el doctor Olkowski. "Su preocupación era que cuando su hija presentara su solicitud en las mejores universidades, necesitaría mencionar algunos intereses únicos para impresionar al Comité de Admisiones. La niña sólo tenía seis años y la madre ya estaba preocupada por una decisión que tendría que enfrentar a los dieciocho. Esa clase de cosas pueden ser muy tensionantes para un niño".

Deje que su hijo sea un niño. "Hoy los padres están muy ocupados y esperan que los niños hagan cosas para cuidarse ellos mismos", dice el doctor Olkowski. "Lo que sucede frecuentemente es que se espera que los niños actúen como adultos. Cuando no pueden hacerlo, los niños no saben lo suficiente para cuestionar las suposiciones de sus padres; se miran a sí mismos y dicen: 'No puedo hacerlo, ¿qué está mal en mí?'. Empiezan a sentir que no son capaces, y la vida empieza a salir de su control."

Se debe esperar que los niños hagan sólo lo que son capaces de hacer según su desarrollo, dice el doctor Olkowski. "Los niños necesitan ser niños."

Extienda su mano. "Ya sea que su hijo pequeño luche por controlar su temperamento, o el que está en la pubertad se preocupa por si lo aceptarán en la preparatoria, sus niños necesitan saber que usted es la base de salvación a la que pueden regresar si las cosas salen mal", dice el doctor Egeland. "Nuestra investigación encontró que el niño que confía en que sus padres estarán ahí cuando las cosas se pongan difíciles será un niño que mejor aprenda a dominar su ambiente. Mientras más apoyo reciba en su ambiente, más fácil le será hacer la transición de la dependencia para funcionar de un modo más independiente".

¿Cómo puede "estar ahí"? Con lactantes y preescolares, literalmente tendrá que tenderles la mano. Por ejemplo, un niño que teme a la oscuridad o al nuevo jardín de niños, puede necesitar sujetarse de usted por un tiempo, mientras supera su miedo.

"Dígale: 'Sé que tienes miedo, pero te ayudaré', y el niño de inmediato sabrá: 'Ey, no hay razón para asustarse'", dice el doctor Egeland. "Con los niños mayores, déjeles saber que confía en ellos, pero que está disponible para ayudarlos. Diga: 'Sé que estás frustrado porque estás peleando con tus amigos, pero yo sé que puedes arreglarlo. Si me necesitas, ahí estaré'".

Dígale lo que recuerda. Comparta sus altas y bajas con los niños y explíqueles cómo manejó las tensiones. "Cuénteles las historia infantiles de su propia infancia sobre lo que más lo lastimaba o avergonzaba", sugiere la doctora Murrone. "Ello normalizará sus propias experiencias."

Muestre algo de control de tensión. Nada funciona mejor que mostrar a los niños las formas sanas en las que maneje la tensión. Cuando alguien se cruza frente a usted en una carretera concurrida, o cuando tiene que hacer mucho en la casa, puede demostrar que la tensión no tiene por qué arruinar su día o su vida.

"Trate de balancear las fuentes de tensión con los puntos de calma y de renovación, camine, coma bien, platique con amigos y manténgase en su horario", dice la doctora Murrone. "Cuando tenemos vidas balanceadas, seremos capaces de tolerar mejor la tensión, y cuando manejamos así la tensión, sus niños lo seguirán."

Establezca límites razonables en las actividades extraescolares. Un niño que se involucra mucho en deportes y otras actividades extracurriculares es un candidato ideal para la tensión. Con frecuencia ya no se involucra la diversión, ni para el niño, ni para el padre.

"Los padres necesitan retomarlo, poner límites sobre las actividades y ayudar a los niños a hacer cosas que sean divertidas", dice el doctor Olkowski. No se deje atrapar por: "Pagamos mucho dinero por el clarinete, así que debes seguir con las lecciones", si su hijo sería mucho más feliz leyendo una hora en su habitación.

Intente la imaginación. Los niños en edad escolar pueden ser entrenados para usar su imaginación como relajante. Haga que el niño se siente en un lugar cómodo. Pídale que cierre los ojos, respire profunda y rítmicamente mientras se imagina en un lugar calmado y tranquilo.

"Cuando lo hago con niños, frecuentemente encuentran una 'clave secreta' que pueden usar después, cuando se sienten tensos", dice el doctor Olkowski. Un niño de ocho años usa al despreocupado gato Garfield como su clave secreta para relajarse. Puso etiquetas de Garfield sobre la visera de su gorra de beisbol. Podía mirar hacia arriba cada vez que quisiera relajarse y su clave le recordaría mantenerse calmado.

Construya su autoestima. "Las personas con buena autoestima miran los acontecimientos tensionantes como un reto, no como un problema", dice la doctora Murrone. Ayude a su hijo a encontrar algo con lo que se sienta bien, aliéntelo a encontrar actividades con las que pueda experimentar el éxito.

Con algunos niños, especialmente aquellos que tienen incapacidades para aprender o para coordinar, quizá sólo tenga que buscar actividades que realice bien. Pero la actividad misma puede ser simple, en tanto sea valorada y elogiada por el padre.

"Eres tan confiable, puedo contar contigo todas las noches para ayudarme a poner la mesa", son palabras que construyen su autoestima. Elogiar los logros del niño le hará luchar para hacer bien las cosas.

Muéstrele su amor. Sentir un amor incondicional por parte de los padres puede vacunar al niño de uno de los factores de tensión más terribles en la vida. Por ejemplo, un niño que sabe que es amado no necesita preocuparse mucho por la competencia, ese factor de tensión tan grande en la edad escolar. "Después del tercer grado, los niños experimentan el horrible espectro del rango competitivo, que les dice: 'Tienes que hacer esto para ser bueno, gustado o aceptado'. Las pruebas o juegos a veces se consideran como asuntos de vida o muerte, lo que simplemente no es el caso", dice el doctor Behrens.

Los niños necesitan saber que son amados por sus padres, no importa qué tan bien estén en la escuela o en un campo de juegos. "Los padres pueden reducir enormemente la ansiedad de sus hijos sólo al decirles: 'Estás bien, sin importar lo demás'", dice el doctor Behrens.

Timidez

Cómo guiarlo por las habilidades sociales

Así como muchos niños parecen nacer para ser atrevidos, otros nacen para ser tímidos. "La timidez a menudo es un síntoma de un temperamento cauteloso, que es hereditario, como los ojos azules y el pelo rizado", dice el doctor Jerome Kagan, un investigador destacado sobre la timidez y profesor de psicología en la Universidad de Harvard en Cambridge, Massachusetts.

"A menos que la timidez interfiera con la vida de su hijo, no piense en ella como en un problema", dice el doctor Kagan. "Muchos niños superan su timidez a medida que tienen más experiencias sociales. No deseará que su hijo crea que está desilusionado de él."

Pero ¿qué pasa si la timidez ha crecido hasta el punto en que su hijo tiene problemas al hacer amigos, rechaza invitaciones a las fiestas de sus compañeros y nunca es voluntario en clase? Entonces la timidez es un problema que puede derivar tanto en problemas académicos como en una vida social poco feliz.

"Los niños tímidos pasan momentos difíciles para pedir ayuda", dice la doctora Lynne Henderson, directora de la Clínica de la Timidez de Palo Alto, en Menlo Park, California. "Un estudio entre estudiantes de la universidad mostró que era menos probable que los tímidos buscaran información o usaran el servicio de colocación de carreras, que los que no eran tímidos. Tenían una desventaja que obstaculizaba sus carreras."

Los expertos concuerdan: si el problema de la timidez en su niño es real, el mejor momento para empezar a intervenir es cuanto antes. Aquí hay algunas técnicas útiles que recomiendan.

No lo etiquete. "Si usted etiqueta al niño como tímido, sólo ve su comportamiento tímido y no toma en cuenta la parte sin timidez", dice la doctora Henderson. Eso afecta el comportamiento del niño y también afecta su percepción de él, señala. En vez de eso, señale las partes fuertes del niño, dice la doctora Henderson. "Enfóquese sobre las veces en que el niño ha sido más social, en vez de cuando ha sido tímido." También use algunas palabras descriptivas que acentúen los puntos fuertes de su comportamiento, sugiere la doctora Henderson. Por ejemplo, una persona tímida podría ser descrita mejor como precavida, cuidadosa o de pensamientos profundos.

Pregúntele por sus sentimientos. En vez de regañarlo por ser tímido, refléjele en forma neutral lo que él podría estar sintiendo, sugiere la doctora Henderson. "Si se esconde tras su pierna en vez de jugar con sus amigos, dígale: 'Parece que no estás seguro de querer jugar ahorita'. Algo así podría ser una reflexión precisa de lo que experimenta el niño, pero no es una etiqueta negativa", dice la doctora Henderson.

Propicie encuentros sociales seguros. Permita al niño que invite a su compañero de escuela a la salida, o deje que visite la casa del niño que parece gustarle. "Mientras más experiencias cómodas tenga un niño tímido, será menos ansioso", dice el doctor Kagan.

Sea sociable usted mismo. "Cuando su hijo es pequeño, invite personas a la casa", dice la doctora Henderson. Invite amigos para una carne asada el fin de semana o a una noche de juegos de mesa. Invite a otros padres con su hijo a almorzar. "A veces esto es difícil cuando ambos padres trabajan, pero un niño tímido necesita acostumbrarse a un ambiente con otras personas, para que la experiencia no resulte tan atemorizante."

Quédese cerca de su hijo. Para un niño tímido, las reuniones muy grandes pueden ser aterradoras. No camine solamente en una habitación llena de personas y deje al niño ahí parado", dice la doctora Henderson. "Sostenga la mano del niño hasta que se ambiente. Espere a que sea él quien lo deje." La doctora Henderson recomienda que camine hacia otro niño o grupo de niños y empiece a hablar con ellos, hasta que el niño también empiece a hablar. "Un niño tímido necesita sentirse seguro, y saber que usted estará ahí si lo necesita", señala.

Aliente a su hijo para hablar en casa. Establezca un tiempo para "buenas noticias" cada día. En la comida o la cena, permítale compartir algunas buenas noticias del día, sugiere la doctora Henderson. "Escúchelo, sin juzgarlo, vea qué es lo que describe como el momento culminante del día y reconozca sus sentimientos. Usted podría preguntarle qué disfrutó sobre la experiencia, pero no lo abrume con elogios. Ésta no es una oportunidad para calificarlo con '10', sino una oportunidad para compartirse a sí mismo", dice la doctora Henderson. "Ser escuchado y reconocido con respeto ayuda a construir autoseguridad."

Siga la guía del niño. No lo fuerce ante situaciones, dice el doctor Kagan. En vez de ello, escuche con cuidado a lo que dice para que pueda ayudarlo a guiarse hacia las actividades y personas que le interesan. "Usted estará tratando de desensibilizarlo, y sólo funcionará si el niño hace algo que realmente quiera hacer."

Agregue el condimento de la variedad. Nunca sabe qué actividad puede despertar el interés de un niño tímido. Asegúrese de explorar la variedad de actividades disponible en su comunidad, desde lecciones de natación hasta teatro infantil, sugiere la doctora Henderson. Eso le ayudará a usted y su niño aprenderá en qué recaen sus intereses. "Es como la comida: usted le proporciona todos los grupos básicos de alimentos y el niño puede elegir y tomar."

Pida la ayuda del maestro. Un maestro receptivo y empático puede ayudarle a sacar al niño tímido del rincón hacia el grueso de la actividad o ponerlo como pareja de un compañero que sea más abierto, dice la doctora Henderson. Asegúrese de hacer saber al maestro que está tratando de encontrar actividades que le ayuden al niño a sentirse mejor sobre sí mismo. Y muestre su aprecio por la ayuda del maestro. "Si realmente aprecia al maestro que puso empeño en su hijo, hará más por él", dice la doctora Henderson.

Tenga un ensayo general. Las situaciones nuevas son una pesadilla para las personas tímidas, porque generalmente tienden a sobreestimar el peligro, dice el doctor Byron Egeland, profesor de desarrollo infantil en el Instituto de Desarrollo Infantil en la Universidad de Minnesota, en Minneapolis. Si su hijo va a una fiesta, empieza en un salón de clases nuevo o se muda a un nuevo vecindario, háblele de lo que va a suceder y de algunas cosas que verá, escuchará y hará, recomienda el doctor Egeland. De ser posible, visite el nuevo vecindario o la escuela con su hijo, hable con sus maestros nuevos y haga que conozca a otros niños. "Mientras más pueda familiarizar a su hijo con una situación nueva, habrá menos que temer", dice el doctor Egeland.

Manténgase frío, calmado e informal. Aun si usted siente ansiedad sobre una situación nueva, no lo revele a su hijo tímido cuando lo esté preparando para situaciones nuevas, sugiere el doctor Kagan. "Muchos padres que fueron tímidos ellos mismos se preocupan realmente de que su hijo reviva su infelicidad. Pueden sentirse tan tensos que le comunicarán su ansiedad al niño", señala.

Comparta sus experiencias. Dado que el 93% de la población reconoce sentirse tímida cuando menos de vez en cuando, no dudo que tendrá una o dos anécdotas que contar sobre sus inseguridades. Y esas historias ayudarán a un niño tímido a sentirse más confiado en situaciones similares.

"Todos se sienten tímidos alguna vez. Es la condición humana", dice la doctora Henderson. Comparta las formas en que superó sus inseguridades, dice. "Los niños necesitan ver que sólo es parte de la lucha humana diaria, y que pueden enfrentarla."

No demande perfección. "Uno de los problemas que frecuentemente tenemos al trabajar en la clínica de timidez es la creencia de que ser bueno socialmente de alguna manera significa ser perfecto todo el tiempo", dice la doctora Henderson. Los niños tímidos necesitan encontrar que pueden hacer amigos sin ser perfectos. "Las personas creen que necesitan actuar como estrellas de cine", señala. "Pero los niños necesitan saber que el ser amigables no significa ser perfectos."

Tiña

Un conjunto de remedios

La hora del baño puede estar llena de grandes descubrimientos. Su hijo aprende a soplar burbujas, dice una expresión nueva o atrapa la esponja y exclama: "¡Es mía! ¡lo hice!"

Pero la hora del baño no es tan maravillosa para un padre que descubre una mancha redonda, curiosa, sobre el cuero cabelludo o la piel del niño. Típicamente, la mancha empieza como si tuviera resequedad y descamación. Pero un día o dos después, quizá notará que la zona ya es más grande y claramente circular, con el centro plano y un borde rojo levantado.

Necesitará programar una cita con el médico para un diagnóstico preciso. Pero no se sorprenda si resulta ser tiña.

La tiña es el resultado de una infección por hongos. Esta clase en particular viene en diversas formas, pero las dos que ocurren más a menudo en los niños son la tiña en el cuero cabelludo, conocida como tinea capitis, y la tiña en el cuerpo, llamada tinea corporis.

Si su hijo tiene tiña en el cuero cabelludo, primero notará escamas o pequeñas ronchas sobre la cabeza del niño, dice el doctor Bernard A. Cohen, director de dermatología pediátrica en la Escuela de Medicina de la Universidad Johns Hopkins en Baltimore, Maryland.

Algunas veces los síntomas pueden ser similares a los de la caspa. A medida que la infección progresa, las marcas se esparcen y forman círculos u óvalos con el centro plano y con los bordes realzados y en color rojo, dice el doctor Cohen. Algunas veces hay comezón y puede ver zonas con el nacimiento del pelo roto, o con pérdida definitiva de cabello.

Un niño con tiña corporal desarrolla manchas de apariencias similar, pero ocurren solamente en zonas del cuerpo donde no hay vellos. También puede descamar y causar comezón.

"Entre el 3 y el 5% de los niños en Estados Unidos contraen tiña", estima el doctor William L. Weston, consejero del Departamento de Dermatología y profesor de dermatología y pediatría en la Escuela de Medicina de la Universidad de Colorado, en Denver. "A lo ancho de la nación, la tiña del cuero cabelludo es la que predomina, porque la mayoría de los niños viven en ciudades y la tiña del cuero cabelludo prevalece en las zonas urbanas", dice el doctor Weston. "La tiña del cuerpo se presenta con mayor frecuencia en zonas rurales."

Tiña del cuero cabelludo

Si su médico determina que el problema es por tiña del cuero cabelludo, probablemente prescribirá un medicamento oral (por lo general, griseofulvina o ketoconazol). Mientras espera a que el medicamento haga efecto, aquí hay algunos pasos adicionales que puede dar en casa.

Acompañe la medicina con leche, no con jugo. "La griseofulvina se absorbe mejor cuando la toma con algo que contenga grasa", dice el doctor Cohen. "Así que su hijo deberá tomarla con la comida, helado o un vaso de leche entera, no con jugo o agua."

Separe sus peines, cepillos y sombreros. Los hongos que causan la tiña se pueden transmitir mediante objetos contaminados, dice el doctor Cohen. Así que no permita que su hijo comparta objetos personales con otros niños mientras tenga tiña. Mantenga sus peines, cepillos y sombreros en una repisa alta para que otros niños en la familia no los usen. Como el hongo también se puede transmitir en el contacto mano-pelo, trate de evitar que las niñas pequeñas se hagan trenzas o jueguen con el pelo de las otras, dice el doctor Cohen.

Ocúpelo para que se rasque un poco menos. No hay nada que pueda hacer para disminuir la comezón y evitar que el niño se rasque en la no-

Evite la pérdida masiva de cabello

Si su hijo tiene tiña en el cuero cabelludo, es probable que pierda algo de pelo. Pero si la tiña se trata oportuna y adecuadamente, esa pérdida será sólo temporal y el cabello volverá a crecer, dice el doctor Bernard A. Cohen, director de dermatología pediátrica en la Escuela de Medicina de la Universidad Johns Hopkins en Baltimore, Maryland. Sin embargo, debe estar prevenido ante los signos de alerta, y tomar acción oportuna para evitar pérdida de pelo más seria o extensa.

La pérdida permanente de pelo puede ocurrir si el niño que tiene tiña del cuero cabelludo tiene una reacción alérgica al hongo. En esos casos se forma una costra en la zona llamada kerion. A menudo es del tamaño de una moneda de 10 pesos; el kerion tiene pústulas o placas elevadas. No sólo es blando, sino que puede romperse y podrá ver que hay secreción y supuración. Más tarde se podrá formar una cicatriz.

"El kerion no es un problema común", dice el doctor Cohen, "pero cuando se presenta, si no se le trata pronto, hay un riesgo significativo para la cicatrización". Cuando hay cicatrización puede haber una zona de calvicie en la zona, dice. Así que la base es que su hijo reciba tratamiento oportunamente.

che, dice Sandra Hurwitch, enfermera dermatóloga en la Clínica de Dermatología del Hospital Infantil en Boston, Massachusetts. Pero, sugiere, durante el día, trate de distraerlo de la comezón involucrándolo en actividades. Déle algo en qué ocupar las manos, como crayones o pinturas.

Hable con el maestro. Los expertos concuerdan en que no hay ninguna razón para mantener a un niño fuera de la escuela sólo porque tiene tiña. Pero debe explicar a su maestro el problema, decirle dónde se localiza la infección y discutir qué se le dirá a los demás niños en la clase. El maestro puede ser cuidadoso y, sin señalar al niño, aprovechar la oportunidad para reforzar los buenos hábitos de higiene que incluyen no compartir peines, cepillos y sombreros. "Los niños pueden atemorizarse sobre tener los hongos de alguien más", dice Hurwitch, "pero la tiña no se contagia del cuero cabelludo de una persona a otra, a menos que haya contacto muy estrecho".

Cúbralo con un sombrero. Si su hijo está apenado por la apariencia de su cuero cabelludo, o si las personas reaccionan mal al verlo, mándelo con sombrero, sugiere el doctor Martín Kaplan, profesor de pediatría clínica en la

Aplíquele champú con espuma especial

Si su hijo tiene tiña en el cuero cabelludo y toma el medicamento oral con griseofulvina, también debe lavarse el cuero cabelludo con una loción que contenga sulfuro de selenio, dice el doctor A. Howland Hartley, profesor adjunto en dermatología y pediatría en el Centro Médico George Washington, y jefe de dermatología en el Centro Médico Nacional Infantil en Washington, D.C. El selenio mata las esporas del hongo y parece agilizar la terapia, dice. Su médico puede prescribirle Selsun Rx, una loción que contiene 2.5% de sulfuro de selenio. Si la descamación es costrosa, y supura, podría aconsejar aplicar el champú todos los días. Para casos menos serios, generalmente se recomiendan dos a tres champús por semana. Otros miembros de la familia pueden usar el champú de sulfuro de selenio como preventivo.

Los champús que no requieren receta médica y que tienen sulfuro de selenio se venden normalmente, pero algunos contienen menos del 2.5% de sulfuro de selenio, advierte el doctor Hartley. Debe consultar con su médico antes de usar los productos que no requieren prescripción y que pueden ser menos efectivos que las fórmulas que sí necesitan receta, dice.

Universidad Hahnemann, en Filadelfia. Si cubre la tiña, no favorecerá el desarrollo del hongo, dice el doctor Kaplan. También puede comprarle a su niño una gorra con su personaje de caricatura favorito, o su equipo deportivo, o un sombrero a la moda en la tienda de ropa infantil.

No se apoye en las cremas que no requieren receta médica. Los expertos concuerdan que intentar con una crema antimicótica que no requiera receta para tratar la tiña en el cuero cabelludo puede causar más daño que beneficio. "La tinea capitis no es algo que se pueda tratar con productos que no requieren receta", dice el doctor A. Howland Hartley, profesor asociado de dermatología y pediatría en el Centro Médico George Washington y jefe de dermatología en el Centro Médico Nacional Infantil en Washington, D.C.

Si aplica un ungüento tópico, puede matar al hongo que está sobre la piel, pero no alcanzará a los hongos bajo el cuero cabelludo, en los folículos pilosos, dice el doctor Hartley. Eso puede hacer más difícil para su médico la detección del hongo y diagnosticar el problema.

Considere una revisión en común. El juego infantil que dice "hay un hongo entre nosotros" es muy apropiado en este caso. La tiña es contagiosa y, si su hijo tiene tiña en el cuero cabelludo, es posible que otros miembros de la familia puedan tener tiña, en el cuero cabelludo o en el cuerpo. "Si un niño en la familia está infectado, recomiendo que los otros miembros de la familia también se revisen", dice el doctor Cohen.

Tiña en el cuerpo

"Como la tiña en el cuerpo se puede confundir con otros padecimientos de la piel, como el eczema, necesitará que un médico la diagnostique", dice el doctor Kaplan. Pero una vez que se le identifica positivamente, puede empezar el tratamiento.

Unte un poco de alivio. Su médico puede prescribirle un medicamento tópico antimicótico. Pero también es posible tratar la tiña en el cuerpo con ungüentos que no requieren receta médica, según el doctor Cohen. Entre las cremas que no necesitan prescripción y que los doctores recomiendan, están los miconazoles, como Micatin, y los clotrimazoles, como Lotrimin.

Generalmente, estos ungüentos se aplican sobre la zona afectada, dos o tres veces al día, durante seis semanas, pero debe revisar las indicaciones en la etiqueta para instrucciones específicas. "No espere ver resultados cuando menos durante una semana", dice la doctora Janice Wooley, pediatra particular de Mercer Island, Washington. "Y aun si ve buenos resultados dentro de las primeras dos semanas, siga usándola hasta que desaparezca la última señal de tiña", dice.

Otra señal de que la zona mejora es cuando la urticaria empieza a aplanarse, y las ámpulas, a secarse, dice el doctor Cohen. La piel puede tener escamación y pelarse, agrega. "Si la zona es tan plana que puede cerrar los ojos y pasar su dedo por encima sin sentir absolutamente nada, entonces ya desapareció la tiña", dice.

(Sin embargo, si le fallan los productos que no requieren receta, pídale al médico algún ungüento tópico, que se vende sólo por prescripción, sugiere el doctor Cohen.)

Deje en la repisa las combinaciones con cortisona. Cuando elija un ungüento que no requiera receta, lea las etiquetas con cuidado y evite los productos que contengan *tanto* un agente antimicótico *como* cortisona. "No tiene objeto la combinación de medicamentos para tratar la tiña", dice el doctor Cohen. La cortisona suprime el enrojecimiento y hace parecer que el problema se mejora con mayor rapidez de lo que realmente sucede, explica. "Pero en cuanto suspende el medicamento, el hongo regresa", advierte.

Diga sí a la escuela. Los niños con tiña corporal, como los que la tienen en el cuero cabelludo, pueden ir a la escuela, dice el doctor Kaplan. Pero advierte que otros niños no deberán tocar la zona afectada. Asegúrese especialmente de pedir a su hijo que no comparta ropas, como pantalones o sudaderas, que puedan haber tocado la zona afectada.

Torceduras y estiramientos

La alineación para detener el dolor

Está tratando de volar una cometa con su hijo, pero tiene problemas para que ascienda. Para tomar más vuelo, su hijo decide empezar a correr bajando la colina. A medida que la cometa sube, su hijo de pronto cae al pasto al tropezar con una piedra traidora.

Al mirar su tobillo hinchado, piensa que probablemente tuvo una torcedura o un estiramiento y, lo que sea, probablemente se pregunte si la lesión requiere atención médica.

Una torcedura es diferente de un estiramiento, aunque ambos pueden tratarse en forma similar. El estiramiento sucede cuando trabaja demasiado o estira mucho un músculo. El dolor que resulta es una señal de que las fibras musculares se desgarraron. Si usted desgarra o estira el ligamento (la banda dura y fibrosa que conecta a los huesos con la articulación), la herida será una torcedura.

Aunque los cuerpos de los niños son flexibles, ocasionalmente sufren de torceduras y estiramientos, según el doctor Morey S. Moreland, profesor de cirugía ortopédica y vice consejero del Departamento de Cirugía Pediátrica, en la Universidad de Pittsburgh, y jefe de cirugía ortopédica en el Hospital Infantil de Pittsburgh. Ambas lesiones involucran dolor e hinchazón, y en ambos casos puede haber coloración negra con azul, porque los vasos capilares sangran bajo la piel en la zona afectada. Para hacer la vida más complicada, dice el doctor Moreland, si su hijo tiene *todos* estos síntomas, hay una buena posibilidad de que sea una fractura.

Un gramo de prevención

Es imposible prever que su hijo tenga una torcedura o un estiramiento mientras participa en deportes, pero puede tratar de minimizar esas posibilidades, dice el doctor Brian Halpern, instructor clínico en el Departamento de Medicina del Deporte, en el Hospital para Cirugía Especial de la Ciudad de Nueva York, y director de Medicina del Deporte en la Universidad de Medicina y Odontología de Nueva Jersey, Escuela de Medicina Robert Wood Johnson, en New Brunswick. "Vale la pena asegurarse de que el campo y el equipo para jugar están en buenas condiciones, que su hijo haga calentamiento antes del juego y que todos comprendan y jueguen bajo las reglas. Además, su hijo deben evitar participar en deportes de contacto hasta que esté físicamente maduro y en buena forma."

En cualquier momento en que una herida cause hinchazón y dolor, deberá llevar a su hijo al médico, dice el doctor Moreland. Pero hay algunas cosas que puede hacer usted mismo, si sospecha que su hijo ha sufrido una torcedura o un estiramiento.

Quítele el peso. Al primer signo de lesión, asegúrese de que su hijo deje de utilizar la extremidad afectada, dice el doctor Lewis E. Zionts, profesor asistente de cirugía ortopédica en la Universidad del Sur de California, en Los Ángeles. "Si su hijo tiene una lesión e intenta caminar con el pie afectado, por ejemplo, o trata de flexionar una muñeca lastimada, sólo agravará su condición", dice el doctor Zionts.

Enfríelo de inmediato. La regla más importante en torceduras o estiramientos es la de aplicar hielo inmediatamente. "El hielo alivia el dolor y limita la hinchazón", dice el doctor Brian Halpern, instructor clínico en el

Departamento de Medicina del Deporte en el Hospital de Cirugía Especial, en la ciudad de Nueva York, y director de Medicina del Deporte en la Universidad de Medicina y Odontología de Nueva Jersey, Escuela Médica Robert Wood Johnson en New Brunswick. "Coloque una toalla o un lienzo sobre la zona lastimada, y aplique hielo en la forma que tenga a la mano", dice el doctor Halpern. Mantenga la lesión en hielo durante 20 minutos y deje que la zona descanse un poco. Reaplique si es necesario.

"Los paquetes de hielo comerciales hacen un buen trabajo, pero también es muy útil una bolsa llena con cubos de hielo, o hasta una bolsa con chícharos congelados, si es lo que hay disponible", dice el doctor Halpern.

Inmovilice la zona lastimada. Entablille el dedo, mantenga el brazo o la muñeca sobre un caballete, vende el tobillo o la rodilla para dar apoyo, dice el doctor Moreland. "Mientras menos mueva el tejido lastimado, menos avanzará el daño", dice.

Elévelo. Para ayudar a mantener la hinchazón al mínimo, trate, de ser posible, de mantener la zona lastimada por encima del nivel del corazón del niño, sugiere el doctor Zionts. Para una herida que involucre la mano o la muñeca, eleve la zona con ayuda de un caballete. Para tobillo, pie, rodilla o pierna, colóquela sobre una pila de almohadas.

Esté alerta si cojea. "La herida puede parecer menor si está poco hinchada y no hay coloración, pero lleve al niño al médico si empieza a cojear", dice el doctor Zionts. "Normalmente los niños no cojean, a menos que tengan suficiente dolor, y si su hijo evita usar la parte lastimada en cualquier forma, tal vez sea señal de un problema más serio."

Tos nocturna

Consejos para un sueño profundo

El lunes, el sueño de su hijo fue perturbado por una tos seca. Desde entonces, la tos los ha mantenido despierto, a él y a los demás. Ya es viernes y hasta el perro aúlla.

Desde luego, está haciendo su mejor esfuerzo para aliviar los desagradables síntomas nocturnos. Ya le untó algún ungüento con olor fuerte sobre el pecho, le dio las dosis necesarias de medicinas multisintomáticas para el resfriado y la tos y ya encendió la calefacción en su recámara. Ahora duda en preguntar al médico si debe darle antibióticos. Desafortunadamente, dicen los expertos, ninguna de esas medidas le ayudan en realidad a evitar la tos.

"La razón más común para la tos nocturna en un niño es una infección viral", dice el doctor Blake E. Noyes, profesor asistente de pediatría en la División de Neumología en el Hospital Infantil de Pittsburgh, en Pensilvania. "Y ésa es la clase de enfermedad que no puede tratarse con antibióticos."

Como la tos es un mecanismo importante para mantener limpios los pulmones, no deberá detenerla completamente. "Si su hijo tiene una enfermedad viral, las defensas naturales del organismo están deterioradas temporalmente. La tos ayuda a mantener los pulmones limpios de bacterias y otros irritantes", dice el doctor Noyes. "Si suprime la tos por completo, está eliminando una defensa importante contra una infección bacteriana más severa, como la neumonía."

Aunque en muchos casos es mejor dejar la tos nocturna, dicen los doctores que hay pasos que puede tomar, cuando sea necesario, para hacer que su hijo esté más cómodo.

A L E R T A MÉDICA

Cuándo ver al doctor

Es importante que su hijo sea revisado por un médico para determinar la causa de cualquier tos severa o persistente, dice el doctor Blake E. Noyes, profesor asistente de pediatría en la División de Neumología en el Hospital Infantil de Pittsburgh en Pensilvania. "La tos nocturna puede deberse a un virus, una infección bacteriana, asma, algo que su hijo tragó y que bloquea parcialmente la vía aérea, humos irritantes o, en algunos casos, un padecimiento más serio, como fibrosis quística", dice.

Debe consultar a un médico, según aconseja el doctor Noyes, si su hijo:

- Tose continuamente durante la noche.
- Tose con flemas.
- Tiene fiebre.
- Tiene dificultades para respirar.
- Ha tenido tos por más de 10 días.

Ofrézcale muchos líquidos. La recomendación tradicional: «Beba muchos líquidos», todavía es un buen consejo cuando su hijo tenga tos. "Los fluidos como el jugo, agua o caldo son de los mejores expectorantes que hay", explica el doctor Robert C. Beckerman, profesor de pediatría y fisiología y jefe de la Sección de Neumología Pediátrica en la Escuela de Medicina de la Universidad de Tulane, en Nueva Orléans, Luisiana. Los líquidos pueden aflojar la tos seca y dura para que salgan las flemas. A diferencia de los medicamentos contra el resfriado, los líquidos no tienen efectos secundarios, dice el doctor Beckerman.

"Un trago caliente, en particular, puede ser muy reconfortante cuando su hijo tiene tos", dice el doctor Noyes. Pero cualquier clase de líquido servirá. "Cuando los niños están taponados, tratan de respirar por la boca, lo que reseca la garganta y ocasiona la tos. Sólo al mantener la boca y la garganta húmedas, puede reducir la tos", dice.

Baje el termostato. Si la tos del niño se presenta durante los meses de invierno en que la casa tiene calefacción, debe *bajar* el termostato por la noche, no subirlo. "El aire caliente y seco irritará y provocará tos. Pero si baja el termostato, el aire frío preservará algo de humedad", dice la doctora Naomi Grobstein, médico familiar que ejerce por su cuenta en Montclair, Nueva Jersey.

No corra por el vaporizador. Aunque parece congruente añadir cierta humedad con el vaporizador, no siempre es buena idea. "Los vaporizadores son difíciles de mantener limpios", señala el doctor Beckerman, "y tienden a ser tierra de cultivo para moho y bacterias". Si su hijo es alérgico al moho, o es asmático, un vaporizador podría empeorar la tos, dice.

Suprima frotarle el pecho. "Los productos con petróleo que provocan una sensación de calor en el pecho, no hacen nada para curar la tos", dice el doctor Beckerman, y si el niño inhala o traga el producto para frotar el pecho, posiblemente le ocasione una forma de neumonía, advierte.

Trate con un antihistamínico. Si sabe que la tos de su hijo es causada por una alergia, un antihistamínico a la hora de dormir podría ayudarle a dormir mejor. "La tos alérgica puede recibir ayuda de fármacos que no requieren receta médica, como el Elíxir Benadryl", dice el doctor Beckerman. Asegúrese de leer las indicaciones del paquete para verificar si el producto se recomienda para la edad de su hijo. Para la dosis correcta, siga las instrucciones o consulte a su médico.

Elija el medicamento correcto para la tos. "Si su hijo ha estado despierto unas cuantas noches con tos fuerte, puede tratar con una medicina para la tos que contenga dextrometorfán y guaifenesina, como Robitussin-DM o Fórmula Pediátrica Vick 44e", dice la doctora Grobstein. "Básicamente, cualquier producto con estos dos ingredientes le servirá", agrega. Esta clase de preparación que no requiere receta aflojará un poco la mucosidad y aliviará la tos. "El dextrometorfán no es 100% efectivo", dice, "pero eso es bueno, ya que no debe tratar de suprimir la tos por completo".

Precaución: No le dé un medicamento fuerte para la tos a un niño que tenga menos de un año de edad, dice el doctor Beckerman. "El reflejo de la tos se controla en el tallo cerebral, si le da algo para suprimirla a un niño muy pequeño, podría también suprimirle la respiración", dice.

Úlceras en la boca

Para quitar el quejido de la boca

Si su hijo grita de dolor después de un trago de jugo de naranja, podría estar sufriendo de una úlcera en la boca. Estos pequeños cráteres en la boca de su niño, la lengua o las encías, sólo esperan que llegue algo ácido, como jugo de naranja y entran en acción. El nombre oficial de las úlceras en la boca, *aphthous ulcers*, significa "úlceras de fuego". Si su hijo es uno de los desafortunados que está propenso a obtenerlas a menudo, no le tomará mucho tiempo comprender cómo fue que esta dolorosa erupción tomó su nombre.

"Mucho del dolor viene de los ácidos de la boca y las enzimas digestivas", dice el doctor David N. F. Fairbanks, profesor clínico de otorrinolaringología en la Escuela de Medicina de la Universidad George Washington, en Washington, D.C. "La úlcera es una ruptura en la superficie de la piel que permite que esos ácidos se filtren bajo la superficie y literalmente, se coman la encía."

Las úlceras en la boca generalmente aparecen una a la vez; se desarrollan dentro de los labios o de los cachetes, especialmente donde las encías se encuentran con la parte interna de los labios. Generalmente las causan o las agravan ciertos alimentos, la tensión o alguna irritación superficial, como morderse la parte interior de los labios o las mejillas. Afortunadamente, sólo se quedan por una semana más o menos, para después desaparecer. Sin embargo, mientras van de salida, estos consejos pueden ayudarle para que su hijo se sienta mejor.

A L E R T A M É D I C A

Cuándo ver al doctor

Cualquier úlcera en la boca que dure más de dos semanas debe ser examinada por un médico", dice el doctor David N. F. Fairbanks, profesor clínico de otorrinolaringología en la Escuela de Medicina de la Universidad George Washington, en Washington, D.C.

Un médico puede prescribir un antibiótico masticable que elimine las bacterias orales que podrían estar prolongando el proceso de curación, dice el doctor Fairbanks. O puede entumecer y cauterizar la úlcera. Si elige esta opción en particular, es probable que también le aplique nitrato de plata, que le causará una costra densa que se formará en la cubierta de la úlcera. La costra permitirá que la úlcera sane y le protegerá de la acción digestiva de la saliva.

Neutralice el ácido. "Haga que su hijo mastique Tums, Rolaids, Melox Plus o Pepto-Bismol para cortar el ácido en su boca cuando tenga una úlcera", sugiere el doctor Fairbanks. "Para un niño es seguro una Tums o Rolaids cada tres o cuatro horas."

Apague el fuego con agua. "Haga que su hijo se enjuague la boca de tres a cuatro veces al día con agua tibia para limpiar la zona y hacer que se sienta mejor", dice el doctor Paul Rehder, pediatra dermatólogo que ejerce por su cuenta en Oxnard, California.

Entúmala. "Déle a su hijo pastillas anestésicas para chupar", dice el doctor Fairbanks. Recomienda las pastillas que contienen benzocaína, como Chloraseptic, disponible en la mayoría de las farmacias. Una paleta helada o un tazón con gelatina fría también pueden lograr entumir la úlcera.

Cúbrala. Aplique un gel protector como Zilactin, después de secar bien la úlcera con una torunda de algodón, sugiere el doctor Fairbanks. Úselo con la frecuencia que indique el paquete.

Ataque la inflamación. "El acetaminofén (Tempra, Panadol, Tylenol infantiles) es antiinflamatorio, que ayuda a reducir la incomodidad que sufren algunos niños con úlceras en la boca", dice el doctor Fairbanks. Revise las indicaciones del paquete para la dosis correcta para su hijo, según la edad y el peso, y si es menor de dos años, consulte al médico.

Evite las nueces porque lo irritan. Si un niño parece propenso a las úlceras en la boca, debería hacer que evite las nueces y la mantequilla de cacahuate, sugiere el doctor Fairbanks. (Las nueces normales y las de la India provocan dolor especialmente, al igual que el coco.)

Cancele las barras de dulce. Los dulces y chocolates con frecuencia inducen las úlceras. "De ahí que, algunos niños que comen Almond Joy, Snickers o casi cualquier barra de chocolate, dulce y nueces, se sientan miserables al día siguiente. Estas barras con frecuencia contienen azúcar, chocolate, coco y nueces", dice el doctor Fairbanks.

Corte los ácidos. Los alimentos muy ácidos o los jugos pueden ser generadores de aullidos. Esos alimentos incluyen a la piña, uvas, ciruelas, jitomates y todas las formas de frutas cítricas.

Encuentre algo diferente para roer. Si su hijo tiene el hábito de morderse la parte interior de sus cachetes y se le forman úlceras, quizá deba sugerirle que encuentre otra cosa para roer cuando se sienta tenso o hambriento, dice el doctor Fairbanks. "Cualquier cosa que lastime el interior de la boca ocasionará una úlcera en alguien que sea susceptible."

Cuando el problema viene en grupo

Si un niño tiene un grupo de úlceras en la parte posterior de la garganta, es una condición llamada 'herpangina', según el doctor David N. F. Fairbanks, profesor clínico de otorrinolaringología en la Escuela de Medicina de la Universidad George Washington, en Washington, D.C. Esos grupos de úlceras son causados por un virus coxsackie y pueden continuar esparciéndose por las amígadalas hacia la zona suave del paladar y detrás, advierte el doctor Fairbanks.

"Todo este grupo de úlceras, que no surgen en ningún otro lugar de la boca, duele como loco", dice el doctor Fairbanks.

Afortunadamente, una vez que un niño tuvo herpangina, no puede volver a tenerla. Trátela en la misma forma en que trataría a las úlceras en la boca, dice el doctor Fairbanks, y en cinco a siete días desaparecerá todo el grupo.

Cepíllelo a la manera antigua. "Evite los cepillos dentales eléctricos o rotatorios, si su hijo tiende a sufrir de úlceras en la boca", previene el doctor Fairbanks, dice: "El cepillado vigoroso de los equipos mecánicos también puede arañar la encía e iniciar el proceso de formación de una úlcera".

Abandone un cepillo viejo. Un cepillo viejo también puede arañar la encía, añade el doctor Timothy Durham, profesor asistente de odontología en el Colegio de Odontología del Centro Médico de la Universidad de Nebraska, en Omaha, Nebraska. "Si el cepillo dental del niño ya no mantiene su forma, puede lastimar los tejidos suaves en la encía." Y con algunos niños, eso es todo lo que se necesita para empezar una úlcera en la boca.

Uñas con padrastros

Cómo arreglar las puntas de los dedos

Un padrastro no es del todo una uña; tampoco puede ser siquiera un problema. Sólo es un pequeño borde de piel seca a un lado de la uña.

Pero un padrastro en un niño está pidiendo ser masticado, arrancado o cubierto con mugre del parque. Y con esa clase de abuso, el padrastro en un niño es, más que una molestia, una fuente potencial de infección.

"Enséñele a su hijo la forma correcta de tratar un padrastro y se evitará muchos problemas ásperos", dice Patience Williamson, enfermera escolar titulada en la Rand Family School en Montclair, Nueva Jersey. Aquí está cómo.

Póngale crema a las cutículas. Los padrastros a menudo son el resultado de la piel seca. "Ayuda a conservar las manos bien humectadas", dice Williamson. Ella recomienda que su hijo aplique un poco de crema para manos alrededor de las cutículas después de cada baño.

Enséñele a ser cuidadoso. Pida a su hijo que no empuje la cutícula, que no se pique la piel reseca al final de la uña. "La cutícula es una barrera natu-

A L E R T A M É D I C A

Cuándo ver al doctor

Si su hijo tiene una zona hinchada y roja en la base o el costado de su uña, que duele excesivamente o secreta pus cuando la presiona, vea a un médico inmediatamente, aconseja el doctor Scott A. Norton, dermatólogo asesor en el Tripler Army Medical Center en Honolulu, Hawai. "Esta Infección bacteriana, llamada paroniquia, podría necesitar ser drenada o tratada con antibióticos", dice.

ral protectora para la uña y, si su hijo la corta o empuja hacia atrás con fuerza, puede *causar* un padrastro o introducir una bacteria que pueda desencadenar una infección, dice el doctor Scott A. Norton, dermatólogo asesor en el Tripler Army Medical Center en Honolulu, Hawai.

Pídale al niño que se lave y espere. Si un niño pequeño puede reconocer un padrastro, debe permitirle que lo cuide, sugiere Williamson. "Un niño debería lavar y secar la zona afectada con mucho cuidado, cubrir el padrastro con una banda adhesiva y esperar la ayuda de un adulto", dice. "Pero no le aconseje a su hijo que trate de arreglar el padrastro con el cortauñas o las tijeras. Se puede causar más daño que beneficio", dice Williamson.

Recorte el problema. "Se debe retirar el padrastro con un cortauñas limpio, enjuagado con alcohol para prevenir la difusión de las bacterias", dice el doctor Norton. Al cortar oportunamente el extremo del padrastro, estará eliminando cualquier tentación para que su hijo jale o mastique sobre la piel muerta. "Si jala un padrastro, también rasgará una parte de la piel viva", dice el doctor Norton.

Combata la infección con agua caliente. Examine la zona alrededor del padrastro diariamente, buscando signos de infección. "Si la piel alrededor del padrastro empieza a enrojecer o duele, aplique compresas calientes en esa zona o remoje el dedo en agua caliente", dice el doctor Norton. Este tratamiento debe repetirlo tres o cuatro veces al día, durante uno o dos días, para aumentar el flujo sanguíneo. Al incrementarse la circulación aumentan los anticuerpos en la zona, lo que ayuda a combatir la infección, explica el doctor Norton.

Cúbralo con ungüento. Aplique una capa de ungüento antibiótico, como Aquaphor Antibiotic Ointment o Polysporin Ointment a la zona afectada y cúbrala con una banda adhesiva, dice Richard García, pediatra y viceconsejero del Departamento de Pediatría y Medicina de la Adolescencia en la Fundación Clínica de Cleveland, Ohio. Continúe haciendo esto hasta que la infección sane, y pueda aflojar y cortar el padrastro sin lastimar. "Asegúrese de que el ungüento antibiótico que seleccione no tenga neomicina, porque con frecuencia causa reacciones alérgicas", advierte el doctor García.

Proteja el sitio. Para prevenir que se desarrollen úlceras, estimule a su hijo para que practique una buena higiene, dice el doctor García. "Resalte la importancia de mantener los dedos fuera de la nariz y la boca, de lavarse las manos con frecuencia y cortar las uñas al través, en forma recta, para que la piel que está junto a la uña no se lastime", dice.

Desaliéntelo a morderse las uñas. Morderse las uñas es la raíz para la mayoría de los padrastros, así que estimúlelo para que rompa con ese hábito. "Desafortunadamente, es más fácil decirlo que hacerlo", señala el doctor García, "y las críticas frecuentemente agravan el problema".

Uñas mordidas

Para sobreponerse a ese hábito nervioso

Muchos niños se muerden las uñas, dice el doctor Paul Kechijian, profesor clínico adjunto de dermatología y jefe de la Sección de Uñas en el Centro Médico de la Universidad de Nueva York. Generalmente, superan el problema y criticarles sólo sirve para empeorar la situación.

¿Usted qué puede hacer si su hijo no logra o no retira las manos de su boca? Primero, comprender *por qué* lo hace.

"Morderse las uñas es un hábito nervioso que, a menudo, es síntoma de ansiedad o inseguridad", dice el doctor William Womack, profesor adjunto de psiquiatría infantil en la Escuela de Medicina de la Universidad de Washington, en Seattle. "Es la forma que tiene su hijo para reconfortarse él mismo."

Imagine lo que se está comiendo su hijo y estará a la mitad del camino para detenerlo cuando se muerda las uñas. Eventualmente, muchos niños dejarán de morder sus uñas cuando les empiece a importar su apariencia, o cuando sus amigos comiencen a notarlo. Mientras tanto, intente algunas de estas soluciones creativas.

Ayude a su hijo a comprender. Pida la ayuda del niño y ayúdele a comprender por qué se está mordiendo las uñas. "Explíquele que en ocasiones las personas se muerden las uñas porque están muy preocupadas, molestas o nerviosas", dice el doctor Womack. Por ejemplo, pregúntele si se las muerde cuando algunos familiares los visitan, cuando conoce nuevos amigos o cuando le es difícil entender algo nuevo. Su hijo puede tener mejor control sobre el hábito si puede hablar sobre las tensiones que experimenta, según el doctor Womack.

Haga un trato. Pregúntele a su hijo si le molesta morderse las uñas. Si, y solamente *si,* su hijo quiere dejar de hacerlo, usted y él pueden hablar sobre un "contrato", sugiere el doctor Womack.

Por ejemplo, ¿consideraría no morderse las uñas por 50 centavos al día? ¿O por una semana?, como intercambio por una visita al parque de diversiones. ¿Apreciaría tener un reloj a cambio de no morderse las uñas por un mes?

Tenga una tarjeta con los días de éxito, en que no mordió sus uñas; entonces, recompénselo por cumplir con el "trato", dice el doctor Womack.

Elimine algo de tensión. Si le enseña al niño técnicas de relajamiento, podrá controlar la tensión que normalmente le lleva a morderse las uñas, sugiere el doctor Womack. "Dígale: 'Cuando sientas que vas a morderte las uñas, piensa en algo agradable, como jugar en la playa o divertirte con amigos'", sugiere el doctor Womack.

Ofrézcale una manicura. "Lleve a su hijo a que le den manicura", dice la doctora Frances Willson, psicóloga clínica en Sherman Oaks, California, y miembro del Comité de Psicólogos de la Salud, en la Asociación de Psicólogos del Condado de Los Ángeles. "Es mejor si se lo hacen profesionalmente, a que si usted lo hace, ya que recibirá una atención de alguien ajeno a usted. Pero su hijo debe quererlo."

```
 A L E R T A   M É D I C A
```

Cuándo ver al doctor

Si todo lo que su hijo hace es morderse las puntas de las uñas, no es un problema médico, dice el doctor Paul Kechijian, profesor clínico adjunto de dermatología y jefe de la Sección de Uñas en el Centro Médico de la Universidad de Nueva York.

Sólo se convierte en un problema cuando los niños muerden sus uñas con mayor agresividad, especialmente si las rasgan y provocan un sangrado en los dedos. La zona de la cutícula es especialmente importante a causa del contorno de la uña bajo la media luna blanquecina (que generalmente sólo se ve en el pulgar), que entonces crece por debajo de la cutícula.

"Teóricamente", dice el doctor Kechijian, "podría morder las puntas de sus uñas durante 25 años y nunca causar una deformidad permanente, porque no está dañando la raíz de la uña. Pero la cutícula tiene una función muy importante, que es la de actuar como una barrera para mantener a las bacterias, levaduras y líquidos sin poder penetrar la piel del dedo. Cuando el niño muerde los costados de las uñas y la cutícula, o pela, rasga y quita la cutícula, puede tener una infección leve en el dedo y en la raíz de la uña". Eso puede ocasionarle una deformidad permanente en las uñas.

Si nota cualquier signo de infección, si los dedos están enrojecidos o hinchados en forma crónica, o si las uñas están abombadas, vea al dermatólogo, dice el doctor Kechijian.

Sugiérale un sustituto. Haga que su hijo intente sustituir las uñas con una paleta sin azúcar (de venta en tiendas de alimentos naturales), sugiere el doctor Bobbi Vogel, consejero familiar en Woodland Hills, California, y director del Programa para Pacientes Adolescentes Externos, en el Centro de Tratamiento de Tarzana. "Su hijo pueden encontrar que le es más fácil dejar de morderse las uñas si tiene un medio para sustituirlo con gratificación oral, al menos temporalmente", dice el doctor Vogel. Además de la paleta, puede ofrecerle goma de mascar sin azúcar o una tira crujiente de zanahoria.

Pruebe la distracción positiva. Si un niño está listo para dejar de morderse las uñas, puede ayudarle a aprender a mantener sus manos ocupadas en otra cosa. Por ejemplo, si su hijo se muerde las uñas al ver la televisión, mantenga una dotación de materiales para dibujo cerca de la TV y aliéntelo a colorear o dibujar mientras observa sus programas favoritos. O cómprele un brazalete especial (con cuentas) para que pueda usarlo y jugar con él cada vez que tenga la tentación de morderse las uñas.

Moleste las papilas gustativas. Con la cooperación de su hijo, y si tiene más de cuatro años, póngale algo amargo en las uñas, sugiere el doctor Vogel. Un producto que no requiere receta médica, Thum, contiene extracto de pimienta de cayena y ácido cítrico. "Sin embargo, esto le causará más daño que beneficio, si su hijo siente que está siendo castigado por ser malo", señala el doctor Vogel. Úselo sólo si el niño está de acuerdo.

Urticaria

Para despachar las ronchas

¿Su hijo tiene comezón?, ¿realmente *mucha* comezón? Si es así, revise bien la zona que se está rascando. Si tiene ronchitas elevadas con el centro pálido, podría tener urticaria, que es una reacción alérgica experimentada casi por el 20% de la población. Las buenas noticias sobre la urticaria son que generalmente desaparece por sí sola en 24 horas. La mala noticia es que en primer lugar, es muy difícil determinar por qué la tuvo el niño.

La urticaria puede ser una reacción a los alimentos. Los más comunes son la fresa y similares, chocolate, nueces y similares, huevos, cacahuates, pescados y mariscos. Pero algunos niños tienen urticaria cuando se exponen ante otros alergenos, como la penicilina, aspirina, polen, algunas clases de plantas, una infección viral o bacteriana, agua fría, mordeduras o picaduras de insectos. (Ocasionalmente, estas reacciones pueden ser tan severas que requieran tratamiento de emergencia. Véase "Alerta Médica", en la página 436.) En algunos

A L E R T A MÉDICA

Cuándo ver al doctor

Hay dos situaciones en las que una reacción alérgica que involucra la urticaria pueden ser serias, inclusive amenazar la vida. Si nota cualesquiera de los siguientes síntomas, solicite ayuda médica de urgencias, inmediatamente, según el doctor Stanley I. Wolf, profesor clínico de pediatría en la Escuela de Medicina de la Universidad George Washington, en Washington, D.C. y alergólogo en Silver Spring y Rockville, Maryland.

Angioedema: es una reacción similar a la urticaria, que causa hinchazón en los pies, manos, cara y labios. Generalmente, no es más serio que la urticaria normal, pero puede agudizarse bajo algunas circunstancias. "Cuando su hijo tiene una reacción severa, sus ojos y cara se hinchan en forma grotesca. Si el angioedema involucra la lengua o la laringe, puede cerrar las vías aéreas, a menos que su hijo reciba una inyección de adrenalina", dice el doctor Wolf.

Anafilaxis: es una reacción alérgica severa, que causa dificultad en respirar o deglutir, según la doctora Beth W. Hapke, pediatra en Fairfield, Connecticut. La doctora Hapke señala que la anafilaxis no es común en los niños: si su niño tiene urticaria y de pronto tiene dificultades para deglutir, de cualquier manera debe buscar ayuda médica inmediata. (En los bebés, los signos de alerta incluyen vómito, babeo excesivo o rechazo a beber.) La razón de la urgencia, afirma la doctora Hapke, es que su hijo puede dejar de respirar, a menos que reciba una inyección de adrenalina.

"Si se presenta una reacción severa, será dentro de los 30 ó 60 minutos después de que el niño haya estado en contacto con el alergeno", dice la doctora Hapke. No ocurrirá horas o días después de que surgió la urticaria, señala.

casos, la urticaria puede ser ocasionada por un padecimiento interno, como la artritis.

La urticaria puede aparecer por todo el cuerpo o sólo en una zona. Puede surgir y desvanecerse en cuestión de horas, sólo para resurgir en otra parte, o puede persistir por seis semanas o más, a veces desapareciendo, sólo para regresar. Aunque la urticaria da mucha comezón, en ocasiones no la da, en absoluto.

¿Algo qué hacer al respecto? Siga leyendo.

Para determinar la causa

"Encontrar la causa de la urticaria crónica es realmente un trabajo detectivesco. En algunas investigaciones recientes, los doctores pudieron encontrar una respuesta cerca del 50% del tiempo. Pero en la práctica cualquier doctor que pueda especificar el problema, aun en el 25% de los casos, está haciendo un buen trabajo", dice el doctor Stanley I. Wolf, profesor clínico de pediatría en la Escuela de Medicina de la Universidad George Washington y alergólogo en Silver Spring y Rockville, Maryland.

Aunque no hay garantía de éxito cuando lleva a su niño al alergólogo, vale la pena tratar de determinar lo que causa la urticaria. Espere tener que dar al médico una historia detallada sobre la dieta del niño, medicamentos y estilo de vida. Si es afortunado, su médico *será* capaz de identificar el origen de la urticaria y podrá aconsejarle en qué forma es posible prevenir su recurrencia.

Déjela por sí sola. Si su hijo tiene urticaria y no le da comezón, déjela, dice el doctor Peter LoGalbo, profesor asistente de pediatría en el Colegio de Medicina Albert Einstein de la Yeshiva University, en el Bronx, y director del Centro de Asma y Alergias del Schneider Children's Hospital, de Long Island Jewish Medical Center, en New Hyde Park, Nueva York. "Podrá no ser atractiva, pero, si no da comezón, ¿para qué se preocupa?", dice el doctor LoGalbo.

Déle un baño. Si la urticaria es del tipo que sí da comezón, deje que el niño se remoje en una tina que tenga agua hasta la mitad y agregue ½ taza de fécula de maíz, polvo de hornear o un producto de avena conocido como Aveeno (de venta en farmacias), sugiere el doctor Stanley I. Wolf, profesor clínico de pediatría en la Escuela de Medicina de la Universidad George Washington, en Washington, D.C., y alergólogo practicante en Silver Spring y Rockville, Maryland. Una vez al día puede ser suficiente, pero remójelo con mayor frecuencia si persiste la urticaria, o si el niño se siente muy incómodo.

Enfríelo. Si aplica un paquete de hielo o una compresa fría sobre la zona de la comezón, generalmente le brindará alivio, dice el doctor LoGalbo. Puede aplicar este remedio frío con la frecuencia que sea necesaria, durante 10 minutos aproximadamente cada vez. Pero asegúrese de envolver el paquete de hielo o la compresa en una toalla, para que no esté en contacto directo con la piel.

Use un antihistamínico. "Un antihistamínico oral, como el Benadryl o Cloro-Trimetón, tomado cada cuatro o seis horas, normalmente aliviará la comezón, pero también puede ocasionar que su niño se sienta cansado y somnoliento", señala la doctora Beth W. Hapke, pediatra particular de Fairfield, Connecticut. Estas medicinas están disponibles sin prescripción en la mayoría de las farmacias. Asegúrese de leer las instrucciones del paquete para asegurarse de que el producto se recomienda para la edad de su hijo. Para la dosis correcta, siga las instrucciones del paquete o consulte a su médico. Algunos médicos no recomiendan el Benadryl en crema o atomizador, porque podrían causar una reacción. También consulte a su doctor sobre alternativas en antihistamínicos, si a su hijo le disgusta alguno en particular.

Consulte a un alergólogo. "La urticaria generalmente no es motivo de preocupación, pero si su hijo tiene urticaria crónica o persistente durante seis semanas o más, vea al alergólogo", aconseja la doctora Hapke. El alergólogo con frecuencia podrá ayudarle a identificar los alergenos específicos que causan la urticaria, y puede prescribirle medicamentos más efectivos que las medicinas que no requieren receta médica.

Varicela

Consejos para minimizar la miseria

Al principio su hijo no se sentía bien. "Estoy cansado", es todo lo que podía decir. Cuando lo llevó a la cama, notó una pequeña roncha en su barriguita; usted pensó que se trataba de un piquete de insecto.

Por la mañana, a esa roncha se le habían unido otras más y algunas de ellas tienen en el centro unas pequeñas ámpulas con agua.

Salude a la varicela.

Es una enfermedad bastante inofensiva, que puede atacar por igual a los adultos, a los bebés y a los niños. Durante una semana o más, el malestar será casi

```
A L E R T A    M É D I C A
```

Cuándo ver al doctor

En raros casos, el virus de la varicela puede causar encefalitis y se la ha relacionado también con el síndrome de Reye. Ambos padecimientos afectan al cerebro y pueden amenazar la vida, así que llame al pediatra si tiene *cualquier* duda sobre los síntomas de su hijo, aconseja el doctor William Howatt, profesor de pediatría en el Departamento de Pediatría y Padecimientos Transmisibles, en la Escuela de Medicina de la Universidad de Michigan, en Ann Arbor. Siempre establezca contacto con su pediatra, cuando el paciente con varicela tenga:

- Fiebre después de que ya se formaron las costras.
- Fiebre muy alta, acompañada por dolor de cabeza fuerte, vómito, desorientación o convulsiones.
- Dolor cuando el cuello está contraído.

También debe ponerse en contacto con el médico si su hijo tiene más de unas cuantas úlceras que estén excesivamente hinchadas, rojas o dolorosas. Pueden estar infectadas. Posiblemente el doctor le prescriba antibióticos.

continuo. Primero tendrá fiebre, después ampollas, comezón y, finalmente, costras. En algunos casos raros, la varicela puede llevar a padecimientos más serios (véase "Alerta Médica").

Para los padres este malestar tan incómodo les ofrece sólo un consuelo: después de que su hijo lo tuvo, la varicela ya se fue para bien. (A menos, claro, de que tenga otro hijo susceptible en la casa, a quien todavía no le haya dado.)

Aquí está lo que sugieren los expertos para mantener a su hijo con varicela lo más cómodo posible.

Ofrézcale alivio para el dolor. Si la fiebre o la picazón están haciendo que su hijo se sienta muy incómodo, puede darle acetaminofén (Tempra, Tylenol, Panadol infantiles), dice el doctor William Howatt, profesor de pediatría en el Departamento de Pediatría y Padecimientos Transmisibles, en el Centro Médico de la Universidad de Michigan, en Ann Arbor. Revise las indicaciones del paquete para la dosis correcta, según el peso y la edad del niño, y si es menor de dos años, consulte a su médico. Sin embargo, si la fiebre no le causa mucha incomodidad, no intente bajarla: "es uno de los mecanismos de combate a las enfermedades", dice el doctor Howatt.

Y *nunca* le dé aspirina a un niño con varicela, porque se le ha vinculado con el síndrome de Reye, una complicación potencialmente mortal, dice el doctor Howatt.

Vístalo con ropas ligeras. "Mientras más fresca pueda mantener la piel de su hijo entre las primeras 48 a 72 horas, será menor la erupción que tendrá", dice el doctor F. T. Fitzpatrick, pediatra particular de Doylestown, Pensilvania. Evite arropar demasiado al niño y vístalo con ropa de algodón ligera o pijama. El algodón es la mejor opción, porque irrita menos la piel.

Déle alivio frío. Otra forma de mantener baja la temperatura del niño es lavar su piel con un lienzo frío o ponerlo en un baño fresco, dice el doctor J. Owen Hendley, profesor de pediatría en la Escuela de Medicina de la Universidad de Virginia, en Charlottesville. Sin embargo, asegúrese de que el agua no esté tan fría que haga tiritar a su niño.

Intente darle un baño que alivie la comezón. Un baño con avena coloidal, que es la avena molida hasta pulverizarla, puede ayudar a aliviar la comezón, dice el doctor Kennet R. Keefner, farmacólogo y profesor adjunto de farmacología en la Escuela de Farmacología y Profesiones Relacionadas con la Salud en la Universidad de Creighton, en Omaha, Nebraska. Puede encontrar este producto en muchas farmacias bajo el nombre Aveeno, y las indicaciones para su uso están en el paquete. Pero tenga cuidado de que su hijo no se ponga de pies en la tina, porque este producto puede hacerla muy resbalosa, dice el doctor Keefner.

O alívielo con polvo de hornear. El polvo de hornear es un buen sustituto de la avena coloidal, según el doctor Keefner. Vierta media taza de polvo de hornear en la tina con la mitad de agua o una taza completa en una tina más profunda. Use una esponja o un lienzo para mojar todas las zonas afectadas en la piel.

Enfríe las zonas con mayor comezón. Si su hijo tiene una o dos zonas con mucha comezón, moje un lienzo en agua fría, colóquelo sobre la zona durante cinco minutos, y repítalo si es necesario. "Lo frío en el sitio de la comezón puede contraatacarla", dice el doctor Henley. Sin embargo, sugiere, si el lienzo es áspero por un lado, use el lado *suave* hacia la piel, para evitar irritación.

Mantenga al niño fresco y limpio. Los niños con varicela deben bañarse todos los días en la regadera y usar champú en el pelo para mantener las úlceras limpias y ayudar a prevenir una infección, dice el doctor Fitzgerald. También, aunque pueda ser tentador que su hijo somnoliento continúe usando la misma pijama que usó todo el día, debe usar ropa limpia por la noche, dice el doctor Fitzpatrick. (Si el niño todavía usa pañales, debe cambiárselos con mucha frecuencia.) La ropa limpia no sólo es reconfortante, sino que el cambio reduce el riesgo de que las úlceras se infecten.

Trate de evitar que se rasque. Si el niño es lo suficientemente grande como para comprender, explíquele que debe tratar de no rascarse, porque puede causarse una infección o dejar cicatrices. Pero las posibilidades son de que su hijo no pueda ignorar por *completo* la picazón, así que proporciónele un lienzo mojado, con el que pueda frotarse ligeramente, dice el doctor Hendley. "Esto evitará que se rasque la piel", dice.

Córtele las uñas. Córtele las uñas en cuanto empiece la varicela y manténgalas bien cortas, dice el doctor Fitzpatrick. Aun cuando ya haya pasado lo peor, el doctor Fitzpatrick recomienda cortarlas dos veces por semana durante varias semanas después. Rascarse con las uñas largas puede ocasionar que las úlceras se infecten y queden cicatrices permanentes.

Trátelo con antibiótico. Si algunas de las ronchas muestran signos de infección, como enrojecimiento alrededor o la presencia de pus en la úlcera, aplíquele un ungüento antibiótico que no requiera receta médica, como Neosporin o Polysporin, dice el doctor Keefner. "Pero si hay más de unas cuantas infectadas, consulte al pediatra", advierte.

Controle la picazón con elíxir Benadryl. "Este antihistamínico oral, que no requiere receta médica, puede ayudar a controlar la comezón", dice el doctor Hendley. "Pero aun cuando no lo haga, mantendrá a su hijo somnoliento y así podrá descansar todo lo que necesita". Lea las indicaciones del paquete para asegurarse de que el producto está recomendado para la edad de su hijo. Para la dosis correcta, siga las indicaciones de la etiqueta o consulte al médico. Algunos doctores no recomiendan Benadryl crema o atomizador, porque podría causar una reacción.

O trate con loción de calamina con fenol. Esta clase de loción de calamina funciona como un anestésico tópico y puede ayudarle con la comezón, dice el doctor Edward DeSimone, farmacólogo y profesor adjunto de farmacología en la Escuela de Farmacología y Profesiones Relacionadas con la Salud en la Universidad Creighton en Omaha, Nebraska. Sólo aplíquelo en las ronchas que ocasionan más comezón en particular. Como este producto puede ser absorbido por la piel, debe aplicarlo *sólo* sobre la roncha, no por todo el cuerpo, dice el doctor DeSimone. "También, asegúrese de no exceder las indicaciones del empaque, donde se especifica que esa loción no debe usarse más de tres o cuatro veces al día."

Evite la hidrocortisona tópica que no requiere prescripción. Esa clase de cremas y ünguentos de esteroides están disponibles en las farmacias, y se usan comúnmente para combatir inflamación y comezón, dice el doctor Keefner. Sin embargo, inhibirán el propio sistema inmunitario para combatir el virus en la zona donde las apliquen y hasta pueden permitir que el virus se fortalezca, dice.

Mantenga a sus hijos lejos del sol. Tanto los niños que han tenido varicela recientemente como los que apenas comienzan deben ser muy cuidadosos con la exposición al sol, dice el doctor Fitzpatrick. "Los niños que se broncean durante el periodo de incubación de la varicela, especialmente si están próximos al momento de la erupción, tendrán un caso mucho peor", dice. Así que si sabe que hay varicela cerca, mantenga a su niño lejos de los campos de juegos, o aplíquele filtro solar, con factor de protección de 15 o superior.

Una vez que la varicela terminó, la piel permanece particularmente vulnerable a las quemaduras por sol durante un año, dice el doctor Fitzpatrick. Así que sea especialmente cuidadoso con el niño que se recuperó hace poco. Nuevamente, asegúrese de aplicarle filtro solar cuando salga y se exponga directamente al sol.

Verrugas

Causas, peculiaridades y curas

Brotan como los hongos silvestres después de la lluvia de primavera, las pequeñas protuberancias sobre las rodillas, codos o dedos.

Pero aunque tienen una apariencia peculiar, las verrugas son inofensivas. Solamente son protuberancias causadas por un virus, dice el doctor Richard Johnson, instructor de dermatología en Deaconess Medicine, Escuela Médica Harvard, en Boston. Son relativamente comunes en los niños, especialmente en zonas propensas a lesiones menores, como manos, codos y rodillas, donde es fácil para el virus penetrar por alguna abertura en la piel.

Las verrugas pueden resultar abrumadoras para su hijo si las tiene sobre las manos e interfieren con sus actividades diarias o con el crecimiento de las uñas. Y algunos niños están conscientes sobre ellas, lo que es natural, ya que son visibles. Pero las únicas verrugas que causan dolor (generalmente) son de la clase que aparecen en los pies, llamadas verrugas plantares. No tarda mucho en quedar aplanada la verruga plantar y empezar a doler con la presión de caminar.

Antes de decidir tratar activamente usted mismo una verruga, consulte con su médico para asegurarse de que lo que está creciendo en su hijo es una verruga inofensiva. Si el doctor dice que sí, puede intentar seguir estos consejos de los expertos para enfrentarse con esos desarrollos. (Hay algunas verrugas que *nunca* debe tratar de retirarlas. Véase "Alerta Médica", en la página 444).

Tratamiento

Espere. Eventualmente, las verrugas se irán por sí solas, aunque puede tomarles meses o hasta años. "Si su hijo puede tolerarlas, sólo déjelas", aconseja

A L E R T A M É D I C A

Cuándo ver al doctor

Todas las verrugas deben ser revisadas por su pediatra para asegurar que es una verruga, antes de que usted tome medidas para removerla. Su pediatra también debe verificar cualquier desarrollo extraño o parecido a las verrugas en cualquier parte del cuerpo de su hijo, para asegurarse de que no sea un desarrollo canceroso.

Debido a la posibilidad de dejar cicatrices, nunca debe intentar tratar o remover las verrugas de la cara, labios o los párpados usted mismo, dice el doctor Richard Johnson, instructor de dermatología en Deaconess Medicine, Escuela Médica Harvard, en Boston. "A menudo es difícil remover una verruga y no dejar alguna cicatriz", dice. Para estas verrugas, consulte al pediatra de su hijo o al dermatólogo.

el doctor Moisés Levy, dermatólogo pediatra y profesor asistente en el Departamento de Dermatología y Pediatría del Colegio de Medicina Baylor, en Houston. Pero si su hijo está abrumado por sus verrugas o le estorban, quizá deba ayudarlo con ellas.

Desee que se vayan. Lo primero que debe hacer es desear que las verrugas se vayan. No es broma. Los estudios demuestran que algunas personas que imaginaron que las disolvían, *sí* perdieron sus verrugas. "Con los niños a veces funciona la sugestión", dice el doctor Levy. "Simplemente, haga que su hijo piense en deshacerse de sus verrugas durante varios minutos al día y podría suceder." Sin embargo, asegúrese de explicar a su hijo que es un experimento, para que no sienta que falló si no desaparecen "mágicamente".

Considere un producto que no requiere receta médica. Si su médico le ha confirmado que esos desarrollos *son* verrugas y que son candidatos a recibir tratamiento casero, quizá decida que es tiempo de una acción más drástica. Analice los productos para remover verrugas que no requieren receta médica. Hay muchas opciones, incluido Wart-Off, Compound W y Trans-Plantar, dice el doctor Kenneth Keefner, farmacólogo y profesor asociado de farmacología en la Escuela de Farmacología y Profesiones Relacionadas con la Salud en la Universidad de Creighton, en Omaha, Nebraska.

Sin embargo, es importante recordar que muchos de estos productos son ácidos y trabajan quemando la piel. Por esta razón, no debe usar un producto de este tipo en niños menores de seis años. Si decide usarlo, debe leer las indicaciones con cuidado y seguirlas al pie de la letra, dice el doctor Keefner. También es una buena idea la de cubrir la zona alrededor de la verruga con jalea de petrolato, para evitar que el ácido ataque la piel sana.

Trate con un líquido removedor. Hay una amplia gama de removedores de verrugas que vienen en presentación líquida. Busque los productos que tienen ácido salicílico como ingrediente activo, sugiere el doctor Keefner. "Todos vienen en diferentes concentraciones, hasta del 40% de ácido salicílico", explica. "Para los niños menores, es mejor elegir una concentración menor, como del 17%, porque la piel es más delicada."

O elija una almohadilla removedora. Otra opción es la de las almohadillas o discos removedores, que pueden ser más sencillos de usar en los niños que los líquidos, dice el doctor Keefner. "Pueden cortarse al tamaño de la verruga y se colocan sobre ella", dice. La almohadilla está tratada con ácido salicílico, así que asegúrese de no cortarla de un tamaño mayor que el de la verruga misma.

Espere un poco... pero no para siempre. No importa qué producto elija, quizá tenga que usarlo un par de semanas antes de que la verruga empiece a desvanecerse. Pero no debe aplicarse un tratamiento sin prescripción indefinidamente, dice el doctor Michael L. Ramsey, dermatólogo de Wharton, Texas, e instructor clínico de dermatología en el Colegio de Medicina Baylor, en Houston. "Si no vio resultados con un tratamiento que no requiere receta médica en dos semanas", dice, "yo la dejaría e iría a consultar a mi médico familiar o al dermatólogo". Una verruga plantar puede ser un problema doloroso que requiera mayor atención, añade.

Medidas Preventivas

Detenga la difusión. Las verrugas son contagiosas y, al estarlas tocando, puede esparcirlas a otras partes del cuerpo. Para prevenirlo, asegúrese de explicarle al niño que las verrugas no deben ser tocadas o rascadas. "Las verrugas sobre las manos fácilmente se pasan a la cara, nariz y boca, por rascarse y morderse las uñas", dice el doctor Johnson.

Proporciónele calzado para la regadera. Sólo es cuestión de que un niño descalzo recoja el virus de la verruga en la regadera o los vestidores, en la alberca o el gimnasio. Usted puede ayudar a su hijo a evitar las verrugas plantares comprándole chancletas o zapatos a prueba de agua que pueda usar en la regadera, sugiere la doctora Suzanne Levine, cirujana podiatra y profesora clínica asistente en el Colegio de Medicina Podiátrica de Nueva York. Y como probablemente no tenga tiempo de desinfectar de manera constante los pisos del baño después de que el niño con verrugas lo ha usado, estimule a los niños a usar el calzado especial también cuando se bañen en casa.

Asígnele su toalla personal. Como las verrugas se contagian, los niños con verrugas no deben compartir las toallas con nadie más, dice la doctora Levine. Para evitar señalar al niño con verrugas, asígnele a cada niño su propia toalla y esponja o lienzo para limpiarse. Elija colores brillantes o diseños que sean fáciles de distinguir o, mejor aún, deje que ellos elijan su toalla. Recuérdeles no compartir zapatos, pantuflas o cualquier ropa, a menos que haya sido lavada.

Ataque el virus. Si está combatiendo las verrugas en su casa, deberá eliminar al virus cuando sea el momento de limpiar el baño. Los desinfectantes caseros, como Lysol, o el cloro harán el trabajo en los baños y regaderas, dice la doctora Levine. El lavado normal en lavadora, con agua caliente y detergente, se hará cargo del virus en toallas y ropa, añade.

Disminuya el paso. Las personas tienden a tener verrugas cuando tienen mucha presión o están comiendo mal, dice la doctora Levine. Si su hijo tiene la tendencia a tener verrugas y lleva un estilo de vida ajetreado, con lecciones de piano, prácticas de futbol y reuniones con los exploradores, no le hará daño si disminuye un poco el paso y se asegura de que esté comiendo bien.

Vómito

Astucia para dominar un estómago inquieto

¿Fue mucho pastel con helado en la fiesta de su niño de primer año? ¿Algo en la pizza de salchichas? ¿O fue la tercera vuelta en el Carrusel? Puede seguir intrigándolo qué fue lo que ocasionó el colorido regreso del almuerzo. Pero una cosa es segura: usted espera que no le vuelva a suceder.

En la mayoría de los casos, no sucederá. "La mayoría del vómito es causado por gastroenteritis", dice la pediatra Marjorie Hogan, del Centro Médico del Condado Hennepin, en Minneapolis. "Es una infección viral en el tracto gastrointestinal, que es simple y autolimitante." En otras palabras, probablemente no durará.

Por otra parte, si continúa vomitando, podría llevar a la deshidratación. "Vomitar unas cuantas veces generalmente no tiene mayor importancia", dice la doctora Hogan. "Los niños generalmente tienen suficientes líquidos a bordo. cuando persiste el vómito, si va acompañado por diarrea, o si es un bebé, entonces necesita ser muy cuidadoso."

Los niños mayores son más capaces de decirle cuándo se sienten con resequedad o tienen sed. "Con los bebés", dice la doctora Hogan, "es difícil saber cuándo cruzaron esa línea. Por eso necesita ponerse en contacto con su médico inmediatamente." (Véase "Alerta Médica", en la página 448.)

Muchos niños necesitan apoyo paternal, porque el vómito puede ser atemorizante; y cuando esté amamantando a su bebé intente estas tácticas para regresar a la estabilidad estomacal.

A L E R T A   M É D I C A

Cuándo ver al doctor

Si su hijo ha estado vomitando, necesita estar alerta ante los signos de que se empieza a deshidratar. Si el niño rechaza los líquidos, deja de orinar, llora sin lágrimas, tiene secas las mucosas o parece estar aletargado, apático, somnoliento o confuso, puede ser necesario llevarlo al hospital y darle líquidos por vía intravenosa o ponerlo en un programa especial de rehidratación oral, dice la doctora Marjorie Hogan, pediatra del Centro Médico del Condado Hennepin, en Minneapolis. En cualquier caso, llame al médico, si persiste el vómito durante más de dos o tres días, lo que incrementa la posibilidad de deshidratación.

También debe estar alerta ante estos síntomas de padecimientos y lesiones más serias, que incluyen:

- Vómito de proyectil en un bebé, especialmente menor de cuatro meses de edad. Este vómito con fuerza puede ser un síntoma de estenosis pilórica, una obstrucción del final del estómago, que evita que pase la comida.
- Vómito acompañado por fiebre. Este puede ser un síntoma de meningitis, infección intestinal u otra afección seria.
- El estómago está duro e inflado entre los episodios de vómito. Eso podría indicar una obstrucción estomacal o intestinal, que comporta problemas que amenazan la vida, así que es imperativa la atención inmediata.
- Vómito después de recuperarse de una infección viral. Esto podría ser un síntoma del Síndrome de Reye, una inflamación del cerebro y el hígado, que puede ser fatal.
- Vómito después de un golpe en la cabeza. Puede ser la señal de una contusión o hemorragia en el cerebro.
- Vómito repetido de líquido en color amarillo o verde. Si vomita bilis (así se llama el líquido) a veces significa que hay una obstrucción en el estómago.
- Vómito que asemeja granos de café. Generalmente, significa que hay sangre en el estómago, un signo de hemorragia interna.
- Vómito después de un accidente que involucró el estómago, especialmente una lesión con el manubrio de la bicicleta. Si el vómito se presenta una o dos semanas después, debe llamar al médico, dice la doctora Loraine Sterns, profesora clínica adjunta de pediatría en la Universidad de California, en Los Ángeles. Esa clase de vómito puede significar que hay un hematoma en los intestinos.

Por qué regurgitan los bebés

Si usted acaba de ser padre por primera vez de un recién nacido, hay algo muy importante que recordar: regurgitan.

Muchos bebés tienen una condición conocida como reflujo gastroesofágico, dice la doctora Marjorie Hogan, pediatra del Centro Médico del Condado Hennepin, en Minneapolis. Eso significa que el esfínter muscular al fondo del esófago no está trabajando bien todavía, así que la leche materna o la fórmula se regresan, para identificar a la nueva mamá con la mancha en el hombro.

Hay unas cuantas formas de minimizar la regurgitación hasta que se fortalezca el esfínter esofágico del bebé.

Manéjelo con cuidado. No empuje al bebé mientras come o después. No lo recargue automáticamente contra su hombro y empiece a palmearlo, dice la doctora Loraine Stern, profesora clínica adjunta de pediatría en la Universidad de California, en Los Ángeles.

Siga las claves del bebé. "Ponga mucha atención a las claves de alimentación de su bebé", dice la doctora Hogan. "Aliméntelo cuando él lo pida, deténgase cuando parezca que quiere que se detenga y, cuando quiera tomar un descanso, déselo. No trate de alimentarlo hasta que se llene."

Cuando tenga duda, llame al médico. "Los bebés que regurgitan mucho a veces pueden absorber líquido en sus pulmones, lo que puede ocasionar un padecimiento pulmonar", dice la doctora Hogan. "Su médico también podrá decirle si su bebé se está desarrollando bien y si la regurgitación es por una estenosis pilórica (véase "Alerta Médica", en la página 448.) Si el bebé vomita mucho, no lo trate en casa. Vea al doctor de inmediato.

Déle un reposo a esa barriguita. "Lo primero que debe hacer es dejar de poner cosas en el estómago del niño. Déle un descanso", dice la doctora Loraine Stern, profesora clínica adjunta de pediatría en la Universidad de California, en Los Ángeles, y autora de *When Do I Call the Doctor?* Eso también se aplica a los bebés que son amamantados o toman biberón, dice la doctora Stern. "Solamente suspenda la alimentación regular hasta que el estómago parezca estabilizarse." En su lugar, ofrézcale líquidos de rehidratación oral, como Pedialyte, en pequeños sorbos frecuentes. Puede solicitar en la farmacia estas bebidas, que contienen básicamente azúcar, sal y algunos otros nutrientes y están disponibles en la mayoría de las farmacias.

Ofrézcale confianza. "Vomitar puede ser atemorizante para un niño", dice la doctora Hogan. "Asegúrele que todo va a salir bien." Un niño pequeño puede querer que lo sostenga por un momento, y uno mayor se sentirá mejor si lo arropa en la cama.

Empiece a alimentarlo lentamente. Espere a que su hijo exprese su interés por alimentarse y empiece con líquidos sencillos, dice la doctora Stern. Su objetivo principal es evitar la deshidratación. Muchos niños no pueden tolerar el agua después de vomitar, pero chupan cubos de hielo o hasta un lienzo mojado. Ofrézcale jugos (a menos que también tenga diarrea), paletas heladas, líquidos para rehidratación oral y gelatina, sugiere la doctora Hogan.

Si retiene los líquidos, puede ofrecerle pan tostado o galletas saladas. "Evite la leche y los productos lácteos, que no son bien tolerados."

Sírvale un refresco de cola. Las cosas funcionan mejor con Coca. Este es un antiguo remedio casero que ha resistido la prueba del tiempo. "Hay algo en la Coca-Cola clásica tibia, que la hace ser tolerada mejor que la mayoría de las cosas", dice la doctora Stern. "Sírvala tibia. Mézclela para que desaparezcan las burbujas."

Pregunte por este remedio que no requiere prescripción. "Si, después de esperar unas cuantas horas, le ha dado unos tragos de líquido al niño y no los retiene, una medicina antináusea, que no requiere receta y se llama Emetrol, puede ayudarle", dice la doctora Stern. Sin embargo, primero consulte con su médico y solicite la dosificación correcta, según el peso y la edad de su hijo.

Confíe en su hijo. Cuando le diga que quiere té o pan tostado o pizza, sírvaselo. Cuando el niño está listo para comer, es mejor intentarlo con lo que se le está antojando, dice la doctora Hogan.

Con los niños pequeños, que no verbalizan, dice la doctora Hogan que lo mejor es una dieta blanda con pan tostado, galletas, arroz o papas al principio. Si el estómago del niño tolera estos alimentos, puede introducir otros gradualmente.

Accidentes:
Prevención y Primeros auxilios

El mundo puede ser un lugar muy peligroso, especialmente para los niños. Si usted es como la mayoría de los padres, puede pensar en una docena de escenarios que amenazan a los niños, en un minuto o menos.

Pero antes de que empiece a sudar frío, tómese unos cuantos minutos para leer esta sección. Bajo "Prevención" encontrará cientos de consejos para hacer que su casa sea a prueba de accidentes y evitar las lesiones infantiles más comunes, además de algunos consejos sobre las cosas que debería tener a la mano, sólo en caso de que se presente una emergencia.

Bajo "Primeros auxilios", que empieza en la página 477, encontrará los procedimientos de primeros auxilios explicados paso por paso.

Sugerencia: Revise esta información cuando la casa esté tranquila y los niños ya estén dormidos, porque las emergencias en la vida real pueden ocurrir con rapidez devastadora y quizá no tenga tiempo de buscar qué hacer. Prepárese para un accidente ahora, antes que suceda.

A medida que lea esta sección, notará que las emergencias reales necesitan de la atención médica rápida. Así como le sugerimos algunos procedimientos de primeros auxilios, las técnicas para resucitación cardiopulmonar, respiración artificial y la maniobra de Heimlich pueden aprenderse en un libro. La mejor forma de perfeccionar esas técnicas es tomar un curso con la Cruz Roja, Protección Civil o en el hospital de su localidad. Las habilidades que aprenda podrían salvar la vida de su hijo.

Prevención

Ahogamiento

En Florida, el ahogamiento es la causa número uno de muerte entre los niños en edad de uno a cuatro años, según la doctora Betti Hertzberg, pediatra y jefa de la clínica de Cuidado Continuo en el Hospital Infantil de Miami, en Miami, Florida.

La mayoría de las muertes por ahogamiento ocurren en la alberca familiar o en la de un amigo o pariente. "No toma mucho tiempo para que ocurra un accidente de ahogamiento", dice la doctora Hertzberg. "En 77% de estos accidentes, los niños estuvieron ausentes por menos de cinco minutos", afirma.

Pero los niños pequeños están en riesgo de ahogamiento en muy poca agua, en la tina, en una pecera, hasta en la cubeta de limpieza. La doctora Hertzberg considera que la supervisión adecuada puede evitar la gran mayoría de los ahogamientos fatales. Aquí está lo que ella sugiere.

Alrededor de la casa

- Mientras limpia la casa, mantenga los ojos en la cubeta de agua o en el líquido que usa para la limpieza. Vacíe la cubeta tan rápido como termine.
- Mantenga la puerta del baño cerrada. Los niños que gatean se han ahogado en el excusado.
- Asegúrese de que cualquier pecera esté fuera del alcance de los niños que gatean, o empiezan a caminar, y de los bebés.

Seguridad en la alberca doméstica y el spa

- Las albercas y los spa deben estar completamente cercados por una reja de cuatro lados y equipados con reja de cierre y picaporte automáticos. El picaporte debe estar arriba, lejos del alcance de los pequeños.
  Precaución: Aun cuando tenga una reja alrededor de la alberca, los niños deben ser supervisados cuando estén en la zona. Muchos niños se las ingenian rápidamente para trepar la reja, y es una tentación.
- Nunca deje triciclos o juguetes con ruedas cerca de la alberca.
- Supervise a los niños siempre que estén en una alberca de plástico. Vacíela cuando los niños hayan terminado y guárdela boca abajo.
- Si tiene una alberca spa dentro de la casa, mantenga esa habitación cerrada.
- Nunca coloque sillas o mesas cerca de la reja de la alberca. Los niños pueden treparse sobre los muebles y entrar a la zona del jardín.
- Usted debe tener una visibilidad clara de la alberca o del spa desde la casa. Mantenga las flores y los arbustos bien recortados.
- Si utiliza una cubierta para su alberca o spa, quítela completamente cuando la alberca o el spa estén en uso. Se sabe de niños ahogados porque se quedaron atrapados bajo la cubierta.
- Si drena la alberca en el invierno, drene toda el agua. Cinco centímetros de agua estancada es todo lo que se requiere para causar un accidente fatal de ahogamiento.
- No permita que un niño camine en la cubierta de la alberca o del spa.
- Si su hijo está ausente, primero busque en la alberca o en cualquier agua estancada.
- Conserve equipo de rescate cerca de la alberca.
- Conserve un teléfono inalámbrico cerca de la alberca.

Seguridad acuática en general

- Nunca deje a los niños pequeños cerca del agua.
- Inscriba a los niños mayores de tres años en clases de natación, con instructores calificados, pero conserve en mente que las lecciones no hacen a su hijo inmune a los peligros del agua.
- Tome un curso de resucitación cardiopulmonar (RCP) y manténgase actualizado.

- Aun cuando su hijo sepa nadar, debe hacerlo con un compañero, nunca solo.
- No permita los juegos rudos o de manos en la alberca o cerca de ella.

Armas de fuego

Si usted es dueño de un arma de fuego para deporte o para protección personal, debe saber que una pistola en el hogar es más probable que mate a un miembro de la familia o a un amigo, que a un intruso. El aumento constante de lesiones relacionadas con armas de fuego y muertes de niños en los Estados Unidos de América, ha impulsado a la Academia Americana de Pediatría a nombrar a las lesiones por armas de fuego como epidemia: cerca de 11 niños y adolescentes mueren diariamente como resultado de lesiones por armas de fuego. Las lesiones por armas de fuego son la segunda causa de muerte entre los adolescentes de 15 a 19 años.

Los niños pequeños pueden ser víctimas de una lesión o muerte involuntaria cuando encuentran o juegan con un arma en su hogar, en la casa de un amigo o de un familiar. Los niños pequeños pueden dispararse involuntariamente a sí mismos o a otros, pero los niños mayores también están corriendo un riesgo cuando hay un arma en la casa. Los niños y los adolescentes están diez veces más expuestos a cometer suicidio si hay un arma en casa.

Para reducir el riesgo de que su hijo resulte herido o muerto por un arma de fuego en su hogar, la doctora Susan P. Baker, directora adjunta del Centro de Prevención de Lesiones Johns Hopkins, en la Escuela de Salud Pública Johns Hopkins en Baltimore, Maryland, sugiere los siguientes consejos.

- La mejor forma de reducir las lesiones con armas de fuego es retirándolas de su hogar.
- Si usted sí tiene un arma, guárdela en un gabinete cerrado e inaccesible. Asegúrese de guardar el arma descargada.
- Conserve las balas en un lugar separado y bajo llave.

Atragantamiento

El atragantamiento es la cuarta causa de muerte accidental en niños pequeños. Si su hijo es menor de tres años, está en la edad más peligrosa. Los infantes y los bebés que empiezan a gatear exploran el mundo metiéndose los objetos a la boca, así que vigílelo bien y mantenga los objetos pequeños fuera de su alcance. Su hijo puede ahogarse con cosas tan comunes como monedas, clavos, tachuelas, tornillos, alfileres de seguridad, pedazos de crayolas, canicas y partes pequeñas de un juguete, un globo roto o desinflado, joyería o piezas pequeñas.

Nunca debe dar al niño comida redonda y dura, porque puede bloquearle completamente la entrada de aire. Si su hijo es menor de cuatro años, evite estas comidas potencialmente mortales: hot dogs, nueces, pasas, dulces duros, zanahorias crudas, uvas y palomitas de maíz. Pregunte a su médico cuándo su hijo tendrá la edad suficiente para comer estos alimentos.

Usted puede reducir la oportunidad de tener un accidente por atragantamiento en su hogar, si sigue algunas estrategias de prevención, dice la doctora Katherine Karlsrud, instructora de una clínica pediátrica en el Colegio Médico de la Universidad de Cornell, en Ithaca, Nueva York, y consejera del Programa de Alerta a la Familia (de información, no lucrativo), dirigido al consumidor, que trata aspectos sobre la seguridad del niño. Aquí están algunas de sus sugerencias.

- Tome un curso de primeros auxilios y RCP. Las técnicas para auxiliar a una víctima de atragantamiento necesitan practicarse personalmente, y ésta es la mejor forma de aprenderlas.
- Cualquier alimento que tenga un diámetro entre una pelotita y un hot dog tiene el mismo tamaño que la tráquea de un niño. Corte la comida en pedazos pequeños antes de servirla. Una uva o un hot dog deben rebanarse a lo largo y luego cortarlos en trozos pequeños.
- No permita que su niño corra con comida en la boca.
- Sea muy cuidadoso al visitar la casa de otras personas durante los días de fiesta. Los vegetales crudos, los dulces duros, las nueces y los bastones de dulce están a su alcance, y esos bocadillos y golosinas pueden ser peligrosos para niños pequeños.

- Si su hijo está en la guardería o irá de campamento, averigüe qué clase de comida está comiendo. Insista en que los alimentos inapropiados sean eliminados del menú.
- Sirva solamente carne suave a los niños menores de cuatro años. La mayoría de los preescolares no mastican adecuadamente y puede suceder que tengan problemas con alimentos duros, como el bistec. Cuando su hijo tenga entre cuatro y siete años, corte en trozos pequeños la comida que pueda serle difícil de masticar, sólo para mayor seguridad.
- Los globos o los pedazos de los globos reventados son la causa más frecuente de atragantamiento por un juguete. Manténgalos lejos de los niños.
- Asegúrese de que su bebé, o su niño que gatea, no tenga acceso a los juguetes de niños más grandes, que puedan ser masticados, tragados o parcialmente deglutidos. Enséñeles a sus hijos mayores a mantener los juguetes con piezas pequeñas en repisas o fuera del alcance del bebé; debe jugar con ellos sólo cuando él no esté por ahí.
- Compre juguetes fuertes, hechos por un fabricante confiable. Los juguetes frágiles, fabricados con materiales baratos, pueden tener partes pequeñas que se rompan fácilmente.
- Quite todas las cuerdas, listones y moños de los juguetes y la ropa.

Casa a prueba de caídas

Si usted cree que su casa es un refugio seguro para su hijo, está equivocado. La casa promedio está llena de zonas traicioneras para el niño, donde puede caer y lesionarse.

"De todas las lesiones de la niñez, las que resultan de las caídas están entre las principales causas para visitar salas de emergencia", dice el doctor Mark D. Widome, profesor de pediatría en el Hospital Infantil de la Universidad Estatal de Pensilvania, en Hershey, Pensilvania, y consejero del Comité de Prevención de Lesiones y Envenenamientos de la Academia Estadunidense de Pediatría.

Pero con un poco de sentido común y de planeación, podrá evitar algunas caídas y reducir el riesgo de lesiones, dice el doctor Widome. Aquí está lo que él sugiere.

Precauciones con bebés

- Antes de cambiar el pañal de su bebé, tenga todo lo que necesita a la mano, para que no tenga que correr al baño para conseguir papel o crema.
- Cuando tenga al bebé sobre la mesa para cambiarlo, nunca le dé la espalda, ni siquiera si tiene puesta una correa de seguridad. (La correa podría no protegerlo de su caída.) Mantenga una mano sobre él todo el tiempo.
- Si el teléfono suena y el bebé está sobre la mesa de cambios, cárguelo mientras contesta. (Si tiene una contestadora, deje que grabe el mensaje.)
- No deje al bebé solo en un sillón o sobre la cama. Un niño entre los dos y los cinco meses puede rodarse en cualquier momento; puede rodarse de la cama, si lo deja solo por un minuto.
- Coloque un tapete o alfombra bajo la mesa de cambio del bebé y de la cuna. Si el niño se llega a caer alguna vez, se golpeará contra una superficie menos dura.
- Observe la cuna. Si el barandal está al nivel de los pezones del bebé cuando está parado, y el colchón está en la posición más baja, su niño ya es muy alto para esa cuna. Cámbielo a una cama con barandal de seguridad.
- Evite usar andadera. Demasiados bebés se han lastimado: cerca de 20,000 niños al año necesitan tratamiento médico en Estados Unidos por lesiones relacionadas con las andaderas. Si debe usar una, *nunca* deje a su niño sin atención.

Precauciones con los niños que empiezan a caminar

- Cómprele a su niño zapatos con buena tracción. Evite los que tienen la suela de piel brillante, porque tienden a ser muy resbalosos.
- Si tiene pisos de madera o vinil, permita que el niño camine descalzo por la casa, en vez de caminar con calcetines; descalzo tendrá mejor tracción.

- Instale rejas en la parte de arriba y abajo de su escalera. Utilícelas hasta que su hijo pueda usar bien la escalera.
  Precaución: Si usted tiene una reja sólo en la parte de arriba de la escalera, su niño puede gatear hasta la mitad y luego caer hacia atrás.
- Asegúrese de tener barandales o pasamanos a la altura del niño, instalados en todos los lugares donde pueda caerse, en las escaleras dentro de la casa, a lo largo de las escaleras del sótano y en el pórtico.
- Quite las sillas y otros muebles que estén cerca de las ventanas, para que su joven escalador no pueda abrirlas o subirse al alféizar.
- Instale protección de ventanas para cubrir la parte inferior de cualquier ventana accesible. Una ventana que no esté vigilada y esté abierta 15 cm puede ser peligrosa para niños menores de 10 años. Las protecciones para ventanas se venden en cualquier tlapalería o tienda de enseres domésticos.
  Precaución: Una malla en la ventana no es lo suficientemente fuerte como para evitar que un niño se caiga.
- Utilice un tapete de hule en la tina para tener tracción adicional.
- Establezca la regla de "no correr" dentro de la casa. Esa regla debe incluir a los amigos.
- Acojine las orillas de las mesas de café y del mobiliario que tengan esquinas afiladas. Resulta todavía mejor si retira estos muebles del "paso principal", hasta que su infante crezca un poco.

Congelamiento

Los niños tienen mayor riesgo de congelarse que los adultos, según el doctor Charles Steiner, médico familiar de la Clínica de Tanana Valley, en Fairbanks, Alaska, y presidente del Comité de Prevención ante Desastres en el Memorial Hospital, de Fairbanks. De acuerdo con el doctor Steiner, los niños pierden calor por la piel más rápidamente que los adultos, y pueden carecer del juicio suficiente para resguardarse del frío, a tiempo de prevenir lesiones.

"Evite las lesiones por congelamiento respetando los elementos, no evitándolos", dice el doctor Steiner. "Enseñe a sus hijos la forma correcta de enfrentar el frío, estando preparados y permaneciendo cerca de su casa. Una vez que tengan más experiencia, la familia podrá aventurarse a los deportes invernales, paseos más largos y quizá hasta pasar la noche fuera", dice el doctor Steiner.

Aquí está lo que sugiere para reducir las oportunidades de lesionarse por el frío.

- Los bebés demasiado pequeños como para correr y jugar tienen que estar perfectamente aislados, porque pierden mucho calor corporal. Ponga cobertores adicionales en la parte inferior del cuerpo, si planea llevarlo en trineo o tobogán.

- Esté pendiente de las quemaduras por congelamiento (véase la página 159). Generalmente, ataca a la cara, las mejillas y las orejas, y da a la piel un color blanquecino. A la primera señal de quemadura por congelamiento, llévelo adentro o caliente la zona afectada.

- Haga que sus hijos se vistan con ropa floja, por capas, y opte por las fibras sintéticas en vez del algodón. (El algodón transmite el frío cuando está mojado, así que no es un buen aislante.) La capa de ropa más cercana al cuerpo debe incluir ropa interior térmica larga, seguida por pantalones, calcetines gruesos de lana, playera y sudadera. La capa externa debe ser un traje para la nieve, de una o dos piezas; que repela la nieve. (El doctor Steiner dice que sus propios hijos, en Fairbanks, Alaska, disfrutan jugando en el exterior cuando están abrigados así y la temperatura es superior a -23° C.)

- Para protección adicional, su hijo puede usar un pasamontañas de lana o aborregado (es una gorra que cubre la cabeza y el cuello y deja la cara expuesta). Si su hijo participa en los deportes de invierno, con frío y vientos severos, debe utilizar una máscara protectora contra el viento hecha de nylon, aborregada, o de neopreno, además del pasamontañas. Tanto éste como el cubrecaras están a la venta en tiendas especializadas en deportes al aire libre.

- Los mitones son más calientes que los guantes, pero la mejor combinación es la de los mitones *encima* de los guantes o forro de guantes. Sujete los mitones de su hijo a su abrigo con broches.

- Si va a estar fuera durante un rato largo, tenga ropa abrigadora adicional y mitones. Planee para lo inesperado.

- Si planea realizar actividades invernales al aire libre, lleve consigo jugo, agua, cocoa caliente o sopa en recipientes térmicos, y deje que su hijo beba con la mayor frecuencia posible. Es más fácil que se congele un niño deshidratado.
- A los niños mayores se les debe advertir los riesgos de ingerir alcohol y de fumar cigarrillos en el frío. El alcohol aumenta la pérdida del calor, y fumar disminuye la circulación en las extremidades.
- Evite el contacto del metal sobre la piel desnuda. Puede producir una lesión de congelamiento en segundos.
- No beba bebidas muy frías. Pueden causarle daño al esófago. (Por ejemplo, cuando usted va de excursión a zonas de frío y saca de su mochila una bebida, ésta puede estar demasiado fría, aunque no esté congelada. Permita que la bebida se caliente un poco antes de que su hijo tome un trago.)

Choque eléctrico

Hay mucho que se puede hacer para evitar lesiones por electricidad. La doctora Mary Ann Cooper, profesora adjunta de medicina de emergencia y directora de la residencia de investigaciones, Programa de Medicina de Emergencia, en el colegio de Medicina de la Universidad de Illinois, en Chicago, sugiere las siguientes formas de reducción de la posibilidad de que su hijo sufra un choque eléctrico.

- Haga un estudio completo de su hogar para determinar dónde existen los riesgos. Los contactos abiertos son un peligro, en particular para los niños pequeños que pueden meter alfileres u otros dispositivos de metal en los orificios.
- Enseñe a los niños a no tocar los cables ni los enchufes.
- Instale cubiertas sobre cada enchufe eléctrico. Deben estar bien puestas para que resistan los intentos de retirarlas de un niño ingenioso.

- Use reductores de cables eléctricos (disponibles en tlapalerías y tiendas de artículos para el hogar) para acortar sus cables. O enrolle el exceso de cable y envuélvalo en cinta de aislar.

- Mantenga los cables eléctricos y las extensiones fuera del alcance. Un niño puede quemarse la cara o la boca si mastica uno de esos cables. Si debe usar una extensión, póngala en un lugar inaccesible, como detrás del televisor, refrigerador o librero.

- Donde haya un aparato conectado a un cable de extensión, envuelva el contacto con cinta de aislar o cinta adhesiva, de tal manera que el enchufe del aparato no pueda ser desenchufado de la extensión.

- Nunca deje una extensión con algo enchufado de un lado y expuesto por el otro. Si el niño chupa el enchufe expuesto, puede quemarse severamente con una temperatura muy alta, que lo dejaría desfigurado permanentemente.

- Nunca coloque una clavija trifásica dentro de un enchufe con dos orificios.

- No utilice un aparato eléctrico cerca de la tina, del lavabo o próximo al agua. Los cables de extensiones eléctricas no deben dejarse cerca de las albercas.

- Tenga receptáculos con interruptores a tierra física instalados en zonas de alto riesgo, como el baño, el taller o el patio. Esos interruptores cortan la corriente automáticamente, si se mojan o hay un corto circuito. Puede comprarlos en la mayoría de las tiendas para artículos del hogar y en tlapalerías.

- No toque ninguna línea de corriente eléctrica, aunque sean líneas aisladas que lleguen a su casa.

  Precaución: El aislamiento de las líneas de alto voltaje protege contra la corrosión, pero no contra el choque eléctrico.

- Enseñe a sus hijos a no tocar las cajas eléctricas en los postes de la calle, que nunca deben intentar escalar los postes de teléfono.

Juegos y deportes

Para evitar lesiones, revise la zona del parque donde hay juegos, antes que su hijo se suba a los columpios o se trepe a la changuera, sugiere el doctor Mark D. Widome, profesor de pediatría en el Hospital Infantil de la Universidad Estatal de Pensilvania, en Hershey, Pensilvania, y consejero del Comité de Prevención de Lesiones y Envenenamientos de la Academia Estadunidense de Pediatría. El doctor Widome ofrece las siguientes sugerencias para los padres de quienes son entusiastas del deporte y de asistir a los parques.

- Suavicen las superficies de los parques de juego. Muchos niños se caen en los juegos, así que asegúrese de que donde juega su hijo la superficie esté suave. Debe tener algún recubrimiento especial o una capa gruesa de algún tipo de material suelto, como grava, llantas despedazadas o pedacitos de madera.
  Precaución: El pasto, la tierra dura o las superficies de asfalto aumentan el riesgo de lesión.

- Use el equipo deportivo adecuado. Su joven atleta necesita estar protegido con un casco y acojinamiento especial para algunos deportes. En futbol, patinaje, patineta y ciclismo, la incidencia de lesiones es muy alta.

- Busque un entrenador competente. Un buen personal de entrenamiento se asegurará de que su hijo aprenda a caer apropiadamente y lo pondrá a jugar con jugadores con habilidades y tamaño similares. Su hijo también adquirirá el acondicionamiento necesario para asegurarle que está en buenas condiciones físicas. Estos factores harán menos probable que su joven atleta tenga una lesión durante sus actividades deportivas.

Mordedura de serpiente

A pesar de que la mayoría de las serpientes no son muy venenosas, las mordeduras de serpiente casi siempre son muy dolorosas y pueden causar una infección. Si su hijo llega a encontrarse con una serpiente venenosa, las consecuencias pueden ser severas.

La mejor forma de evitar a las serpientes es tomar algunas precauciones simples recomendadas por el doctor Kenneth W. Kizer, profesor de medicina de emergencia y toxicología médica y especialista en medicina silvestre en la Escuela de Medicina, Davis, de la Universidad de California. Discuta estas precauciones con su hijo.

- Revise siempre los troncos antes de pararse sobre ellos. A menudo las serpientes descansan en cualquier lugar.
- Nunca meta la mano dentro de un agujero, a menos que pueda ver todo lo que hay dentro; puede haber una serpiente.
- No se asome a los troncos huecos, ni meta la mano en troncos de árbol cortados. Son el tipo de lugares donde las serpientes les gusta esconderse.
- Nunca trate de tocar o agarrar una serpiente, aun cuando sepa que no es venenosa. (Y se ha sabido de niños que se retan entre sí para besar a una serpiente. Prevenga a su hijo. "¡Nunca!")
- Al caminar por el bosque o en el campo, use botas altas o zapatos deportivos tipo botín de cuero, que le cubran los tobillos.
- Use pantalones largos. Una tela gruesa, como la mezclilla, representa mayor protección contra los colmillos de una serpiente que un algodón delgado.
- Use guantes firmes si va al montón de leña, que es un lugar favorito de las serpientes.
- Si se encuentra con una serpiente, deténgase sobre su huella. Las serpientes generalmente atacan cuando se sienten amenazadas, y si usted se queda quieto, hay una buena posibilidad de que la serpiente se retire.

Prevención de quemaduras

Barbara Lewis, técnica en quemaduras y educadora comunitaria en quemaduras en la Fundación para Quemados Saint Barnabas, en Livingston, Nueva Jersey, señala que muchas quemaduras ocurren en la cocina y en el cuarto de baño. Para disminuir la posibilidad de que se escalden usted o su hijo, recomienda colocar el termostato en su calentador de agua a un máximo de 39° C, una temperatura lo suficientemente caliente como para un baño normal, pero no tanto como para quemar a un niño.

Además, Lewis recomienda que los padres observen las siguientes precauciones en la cocina y en el baño.

En la cocina

- Cocine en las hornillas de atrás y gire las asas de las ollas hacia la parte posterior de la estufa.
- Trate de mantener a los niños fuera de la cocina mientras cocina. Si no se quedan afuera, por lo menos manténgalos lejos de la estufa.
- Asegúrese de que los niños estén a una distancia segura cuando abra la puerta del horno.
  Sugerencia: Si los niños quieren ayudarle en la cocina, permítales mezclar los ingredientes secos, como la masa para hot cakes, o el cereal seco (de "mentiritas") en un recipiente, lejos de la estufa y otros aparatos.
- Pruebe la temperatura de la comida tocándola o probándola usted mismo, especialmente si la calentó en el horno de microondas, que calientan algunos alimentos en forma dispareja, con lo que su hijo podría quemarse la boca severamente si muerde un "punto ardiente".
  Precaución: No caliente el biberón del bebé en el horno de microondas.
- Tenga todos los aparatos con cordones eléctricos cortos.
- Mantenga los líquidos calientes lejos de las orillas de las mesas o de los muebles de la cocina.
- No beba bebidas calientes mientras sostiene al bebé.

En el baño

- Antes de bañar a un niño, pruebe el agua con su codo. Los niños pequeños tienen la piel muy sensible, y lo que es agradable y confortable para usted, puede ser demasiado caliente para su hijo. Lo que usted perciba en la piel sensible cercana al codo, es más o menos lo que siente el niño en su piel.
- Nunca deje a un niño solo en el baño mientras se está bañando ni en ningún otro momento. Toma tan sólo un segundo el que un niño abra el grifo del agua caliente y se queme.
- No permita que los niños jueguen con los grifos, aun cuando usted esté con ellos.
- No permita que los niños mayores bañen a los menores.
- Si está construyendo un hogar nuevo o lo está renovando, instale plomería que proteja automáticamente contra quemaduras por agua hirviendo. Los contratistas de plomería y las tiendas de artículos para hogar tienen la información.

Relámpagos

El riesgo de morir por un ralámpago es menor de una posibilidad en un millón, según la doctora Mary Ann Cooper, profesora asistente de medicina de emergencia y directora de la residencia de investigación, Programa de Medicina de Emergencia, en el Colegio de Medicina de la Universidad de Illinois, en Chicago. Pero una persona tiene la probabilidad de 1 entre 100,000 de ser *lesionada* por un rayo, afirma.

La mayoría de las lesiones son previsibles, según la doctora Cooper, pero deben seguirse las reglas básicas. Aquí está lo que ella sugiere.

- Si se predijo una tormenta eléctrica en su zona, busque lugar donde resguardarse inmediatamente. Es más probable que una persona sea golpeada por un rayo al principio de una tormenta y no al final. Así que no se quede por ahí esperando ver los primeros rayos, antes de protegerse en el interior.

- Permanezca dentro de su automóvil durante la tormenta. Si un rayo golpea el auto, pasará a la parte exterior de metal, no a través de su cuerpo. (Pero si usted está en un convertible de toldo suave, corre peligro.)

- Si empieza la tormenta cuando usted está a la intemperie, trate de encontrar una zona baja o un barranco. Es más vulnerable parado en un campo llano, en una montaña o en un risco.

- Puede buscar refugio bajo los árboles, pero no se pare debajo del más alto. Busque los de altura media.

- Si está en una zona expuesta, póngase en cuclillas o agazapado sobre el piso con los pies juntos, y no se extienda sobre él.

- No busque protección en los refugios de golf, paradas de autobús o pequeñas construcciones con techo de metal, ya que esas estructuras son muy peligrosas durante una tormenta.

- Cuando esté dentro de una casa, evite usar el teléfono durante una tormenta eléctrica. También es buena idea permanecer lejos de los aparatos del baño y de la cocina. Hay una pequeña posibilidad de que conduzcan la corriente, si su casa es golpeada por un rayo, o si cae uno cerca de ahí.

- Sálgase del agua durante una tormenta eléctrica. Si está veleando y no puede regresar a la playa y al embarcadero, gire su barco en línea perpendicular al frente de la tormenta (tiene mayor riesgo si trata de correr de la tormenta). Trate de ponerse bajo un acantilado o un puente.

- No abra un paraguas durante la tormenta eléctrica.

- Busque resguardo inmediatamente si su cabello se eriza durante una tormenta. Esto es una señal fuerte de que la caída de un rayo es inminente.

Seguridad contra incendios

Bill Kamela, director adjunto de la Campaña Nacional SAFE KIDS (niños seguros), una organización estadunidense no lucrativa dedicada a prevenir lesiones en los niños, sugiere los siguientes consejos para seguridad contra incendios y ante emergencias.

- Asegúrese de que todos los dormitorios tengan un detector de humo que funcione, y revíselo una vez al mes para confirmar que las baterías están funcionando.
  Sugerencia: Cambie las baterías del detector de humo en primavera y otoño, cuando reajuste los relojes para ahorro de energía (en Estados Unidos). De esa forma, usted siempre recordará poner baterías nuevas dos veces al año.
- Tenga extintores de fuego en su cocina, en la cochera y el sótano, y revise las etiquetas para saber si están vigentes.
- Tenga los cerillos y encendedores fuera del alcance de los niños.
- Si construye o remodela su casa instale rociadores. Éstos tienen un costo equivalente a dos o tres mil dólares, pero un sistema automático salva vidas y reduce los daños en las propiedades.
- Practique una ruta de escape con sus hijos.
  Sugerencia: Sus hijos deben aprender cómo salir de la casa usando dos diferentes rutas, en caso de que una esté bloqueada por el fuego. Tenga un lugar de reunión designado fuera de la casa para su familia, para que pueda asegurarse de que todos salieron a salvo.
- Si su casa necesita una escalera de escape, asegúrese de conseguir una y dejarla cerca de la ventana, donde se tenga fácil acceso a ella. Tan pronto como su hijo tenga la edad suficiente, debe aprender a utilizar la escalera, en caso de emergencia.
- Muestre a los niños cómo gatear bajo el humo. (Hay más personas muertas por la inhalación del humo que por el fuego.)
- Dígales que nunca se oculten bajo la cama o en el clóset si hay un incendio en la casa.

Sugerencia: Algunos niños tienen miedo de los bomberos. Lleve a su hijo a la estación local de bomberos para que se familiarice con ellos y sus uniformes. Recuérdele que nunca debe esconderse ni correr de los bomberos si ellos llegan a su casa.

- Explíquele que nunca debe regresar a una casa que se está quemando.
- No permita que los niños jueguen cerca de estufas de leña, calentadores tipo radiador u otras fuentes de calor.

Seguridad en el asiento del automóvil

La buena seguridad en el automóvil empieza en el momento en que usted pone a su recién nacido en el asiento para auto y lo sujeta para su primer recorrido a casa desde el hospital. De ahí en adelante, el cinturón de seguridad debe ser un hábito.

"Su hijo siempre debe estar con un cinturón de seguridad en un asiento apropiado para bebé o con el cinturón del coche, aun para una vuelta a la manzana", dice la doctora Elizabeth Orsay, profesora asistente de medicina de emergencia y directora adjunta de la Oficina de Investigación y Desarrollo de la Universidad de Illinois, en Chicago. "La mayoría de las colisiones de coche suceden cerca de la casa", señala.

Para asegurarse de que su hijo está tan seguro como es posible, la doctora Orsay sugiere lo siguiente:

- Use un cinturón de seguridad apropiado. Para un niño que pese menos de 10 kg utilice un cinturón aprobado por la federación correspondiente, diseñado de manera que el niño esté de espaldas al parabrisas. Cuando su hijo pese más de 10 kg usted puede cambiar el asiento para que quede de frente al parabrisas o, si tiene un asiento convertible, gírelo.

  Precaución: Si usted tiene un asiento de automóvil convertible, asegúrese de que pueda voltearse de atrás hacia adelante; haga los ajustes necesarios a las correas de los hombros y en la posición de los cinturones del asiento, y siga las instrucciones del manual del propietario.

- Instale su asiento, si es posible, en el asiento central trasero. Será el lugar más seguro en el coche en caso de un accidente.

- Siga las instrucciones del fabricante al *pie de la letra* para ese asiento en particular. Asegúrese de que el cinturón esté atorado en los orificios apropiados y correctamente ajustado.

- Utilice el asiento para bebé el mayor tiempo posible; generalmente, hasta que el bebé pese aproximadamente 20 kg.

- Cuando su hijo pese cerca de 20 kg piense en cambiarlo a un asiento elevado para niño, que le proporciona mayor protección, en caso de accidente, que un cinturón de asiento, además de que el cinturón se ajusta apropiadamente y con más comodidad.

Precaución: Los cinturones de seguridad en realidad fueron diseñados para adultos, no para niños. Cuando se ajusta un niño a un cinturón de seguridad regular, el arnés del hombro tiende a cruzar por el cuello, y el broche en el regazo puede llegarle al abdomen (lo que ocasionaría lesiones abdominales en caso de un choque). Por esta razón para niños que pesen de 20 a 30 kg se recomiendan los asientos elevados.

- Si no consigue un asiento de ese tipo, haga que su hijo se siente lo más cerca posible al broche del cinturón. De esa forma la correa del regazo estará en la parte baja del abdomen y el arnés del hombro quedará por debajo y lejos de su cuello.

Sugerencias: No ponga el arnés del hombro por detrás del niño. Aun si el arnés está alto, le proporciona mucha más protección que la parte inferior sola. Para mayor comodidad, compre una cubierta especial para cinturones de seguridad, o doble una tela suave sobre la parte del arnés del hombro que cruza cerca del cuello del niño.

- Si tiene el tipo de cinturón de hombro que se queda flojo cuando se jala, puede permitir hasta 2 cm de espacio entre el cinturón y el cuello de su hijo. No se exceda de una pulgada de holgura, porque disminuiría la efectividad del cinturón.

- Un arnés de hombro siempre debe cruzar el pecho, no lo ponga nunca bajo un brazo. (Si tiene un accidente, el brazo del niño puede dañarse por tener el cinturón de seguridad por debajo.)

Seguridad en la bicicleta

Pasar por la calle silbando como un rayo puede ser la idea que su hijo tenga sobre la libertad, pero es responsabilidad de usted enseñarle cómo hacerlo de una forma segura. "Las bicicletas son vehículos, no juguetes, y cualquier niño que monte una, sin casco, está en un riesgo serio", dice el doctor Michael Macknin, jefe de la Sección de Pediatría General en la Fundación Clínica de Cleveland, en Cleveland, Ohio, y miembro del Comité de Prevención de Lesiones y Envenenamientos de la Academia Estadunidense de Pediatría.

La gran mayoría de las muertes y lesiones serias relacionadas con bicicletas se deben a lesiones en la cabeza. Podrían prevenirse el 85% de las lesiones de cabeza y el 88% de daños cerebrales usando cascos, dice el doctor Macknin.

A la inversa de lo que usted podría suponer, la mayoría de los accidentes no involucran automóviles. "Si su hijo puede alcanzar una velocidad de 32.5 kilómetros por hora (y muchos niños lo hacen), una caída puede generar la misma fuerza que brincar de un edificio de tres pisos", dice el doctor Macknin.

El doctor Macknin ofrece los siguientes consejos.

Uso de cascos

- Compre un casco a prueba de choques. Asegúrese de que el casco cumpla con las normas de seguridad del American National Standards Institute (ANSI) o de Snell Memorial Foundation. Busque una calcomanía en el casco que indique que cumple con las normas de una de estas organizaciones.
  Precaución: Nunca permita que su hijo utilice un casco de futbol o un sombrero duro, en lugar de un casco para ciclismo, pues éstos no están diseñados para proteger al niño en caso de choque o caída.
- Establezca la regla de usar el casco. Cualquier niño que monte una bicicleta de dos ruedas debe de utilizar un casco. Si su hijo acaba de

empezar a montar en bicicleta, aunque sea un triciclo o una bicicleta con rueditas traseras para entrenamiento, refuerce esta regla hasta que se convierta en un hábito. Déjelo saber que si no utiliza un casco para ciclismo, no montará su bicicleta.

- Revise el casco después de cada caída. Si su hijo se cayó, el forro de hule espuma dentro del casco puede no estar comprimido; eso significa que quizá no le proporcione suficiente protección si cae de nuevo. Lleve el casco a la tienda de bicicletas, y pregunte a un vendedor experimentado si debe remplazarlo.

  Sugerencia: Algunos fabricantes remplazarán el casco si usted contesta un cuestionario sobre el accidente de su hijo. Llame a la compañía para averiguar.

- Reúna a un grupo de personas que deseen comprar un casco. Comprarlo puede ser caro, pero es posible obtener un descuento si se compran en grupo. Para investigar cómo establecer un programa de descuento para grupos, pregunte en las tiendas de ciclismo de su localidad.

Ciclismo seguro

- Utilice las "sillas para bebé" con precaución. No lleve a su pequeño en ella a montar en bicicleta sino hasta que tenga un año, por lo menos, y pueda sentarse bien. Los menores de un año pueden no tener suficiente control en la cabeza para viajar con seguridad.

  Precaución: Cualquier niño que viaje en el asiento de la bicicleta también debe llevar un casco.

- Compre una bicicleta del tamaño de su niño pues montar una bicicleta demasiado grande puede resultar peligroso.

- Cuando su hijo sea lo suficientemente hábil como para montar en la calle, enséñelo a transitar sobre el lado derecho de la calle, con el tránsito.

- También asegúrese de enseñarle a usar las señales de mano y a respetar las indicaciones de tránsito.

Sofocación

"La sofocación, la forma más extrema de dificultad para respirar, ocurre cuando un niño no puede llevar aire a sus pulmones", define la doctora Modena Wilson, especialista en prevención de lesiones pediátricas y directora general de pediatría en el Centro Infantil Johns Hopkins, en Baltimore. "La sofocación es el resultado de tener la nariz y la boca cubiertas de forma que el aire no puede penetrar, o cuando el cuello se comprime."

"La mayoría de los accidentes de sofocación pueden ser eliminados, si los padres están alertas ante el peligro", añade la doctora Wilson.

Aquí están algunas de sus sugerencias para prevención.

- No ponga a un infante a dormir sobre una superficie suave, que pueda sumirse, como una silla con recubrimientos blandos, una canasta con los costados suaves, almohadas suaves o camas de agua. Los bebés se han sofocado en esas superficies porque no son capaces de liberar sus caras.
- Ponga a su bebé a dormir sobre una cuna o moisés comunes, con colchón firme y bien ajustado. Si va de visita con un amigo o pariente, no ponga al bebé a dormir en la cama de un adulto. Ha habido niños que quedan atrapados entre la cabecera y el colchón.
- Evite las cunas antiguas con adornos o postes altos que puedan atorar la ropa del niño, atrapar su cabeza o cuello.
- Utilice una cuna cuyas separaciones no sean mayores a 7 cm. La Comisión de Seguridad del Producto al Consumidor requiere que todas las cunas nuevas estadunidenses llenen este requisito, pero las cunas antiguas es posible que no lo cumplan. Si las separaciones son muy grandes, el cuerpo del bebé puede resbalarse y la cabeza quedaría atrapada.
- Mantenga todas las bolsas de plástico alejadas del bebé. Si la boca o su cabeza están cubiertas por plástico, no pasará el aire.
- Retire la cubierta de plástico del colchón nuevo y no cubra el colchón con una bolsa de plástico.

- Saque todas las almohadas de la cuna.
- No tenga globos con el hilo alrededor de la cuna.
- No cuelgue juguetes con hilo dentro de la cuna. Los gimnasios de cuna pueden ser muy peligrosos si la ropa del bebé se enreda en ellos. (Está bien un móvil que tenga la cuerda corta y que esté lo suficientemente alto como para que no lo pueda alcanzar.)
- No coloque la cuna cerca de los cordones de las persianas o de las cortinas. Corte los cordones de las cortinas para que no cuelguen hasta el piso. Compre cortinas que se cierren con varillas.
- Cuando su bebé esté en el corral, mantenga los lados del engranaje hacia arriba. Hay niños pequeños que han llegado a enredarse en los dobleces cuando un lado se cae y se sofocaron.
- No ponga un chupón colgado al cuello del bebé.
- Evite utilizar las rejas viejas tipo acordeón; las cabezas de los niños se han quedado atrapadas. Hay diseños más modernos y seguros disponibles en las tiendas de juguetes.
- Los niños un poco mayores no deben de jugar en el parque con un cordón, una pañoleta o un collar alrededor del cuello. Estos pueden llegar a atorarse en los juegos y causar estrangulación.
- Los juguetes no deben guardarse en un gabinete que tenga una tapa que pueda caer sobre el cuello del niño o que pueda atraparlo dentro del mismo.
- Si está almacenando un congelador o un refrigerador viejo, quítele la puerta. (La mayoría de los aparatos nuevos están contruidos con la posibilidad de abrirse desde adentro, pero los aparatos viejos no tienen esta característica de seguridad y, generalmente, se cierran a presión.)
- Si visita una granja, adviértale a los niños que se alejen de los graneros y los silos. Algunos niños se han sofocado al caer en ellos.
- Si usa una puerta automática para su cochera, ésta debe reaccionar cuando entra en contacto con un obstáculo. (Puede probarla con un bloque de madera. La puerta debe detenerse y regresar cuando se encuentre con el bloque.)
- Esté alerta sobre los peligros de las literas. Hay niños que quedaron atrapados y se sofocaron con literas mal construidas. Los niños menores de seis años deben alejarse de la litera de arriba y no debe

haber aberturas que permitan que un niño quede atrapado o estrangulado en las separaciones entre el colchón, las esquinas de la cama o el barandal de protección. Los marcos de la cama deben estar sostenidos por fuertes piezas cruzadas, y el colchón debe ajustarse perfectamente. No permita que los niños jueguen o brinquen sobre las camas.

Venenos

Una hermosa botella de perfume, una planta casera común, una práctica botella en aerosol con un limpiador de ventanas, algunas tabletas de hierro, todos los utensilios comunes del hogar pueden envenenar a su hijo. Un niño es curioso, tiene poca comprensión acerca de lo que es peligroso comer o beber y tiene la urgente necesidad de imitar lo que usted hace.

"La mejor forma de evitar que su hijo sea envenenado accidentalmente, es no dejarlo nunca *solo* con algún veneno", dice la doctora Jude McNally, farmacóloga asistente del director del Centro de Información sobre Drogas y Venenos en Tucson, Arizona. Aquí están sus consejos para mantener un hogar a prueba de venenos y cómo estar preparados ante emergencias.

- Suponga que su hijo se puede meter en todo. Recorra su casa, habitación por habitación, y ponga todos los venenos fuera de su alcance. Mantenga todas las sustancias peligrosas en una repisa alta, de preferencia en una caja con cerrojo.

- Manténgase alerta con los productos de limpieza y otras sustancias peligrosas mientras las esté usando, y guárdelas tan pronto termine de usarlas. Un estudio mostró que un 40% de los envenenamientos domésticos pediátricos sucedieron cuando los padres estaban utilizando el producto. Suponga siempre que el niño puede tomar el veneno cuando usted esté de espaldas.

- Nunca convenza a sus hijos de tomar medicamentos diciéndoles que saben como a dulce.

- No deje medicamentos por la casa. Los estudios muestran que, si el niño tiene tiempo, puede abrir los empaques a prueba de niños.

- Haga lo que los farmacéuticos: siempre lea la etiqueta antes de dar a su hijo una dosis. Nunca suponga que recuerda la dosis correcta.

- Durante la noche, encienda siempre la luz antes de darle el medicamento. Se han cometido errores trágicos por dar la medicina de la botella equivocada.

- Limpie su botiquín. Arroje al excusado todas las medicinas que caducaron y conserve las demás en una caja con llave.

  Precaución: El gabinete del baño es el peor lugar para conservar las medicinas, porque los niños pueden trepar fácilmente hasta él, abrir la puerta y servirse a su antojo.

- Asegúrese de que todos los venenos estén almacenados en gabinetes cerrados, o muy lejos del alcance de los niños, en el sótano, el cobertizo del jardín o en la cochera, así como dentro de la casa.

- No deje vitaminas fuera de la alacena de la cocina. El niño puede comerse el contenido de una botella de tabletas de hierro como si fueran dulces.

- Cuando tenga visitas, pídales que guarden sus medicamentos, perfumes y maquillaje en una maleta de mano bien cerrada, o lejos del alcance de los bebés que gatean o empiezan a caminar.

- Sea especialmente cuidadoso cuando lleve a sus hijos a la casa de otras personas. Sus amigos pueden no ser tan cuidadosos con los venenos como lo es usted.

- Conserve siempre los números telefónicos de emergencia pegados al aparato.

- Tenga a la mano jarabe de ipecacuana para algunos tipos de envenenamiento. (Deberá usarlo sólo por indicaciones del personal de emergencia o por el médico.)

- Evite las enredaderas dentro y alrededor de su casa. No todas las variedades *son* venenosas, pero muchas son peligrosas. Para quedar del lado seguro, mantenga las siguientes plantas fuera del alcance de los niños:

Adelfa	Lirio
Alheña	Malvareosa
Amapola	Maravilla laurel de montaña
Ave del paraíso	Mexicantes
Azafrán	Muérdago
Cicuta	Muguete
Cicuta acuática	Narciso
Deadly nightshade	Nuez moscada
Dieffenbachia (dumb cane)	Ortiga
Digital	Papa
Espuela de caballero	Pokeweed
Estamonio	Rododendro
Filodendro	Ruibarbo
Glory lily	Tabaco indio
Hiedra venenosa	Vaina de Castor
Jaboncillo	Vaina de mezcal
Jazmín de floración nocturna	Wisteria
Lantana	Zumaque venenoso

Primeros auxilios

Ahogamiento

El ahogamiento es la tercera causa de mortalidad por accidente en niños.

Si su hijo se sumergió en agua y ya no respira, es posible todavía salvarle la vida si actúa inmediatamente. Aquí está cómo.

- Llame a urgencias médicas pidiendo ayuda y rescate para un niño ahogado.

- Revise los signos vitales: vías aéreas despejadas, la respiración y la circulación. Si es necesario, empiece con respiración artificial o con resucitación cardiopulmonar (RCP), si ha recibido entrenamiento.

- Quítele la ropa fría o mojada. Cubra al niño con un cobertor, abrigo o cualquier otra prenda para evitar la hipotermia.

- Conforme el niño revive, puede toser y tener problemas para respirar. Trate de calmarlo y tranquilizarlo mientras espera a que llegue la ayuda médica.

- Los pacientes casi ahogados siempre deben ser revisados por el médico, porque pueden desarrollar complicaciones pulmonares como resultado del accidente.

Atragantamiento

Si su niño introduce comida, líquido u otro objeto no comestible en su entrada de aire, automáticamente empezará a toser para botar la obstrucción. La sensación de atragantamiento puede ser espantosa para un niño, pero mientras pueda hablar, respirar o toser con fuerza, probablemente será capaz de arrojar el objeto por sí mismo.

Pero usted debe intervenir si su hijo parece tener problemas. Actúe inmediatamente si tiene convulsiones o pierde el conocimiento. También debe actuar con rapidez si no puede respirar, llorar, hablar o toser con fuerza, si su cara está pálida o azulosa. La maniobra de Heimlich, aplicada correctamente, podría salvar su vida.

Usted o alguien más llame para solicitar ayuda de emergencia lo antes posible, pero no espere a que llegue la ambulancia para hacer la maniobra de Heimlich.

Maniobra de Heimlich para un bebé

Para un bebé, de recién nacido a un año de edad, utilice este método para restablecer su respiración.

1. Coloque la cara del bebé boca abajo, a lo largo del antebrazo de usted, con su cabeza hacia la palma de la mano. Baje el brazo ligeramente, de manera que su cabeza esté más abajo que el resto de su cuerpo.
2. Sostenga la cabeza del bebé en su mano. Tome la quijada del bebé entre su pulgar y su dedo. Descanse el antebrazo sobre el muslo.
3. Aplique golpecitos fuertes con la muñeca, con su mano en la espalda del bebé, entre los omóplatos.
4. Luego voltee al bebé, de manera que quede de espaldas. Colóquelo en su regazo o sobre una superficie firme, con la cabeza más baja que su pecho.
5. Coloque los dedos índice y sobre el hueso del pecho del bebé (esternón), justo bajo sus pezones y sobre el final de la caja torácica.

6. Dé cuatro empujones rápidos hacia abajo, oprimiendo el pecho 1 o 2 cada vez. Cada empujón es un intento por separado para el paso del aire, forzándolo a través de la tráquea.

7. Continúe la serie de golpecitos en la espalda y los cuatro empujones en el pecho, volteando al bebé de la posición del estómago a la posición de espaldas, hasta que desaloje el objeto. Sin embargo, si el bebé queda inconsciente, debe suspender esta maniobra. (Podrá proporcionarle primeros auxilios a un infante inconsciente usando las técnicas que aprendió en el curso de primeros auxilios.)

8. Busque atención médica aun cuando el bebé empiece a respirar normalmente.

Maniobra de Heimlich para un niño mayor de un año

1. Párese o hínquese detrás de su hijo y envuelva su cintura con sus brazos.

2. Forme un puño con una mano. Coloque el lado del pulgar de su puño en la mitad del abdomen de su hijo. Coloque el puño arriba del ombligo y bien abajo del esternón.

3. Tome su puño con la otra mano.

4. Mantenga los codos fuera, dé cuatro empujones rápidos hacia arriba en el abdomen del niño.

5. Repita este procedimiento hasta que el objeto salga de la garganta y se desbloquee la entrada del aire. Pero suspenda el procedimiento si el niño pierde el conocimiento. (Usted puede proporcionar primeros auxilios para una víctima inconsciente usando las técnicas que aprendió en el curso de primeros auxilios.)

6. Busque atención médica aun si el niño empieza a respirar normalmente.

Congelamiento

Una lesión por congelamiento, causada por el frío intenso y el viento que congelan los tejidos del cuerpo, puede ser lo suficientemente severa como para penetrar la piel y todo lo que está debajo, incluyendo sangre y huesos. Cualquier parte del cuerpo puede ser afectada por el congelamiento, pero, por lo general, ataca a las partes expuestas de la cara, los dedos de las manos y de los pies, lóbulos de las orejas y nariz. La piel congelada es de consistencia cerosa y entumecida; cuando se empieza a descongelar, puede ampularse, hincharse y volverse roja, azul o morada.

A veces es difícil juzgar qué tan serio es el daño por congelamiento, así que, para mayor seguridad, empiece a dar el tratamiento de primeros auxilios cuando sospeche que su hijo *pueda* ser un caso de congelamiento. Luego, llévelo con un médico cuanto antes. Aquí está lo que debe hacer.

- Retire a su hijo del frío.
- Quítele cualquier ropa apretada o mojada y sustitúyala con ropa seca.
- Caliente la zona congelada, cuando menos durante 30 minutos.
- Para congelamiento, recaliente la zona usando calor húmedo. Sumerja el miembro congelado en agua ligeramente más caliente que la temperatura corporal (38 a 39° C). Ayude al proceso de calentamiento circulando el agua con su mano. En las zonas que no puedan ser sumergidas en agua, como las mejillas y la nariz, aplique compresas húmedas.
- Prevea que el recalentamiento será doloroso. Su hijo experimentará una sensación de quemadura, hinchazón y cambios de coloración en la piel. Cuando ésta se vea rosa y ya no esté entumecida, la zona está descongelada.
- Después de que la piel está descongelada, aplíquele gasas secas y estériles. Si los dedos fueron afectados, coloque la gasa entre cada dedo también. Utilice el mismo procedimiento si los dedos de los pies se congelaron también.
- Mueva las zonas descongeladas lo menos posible.
- Evite la recongelación envolviendo las zonas recién descongeladas.
- No descongele una zona congelada, si no le será posible mantenerla descongelada.
- No use calor directo, como un radiador, calentador de automóvil, fogata o cojín eléctrico para descongelar la zona congelada.
- No dé masaje ni frote con nieve la zona congelada.
- No toque las ampollas en la piel congelada.

Convulsiones sin fiebre

Durante la convulsión (también conocida como ataques), un niño queda inconsciente por un corto periodo. La convulsión puede estar acompañada por una caída, salivación o espuma por la boca, espasmos musculares vigorosos e involuntarios, pérdida de control de esfínteres y un alto temporal en la respiración. En algunos casos, no hay movimientos convulsivos, pero el niño palidece y se vuelve fláccido.

Las convulsiones se asocian a muchas afecciones médicas. Pero si su infante no tiene antecedentes de convulsiones, y súbitamente experimenta un ataque múltiple, puede ser que haya tragado veneno. Llame a los teléfonos de emergencia y solicite ayuda médica inmediata.

Las convulsiones, muy temidas por los padres, generalmente son de poca duración: de 30 a 45 segundos. Una vez que la convulsión haya iniciado no hay forma de detenerla. Lo mejor es conseguir ayuda médica mientras usted sigue estos pasos, para evitar que se lastime él mismo.

- Colóquelo en el piso, en una zona segura. Quite cualquier objeto punzocortante o duro.
- Proteja su cabeza colocando cojines a su alrededor.
- Afloje cuellos, pantalones, cinturones o cualquier ropa apretada. Ruede a su hijo hacia su lado izquierdo, para que pueda inhalar aire libremente.
- No trate de detenerlo durante una convulsión ni intente poner nada entre sus dientes.
- Cuando recupere la conciencia, es posible que caiga en un sueño profundo. Esto es típico, no trate de despertarlo.
- No le dé nada de comer o beber, sino hasta que esté totalmente despierto y alerta.

Envenenamiento

Si sospecha que su hijo se ha tragado, inhalado, tocado o inyectado algún tipo de veneno, es importante conservar la calma para evitar alarmarlo. Tranquilamente, interrogue al niño sobre lo que tomó y hace cuánto tiempo. (Necesitará saberlo para poder responder apropiadamente.)

Mantenga a su hijo lo más tranquilo posible mientras hace lo siguiente:

- Mire dentro de su boca, para ver si masticó algunas píldoras venenosas o si mordió alguna planta venenosa; retire cualquier residuo que permanezca en su boca.
- Su hijo debe de permanecer con usted cuando vaya al teléfono a pedir ayuda.
- Si el niño se ha tragado un producto o medicamento venenoso, llévese también el envase cuando vaya al teléfono. Llame a los teléfonos de urgencias o a su médico; siga las indicaciones que le den. Seguramente le pedirán que lea la información sobre el producto que ingirió el niño y que está en la etiqueta.
- Dé información específica acerca de la edad y peso del niño, la descripción del producto o sustancia que tragó. También debe intentar estimar la cantidad que ingirió y exactamente cuándo sucedió.
- Cuando le den las instrucciones por teléfono, sígalas con exactitud. Nunca practique remedios para envenenamientos (ni siquiera el jarabe de ipecacuana), sin tener asesoría médica.

Hemorragias

Si su hijo se perforó o dañó una arteria, le estará brotando sangre roja y brillante con cada latido del corazón. La hemorragia arterial puede amenazar la vida.

La hemorragia venosa generalmente es menos peligrosa y se distingue porque la sangre fluye, en vez de brotar.

Si la hemorragia arterial o venosa, en su hijo es abundante, debe seguir los siguientes pasos cuanto antes.

1. Calme y tranquilice a la víctima. La vista de la sangre puede ser atemorizante.
2. Localice la fuente del sangrado.
3. Lave sus manos.
4. Póngase guantes estériles. Quite cualquier residuo suelto en la herida.
5. Con la ayuda de ropa esterilizada o un trapo limpio, aplique presión directa sobre la herida para detener el sangrado. La presión directa es casi siempre lo más apropiado para un sangrado vigoroso; sin embargo, no utilice presión directa en una lesión de ojo, sobre una lesión que tenga un objeto metido ni en una lesión de cabeza, si hay posibilidad de fractura de cráneo.
6. Eleve la parte sangrante arriba del nivel del corazón de la víctima, si no sospecha de fractura de hueso y si la elevación no causa a la víctima un dolor mayor.
7. Si la hemorragia no se detiene o si necesita liberar sus manos, aplique un vendaje a presión. Se hace con una venda o una tira larga de tela que se ata firmemente sobre la herida. (El vendaje a presión debe estar lo suficientemente apretado como para mantener la presión sobre la herida, pero no tan apretada que corte la circulación.)
8. Si la hemorragia no se detiene después de 15 minutos de presión directa, o si la herida es demasiado extensa como para cubrirla eficientemente, utilice la presión sobre un punto de control de sangrado; aplique presión a una arteria mayor, si ya está entrenado en este procedimiento.
9. Si el sangrado se detiene con presión directa, pero se reinicia otra vez, vuelva a aplicar presión.
10. Si el sangrado es severo, siga los pasos para prevenir el choque mientras espera ayuda médica. Recueste a la víctima de espaldas, eleve sus pies de 15 a 20 cm, cúbrala con un abrigo o una manta. No la coloque en posición de choque, si sospecha alguna herida en la cabeza, cuello, espalda o pierna, o si la postura incomoda al herido.

11. Si el sangrado no es severo, lave la herida con agua y jabón. Enjuáguela bien y coloque un paño limpio o gasa estéril sobre la herida. Después, aplique presión directa durante unos minutos para controlar cualquier sangrado.

Heridas en el ojo

Cuando su hijo tiene una pestaña o una partícula de polvo en el ojo, probablemente pueda quitarla con el parpadeo, o con lágrimas que saquen al pequeño objeto. Pero si tiene una lesión más seria, podría arriesgar su vista.

Tenga mucho cuidado de no tocar el ojo del niño. Aun cuando su hijo tenga productos químicos o cuerpos extraños en los ojos, acaso no le sea posible ayudarlo de inmediato y, si lo intenta, podría hacer mayor la lesión. También es muy probable que su hijo se resista a sus intentos de ayuda.

Como una lesión de ojo requiere cuidados médicos expertos, su papel principal es asegurarse de que el ojo esté protegido lo mejor posible hasta que llegue la ayuda. Siga estos pasos.

Cuerpo extraño en el ojo

Si el ojo parece estar seriamente lesionado por el cuerpo extraño, llame al servicio de emergencias.

- Mientras espera que llegue la ayuda, incline la cabeza de su hijo de manera que el ojo lesionado quede hacia abajo. Saque el objeto del ojo, desde la esquina interior y hacia afuera, utilizando alguna solución salina estéril, si la tiene. (Si no la tiene, utilice agua simple.)
- Trate de mantener abierto el párpado de su hijo, para asegurarse de lavarle apropiadamente el ojo. Continúe lavando de 15 a 30 minutos, o hasta que llegue la ayuda médica.
- No presione ni talle el ojo.
- No intente remover el objeto con sus dedos, con un hisopo ni con cualquier otra cosa.

Cuerpo extraño encajado en el ojo

Llame al servicio médico de emergencia, aun cuando el objeto en el ojo sea pequeño.

- Deje el objeto por la paz. No lo toque ni permita que nada lo presione.
- Si el objeto es grande, coloque una taza o copa sobre el ojo lesionado y adhiéralo alrededor con cinta adhesiva, para inmovilizarlo. Cubra el ojo que no está lastimado con un parche o con una gasa estéril.
- Si el objeto es pequeño, cubra ambos ojos con parches para ojos o con gasas estériles.
- Trate de calmar y tranquilizar a su hijo.

Exposición a sustancias químicas

- Llame al servicio de emergencias; trate de determinar el tipo de químico y pida un consejo específico.
- No presione ni talle el ojo, ni permita que el niño lo haga.
- Incline la cabeza de su hijo de manera que el ojo lesionado esté hacia abajo. Lave el ojo con agua fresca, vertiendo el agua desde el ángulo interior del ojo, hacia afuera. Continúe haciéndolo durante 15 o 30 minutos, o hasta que llegue la ayuda. (Tal vez tenga que forzar el ojo y abrirlo, para que sea efectivo.)
- Si ambos ojos están afectados, haga este procedimiento en la regadera.
- Aun si sólo un ojo está afectado, cubra ambos con telas estériles después del procedimiento de lavado. Mantenga los ojos cubiertos hasta que llegue ayuda.

Heridas en la cabeza

Su activo niño puede recibir un buen golpe en la cabeza mientras está corriendo, trepando o jugando, pero si se levanta y empieza a correr de nuevo, después del golpe, es improbable que tenga daños serios. Debe observarlo durante las siguientes 24 horas, aunque los síntomas de una lesión cerebral seria pueden tardar en manifestarse. Consulte a su médico, aunque sea por teléfono, siempre que el golpe cause pérdida de la conciencia, aunque sea momentánea. Y, en el caso de los infantes, consulte al doctor para todo, excepto en heridas triviales.

Esté alerta ante síntomas como vómito severo o repetido, comportamiento confuso o distraído, irritabilidad, inquietud o cambio de personalidad o somnolencia durante las horas en las que su hijo, normalmente estaría alerta. Según los doctores, usted también debe vigilar aquellos dolores de cabeza que no se alivian con remedios que no requieren receta médica. Otros síntomas que indican problemas incluyen el lenguaje atropellado, rigidez de cuello, visión doble, dificultad para ver, pupilas de tamaño diferentes, debilidad en los miembros, líquido o sangre que fluye por la nariz o la boca, o ritmo lento en la respiración.

Si nota una lesión obvia, hundimiento o fractura en el cráneo del niño y algo de sangrado, deberá tomar acción inmediata, pero debe adoptar las siguientes precauciones en *cualquier* momento en que sospeche que su hijo tiene una lesión seria en la cabeza.

- Llame al servicio médico de emergencia.
- Mientras espera la ambulancia, no lo mueva, a menos que sea absolutamente necesario.
- No agite ni levante al niño.
- No retire ningún objeto que esté atorado en la herida o que salga de la zona del cráneo y de la cabeza.
- Revise los signos vitales (ABC), vías aéreas libres, la respiración y la circulación. Si es necesario, inicie la respiración artificial, RCP, y/o control de hemorragia.
- Trate de mantener al niño calmado y quieto.
- Si sospecha que su hijo tiene fractura de cráneo, no aplique presión directa a ninguna herida sangrante en la zona de la cabeza.
- Si su hijo vomita, inclínelo hacia adelante y sostenga su cabeza para que no se ahogue. No lo siente, si sospecha que el cuello está lesionado. Sólo sosténgale la cabeza y el cuello y ruédelo hacia un lado.
- Aplique hielo en las zonas inflamadas.
  Precaución: El hielo debe estar envuelto en un lienzo o una toalla, no directamente sobre la piel, ya que puede causar quemaduras.

- Si su niño está aturdido o inconsciente, puede tener una lesión de la columna. Es esencial que su cabeza y cuello se mantengan inmóviles. Coloque sus manos sobre ambos lados de la cabeza y manténgala con el cuello en la posición en que lo encontró. Si el niño vomita, ruédelo en conjunto (con la cabeza y cuello inmóviles) hacia un lado, para evitar el ahogamiento y permitir la respiración. No debe mover al niño en otra forma. Espere ayuda médica.

Heridas en los dedos

Un dedo de la mano o del pie que está lesionado puede ponerse de color morado bajo la uña. Con frecuencia hay hinchazón y un poco de sangrado alrededor de la cutícula. Cuando hay sangrado bajo la uña, el extremo del dedo del pie o de la mano se volverá de color negro o azul obscuro. La presión bajo la uña será muy dolorosa.

Si su hijo tiene machacado un dedo de la mano o del pie, siga los siguientes pasos.

- Llame al médico si parece haber demasiada hinchazón, una cortada profunda, sangre bajo la uña, hemorragia, o si el dedo parece roto. *Precaución:* No intente enderezar la parte lesionada.
- Si la hinchazón y el sangrado son menos severos, lave la zona lesionada con agua y jabón y cúbrala con una tela suave y estéril. Luego, aplique hielo o remójelo en agua fría para aliviar el dolor y minimizar la hinchazón.
- Cubra con una tela suave y estéril.
- Si nota que aumenta el dolor, la hinchazón o el enrojecimiento, si hay pus o fiebre dentro de las siguientes 24 a 72 horas de la herida, avise al médico de inmediato. Probablemente hay una infección.

Heridas por relámpagos

Si un niño ha sido golpeado por un rayo, usted puede tocarlo sin que haya peligro. Pero inmediatamente debe buscar un lugar seguro para ambos.

Los rayos pueden caer dos veces en el mismo lugar.

- Si el niño no está respirando o no tiene pulso, empiece la respiración artificial RCP, si sabe cómo.
- Llame al servicio médico de emergencias.

Heridas por choque eléctrico

Las heridas por electricidad pueden ser menores, si su hijo sólo tuvo un contacto breve con corriente de bajo voltaje, pero un choque con una corriente eléctrica generada con alto voltaje, o por la caída de un relámpago, pueden causar lesiones devastadoras: quemaduras severas, daños internos y externos, paro cardiaco y respiratorio, daño neurológico y, en ocasiones, la muerte. Si su hijo tiene una herida por choque eléctrico, tome las siguientes medidas:

- Revise si todavía está en contacto con la corriente eléctrica. Si lo está, no lo toque, ni con una vara de madera, un palo o palo de escoba. La corriente de alto voltaje puede viajar a través de la madera.
- Corte la corriente en el interruptor de pared o en la caja de circuitos.
- Revise los signos vitales (ABC), vías aéreas despejadas, la respiración y la circulación. Si es necesario, empiece con respiración artificial (RCP), si sabe cómo.
- Llame al servicio médico de emergencia.

Mordeduras de serpiente

A pesar de que hay muchas víboras en Estados Unidos, sólo cuatro tipos son venenosos: la cabeza cobriza, la víbora de cascabel, la mocasín acuática y la coralillo. La mayoría de las mordidas de víboras venenosas requieren tratamiento inmediato con suero anticrotálico, disponible en los departamentos de emergencia de los hospitales en los lugares donde hay víboras venenosas. Si no está seguro si la víbora es venenosa o no, llame a los servicios de emergencia o lleve al niño con el médico.

Mientras tanto, aquí hay algunas medidas inmediatas que puede tomar mientras va al hospital o espera a que llegue la ambulancia.

- Mantenga quieto al niño. Si se está moviendo, el veneno viajará con más rapidez por su sistema.
- Lave la herida, pero no aplique compresas frías o de hielo. No intente cortar la herida ni succionar el veneno; sirve de muy poco o de nada.
- Si la mordida fue en un brazo o una pierna, haga un entablillado con varas, una chaqueta o correas de la mochila; cualquier cosa que mantenga el miembro inmóvil.
- Incline la zona mordida por debajo del nivel del corazón.
- Utilice un vendaje opresivo, si sabe cómo. (Esto se enseña en los cursos de primeros auxilios).
  Precaución: No utilice un torniquete, que corta toda la circulación.
- Si la víbora está muerta, llévela al consultorio del doctor o al departamento de emergencias. La mordida de la víbora puede ser tratada con mayor eficacia, si el doctor sabe exactamente qué clase de víbora mordió a su hijo.

Quemaduras leves

Si una quemadura parece ser sólo superficial (piel rojiza y quizá una ampolla), y es más pequeña que una moneda de 10 pesos, puede tratarla como quemadura leve. Siga los siquientes pasos.

1. Refresque la quemadura inmediatamente, sumergiéndola en agua fría (no helada) o bajo agua corriente con poca presión, durante por lo menos 10 minutos. Una toalla limpia, fría y mojada, también puede ayudar a reducir el dolor. Si se forma una ampolla, déjela, no la toque.

2. Seque la zona con un trapo limpio (esterilizado, de ser posible) y cúbrala con una gasa estéril no adhesiva. Esto ayudará a evitar infecciones.

   Precaución: Llame para solicitar atención médica, en caso de quemaduras que involucren la obstrucción respiratoria en el niño, sus ojos, cara, manos y genitales. Además, si una quemadura leve no se cura normalmente, llame al médico. Aun con una quemadura leve, debe asegurarse de que el niño tenga sus inmunizaciones antitetánicas vigentes.

Quemaduras severas

Una quemadura severa puede ser causada por cualquier exposición prolongada a calor intenso, fuego, electricidad, productos químicos o líquidos hirviendo, destruye todas las capas de la piel y puede afectar al tejido adiposo y el músculo. El niño necesitará tratamiento médico de emergencia. Llame a una ambulancia y siga los siguientes pasos mientras espera que llegue la ayuda.

1. Revise los signos vitales del niño (ABC): vías aéreas despejadas, la respiración y la circulación. Inicie la respiración, la RCP o el control de hemorragias si es necesario.

2. Tranquilice y calme a su hijo.
3. Trátelo como si estuviera en estado de choque. Haga que se recueste y eleve los pies de 20 a 30 cm. Si cree que tiene una lesión en la cabeza, cuello, espalda o pierna, sólo manténgalo calmado y cómodo.
4. No tome ninguna otra medida para tratar una quemadura severa. Tampoco le dé nada de comer o beber, y nunca aplique compresas frías, cremas, ungüentos, aerosoles ni aceites. Tratar de quitar ampollas o piel muerta puede causar severas complicaciones.

Sofocación y problemas respiratorios

Si su hijo presenta severos problemas de respiración, pueden ser causados por una variedad de afecciones que incluyen lesiones, enfermedad repentina o un problema de salud oculto. Aquí está lo que se debe hacer.

- Llame al servicio médico de emergencia.
- Afloje toda la ropa apretada.
- Mientras espera que llegue la ayuda, no mueva al niño ni lo ponga en una posición que él sienta incómoda.
- No ponga una almohada bajo la cabeza del niño, ya que puede bloquear las vías aéreas.
- No le dé nada de beber o comer.
- Esté tan calmado y confiado como le sea posible. La ansiedad puede empeorar el problema.
- Si su hijo está somnoliento o deja de silbar al respirar, no suponga que su condición ha mejorado; podría empeorar. Pero usted ya llamó al servicio médico de emergencia, y la ayuda debe llegar rápidamente.

Índice

NOTA: El número en cursivas indica que la referencia está en el recuadro.
Las marcas de productos comerciales estadunidenses llevan el símbolo Rx.
Al producto Tylenol (Acetaminofén), se le añadieron en español Tempra y Panadol. En los tres casos se pide: "Vea Acetaminofén".